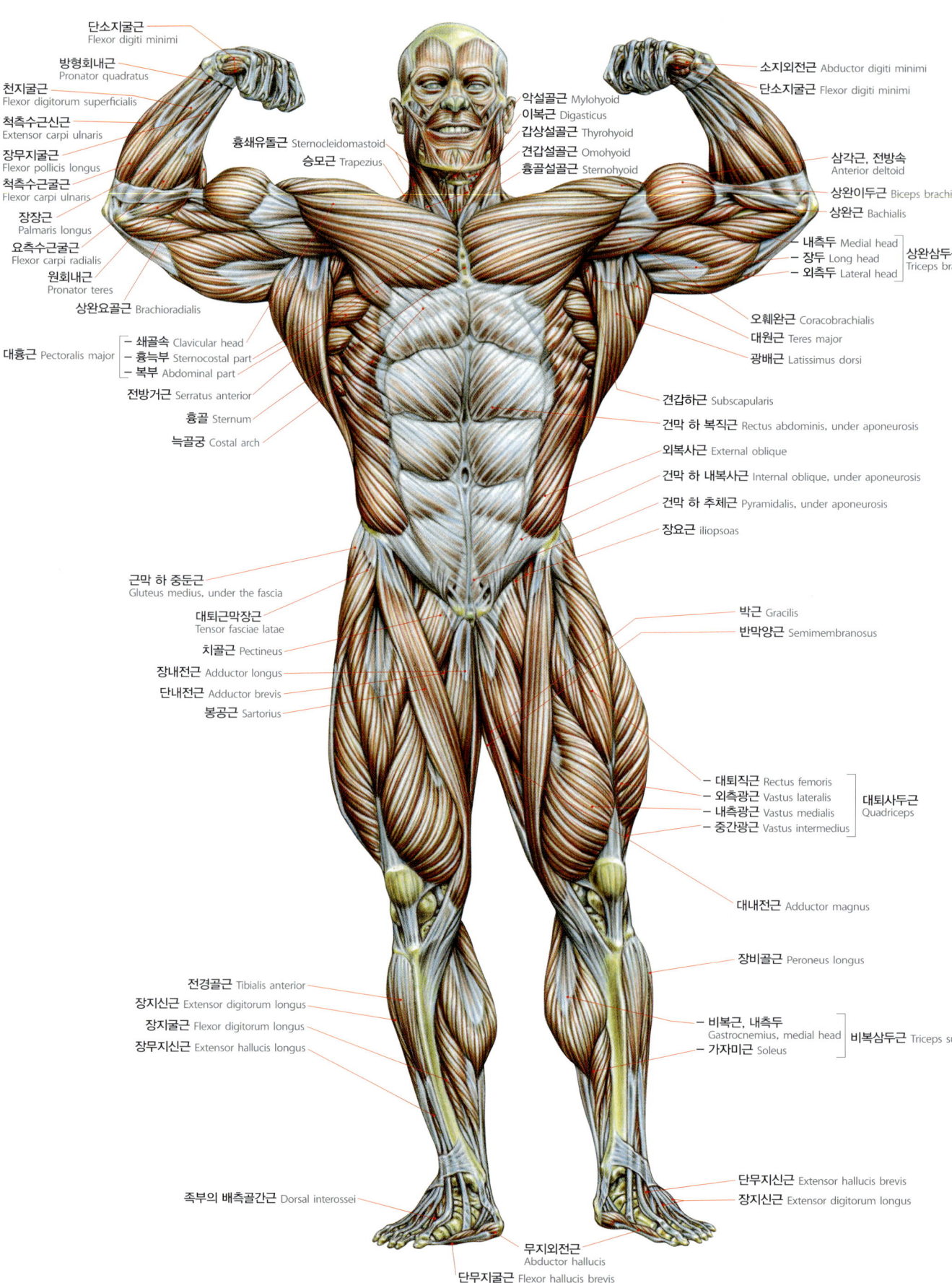

근육운동가이드
프로페셔널

La Méthode Delavier de musculation, volume 2
by Frédéric Delavier, Michael Gundill

All rights reserved by the proprietor throughout the world
in the case of brief quotations embodied in critical articles or reviews.
Korean Translation Copyright © 2015 by Samho Media Co., Seoul
Copyright © 2010 by Éditions Vigot, Paris
This Korean edition was published by arrangement with
Éditions Vigot, Paris through Bestun Korea Literary Agency Co, Seoul

이 책의 한국어판 저작권은 베스툰 코리아 출판 에이전시를 통해 저작권자와의 독점 계약으로 삼호미디어에 있습니다.
저작권법에 의해 한국 내에서 보호를 받는 저작물이므로 무단 전재와 무단 복제를 금합니다.

근육운동가이드
프로페셔널

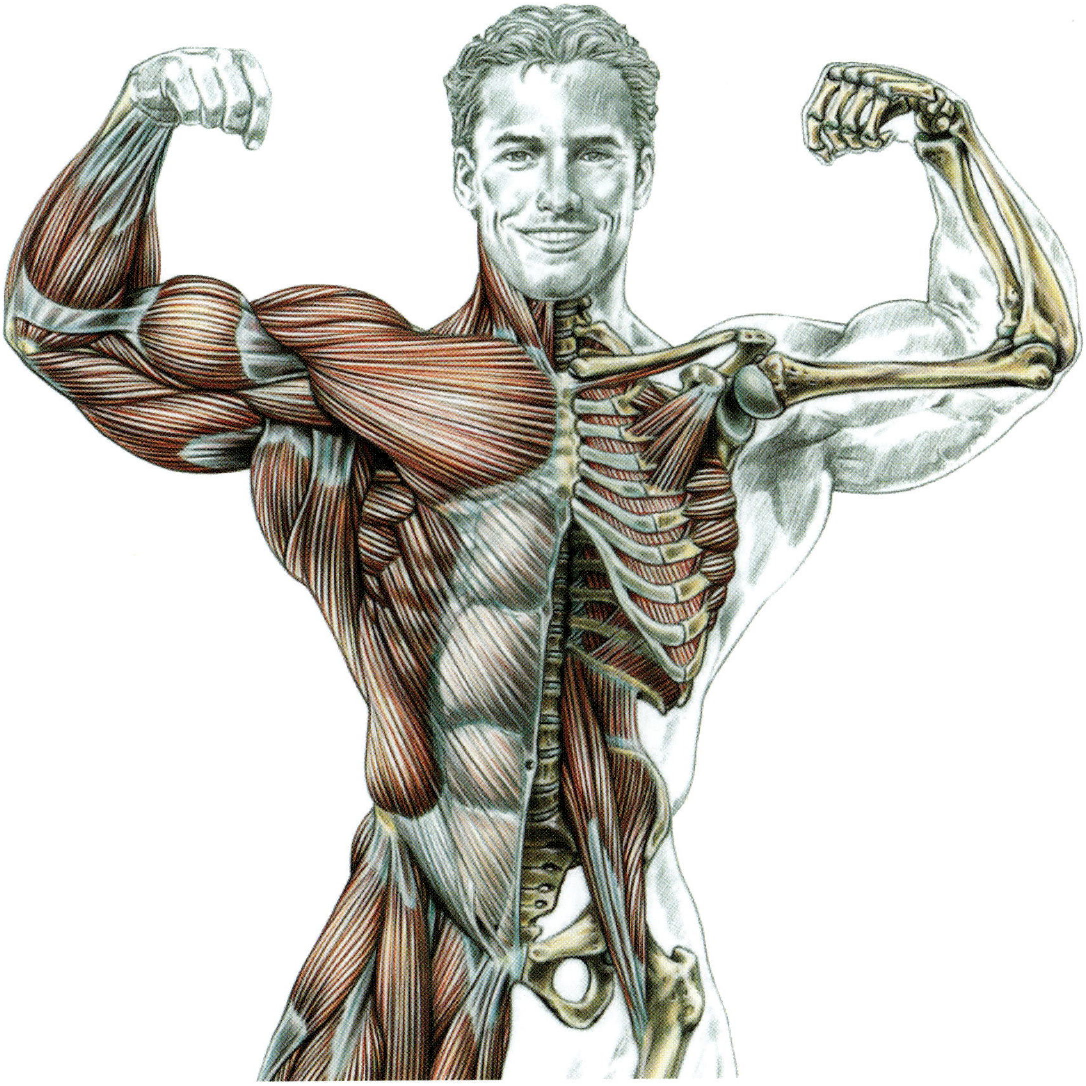

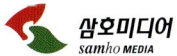
삼호미디어
samho MEDIA

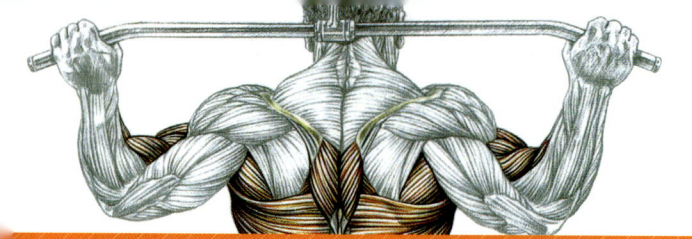

머리말	10
감수자의 말	12
추천하는 말	14

PART 01 근육의 지속적인 발달을 도와주는 고급 테크닉

01 근육의 성장을 촉진하는 다섯 가지 요인 18
- 신장성 장력 19
- 수축성 장력 19
- 장력을 유지하는 시간 20
- 근육의 번즈 20
- 펌핑 20

02 프리웨이트 또는 머신, 어떤 게 좋을까? 21

03 복합운동으로 할 것인가, 고립운동으로 할 것인가? 22

04 어떻게 하면 취약점을 보완할 수 있을까? 22
- 취약점을 보완하기 위한 일반 전략 23
- 더욱 근본적인 해결 방법 23
- 진짜와 가짜 취약점 23
- 진짜 취약점의 원인은 무엇일까? 23
- 취약점이 생기는 근본 원인 23

05 모터 프로그램을 바꾸기 어려운 이유 26
- 잘못된 습관대로 두지 마라 26
- 모터 동원의 방향을 새로 정하자 26
- 근육을 찾아라 26
- 근육의 고유수용감각을 발달시키자 26
- 전이의 개념 27
- 전이하려면 분리하라 27
- 배우려면 반복하라 27
- 취약점을 보완하기 위한 선피로 방식 28
- 후피로 방식을 활용하자 30

06 근육의 강도를 증가시키는 고급 테크닉 31
- 다양한 강도 증가 테크닉을 사용하자 31

07 근육의 폭발력을 기르기 위한 TNT 교대법   31
외상성 테크닉   31
비외상성 테크닉   32

08 리피티션 속도를 조절하자   32
슈퍼슬로 트레이닝의 효과   32
슈퍼슬로 트레이닝을 실전에 적용하자   33
폭발적 트레이닝   33
과학적 연구 결과   33
근육 수축의 이해   34
계단 효과   34

09 최고의 보디빌더는 폭발적으로 운동한다   35
본인의 섬유에 맞는 운동을 수행하자   35
폭발적 트레이닝이 모든 사람에게 적합한 것은 아니다   35
폭발적 트레이닝: 가장 위험한 테크닉   36

10 생리적 딜레마: 네거티브 단계를 느리게 수행해야 할까?   36
습관의 해로운 영향   36
네거티브의 두 가지 용도   37
네거티브 단계가 강조되지 않을 때   37
네거티브의 생리적 일탈   38
과학적 연구 결과   38
어떻게 하면 폭발적 네거티브를 활용할 수 있을까?   39

11 증강   42
증강 쉬러그   42
삼두근 증강하기   43
종아리 증강하기   43
유니래터럴 증강   43

12 계속해서 장력을 유지할 것인가, 아니면 가동 범위를 최대한으로 크게 할 것인가?   44
수축 자세에서 장력이 약해지는 동작   44
수축 자세에서 장력이 살아있는 동작   44

13 번즈   46

14 1세트 100회 반복으로 유전적 요인을 조절하라   46
1세트 100회 반복의 장점   46
1세트 100회 반복을 실전에 적용하자   47

15 고유수용감각을 향상시키는 방법   48

16 회복: 운동 수행을 점점 더 제한하는 요인   48
회복의 다섯 가지 양상   48

17 근육통을 이해하자   51
근육통의 원인   51
회복의 양면성   51
근육통은 근육의 성장을 촉진하는가?   51

18 회복력을 관리하는 방법   53
회복을 위한 두 가지 방식   53

19 회복 가속화 전략   54
회복 과정이 느린 이유는 무엇일까?   54

20 한 번 운동할 때 근육별로 몇 가지 동작을 수행해야 할까?   55
다양한 동작을 선택한다   55
단일운동을 선택한다   56

21 근육을 지배하려면 분할하라   57
이두근 운동에 적용하기   58
삼두근 운동에 적용하기   59
어깨 운동에 적용하기   59
등 분할하기   60
가슴 분할하기   60
복근 분할하기   60
종아리 분할하기   60
햄스트링 분할하기   61
대퇴사두근 분할하기   61

22 부상에 대처하자   62
힘의 불균형   62

23 관절의 재생을 촉진하자   63
영양적 접근   63
장력의 완화   63

24 호흡을 멈추면 힘을 극대화할 수 있다   66
생리적 딜레마: 호흡을 멈춰야 할까?   66

25 머리의 위치를 주의하라   67

26 보호 장비   68
벨트를 할 것인가, 하지 않을 것인가?   68
손목 보호대   70
무릎 보호대   70
스트랩   70

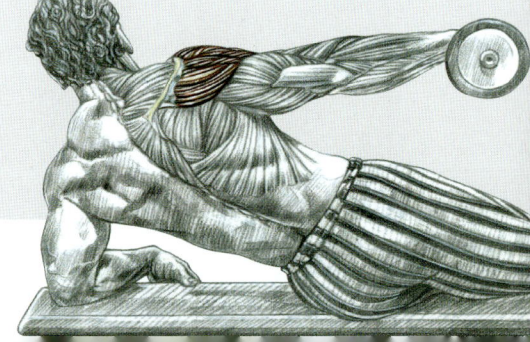

PART 02 주요 근육군을 단련하는 운동법

SHOULDERS
01 넓은 어깨를 만들자 74
해부학적 고려 사항 74
어깨를 발달시키기 어려운 다섯 가지 이유 74
취약한 어깨를 보완하기 위한 전략 78
취약한 어깨 뒷부분을 보완하기 위한 운동 테크닉 82

EX 어깨를 단련하는 운동 84
    어깨 앞부분을 단련하는 동작 84
    넓은 어깨를 만드는 동작 95
    어깨 뒷부분을 단련하는 동작 103
    어깨 스트레칭 동작 110

BACK
02 등을 완벽하게 발달시키자 112
해부학적 고려 사항 112
등의 발달을 어렵게 하는 여덟 가지 문제점 112
체형적 딜레마:
등을 넓게, 또는 두껍게 만들 수 있을까? 115

EX 등을 단련하는 운동 119
    취약한 대원근 보완하기 119
    취약한 광배근 보완하기 122
    광배근을 단련하는 동작 124
    등 스트레칭 동작 142

INFRASPINATUS
03 극하근을 소홀히 말자 144
극하근의 역할 144
극하근은 등 근육일까? 144
극하근의 상태가 좋지 않다 144
극하근이 갖고 있는 모순 145
극하근을 느끼는 것은 쉽지 않다 145

강도 증가 테크닉 145
극하근은 언제 운동해야 할까? 146

EX 극하근을 단련하는 운동 148
    극하근 고립운동 148
    극하근 스트레칭 동작 152

TRAPEZIUS
04 멋진 승모근을 만들자 154
불균형을 주의하라 154
승모근은 언제 운동해야 할까? 155

EX 승모근을 단련하는 운동 156

LUMBAR MUSCLES
05 강력한 허리 근육을 발달시키자 160
요천추근의 역할 160
복합운동은 허리 디스크를 유발할 수 있다 160
허리 운동은 영리하게 해야 한다 161

EX 허리를 단련하는 운동 161
    데드리프트를 대체할 수 있는 가장 효과적인 동작 161
    현대적 동작 163
    요방형근 단련하기 166

CHEST
06 가슴의 균형을 되찾자 172
해부학적 고려 사항 172
체형적 특성: 대흉근은 각이 있는 근육이다 173
체형적 딜레마: 벤치 프레스는 가슴을 단련하는 데
가장 좋은 운동인가? 173
가슴을 발달시키기 어려운 네 가지 이유 174

EX 가슴을 단련하는 운동	178
가슴 복합운동	179
가슴 고립운동	193
가슴 스트레칭 동작	200

BICEPS
07 빠르게 이두근을 만들자 — 202

해부학적 고려 사항	202
굵은 이두근의 비밀	202
이두근의 발달을 방해하는 다섯 가지 요인	202
어떻게 하면 이두근을 발달시킬 수 있을까?	206
자신이 외반주인지 분석하라	208
해부학적 대립	208
당신은 과외회와 과회내 중 어디에 해당되는가?	209
본인의 체형에 맞는 동작을 수행하자	210
생체역학적 딜레마: 컬은 이두근을 단련하는 복합운동인가?	211
EX 이두근을 단련하는 운동	213
주로 이두근을 목표로 하는 동작	213
이두근-상완근 혼합 동작	219
주로 상완근을 목표로 하는 동작	222
이두근 스트레칭 동작	226

FOREARMS
08 전완을 더욱 발달시키자 — 227

해부학적 고려 사항	227
전완을 발달시키기 어려운 다섯 가지 이유	227
EX 전완을 단련하는 운동	230
주로 전완을 목표로 하는 동작	230
전완 스트레칭 동작	234

TRICEPS
09 멋진 삼두근을 만들자 — 235

해부학적 고려 사항	235
삼두근의 역할	235
삼두근을 발달시키기 어려운 세 가지 이유	235
EX 삼두근을 단련하는 운동	239
삼두근 복합운동	239
삼두근 고립운동	242
삼두근 스트레칭 동작	250

QUADRICEPS
10 우람한 대퇴사두근을 만들자 — 252

해부학적 고려 사항	252
체형적 딜레마: 스쿼트는 만능 운동인가?	253
대퇴사두근 운동을 수행할 때 가동 범위는?	254
대퇴사두근을 발달시키기 어려운 네 가지 이유	256
취약한 대퇴사두근을 보완하기 위한 전략	257
발달의 균형을 맞추자	258
대퇴직근을 목표로 운동하기	259
EX 대퇴사두근을 단련하는 운동	261
대퇴사두근 복합운동	261
대퇴사두근 고립운동	277
대퇴사두근 스트레칭 동작	280

HAMSTRINGS
11 햄스트링을 빠르게 끌어올리자 — 282

해부학적 고려 사항	282
햄스트링을 발달시키기 어려운 두 가지 이유	283
체형적 딜레마: 어떻게 하면 햄스트링의 수축을 극대화할 수 있을까?	284
햄스트링 강화 전략	285
EX 햄스트링을 단련하는 운동	290
햄스트링 복합운동	290
햄스트링 고립운동	293
햄스트링 스트레칭 동작	297

CALVES

12 균형 잡힌 종아리를 만들자   298
해부학적 고려 사항   298
종아리를 발달시키기 어려운 두 가지 이유   298
종아리를 발달시키는 강화 전략   300
체형적 딜레마: 종아리를 제대로 단련하려면
다리를 펴야 할까?   302
EX 종아리를 단련하는 운동   303
     종아리 고립운동   303
     종아리 스트레칭 동작   307

ABDOMIMAL MUSCLES

13 복근을 조각하자   308
해부학적 고려 사항   308
복근의 역할   308
복부를 발달시키기 어려운 네 가지 이유   309
체형적 딜레마: 상복부와 하복부를 분리시켜
운동할 수 있을까?   309
하복부를 발달시키기 어려운 이유는 무엇일까?   309
체형적 딜레마: 복근 운동을 하면 근육의 선명도를
높일 수 있을까?   310
날씬한 허리와 복근   310
등이 휘지 않도록 주의하라   311
취약한 복근을 보완하기 위한 전략   312
EX 복근을 단련하는 운동   316
     복직근을 단련하는 동작   316
     복사근을 단련하는 동작   325

PART 03 운동 프로그램

01 초보자를 위한 주 2일 프로그램   334

02 초보자를 위한 주 3일 프로그램   336

03 상급자를 위한 주 4일 프로그램   338

04 상급자를 위한 주 5일 프로그램   342

05 취약한 근육을 보완하는 프로그램   346
팔 근육을 강화하는 프로그램   346
가슴 근육을 강화하는 프로그램   349
등 근육을 강화하는 프로그램   351
어깨 근육을 강화하는 프로그램   354
넓적다리 근육을 강화하는 프로그램   356

머리말

이 책의 전편인 《근육운동가이드 프리웨이트》에서는 초보 보디빌더들의 주요 관심사를 알아보고, 질문에 대한 해답을 제시하였다:
- 일주일에 몇 회 정도 운동하는 것이 좋을까?
- 근육에 따라 운동을 몇 회 정도 해야 할까?
- 얼마나 자주, 그리고 얼마나 오랫동안 운동해야 할까?
- 세트, 동작 연습, 리피티션 등은 몇 번 수행해야 할까?

그런 다음에는 개개인에게 가장 적합한 몸만들기 프로그램을 어떻게 개별화시켜 구성하는지 소개한 바 있다.

이번 《근육운동가이드 프로페셔널》에서는 이러한 기본적인 질문들을 또 다시 언급하지는 않는다. 다만 《근육운동가이드 프리웨이트》에서 다루지 않았던 부분에서 출발하여, 충실하게 운동을 수행하는 노련한 보디빌더들이 실력을 더욱 향상시킬 수 있는 좀 더 심화된 테크닉을 집중적으로 소개하고 있다.

사실 일관성 있는 프로그램으로 꾸준히 운동하면 초기에는 몇 킬로그램에 달하는 근육을 비교적 손쉽게 만들 수 있다. 하지만 이런 식으로 몇 개월이 지나고 나면, 어느 순간부터 근육의 향상이 점점 더뎌지는 것처럼 느껴지게 된다. 이때 만족스러운 속도로 지속적으로 향상시키려면 운동 전략과 프로그램을 더욱 정교하게 구성할 필요가 있다.

해부-형태학은 두말할 필요도 없이 모든 보디빌딩 프로그램의 기본이다. 이 두 학문은 자신의 근육에 가장 효과적인 동작이 무엇인지를 결정해주기 때문이다.
- 해부학은 근육과 골격 구조에 관한 학문이다.
- 형태학은 각자의 체형에 따른 동작의 궤적을 예상하는 학문이다.

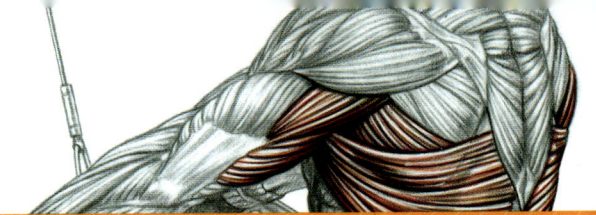

　효과적인 운동 프로그램을 구성하기 위한 첫 번째 단계는 바로 해부학과 형태학의 결합에서 제공되는 실용 지식에서부터 출발한다. 이 책의 저자인 데라비에를 통해 처음으로 우리 몸의 해부-형태를 고려한 보디빌딩 운동법을 알게 된 것이다.
또한 데라비에식 운동법은 다음과 같은 장점이 있다:

- 근육의 반응을 일으키는 생리적 주요 현상들을 설명한다.
- 그 현상들을 해석하여 최적의 운동 프로그램을 구성할 수 있도록 도와준다.

이 책은 다음과 같이 세 부분으로 구성되어 있다:

1 초반부에는 근육의 향상을 촉진하는 고급 테크닉에 대해 자세히 설명하고 있다. 이를 위해서 저자의 몸만들기 경험뿐만 아니라 근육생리학과 생체역학 분야의 최근 연구 결과를 토대로 삼고 있다.

2 다음으로는, 각 근육에 가장 좋은 동작들을 소개하고 그 동작의 장점과 단점을 분석하고 있다. 여기에는 특별한 장비를 사용하지 않고 가정에서 수행할 수 있는 동작이 있는가 하면, 헬스장의 머신이 필요한 동작들도 있다.

3 마지막으로 여러분의 목표와 주어진 시간, 사용 가능한 장비에 따라 개별화된 프로그램을 구성하는 방법을 소개하고, 이 모든 지식을 실전에 응용하고 있다.

감 수 자 의 말

　프레데릭 데라비에의 《NEW 근육운동가이드》는 세계적인 베스트셀러이며, 헬스 트레이너들의 바이블이라고 할 수 있다. 《NEW 근육운동가이드》가 다양한 종류의 운동 방법들을 근육해부도를 통해 체계적이고 과학적으로 설명하였다면, 이번에 발간된 《근육운동가이드 프로페셔널》은 스포츠 생리학과 스포츠 재활 분야를 보강해서, 책 제목 그대로 보다 수준 있는 내용의 전문서적으로 거듭나게 되었다. 전편에서 조금은 아쉬웠던 부분인 웨이트트레이닝의 전문적인 면을 한층 더 업그레이드 하여 근육을 지속적으로 향상시키기 위한 새로운 목표들과 주요 근육 군을 단련하는 동작 연습, 그리고 운동 프로그램의 3부로 나누어 구성하고 있다.

　현재 피트니스 관련 산업은 급속도로 발전하면서 엄청난 성장을 이루고 있다. 하지만 내실을 들여다보면 겉에서 보이는 것만이 전부가 아니라, 국민 건강을 지키겠다는 사명감보다는 상업적으로 이익을 추구하는 데만 치중하고 있는 게 현실이다. 트레이너들은 공격적인 마케팅으로 많은 회원들을 가입시키고 이익을 내는 데만 급급해서는 안 된다. 올바른 웨이트트레이닝을 지도하여 멋진 몸과 건강한 정신을 만드는 데 기여할 수 있다면, 트레이너에 대한 인식도 좋아지고 그에 따라 자연스럽게 피트니스 산업은 성장하리라 본다. 그러려면 트레이너들이 좋은 책을 많이 읽고, 이론과 실기 능력을 고루 갖춘 전문가가 되어야 한다.

　《근육운동가이드 프로페셔널》은 보디빌더를 꿈꾸는 사람들이나 헬스 트레이너, 퍼스널 트레이너, 생활체육지도자들이 운동 전문가로서의 역량을 강화하는 데 큰 도움을 줄 것이다. 모든 종목의 운동 선수들, 퍼스널 트레이너, 그리고 재활 트레이너들이 꼭 알아야 할 기본 지식은 웨이트

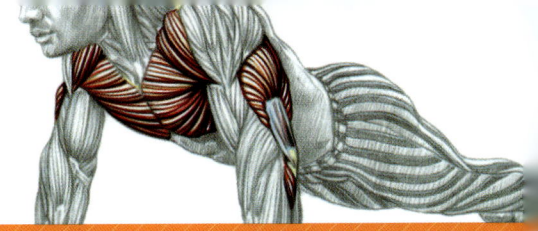

트레이닝이며, 이를 통한 근육 증강 스킬은 반드시 필요하다. 스포츠 영양학, 스포츠 생리학, 그리고 스포츠 재활의 중요성도 크지만 여기에서 웨이트트레이닝을 빼놓고 얘기한다는 것은 결코 있을 수 없는 일이다.

《근육운동가이드 프로페셔널》을 통해 여러분이 원하는 올바른 지식을 얻고 멋진 몸을 만들기 바란다. 그리고 그 지식들이 피트니스 산업의 발전에 밑거름되었으면 한다. 개인적으로 이 책의 출간 작업에 참여할 수 있다는 것 하나만으로도 큰 영광이었다. 이번 《근육운동가이드 프로페셔널》이 여러 독자들에게는 《NEW 근육운동가이드》를 능가하는 웨이트트레이닝 필독서로 자리잡게 될 것이라 믿어 의심치 않는다.

다시 한 번 《근육운동가이드 프로페셔널》의 출간 작업에 참여하게 도와주신 삼호미디어에 감사드린다.

USPTA 프로페셔널 프라이빗 트레이너
단국대학교 체육학 박사
서울호서예술전문학교 스포츠건강관리학부 교수

정 구 중

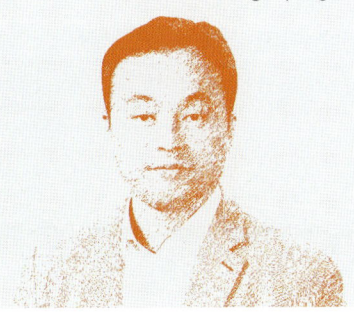

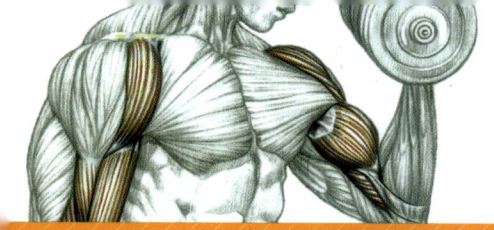

21세기는 100세 건강시대입니다.

노령 인구가 점차 늘어나면서 어떻게 하면 건강하게 병들지 않고 더 오래 살 수 있을지가 사회적인 이슈가 되고 있습니다.

식생활의 서구화로 인해 비만 인구가 날로 증가하고 있고, 심지어 10세 이하 소아 비만의 수도 늘어나면서 그에 따른 질병이 심각한 수준입니다. 이로 인해 최근 다이어트 열풍이 불고 있으며, 몸만들기에 대한 일반인들의 관심도 높아져 국가적으로도 국민의 생활체육에 관련하여 각 지방자치단체에서도 체육시설에 대한 지원을 늘리고 있습니다. 이에 따라 피트니스 트레이너에 대한 인식도 점차 좋아지고 있어, 앞으로는 트레이너가 각광받는 직업이 되리라 믿어 의심치 않습니다.

현재 퍼스널 트레이너를 전공하는 학생들을 지도하는 교수로서, 또한 보디빌더 국가대표 출신으로서 《NEW 근육운동가이드》와 《근육운동가이드 프리웨이트》, 그리고 이번에 발간된 《근육운동가이드 프로페셔널》이야말로 이 시대 최고의 트레이너 교본이자 바이블이라고 당당히 추천드릴 수 있습니다.

추천하는 말

역도선수 경력과 의학과 미술을 전공한 프레데릭 데라비에의 정교하면서 명료한 일러스트는 보는 이의 눈을 의심할 정도로 가히 환상적이라 할 수 있습니다. 또한 그의 해부의학 전공을 살려, 운동시 발생할 수 있는 부상이나 재활과 관련해서 상세하게 소개하고 있으며, 이러한 점이야말로 다른 책과 차별화되는 이 책의 중요한 특징이자 장점입니다.

《근육운동가이드 프로페셔널》은 피트니스 트레이너, 보디빌더, 그 외 스포츠 관련 분야 전공자들에게 훌륭한 트레이닝 길잡이가 될 것입니다. 이 책을 통해 여러분의 꿈을 이루시길 기원합니다.

2004년 미스터코리아 그랑프리
2006년 도하 아시안게임 보디빌딩 헤비급 국가대표
현 서울호서예술전문학교 스포츠건강관리학부 교수

양 상 훈

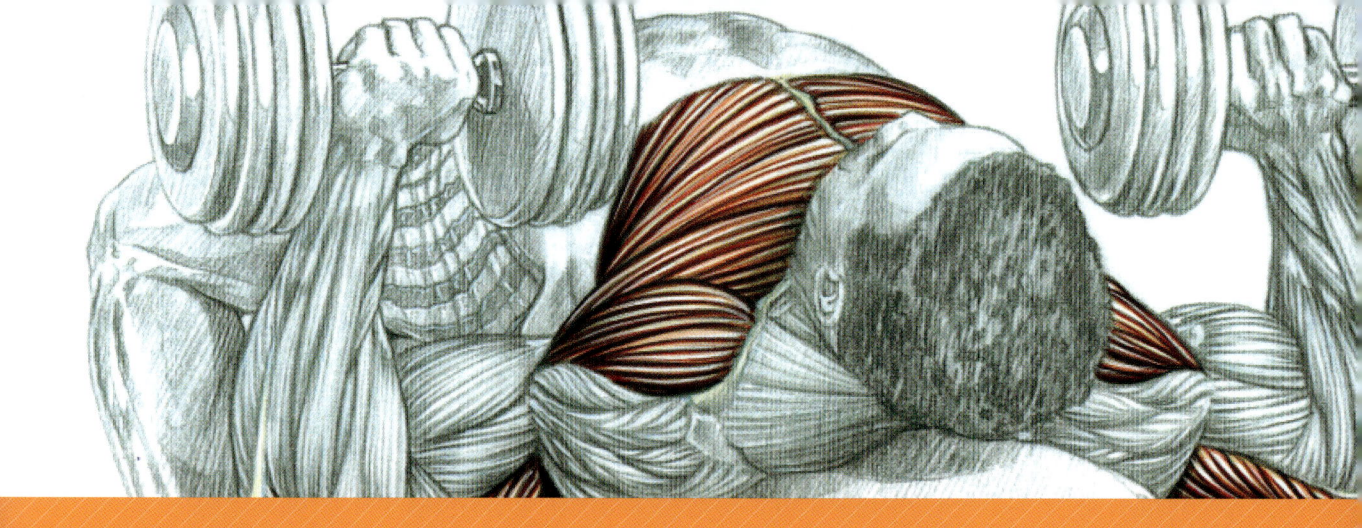

ADVANCED TECHNIQUES
TO HELP YOU KEEP PROGRESSING

PART 01
근육의 지속적인 발달을 도와주는 고급 테크닉

트레이닝을 할 때 만족할 만한 속도로 계속해서 근육을 향상시키려면, 운동 전략과 프로그램을 더욱 정교하게 구성할 필요가 있다. 효과적인 운동 프로그램을 구성하기 위한 첫 번째 단계는 해부학과 형태학의 결합에서 제공되는 지식에서부터 출발한다. 근육의 향상을 촉진하는 고급 테크닉에 대하여 근육생리학과 생체역학 분야의 연구 결과를 토대로 살펴보도록 하자.

운동을 하면서 처음 몇 달간 자신의 운동 성과를 정리해 보았을 때, 종종 다음과 같은 경우가 있을 것이다:
- ▶ 다른 근육에 비해 좀 더 빨리 발달한 근육이 있다.
- ▶ 어떤 근육군은 더 빨리 향상된 반면,
- ▶ 늦게 축적되기 시작하는 근육군도 있다.

이러한 불균형을 극복하려면 몸 전체의 근육량을 늘리겠다는 기본적인 목적 하에, 근육에 따라 목표를 세분화해야 한다. 근육에 나타나는 불균형은 다음과 같이 네 가지 유형으로 구분할 수 있다:

1 근육량이 부족하다: 근육량을 늘리고자 하는 욕심은 끝이 없다. 자신의 신체 발달 정도에 완전하게 만족하는 사람이 얼마나 되겠는가. 최고의 위치에 있는 보디빌딩 챔피언들도 마찬가지이다. 근육은 마치 은행계좌와 같아서 아무리 입금을 많이 하더라도 언제나 부족하다고 느낀다.

2 멋져 보이지 않는다: 같은 근육에서 한 부분이라도 균형 있게 발달하지 않으면 멋진 근육을 만들 수 없다. 예를 들면 대퇴사두근의 상부는 많이 발달했지만 하부는 거의 발달하지 않았다거나, 이두근이 상완과 전완 사이 간격이 너무 떨어져 있을 때 그렇다. 따라서 근육량을 늘리는 데 신경 쓰는 것 못지않게, 각 근육의 특정 부위를 목표로 하여 미적인 면에서 외형을 개선시키는 것도 중요하다.

3 대칭을 이루지 않는다: 하나의 근육군 가운데에서도 비대칭이 생길 수 있다. 예를 들어 삼두근이나 대퇴사두근은 안쪽이나 바깥쪽 중에 한쪽만 발달하는 경우가 있다. 따라서 각 근육이 균형 있게 발달하도록 노력해야 한다.

4 윤곽이 선명하지 않다: 어떤 근육의 윤곽이 다른 근육에 비해 다소 희미한 경우가 있다. 그 단적인 예로 복부의 윤곽은 얇은 지방층만으로도 가려진다. 둔근, 등의 하부, 넓적다리와 같은 근육 역시 윤곽을 또렷하게 만들기 어렵다.

우리는 각각의 근육에 대해 이 네 가지 문제점을 다시 한 번 짚어봄으로써 균형 잡힌 몸매를 만들 수 있도록 도움을 줄 것이다. 여러분의 취약점을 알아본 다음, 다음과 같은 질문에 대한 해답을 제시할 것이다:
- ▶ 발달할 기미가 보이지 않는 근육을 계속 향상시킬 수 있는 방법은 무엇일까?
- ▶ 운동을 해도 반응이 없는 취약 부위를 어떻게 공략할 수 있을까?

01 근육의 성장을 촉진하는 다섯 가지 요인

운동으로 근육이 발달하는 효과를 보기 위해서는 근육의 성장을 촉진하는 요인들이 무엇인지 알고 있어야 한다. 여기에서 중요한 것은 우리의 목표를 잊지 않는 것이다. 항상 더 무거운 중량을 들고, 리피티션을 더 많이 하고, 세트를 더 많이 수행하는 것 등은 목표에 이르기 위한 수단에 불과하다. 이러한 수단과 혼동해서 근육을 비대하게 만들자는 최종 목표를 망각해서는 안 된다. 이를 위해서는 근육의 성장을 직접적으로 촉진하는 여러 요소에 집중해야 한다. 성장을 촉진하는 다섯 가지 주요 요인을 효과가 큰 것에서부터 작은 것 순으로 분류해 보면 다음과 같다.

신장성 장력

수축된 근육은 신장 자세에서 늘어나지 않으려 한다. 이 근육에 중량이 강하게 가해졌을 때 두 저항이 대립하면서 세포는 수많은 손상을 입는다. 바로 네거티브 단계의 리피티션을 수행할 때(중량을 내려놓는 단계에서 근육이 중량에 저항할 때) 일어나는 현상으로, 스트레칭을 수행할 때는 거의 일어나지 않는다. 이러한 중량-근육의 대립은 섬유를 손상시키지만, 이를 복구한 우리의 몸은 비대해진다. 신장성 장력은 가장 강력한 성장 신호이다. 이러한 성장의 잠재 요소를 개발하려면 리피티션을 수행할 때마다 네거티브 단계를 정확하게 해야 한다. 여러 가지 '네거티브' 전략을 36쪽에서 분석해 볼 것이다.

수축성 장력

아주 무거운 중량과 근육이 서로 대립하면 근육의 수축은 어려워진다. 그럴수록 근육은 더더욱 강화된다. 근육이 확실하게 비대해지는 반응을 얻으려면 항상 더 무거운 중량으로 근육에 힘을 가해야 한다.

최적의 동화 작용을 위한 이상적인 중량은?

쿠마르(Kumar, 2009)는 여러 종류의 몸만들기 운동 후에 근육 단백질의 합성 속도가 어떻게 변화하는지를 측정했다. 각 운동의 총 중량은 정확하게 동일했다. 단, 각 세트를 수행할 때 최대로 낼 수 있는 힘의 몇 퍼센트를 사용했는지에 차이가 있었다.

- 최대로 낼 수 있는 힘의 20%에 해당하는 중량으로 운동한 후, 동화 반응은 30% 증가했다.
- 최대 근력의 40%에 해당하는 무게로 운동한 후, 동화 반응은 46% 증가했다.
- 최대 근력의 60%에 해당하는 무게로 운동한 후, 동화 반응은 100% 증가했다.
- 최대 근력의 75%에 해당하는 무게로 운동한 후, 동화 반응은 130% 증가했다.
- 최대 근력의 90%에 해당하는 무게로 운동한 후, 동화 반응은 100% 증가했다.

사용된 중량에 상응하여 동화 반응이 증가한 것이다: 예를 들어 최대로 낼 수 있는 힘의 75%만으로 운동했을 때 동화 작용은, 최대 근력의 60% + 20%의 중량으로 수행한 운동을 합친 것만큼 상승했다. 그런데 최대 근력의 90%로 운동했을 때의 동화 반응이 75%일 때보다 더 상승하지 않은 이유는 무엇일까? 그 이유는 아주 간단하다. 운동을 너무 무거운 중량으로 수행한 나머지 근육 자체가 아니라 신경 시스템이 먼저 피로해졌기 때문이다.

분석 우리는 운동 프로그램을 구성할 때 '얼마나 무거운 중량으로 운동해야 하는가?'라는 아주 중요한 질문을 던진다. 이에 대한 해답을 이 수치가 제시한다. 이렇게 중량이 정해지면, 주어진 동작에서 수행할 수 있는 리피티션의 횟수가 자동으로 도출될 것이다.

> **NOTE**
> 이 연구에서 또 한 가지 알 수 있는 사실은, 운동한 지 1시간이 지났을 때 동화 반응이 최대에 이른다는 것이다. 이러한 상승 단계를 더욱 고조시키고 그 시간을 연장하려면, 바로 이 순간에 단백질을 섭취해야만 한다(Moore, 2009).

장력을 유지하는 시간

운동을 할 때 들어 올리는 중량이 근육의 성장을 촉진하는 유일한 요인은 아니다. 무게가 성장의 유일한 요인이라면, 우리는 최대한 무거운 중량을 이용해서 리피티션만 하면 될 것이다. 하지만 쿠마르(2009)의 연구에서 설명했듯이, 최대 근력에 너무 근접한 중량을 사용하는 것은 근육을 생성하는 데 도움이 된다고 볼 수 없다. 왜 그럴까? 그 이유는 근육이 장력을 유지하는 시간도 근육을 비대하게 하는 데 매우 중요한 역할을 하기 때문이다. 무거운 중량을 다룰수록 우리는 리피티션을 더 많이 수행할 수가 없다. 즉 장력을 유지하는 총 시간이 줄어드는 것이다.

가벼운 중량을 사용하면 장력을 유지하는 시간은 길어지겠지만, 수축의 힘이 너무 약해 성장 신호가 근육에 미치지 못할 것이다. 쿠마르의 연구에서 최대로 낼 수 있는 힘의 20%와 40%에 해당하는 중량으로 운동을 한 경우를 보면 알 수가 있다. 따라서 '절대적인 장력'과 '장력을 유지하는 시간' 사이에서 타협점을 찾아야만 한다. 여러 연구에 따르면, 이상적인 지점은 최대로 발휘할 수 있는 힘의 70~80%에 해당하는 중량 부근이라고 한다.

근육의 번즈

근육에 젖산이 유입되었다는 것은 근육이 견딜 수 있는 신진대사의 한계에 이르렀다는 것을 의미한다. 이러한 번즈Burns를 가능한 한 오랫동안 참으면 근육의 신진대사는 단절되고 만다. 젖산이 근섬유에 침투하면 동화 신호는 더 이상 역학적인 신호가 아니라, 화학적인 신호가 되어버린다. 앞서 제시한 세 가지 요인이 무겁고 외상을 유발하는 운동 방법을 사용했다면, 근육의 번즈는 그와는 성격이 다른 또 하나의 향상 수단이라고 할 수 있다.

펌핑

리피티션을 연속으로 수행하면 근육이 혈액으로 가득 찬다. 우리는 이것을 '펌핑Pumping'이라고 부른다. 펌핑은 영양소를 운반해 평상시와는 다른 방식으로 근육을 '변형'시킨다. 펌핑이 강도 높게 일어날수록 섬유들은 서로 강하게 압축한다. 이러한 역학적 제약은 자극의 정도가 약하다. 하지만 펌핑식 운동법은 외상을 유발하지 않으므로 특히 빨리 회복하고자 할 때 자주 사용될 수 있다.

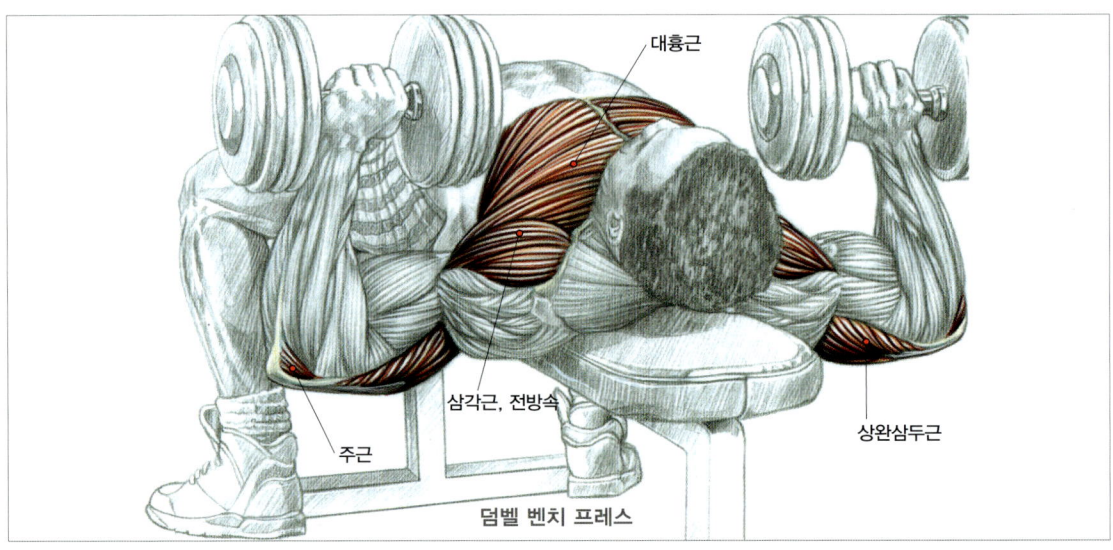

덤벨 벤치 프레스

02 ▶ 프리웨이트 또는 머신, 어떤 게 좋을까?

운동법에서 프리웨이트와 머신을 서로 대립시켜 놓는 경우를 자주 볼 수 있다. 하지만 이러한 논쟁은 무의미하다. 프리웨이트가 머신보다 우위에 있는 경우가 있는가 하면, 프리웨이트보다 머신이 더 적합한 동작들도 있다. 둘 중에 어느 것도 완벽하다고 할 수는 없다.

덤벨과 같은 프리웨이트의 장점은 쉽게 이용할 수 있다는 것이다. 운동을 하는 데 가장 기본이 된다고 할 수 있다. 어떤 보디빌더들은 프리웨이트를 이용해 동작을 자유롭게 수행하고자 하는 반면, 다른 이들은 머신의 유도대로 운동하는 것을 선호한다.

덤벨은 긴 바에 비해서 동작의 가동 범위를 크게 해준다. 예를 들어 벤치 프레스를 수행할 때 덤벨을 사용하면, 바를 사용할 때보다 손을 더 밑으로 내릴 수가 있어 가슴을 더욱 신장시킬 수 있다. 바에서는 손이 고정되지만, 덤벨에서는 양손을 모을 수 있기 때문에 수축도 더 잘 이루어진다. 하지만 커다란 덤벨은 바에 비해 다루기가 훨씬 어렵다는 단점이 있다. 컨버전트 머신은 사용하기가 아주 간편하고, 덤벨을 이용할 때와 같은 가동 범위를 얻을 수 있다는 이점이 있다.

덤벨과 같은 프리웨이트의 사용을 반대하는 주요 논거는, 그 저항이 근육의 힘의 구조와 정확하게 들어맞지 않는다는 것이다. 예를 들어 스쿼트를 수행할 때, 넓적다리는 하강 동작에서 가장 약한 상태가 되지만, 바의 무게 때문에 이 부분의 동작이 더욱 어려워진다. 반면, 다리를 펼수록 다리에 힘이 생기지만, 스쿼트는 너무 쉬워진다.

따라서 우리가 얼마만큼의 중량을 바에 올려놓을 수 있느냐는 하강하는 동작에서 얼마나 큰 힘을 낼 수 있느냐에 달려있다. 넓적다리는 작은 폭으로만 운동하기 때문에 최대한으로 낼 수 있는 힘을 전부 발휘하지 못한다. 머신은 저항 구조를 다양하게 제공함으로써 이러한 문제를 해결하도록 고안되어 있다.

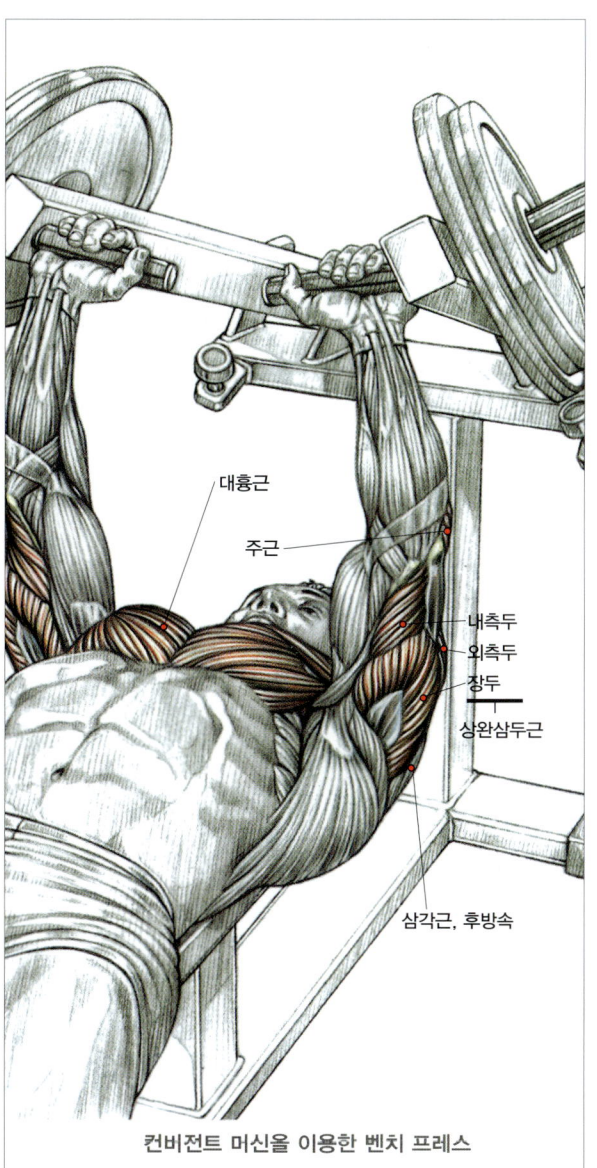

컨버전트 머신을 이용한 벤치 프레스

대흉근
주근
내측두
외측두
장두
상완삼두근
삼각근, 후방속

그러나 머신으로 문제가 해결되는 경우도 있지만, 그렇지 않은 경우도 물론 있다! '운동할 때에는 반드시 어떻게 해야 한다'는 속설에 얽매이지 말고 머신의 이점을 최대한 활용해야 한다. 예를 들어 프로 보디빌더들은 몸을 단련할 때 덤벨과 같은 프리웨이트를 이용하지만, 대부분의 운동을 수행할 때는 머신을 사용한다. 따라서 좋은 품질의 머신이 있다면 사용하는 것이 좋다.

이 책의 2장에서는 이러한 도구들을 사용해서 운동할 때의 장점과 단점을 분석해 볼 것이다.

03 복합운동으로 할 것인가, 고립운동으로 할 것인가?

일반적으로 근육량을 늘리고 근력을 발달시키는 데는 복합운동이 고립운동보다 더 효과적이다. 예를 들어 한 세트에 리피티션 10회를 수행하는 경우, 첫 리피티션을 수행할 때 레그 익스텐션보다 스쿼트에서 대퇴사두근이 46% 더 많이 작용한다(Signorile, 1994). 리피티션을 함에 따라 근육이 더 많이 동원되면서 이러한 피로 현상은 상쇄된다. 열 번째 리피티션을 수행할 때는 다음과 같은 차이를 보였다:

▶ 스쿼트에서 +26%
▶ 레그 익스텐션에서 +16%의 향상을 이루었다.

따라서 복합운동에 비해 고립운동은 두 가지 단점이 있다고 할 수 있다:
▶ 첫째, 고립운동은 근육을 강하게 동원하지 못한다.
▶ 둘째, 리피티션을 계속함에 따라 동원되는 힘의 크기가 많이 증가하지 못한다.

그렇다고 해서 고립운동을 하지 말라는 뜻은 아니다. 실제로 복합운동을 수행하면 목표로 한 근육을 발달시키지 못하거나 볼품없게 만들기도 하지만, 고립운동은 이러한 문제점을 해결할 수 있다.

04 어떻게 하면 취약점을 보완할 수 있을까?

모든 사람에게는 발달한 근육도 있고 그렇지 못한 근육도 있다. 발달이 지체되어 성장에 방해되는 근육을 일정 수준으로 끌어올리기 위해 최선을 다했지만 실패했다고 하소연하는 보디빌더가 많다. 하지만 이것은 변명에 지나지 않는다. 취약점을 보완하려면 항상 더 노력해야 할 부분이 있기 마련이다. 이들이 실제로 모든 노력을 기울였는지도 의문이다. 약점을 보완하려면 항상 여러 동작을 조합해보고 새로운 테크닉을 실행해보아야 한다.

취약점을 보완하기 위한 일반 전략

운동을 하면 즉시 반응하는 근육도 있지만, 그렇지 않은 근육도 있다. 신체에 균형을 맞추려면 취약 부위를 공략해야 한다.

취약점을 보완하는 일반 전략에는 다음과 같은 세 가지 방법이 있다:
1. 운동을 시작할 때 발달이 지체된 근육을 먼저 운동한다. 운동 초반에는 에너지가 넘치고 집중도 잘된다.
2. 세트를 더 많이 실시한다.
3. 중량을 높여본다.

더욱 근본적인 해결 방법

이 테크닉들은 문제점을 근본적으로 해결하지 못하기 때문에 부적합할 때가 많다. 발달 격차가 크지 않을 때는 도움이 될 수 있지만, 정말로 발달이 지체된 근육을 회복시키지는 못한다. 근육간의 격차를 줄이려면 더욱 근본적인 해결책을 세울 필요가 있다. 취약점을 보완하려면 무엇보다 그것이 생기는 원인을 잘 알고 있어야 한다.

진짜와 가짜 취약점

취약점은 진짜 취약점과 가짜 취약점의 두 부류로 나눌 수 있다.
1. 가짜 취약점이란 다른 근육들보다 평균적으로 덜 발달된 근육군을 말한다. 이렇게 근육량이 부족하게 된 이유는 운동을 하지 않았거나 운동을 불규칙적으로 급하게 수행했기 때문이다. 종아리나 넓적다리 근육이 종종 이러한 경우에 해당한다. 이렇게 발달이 지체된 경우에 근육을 강하게 규칙적으로 운동하면 일정 수준으로 비교적 쉽게 끌어올릴 수가 있다.
2. 진짜 취약점이란 힘겹게 운동했는데도 근육량이 늘지 않는 근육을 말한다. 우리가 초점을 맞춰야 하는 부분은 바로 이 부류의 취약점이다.

진짜 취약점의 원인은 무엇일까?

이론적으로 여러 근육은 모두 같은 속도로 향상되어야 한다. 동화 작용을 책임지는 호르몬과 영양소는 각 근육에 똑같이 집중되기 때문이다. 하지만 현실에서 근육의 성장은 전반적인 동화 작용보다 국소적인 생리적 변화에 영향을 더 많이 받는다.

취약점이 생기는 근본 원인

취약점이 생기는 원인은 세 가지가 있다:
1. 유전
2. 과거의 운동 경험
3. 근육 동원의 어려움

유전

유전적 요인은 다섯 가지 방식으로 강점과 취약점 구조에 영향을 준다.

상체가 발달한 보디빌더와 하체가 발달한 보디빌더

신체는 유전적 요인에 따라 두 부분으로 나누어진다. 하체보다 상체의 근육을 더 쉽게 발달시키는 보디빌더가 있는가 하면, 이와 정반대의 보디빌더도 있다. 상하체가 완벽한 조화를 이루기는 어렵다. 상체와 하체의 균형이 잘 잡힌 보디빌더처럼 보여도 상체와 하체 근육 중에 더 쉽게 발달하는 부분이 있기 마련이다. 이러한 경향은 거의 모든 보디빌더에게 나타난다.

유전적 비대칭

우리 몸은 대칭을 이루지 않는다. 항상 한쪽 근육

이 다른 쪽보다 더 발달되어 있다.

따라서 한쪽 팔이 다른 쪽보다 더 굵다고 걱정할 필요는 없다. 둘레는 몇 밀리미터 혹은 몇 센티미터 밖에 차이나지 않는다. 우리 몸의 골격도 완벽한 대칭이 아니다. 예를 들어 몸의 중앙을 기준으로 한쪽 쇄골이 다른 쪽보다 더 넓다. 이러한 골격의 비대칭은 상체를 단련하는 모든 동작, 특히 어깨, 가슴, 등을 단련하는 동작에서 우리 몸의 지렛대를 변화시킨다. 이는 반드시 힘과 근육의 발달에 영향을 주는데, 특히 긴 바를 가지고 운동을 할 때 부상의 원인이 될 수도 있다.

버리는 이두근의 경우가 그렇다. 불행히도 이 근육들의 길이는 유전적으로 정해져있기 때문에 길게 늘이는 것이 불가능하다.

섬유 밀도와 근육의 발달

근육에 섬유가 풍부하면 몸만들기를 하지 않더라도 근육은 굵어진다. 운동을 할 때 섬유가 풍부한 근육은, 섬유 밀도가 낮은 동일한 근육보다 반응을 잘 한다. 다행히 근섬유의 수를 늘릴 수 있는 방법이 있는데, 그 방법은 다음과 같다:

▶ 강조된 네거티브 방식(37쪽 참조)과 같이 외상을 유발하는 트레이닝
▶ 프로틴, 로이신, 크레아틴과 같은 영양 보충제를 매번 훈련을 하고 난 직후에 복용하면 새로운 위성세포의 생성이 촉진된다. 운동이 진행됨에 따라 이 줄기세포는 근섬유로 변형된다.

펌핑의 어려움

근육의 성장 속도와 운동 중 펌핑을 하는 능력 사이에는 직접적인 연관이 있다. 한 세트를 수행하는 동안 근육을 많이 부풀게 할수록 근육의 성장도 그만큼 빨라진다. 반면, 수축할 때 펌핑하기 힘든 근육은 항상 더디게 발달한다. 다행히 이러한 문제는 긴 세트로 운동을 수행하면 개선될 수 있다.

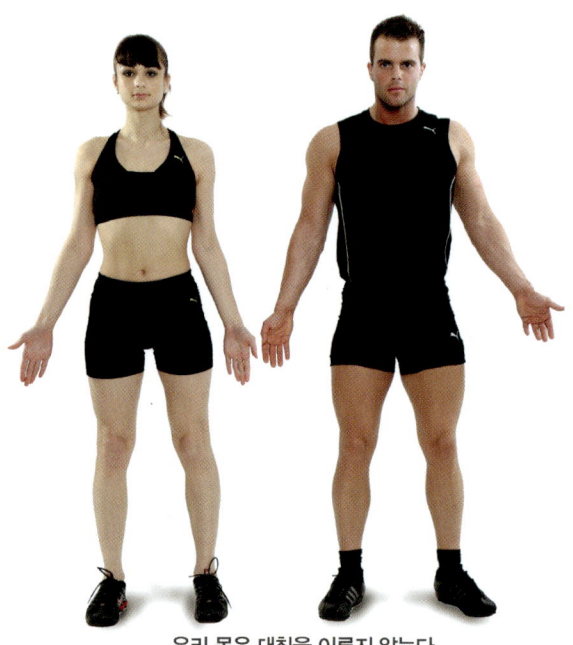

우리 몸은 대칭을 이루지 않는다

짧은 근육, 긴 근육

근육의 길이는 근육이 얼마나 발달할 수 있는지를 결정하는 주요 요인 중의 하나다. 근육은 길이가 길수록(다시 말해 부착점에서 아주 멀리 떨어져 있는 근육일수록) 비대해지기 쉽다. 반면, 근육이 짧으면 발달시키기가 어렵다. 예를 들어 경골의 아주 위쪽에 위치한 종아리나 팔뚝에 훨씬 못 미쳐 끝나

과거의 운동 경험

어렸을 적부터 스포츠를 즐겨 했었다면 몸만들기를 할 때 근육이 더 쉽게 발달할 것이다.

예를 들어 어렸을 때 푸시업(팔굽혀펴기)를 많이 수행한 사람은, 보디빌딩을 처음 시작할 때 가슴과 삼두근의 발달 속도가 평균보다 빠르다. 과거에 운동 경험이 있다면 최고의 보디빌더가 되는 것도 그다지 어렵지 않을 것이다.

과거에 스포츠 경험이 전혀 없거나 근육 전반이 스포츠에 길들여져 있지 않은 사람이 이러한 기본

운동의 부족함을 보완하려면 '1세트 100회' 기법을 사용해보자(46쪽 참조).

근육 동원의 어려움

취약 부위란 일반적으로 운동할 때 감각을 느끼기 어렵기 때문에 동원하기도 힘든 근육을 말한다. 근육의 동원을 어렵게 만드는 원인을 다음 세 가지 현상으로 설명할 수 있다:

학설에 대한 맹종

보디빌딩에서는 근육 동원에 관한 통념이 뿌리 깊게 자리 잡고 있다. 예를 들어 가슴을 단련하기 위해서는 반드시 벤치 프레스를 수행해야 하고, 누워서 무거운 중량을 밀수록 가슴은 더욱 커진다는 것이다. 좋은 가슴을 가진 보디빌더의 경우에는 이 두 가정이 옳다. 하지만 그렇지 않은 보디빌더에게는 이러한 학설이 오히려 가슴 근육의 발달을 저하시키는 원인이 되기도 한다.

사실 벤치 프레스에서 가슴 근육을 최대한 동원하는 방법을 배우는 데 시간을 투자하는 보디빌더가 몇이나 될까? 일반적으로 보디빌더들은 근육을 향상시키기 위해 항상 더 무거운 중량을 밀려고 노력하지만, 아쉽게도 이러한 전략이 늘 성공하는 것은 아니다. 적합하지 않은 전략으로 힘들여 노력해봤자 소용이 없다. 벤치 프레스에서 나타나는 이러한 사실은 다른 복합운동(대퇴사두근 단련을 위해 수행하는 스쿼트, 등을 단련하기 위한 로우이나 풀업 등)에도 마찬가지로 적용된다.

어떤 동작이 가슴 상부나 상완근을 단련시켜준다고 이론적으로 정평이 나있다고 해서, 그 동작을 수행했을 때 목표로 하는 근육들이 자동으로 동원되는 것은 아니다.

근육 간 경쟁

근육들 사이에는 동원 경쟁이 존재한다. 팔, 어깨, 가슴을 자극하는 벤치 프레스와 같은 복합운동에서 우선으로 동원되는 근육은 항상 가장 먼저 발달한 근육이다. 예를 들어 팔이나 어깨가 좋은 보디빌더는 벤치 프레스를 수행할 때 가슴 근육보다 팔과 어깨 근육이 더 많이 동원될 것이다.

> **가장 일반적인 근육간 경쟁**
>
> ▶ 우람한 팔은 가슴, 어깨, 등의 성장을 방해할 우려가 있다.
> ▶ 굵은 전완은 이두근의 발달을 방해할 수 있다.
> ▶ 가슴 부위를 쉽게 발달시킨 보디빌더는 어깨 근육을 향상시키는 데 어려움을 겪을 수있다.
> ▶ 좋은 어깨는 가슴을 발달시키는 데 방해가 된다.
> ▶ 어깨 후면에 근육이 아주 많으면 등의 운동에 방해가 된다.
> ▶ 둔근이 튀어나와 있으면 대퇴사두근과 햄스트링의 동원이 제한될 수가 있다.

근육 동원의 결함

각각의 리피티션, 세트, 운동을 수행할 때마다 근육은 물론 중앙 신경 시스템에도 그 흔적이 남는다.

이 흔적들이 모여서 모터 프로그램을 구성한다. 벤치 프레스로 어깨와 가슴을 너무 많이 운동하게 되면, 잘못된 모터 동원이 계속될 것이다. 그러면 문제가 해결되지 않고 악화되고 말 것이다.

05 모터 프로그램을 바꾸기 어려운 이유

'모터 프로그램(근육성장활동)'이란 동작을 가능하게 하는, 미리 구조화된 근육 명령의 총체라고 정의된다(Schmidt & Wrisberg, 2007). 이렇게 미리 구조화된 프로그램을 바꾸고자 할 때는 세 가지 문제점이 있다.

1 체형: 특정 근육을 더 많이 사용하도록 만든다.
2 유전: 특히 신경적 유전은 특정 근육을 다른 근육보다 더 잘 느끼게 한다.
3 습관: 새로운 습관을 기르는 것보다 나쁜 동원 습관을 유지하는 것이 더 쉽다.

해마다 보디빌더들이 똑같은 강점과 취약점의 구조를 유지하게 되는 원인은 바로 이 세 가지 장애 요인 때문이다.

잘못된 습관대로 두지 마라

보디빌더는 일반적으로 강한 트레이닝의 한 부분으로 모터 동원 패턴을 고치려 하지 않고, 대개 있는 그대로 놔둬버린다. 하지만 모터 명령에 잘못된 습관이 붙게 되면, 모터 명령이 기적적으로 스스로 정정되거나 취약점이 저절로 보완되는 경우는 드물다. 그러므로 더 이상 운에 모든 것을 맡기지 말자!

모터 동원의 방향을 새로 정하자

본인의 모터 동원 구조에 어떠한 결함이 있고, 그것이 근육에 어떠한 영향을 미치는지 가능한 한 빨리 알아차리는 것이 중요하다. 문제를 일찍 발견할수록 고치기도 더욱 쉽다. 하지만 나쁜 습관은 며칠 만에 사라지지 않는다. 보디빌더에게 모터 학습이란, 발달이 지체된 근육에 분포되어 있는 신경을 예민하게 만듦으로써, 복합운동에 근육이 더욱 강력하게 개입할 수 있도록 하는 것이다.

취약점을 보완하려면 오랜 시간에 걸친 모터 재교육이 필요하다. 교육을 완수하려면 몇 달, 혹은 몇 년이 걸릴 수도 있다. 매일같이 운동을 하고 리피티션을 무수히 많이 할 필요가 있을 것이다.

근육을 찾아라

운동을 할 때는 발달시키고자 하는 근육의 수축 방법을 찾아내야 한다. 다른 말로 표현하면 목표로 하는 근육을 가능한 한 강하게 수축할 수 있도록 하는 것이다. 일단 근육을 찾았으면 수축을 가능한 한 오랫동안 유지하도록 노력해보자. 중량, 세트 횟수, 리피티션 횟수 등 나머지는 모두 잊어버리자. 수축하라! 이것이 핵심이다.

근육의 고유수용감각을 발달시키자

보디빌더들이 흔히 '마인드 – 머슬 커넥션Mind-muscle connection'이라고 부르는 고유수용감각은 몸 만들기 훈련을 수행함에 따라 발전되는 자질이다. 운동을 전혀 하지 않는 사람과 비교했을 때 훈련된 운동선수들은 다음과 같은 차이를 보였다:

▶ 훈련된 운동선수들의 고유수용감각은 17% 더 좋았다.
▶ 아주 수준 높은 운동선수들의 고유수용감각은 41% 더 예민했다(Muaidi, 2009).

이것은 단순한 신경적인 현상으로서, 일반적인 운동보다는 특별한 운동을 통해서 더욱 빨리 개선할 수가 있다. 고유수용감각은 '전이'라는 과정을 통해 계발할 수 있다.

전이의 개념

'전이'란 '어떠한 임무를 수행함으로써 또 다른 임무에 대한 반응 능력이 변화되는 현상'이라고 정의할 수 있다(Schmidt & Wrisberg, 2007). 전이에는 두 가지 단계가 있다.

소극적 전이
가슴 근육이 부족한 상태에서 벤치 프레스를 너무 많이 수행하면 소극적 전이가 일어난다. 가슴 근육 대신에 어깨와 팔이 운동을 점점 더 많이 수행하기 때문이다.

적극적 전이
고립운동을 가볍게 수행하면 근육의 고유수용감각을 계발할 수 있다. 가슴 부위의 고유수용감각이 좋아지면 대흉근을 목표로 운동할 수 있어서 나중에 무거운 중량의 복합운동을 더욱 효과적으로 수행할 수 있다.

전이하려면 분리하라

긍정적 전이를 사용하는 목적은 발달한 근육군의 개입을 최소화하면서 취약한 근육을 최대한 수축시키는 것이다. 복합운동 대신 고립(분리)운동을 하는 이유는 바로 이 때문이다.

무거운 중량으로 운동을 하면서 리피티션을 적게 수행하기보다는, 가벼운 중량으로 리피티션의 횟수를 늘려보자. 동작을 학습하는 데 중요한 것은 강도가 아니라 좋은 자세로 동작을 반복하는 것이다. 이렇게 하면 발달이 지체된 근육이 수축하는 법을 배울 수 있다. 이것이 제1목표이다. 근육을 즉각적으로 비대하게 만드는 것이 목표가 아니다. 이전에 제대로 수축해본 적이 없는 근육을 성공적으로 고립시켜 분리한다면, 동작을 가볍게 수행하더라도 근육은 커지게 되어 있다.

시간이 지나고 복합운동으로 넘어갔을 때, 적극적 전이 덕분에 발달이 지체된 근육의 참여도가 점점 높아질 것이다. 이때부터 본인의 취약한 부위를 조금씩 보완할 수 있을 것이다.

배우려면 반복하라

반응이 없는 근육을 제대로 동원하는 법을 배우려면 동작을 잘 선택해야 한다. 활동하는 근육의 수를 줄이고 동작을 단순화하기 위해서는 고립운동이 가장 적합하다. 이러한 동작들을 찾았으면 이제 리피티션을 최대한으로 해보자. 동작은 될 수 있으면 자주 수행해야 한다. 이 말은 모터 학습 운동을 매일같이 수행할 수도 있다는 뜻이다. 가벼운 중량으로 운동을 하면 근육을 회복하는 데 많은 시간이 걸리지 않을 것이다.

가슴 상부나 극하근 같은 근육을 단련하는 경우, 훈련을 시작하기 전에 웜업으로 모터 학습 운동을 수행해 볼 수 있다. 상완근이나 종아리를 단련하는 다른 동작들은 마무리 운동으로 수행해보자. 동작을 어떤 순서로 배치해도 상관 없다.

취약점을 보완하기 위한 선피로 방식

선피로 방식이란 고립운동을 먼저 한 후 즉시 복합운동을 연속으로 수행하는 것이다. 선피로 방식을 이용하면 완전히 상반되는 세 가지 결과가 나타날 수 있다:

낙관적인 결과

선피로 방식을 잘 이용하면 발달이 지체된 근육에 분포되어 있는 신경 시스템을 예민하게 만들 수 있다. 예를 들어 등을 넓게 만들기 어려운 경우, 풀오버 1 를 한 세트 수행한 다음, 풀업 2 을 하면 광배근 바깥 부위를 더욱 잘 느끼게 할 수가 있다. 성공 확률을 높이려면 고립운동을 수행할 때 힘을 끝까지 사용해서는 안 된다. 실패하기 전에 리피티션 2~3회를 남겨놓고 동작을 멈춰보자.

최악의 결과

풀오버 동작은 광배근을 피로하게 만든다. 그래서 풀업 동작으로 넘어갔을 때 근육에는 더 이상 힘이 남아 있지 않게 된다. 광배근이 지쳐서 운동을 수행할 수 없으므로 그 대신 팔이 운동하는 것을 느끼게 된다. 등의 도움이 없으면 팔은 금방 피로해진다. 이 경우, 등을 단련하는 동작에서 등 근육보다 팔이 먼저 영향력을 행사하기 때문에 부정적

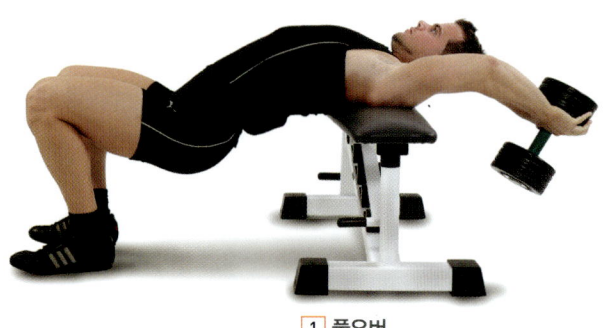

1 풀오버

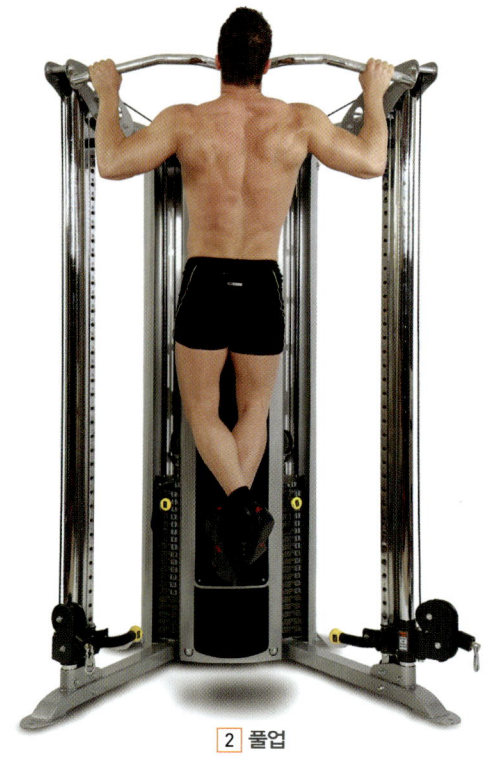

2 풀업

전이 신호가 보내진다.

이렇게 역효과가 생기는 현상은 여러 연구에서 찾아 볼 수 있다. 예를 들면 레그 익스텐션을 먼저 수행한 다음에 즉시 레그 프레스 한 세트를 수행하는 경우, 프레스 수행 시 대퇴사두근의 활성화가 25% 감소되었다(Augustsson, 2003). 이것은 넓적다리가 먼저 피로해졌기 때문에 나타나는 당연한 현상이다. 레그 익스텐션 덕분에 대퇴사두근이 갑자기 힘을 얻어 더욱 강한 수축 능력이 생겼다고 말하는 것은 현실성이 떨어지는 시나리오일 것이다.

마찬가지로 벤치 프레스를 하기 직전에 덤벨 체스트 플라이를 수행하는 경우, 가슴이 더 많이 운동하는 것이 아니다. 이와는 반대로 삼두근이 20~30%의 힘을 추가로 제공한다(Brennecke, 2009 ; Gentil, 2007).

피로해진 근육은 생생한 근육보다 늘 힘이 약하

다. 단, 근육을 증강하는 경우에는 유독 예외적이다. 하지만 이것은 선피로 방식이 아니라 후피로 방식으로 운동을 할 때만 나타나는 현상이다(42쪽 참조).

새롭게 전개되는 결과

어깨 후면과 같은 몇몇 소근육들을 운동하는 데 선피로 방식을 적용하는 방법이 있다. 어깨 후면을 단련하는 복합운동 3 이라고 분류할 수 있는 동작들로 등 운동을 구성해보자. 어깨 후면을 사전에 피로하게 한 다음, 로우 4 나 풀업을 수행해보자. 등 동작으로 넘어가면 후면삼각근이 최대의 힘을 발휘하겠지만, 그렇다고 아주 큰 힘이 생성되는 것은 아닐 것이다. 하지만 다른 대근육군(등과 팔)이 운동을 연결해서 수행하므로 동작을 계속할 수가 있다.

이러한 슈퍼세트 방식으로 몇 주간 운동을 하고 나면, 등 운동을 할 때 적극적 전이로 인해 후면삼각근이 더 많이 동원될 것이다. 슈퍼세트를 더 이상 사용하지 않더라도, 등 운동을 하고 나면 후면삼각근이 쑤시는 증상이 더 자주 나타나는데, 이것은 본인의 근육 동원 구조가 어깨 후면에 유리하게 바뀌었다는 신호이다.

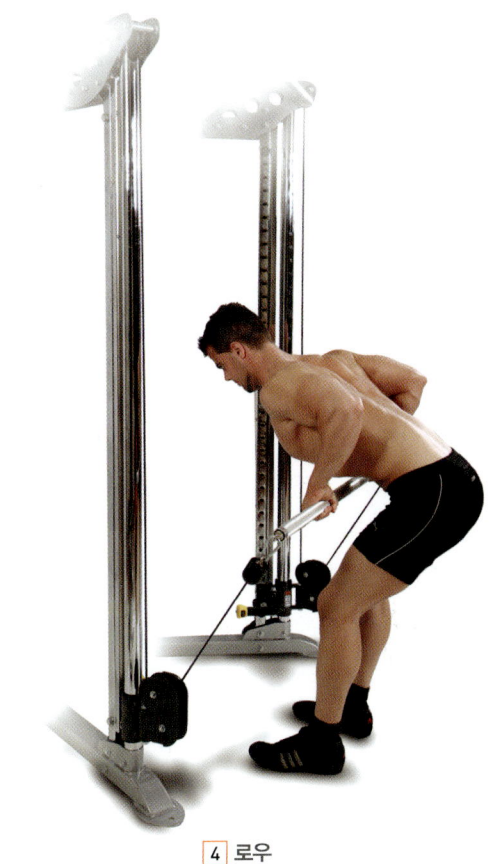

4 로우

결론 복합운동을 수행할 때 근육의 일부만 동원되는 경우에는 선피로 방식이 더 알맞다. 근육에 따라 선피로 방식의 효과는 다르게 나타난다:

▶ 어깨 후면, 이두근, 삼두근과 같은 소근육에는 선피로 방식이 더 적합하다.
▶ 광배근, 흉근, 대퇴근과 같은 대근육에는 적합하지 않다.

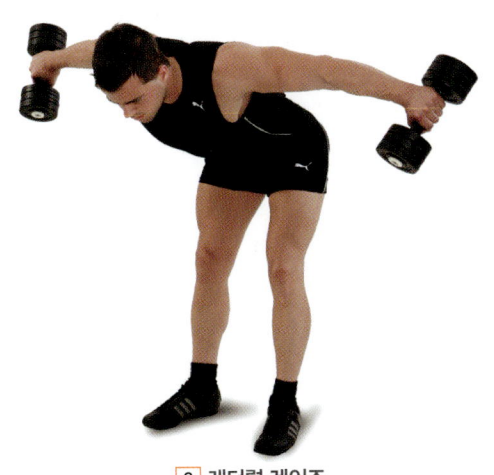

3 래터럴 레이즈

후피로 방식을 활용하자

무거운 운동만 선호하는 보디빌더들은, 발달이 지체된 근육에 대한 모터 재교육이라는 원칙을 대개 잘 받아들이려 하지 않는다. 그들이 모터 학습 논리를 인정하더라도 그것을 열심히 실행한다는 보장은 없다.

이 경우에는 후피로 방식으로 이러한 딜레마를 해결할 수 있다. 복합운동을 계속해서 무겁게 수행하고 (불균형의 원인이 될 수도 있지만), 그다음 즉시 발달이 지체된 근육을 단련하기 위한 고립운동을 연속으로 수행해보자.

예를 들어 벤치 프레스 1 를 수행한 다음에 체스트 플라이 2 로 넘어가보자. 후피로 방식으로 슈퍼세트를 수행하면, 다음 세트에서 복합운동을 수행할 때 발달이 지체된 근육 부위를 더 잘 느낄 수 있다.

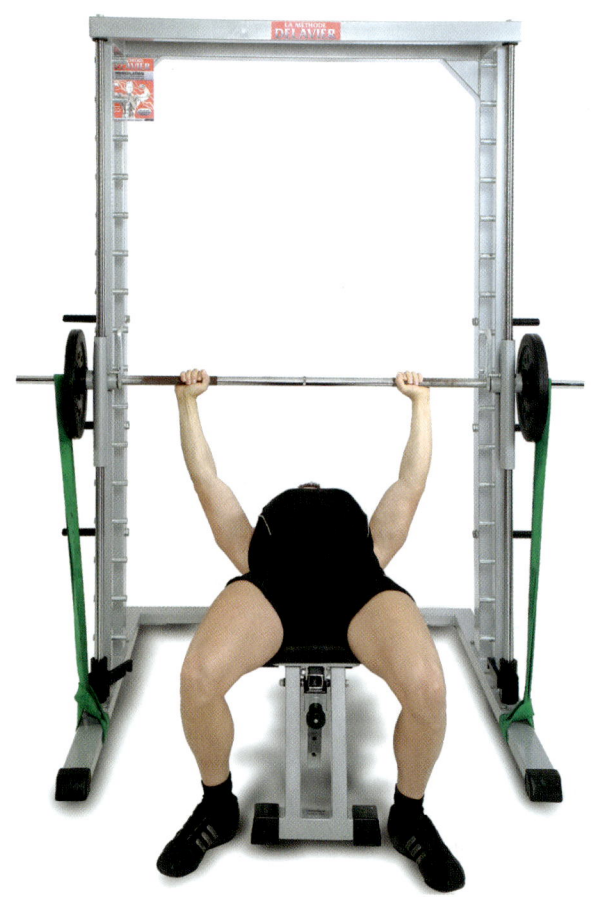

1 벤치 프레스

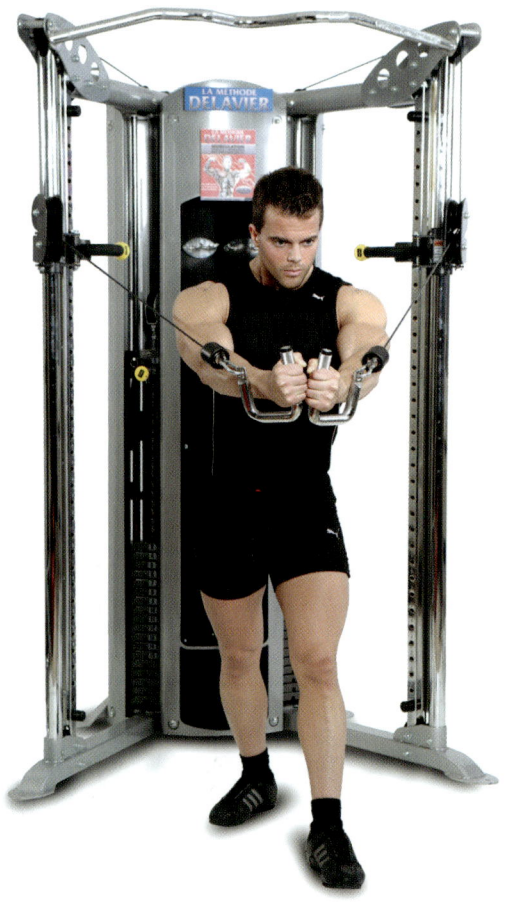

2 체스트 플라이

06 근육의 강도를 증가시키는 고급 테크닉

강도 증가 테크닉의 목적은 일반 세트보다 근육을 더 강하게 자극하는 것이다. 다음과 같은 방법으로 이 테크닉을 적용해볼 수 있다:
- 다루는 무게의 총 중량을 늘린다.
- 동작의 난이도를 높인다. 그러면 덜 무거운 중량으로도 근육에 더 많은 장력을 가할 수 있다.

여러 가지 강도 증가 테크닉을 교대로 사용하면 운동을 수행할 때마다 다른 방식으로 근육을 자극할 수 있다. 또한 무거운 세션 중간 중간에 좀 더 가벼운 세션을 추가함으로써 운동을 생산적으로 수행할 수 있다.

다양한 강도 증가 테크닉을 사용하자

동작을 바꾸기만 해도 근육을 '놀라게' 할 수 있다고 생각하는 보디빌더들이 많다. 근육을 키우게 하려면 동작을 바꾸는 방법도 있지만, 트레이닝 테크닉에 변화를 주는 방법도 있다. 우리가 선택할 수 있는 운동의 수는 한정되어 있기 때문에 테크닉을 다양화하는 것이 그만큼 중요하다. 운동을 무한정으로 수행할 수 없는 이유는 다음과 같다:
- 장비가 부족하다.
- 우리 체형이 모든 운동에 적합하다고 볼 수 없다.
- 부상 등으로 운동을 선택하는 데 제한을 받기 때문이다.

반면, 트레이닝 테크닉의 선택 폭은 대단히 넓다. 휴식시간, 중량, 리피티션 수행 속도, 운동 조합을 다양하게 바꿀 수 있고, 포지티브 단계나 네거티브 단계를 강조할 수도 있다. 우리는 거의 무한정으로 테크닉에 변화를 줄 수가 있다.

보디빌더는 이러한 전략들을 완벽하게 조합하는 법을 알아야 한다. 각 테크닉은 음악의 음표와 같다. 이 음표들을 조화롭게 결합해서 심포니, 즉 우람한 근육을 만들어 내는 것이 운동선수들의 몫이다.

07 근육의 폭발력을 기르기 위한 TNT 교대법

트레이닝 테크닉은 다음과 같이 두 그룹으로 분류할 수 있다:
- 근육에 외상을 입히는 외상성 테크닉
- 비외상성 테크닉

외상성 테크닉과 비외상성 테크닉을 교대로 사용하는 것이 중요한데, 이것을 'TNT 교대법'이라고 한다. 이 기법의 목적은 오버트레이닝을 피하면서 근육을 빠르게 성장시키는 것이다.

외상성 테크닉

운동의 외상 정도에 영향을 주는 네 가지 변수가 있다:

세트 횟수

세트를 다섯 번 수행하는 것이 한 번만 수행하는 것보다 더 많은 외상을 입힌다. 동일한 운동 강도에서 운동량은 중요한 외상의 요인이다.

운동 형태

근육을 많이 신장시키는 운동일수록 근육에 더 큰 외상을 입힌다. 예를 들어 손을 머리 뒤에 두고 하는 덤벨 트라이셉스 익스텐션은 케이블을 이용해 서서 하는 푸시다운보다 근육통을 더 많이 유발한다.

동원되는 근육의 양

운동에 동원되는 근육량이 많을수록 근육뿐만 아니라 몸 전체에 외상을 입기 쉽다. 스쿼트 동작은 전완근 운동보다 더 고통스럽다.

수행 스타일

가장 외상을 많이 입히는 테크닉은 단순 네거티브 리피티션이다. 아주 무거운 중량으로 수행하는 운동은 가벼운 운동보다 외상을 더 많이 유발할 것이다. 또한 폭발력 있게 수행하는 동작 스타일은 아주 엄격하게 수행하는 방식보다 더 많은 외상을 입힌다.

비외상성 테크닉

근육통을 일으키지 않고 몸에 피로를 주지 않는 테크닉을 '외상을 입히지 않는 테크닉' 또는 '비외상성 테크닉'이라고 부른다. 이 테크닉을 이용하면 운동한 근육을 빨리 회복할 수가 있다. 과도하게 신장하지 않는 동작을 이용해 펌핑하면서 가볍게 수행하는 운동이 이 부류에 포함된다.

08 리피티션 속도를 조절하자

먼저 리피티션을 수행하는 기본 기법부터 완벽하게 습득해야만 한다:
- ▶ 포지티브 단계에서 1~2초에 걸쳐 중량을 들어 올린다.
- ▶ 등척성(아이소메트릭) 단계에서 가능한 한 강하게 1초간 수축 자세를 유지한다.
- ▶ 네거티브 단계에서 2초에 걸쳐 중량을 내려놓는다.

일단 이 테크닉을 습득했으면 이 기본 기법에 다른 전략을 접목시켜볼 수 있다. 여기에는 완전히 반대되는 두 가지 응용 방식이 있다:
1. 동작을 느리게 수행하는 **슈퍼슬로 트레이닝**
2. 동작을 빠르게 수행하는 **폭발적 트레이닝**

리피티션을 수행할 때 단 한 가지 방법만 사용하는 것은 잘못이다. 각각의 방법은 근육을 발달시키는 데 그 나름의 장점이 있다.

슈퍼슬로 트레이닝의 효과

슈퍼슬로 트레이닝은 폭발적 트레이닝에 비해 생리적으로 잘 맞는다고 할 수는 없지만, 다음과 같은 장점이 있다:
- ▶ 근육과 관절에 외상을 덜 입힌다.
- ▶ 신경 자극을 많이 요구하지 않는다.
- ▶ 장력을 유지하는 시간이 길어진다.
- ▶ 평상시에 동원하기 힘든 근육을 더욱 잘 느낄 수 있도록 해준다.

슈퍼슬로 리피티션은 폭발적인 두 세션 사이에서 한 개의 근육을 단련하거나 취약한 근육을 운동하는 데 아주 적합하다.

슈퍼슬로 트레이닝을 실전에 적용하자

일반적인 트레이닝이 1~2초에 걸쳐 중량을 들어 올리는 데 반해, 슈퍼슬로 트레이닝은 10초에 걸쳐 들어 올린다. 따라서 세트당 리피티션 횟수를 줄여 3~5회를 목표로 반복 수행한다. 네거티브 단계에서는 운동에 효과가 있을 정도의 장력이 가해지지 않기 때문에 이 단계를 느리게 수행할 필요는 없다. 네거티브 단계는 1초 미만으로 수행한 다음, 즉시 포지티브 리피티션을 연속해서 수행할 수 있을 것이다.

중량을 들어 올리는 두 가지 수행 형식 중에 하나를 선택해보자.

유동적 포지티브
동작이 아주 느리고 한 순간도 정지하지 않는다.

단속적 포지티브
가장 효과적이고 아주 간단히 실행할 수 있는 테크닉이라고 할 수 있다. 중량을 천천히 5센티미터 정도 민 다음, 1~2초 동안 일시 정지한다. 그다음 5센티미터를 다시 밀고서 또 한 번 정지한다. 2초간 정지를 최소 다섯 번 이상 하는 것이 가장 이상적이다. 그러면 10초간 장력을 줄 수가 있다. 점차 피로감이 들수록 정지 횟수를 줄이고 포지티브 단계를 점점 더 유동적으로 한다. 그러면 동작이 쉬워져 힘의 손실을 보완할 수 있다.

모든 강도 증가 기법이 그렇듯이, 처음에는 약간의 학습 기간이 필요하다. 슈퍼슬로 트레이닝을 처음 시작할 때는 동작을 충분히 가볍게 수행해야 한다. 처음에는 허공에서 팔을 휘젓는 것 같은 느낌이 들겠지만, 곧 중량을 높아지면서 슈퍼슬로 트레이닝으로 수행하는 각각의 리피티션이 진정한 도전처럼 느껴질 것이다.

머신은 안정적이기 때문에, 적어도 초반에는 머신을 사용하는 것이 슈퍼슬로 트레이닝에 더 적합하다. 고립운동을 수행할 때 슈퍼슬로 트레이닝을 도입해 보는 것도 괜찮다. 이 기법을 잘 마스터 한 다음에는 복합운동을 점차 포함시켜 동작의 폭을 넓힐 수 있을 것이다.

부상 때문에 무거운 중량을 다루지 못하는 지경에 이르지 않으려면 슈퍼슬로 트레이닝으로만 운동해서는 안 된다. 취약점을 보완하는 경우를 제외하고는 운동의 3분의 1 이상을 슈퍼슬로 트레이닝으로 수행하지 말자. 만약 슈퍼슬로 트레이닝으로 해서 취약한 근육을 더 잘 느낄 수 있다면 그 비율을 3분의 2로 높여보자.

폭발적 트레이닝

프로 보디빌더들이 트레이닝하는 것을 지켜보면 공통점을 발견할 수 있다: 이들은 아주 잘못된 테크닉을 사용하고, 치팅도 너무 많이 수행하며, 동작을 대충대충 해치우기도 한다. 리피티션 수행 속도를 늦출 필요가 있을 텐데 그러지 않는다. 여기서 우리가 비판하는 것은 사실, 이들이 폭발적인 방식으로 운동을 한다는 점이다. 이들이 지구상에서 가장 우람한 근육을 지녔는지는 모르겠지만, 운동하는 법을 아주 잘 아는 것은 아닐 수도 있다. 하지만 실제로 폭발적인 트레이닝은 근육을 비대하게 하는 데는 유리한 효과가 있다.

과학적 연구 결과

폭발적인 트레이닝은 슬로 리피티션보다 근육을 더 많이 생성한다. 한 연구에 의하면, 8주 동안 팔 운동을 했을 때 근육의 크기는 다음과 같이 변했다:
▶ 슬로 리피티션을 한 경우에 10% 증가했고,
▶ 폭발적인 리피티션을 한 경우에 15% 증가했다(Hisaeda, 1996).

근육 수축의 이해

근육의 성장을 촉진하려면 최대한 높은 강도로 근육을 수축해야 한다. 여기에서 핵심은 신경 시스템이다. 수축을 명령하는 전기적 자극을 전달하는 것은 바로 신경 시스템인 것이다. 신경망이 섬유에 보내는 초당 자극 수는 헤르츠^{Hz}로 표시된다.

▶ 80헤르츠(또는 초당 80자극)에서 모든 근섬유가 동원된다. 한 세트에 리피티션 8회를 실패할 때까지 절제된 방식으로 수행하는 데 필요한 강도이다.
▶ 100헤르츠에서 각 섬유의 수축도는 훨씬 더 높아진다. 위의 세트를 폭발적인 트레이닝으로 수행하는 데 필요한 강도이다.
▶ 120헤르츠는 의도적 근육 수축도가 평균보다 훨씬 높은 수준에 도달한 경우이다. 아주 폭발적인 트레이닝으로 리피티션을 '최대한'으로 수행하는 수준에 해당한다.
▶ 150헤르츠는 인간이 생성할 수 있는 가장 높은 근육 수축도이다. 근육에 경련(비의도적 수축)이 일어날 때 이 수준에 도달한다. 120헤르츠와 150헤르츠 사이에 존재하는 모든 수축 감각의 차이를 이런 식으로 수치화할 수 있다. 경련이 일어날 때 생성되는 수축 강도를 운동에 적용할 수 있다면 우리 근육의 성장은 아주 빨라질 것이다. 하지만 대다수 사람은 그 고통을 견뎌낼 수가 없다.
▶ 200헤르츠는 일부 곤충이 날기 위해 도달해야 하는 근육 수축 주파수이다. 이를 일컬어 '초고속 근육을 가지고 있다'라고 말한다.

의도적 힘의 최대치와 비의도적 힘의 최대치 사이에는 30헤르츠밖에 차이나지 않는다. 우리가 운동을 할 때 이러한 힘의 보유분을 사용할 수 없기 때문에, 우리는 이것을 '힘의 결핍'이라고 부른다.

결론 슬로 트레이닝은 힘의 결핍을 강조할 뿐이다. 반면, 보디빌더가 가능한 한 빠르게 향상되려면 힘의 결핍을 줄이는 방법을 찾아야 한다.

계단 효과

근섬유가 수축하면 근육이 낼 수 있는 힘을 최대한으로 발휘한다고 흔히들 생각하지만, 이것은 잘못된 생각이다. 우리가 방금 봤던 것처럼 섬유의 수축도는 섬유가 1초당 받는 자극 수에 달려있다:
▶ 1자극만으로는 섬유를 강하게 수축할 수 없다.
▶ 2자극은 섬유를 더 강하게 수축한다.
▶ 초당 자극 수가 높을수록 수축은 더욱 강해진다.

근육 경련이 일어날 때 근육이 뜯기는 듯한 느낌이 드는 것은 새로운 섬유가 동원되기 때문은 아니다. 그것은 단지 각 섬유가 최대의 힘으로 수축하기 때문이다.

80헤르츠만으로도 한 근육의 거의 모든 섬유를 동원하기에 충분하다. 자극 주파수가 더 높아져서 추가적으로 힘이 생기는 것은 각 섬유가 아주 강하게 수축하기 때문이다. 따라서 운동할 때는 높은 수축 주파수에 이르도록 노력해야 하는 것이다.

09 최고의 보디빌더는 폭발적으로 운동한다

최고의 보디빌더들은 폭발적인 방식이 가장 효과적인 운동 방법이라고 배워왔다. 하지만 잊지 말아야 할 점은, 이것은 유전적으로 타고난 챔피언에게만 해당되는 경우라는 사실이다. 이들의 근육은 TypeⅡ 섬유(속근 섬유)의 밀도가 비정상적으로 높다. 폭발적인 수축을 잘 느끼려면 아주 높은 밀도의 TypeⅡ 섬유를 반드시 갖고 있어야 하지만 이러한 조합은 극히 예외적이다.

인간의 근육은 보통 TypeⅠ 섬유(지근 섬유) 약 50%와 TypeⅡ 섬유 50%로 구성되어 있다. 개인에 따라 평균에는 차이가 있지만, 인간은 오직 한 타입의 섬유만으로 근육이 구성된 특정 동물과는 거리가 멀다.

이러한 점에서 보디빌딩 챔피언들은 평균적인 인간에 속한다기보다는 그러한 특정 동물에 더 가깝다고 할 수 있다. 이들이 유독 폭발적인 트레이닝으로 운동하는 이유를 이러한 유전적 특수성으로 설명할 수가 있다. 확실한 점은, 대다수의 일반인은 이러한 유전적 행운을 타고나지 않았다는 것이다. 다수의 의학 논문에서는 유전이 섬유 유형의 구성을 50%까지 결정한다고 추정한다. 나머지 50%는 우리의 행동 양식(집에만 틀어박혀 지내는 생활, 스포츠 등)에 따라 결정된다(Simoneau & Bouchard, 1995). 수년에 걸쳐 운동을 수행하면 다음과 같은 변화를 볼 수 있다:

▶ 속근 섬유의 밀도가 증가한다.
▶ 지근 섬유의 밀도는 감소한다.
▶ 이것은 TypeⅠ 섬유가 TypeⅡ 섬유로 변환되기 때문이다.

결론 폭발적인 트레이닝이 모든 사람에게 적합한 것은 아니다. 특히 초보자에게는 맞지 않다. 하지만 이런 원칙도 시간이 지나면 바뀔 수 있다.

본인의 섬유에 맞는 운동을 수행하자

근육은 가능한 한 빠르게 수축해야 한다. 단, 근육의 수축을 잘 느낄 수 있을 정도의 빠르기로 해야 한다. 우리가 수축의 느낌을 금방 잃어버리는 이유는 동작을 너무 폭발적으로 수행했기 때문이다. 비의도적 힘을 강하게 사용했을 때 근육의 감각이 줄어드는 보디빌더들이 있는가 하면, 비의도적 힘을 통해 근육 감각이 증가하는 사람도 있다. 폭발적인 수축을 잘 느낄 수 없다는 것은 속근 섬유가 부족하다는 사실을 반영하는 것이다. 동작을 잘 느끼기 위해 동작을 느리게 할수록 목표로 한 근육에 지근 섬유가 더 많아진다(즉 신경망이 느리게 작동한다).

몸 전체를 폭발적인 트레이닝으로만 운동을 하거나 느리게만 운동하는 것은 잘못된 방법이다. 각각의 근육은 동일한 방식으로 반응하지 않기 때문이다. 실제로 우리의 모든 근육에는 속근 섬유가 똑같이 집결되어 있는 것은 아니다. 속근 섬유가 집결되어 있는 근육군이 있는가 하면, 그렇지 않은 근육군도 있다. 이러한 부조화가 의미하는 바는 어떤 근육들은 폭발적으로, 다른 근육들은 느리게 운동해야 한다는 것이다. 이러한 유전적 특징에 따라 다양한 운동 방식을 적용할 필요가 있다.

폭발적 트레이닝이
모든 사람에게 적합한 것은 아니다

몸만들기를 처음 시작할 때는 우선 근육을 잘 수축하는 법을 배워야 한다. 이를 위해서는 매 리피티션을 심사숙고해서 느리게 수행해야 한다. 폭발적 트레이닝으로 너무 급하게 운동을 시도하면, 반동을 너무 많이 사용하게 돼 근육을 효과적으로 운동할 수 없고 부상을 당할 위험이 커진다.

폭발적 트레이닝으로 효과적으로 운동하는 것과 아무렇게나 대충 수행하는 운동 사이의 경계는 아주 모호하기 때문에 그 선을 넘는 것은 대단히 쉽다. 폭발적 트레이닝을 잘 활용하는 것은 생각보다 훨씬 더 어렵기 때문에 수년에 걸친 실천과 노력이 필요하다.

폭발적 트레이닝: 가장 위험한 테크닉

폭발적 트레이닝은 완벽한 테크닉과는 거리가 멀다. 폭발적 트레이닝은 가장 위험한 운동 형태로서, 부상의 위험이 아주 높다. 수축을 과격하게 할수록 근육, 힘줄, 관절에 부상당할 위험이 증가한다. 리피티션을 더 느린 속도로 수행하면 무거운 중량을 들지 못하므로 덜 위험하다. 또한 폭발적인 훈련 두 세션 사이에 좀 더 느린 운동을 끼워 넣으면 위험을 줄일 수 있다. 세트를 시작할 때 절제된 방식으로 리피티션을 수행하다가, 리피티션을 함에 따라 동작 수행 속도를 점차 높이면 피로감을 상쇄시킬 수 있다.

10 생리적 딜레마: 네거티브 단계를 느리게 수행해야 할까?

학설 네거티브는 근육 발달에 가장 중요한 리피티션 단계이다. 그렇다면 효과적인 네거티브를 위해서는 이 단계를 가능한 한 느리게 수행해야만 하는 걸까? 네거티브 단계에서 근육을 신장시키면, 포지티브 수축 단계에서보다 섬유에 외상을 더 많이 입는 것이 사실이다. 이렇게 이화작용이 심화되면 근육은 분명하게 성장한다.

이와 반대되는 가장 적절한 예로 역도 선수의 경우를 들 수 있다. 역도선수들은 대단히 힘이 세지만, 아주 근육질인 경우는 극히 드물다(승모근 같은 몇몇 근육들을 제외하고). 왜 그럴까? 그 이유는 간단하다. 역도 선수가 수행하는 동작에는 네거티브 단계가 포함되어 있지 않기 때문이다: 이들은 바를 들어 올린 다음에 천천히 내려놓는 대신, 그냥 바닥에 떨어지도록 놔둔다. 네거티브 단계가 없으므로 근육도 성장하지 않는 것이다!

현실 느리게 수행하는 네거티브의 이점이 너무 과대평가되고 있다. 아주 우람한 보디빌딩 챔피언들은 네거티브 속도를 늦추지 않는다. 대신 빠른 속도로 네거티브를 수행한다.

어째서 이들은 네거티브를 수행해 얻는 혜택들을 최대한 생산적으로 활용하지 않는 걸까? 그 이유를 설명하기 위해서는 사람들이 일반적으로 갖고 있는 여러 가지 믿음에 대해 문제를 제기해보아야 한다.

습관의 해로운 영향

이완기가 근육의 성장에 미치는 영향에 관한 연구 중 대부분이 훈련이 안 된 피실험자를 대상으로 실시되었다. 실험을 통해 얻은 결과에 의하면, 단순 네거티브 방식으로 수행한 세션이 단순한 수축기보다 근육의 양을 늘리는 데 더욱 효과적이었다. 이렇게 효과에 차이가 나는 이유는, 운동 경험이 전혀 없는 피실험자들이 일상생활에서 이완기를 사용한 적이 거의 없기 때문이다. 이러한 수축기는 평상시와는 전혀 다른 것이기 때문에, 이에 대한 반응으로 근섬유가 비대해지는 현상이 나타나는 것이다.

하지만 여러 연구에서 동일하게 관찰되는 점은, 일단 이러한 운동 스타일에 습관이 들면 새로운 외상, 즉 동화 반응을 생성하기가 어려워진다는 것이다. 우리는 이것을 '면역화'라고 부른다. 이렇듯 느린 네거티브는 초보자에게 효과적인 방식이다.

반면, 운동 경험이 많아질수록 네거티브의 효과는 떨어질 것이다. 단순히 감속하는 것과는 다른 이완기를 찾아야 한다.

네거티브의 두 가지 용도

만약, 가능한 한 높이 뛰어올라야 한다면 여러분은 어떻게 할 것인가? 재빨리 무릎을 굽힌 다음 공중으로 뛰어오를 것이다. 가능한 한 위로 높이 오르는 것이 목적인데, 어째서 아래를 향해 갑자기 몸을 낮추는 것일까? 이것을 다른 말로 표현해 포지티브 운동을 하기 전에 폭발적인 네거티브를 수행하는 이유는 무엇일까? 그 이유는 간단하다. 이렇게 짧은 이완 동작이 근육들을 강하게 수축할 수 있도록 도와주기 때문이다. 앉은 자세에서 점프를 시도해보자! 갑작스러운 사전 신장 상태가 없으면 근육은 스스로 낼 수 있는 최대의 힘을 발휘하지 못한다. 이와는 반대로, 어떤 연구에서 증명된 바에 의하면, 높이뛰기 선수에게 하강 시 20kg의 하중을 실었다가 도약 순간에 이 무게를 풀어주면 4%나 더 높이 뛰어올랐다고 한다 (Sheppard, 2007).

생리적인 측면에서 이완 단계는 다음과 같은 두 가지 유용성이 있다.

탄력 에너지를 저장한다

근육은 고무줄처럼 움직인다. 근육을 갑작스럽게 신장할수록, 이완시킬 때 근육은 폭발적으로 줄어든다. 근육은 신장 단계에서 에너지(힘)를 축적한다. 이러한 비의도적인 힘은 수축하는 과정에서 발산되면서 의도적인 힘에 추가된다.

보호 반사를 유발한다(근육의 신장 반사)

신장이 갑작스럽게 일어나면 위험 가능성이 커지므로 신경 시스템은 이에 격렬하게 반응을 한다. 열상을 피하기 위해서 신경 시스템은 근육에 수축을 명령한다. 여기까지는 비의도적인 수축에 해당한다.

세퍼드(Sheppard)의 연구와 같은 결과가 생기는 원인을 다음과 같이 설명할 수 있다: 20kg을 추가하면 몸을 더 빨리 내릴 수 있어 탄력 에너지가 더 많이 축적된다. 10kg만으로 실험을 다시 진행했을 때 운동 수행 능력은 증가하지 않았다. 아직 최적의 중량에 이르지 않았기 때문이다. 40kg으로 실험했을 때는 너무 무거운 중량 때문에 신경이 억제되어 운동 수행 능력이 감소하고 말았다.

즉 네거티브 단계를 위한 최적의 중량은 포지티브 단계에서 사용되는 중량보다 더 무거워야 한다. 이렇게 두 중량에 차이를 두면 근육이 최대의 힘을 발휘할 수가 있다.

결론 네거티브의 주요한 기능은 비의도적인 힘을 의도적인 힘에 추가해 근육에 더 많은 힘을 제공하는 것이다. 다시 말해, 효과적인 네거티브란 힘의 결핍을 감소시켜 근육을 빨리 향상시키는 것이다.

네거티브 단계가 강조되지 않을 때

몸만들기에서 근육이 향상이 되지 않는 주요 원인 중에 하나는 포지티브 단계와 네거티브 단계에서

동일한 중량을 사용하기 때문이다. 이렇게 중량이 같으면 네거티브는 훨씬 쉬워진다. 그 이유는 다음과 같다:

▶ 네거티브 힘이 포지티브 힘보다 더 세고,
▶ 중량을 견뎌내는 것이 중량을 들어 올리는 것보다 훨씬 더 쉽기 때문이다.

네거티브를 포지티브와 같은 중량으로 수행하면, 근육은 네거티브 단계를 이용해 휴식을 취하게 된다. 다수의 연구에 따르면, 스쿼트를 수행할 때 대퇴사두근의 활동은 포지티브 단계보다 네거티브 단계에서 60% 적게 나타났다(Gullett, 2009). 게다가 근육은 비의도적인 힘을 충분히 축적하지 못한 나머지 포지티브의 효과를 극대화할 수 없었다. 즉 우리는 성장의 잠재 요소를 이중으로 감소시킨 것이나 마찬가지이다.

네거티브의 생리적 일탈

높이뛰기의 예로 돌아가서, 근육을 천천히 신장하면서 점프를 시도해보자. 그 결과 운동 수행 능력은 감소하게 되는데, 그 이유는 근육의 비의도적인 힘을 전부 동원하지 못했기 때문이다.

네거티브 속도를 줄이는 방법은 초보자에게는 적합할지 모르지만, 전문적인 보디빌더에게는 역효과를 가져올 수도 있다. 지체 요인이 느린 네거티브라면, 왜 챔피언들이 이완 단계를 빠르게 수행하겠는가?

과학적 연구 결과

빠른 네거티브는 외상을 가장 많이 입힌다

피실험자들이 단순 네거티브 방식으로 이두근을 운동했다. 연구(Chapman, 2006)에 의하면:

▶ 빠르게 수행한 경우: 내려놓는 데 0.5초가 걸렸다.
▶ 느리게 수행한 경우: 내려놓는 데 2초가 걸렸다.

빠른 네거티브의 결과:
▶ 힘이 손실이 가장 많았고,
▶ 근육통이 가장 많이 생겼으며,
▶ 근육에 다섯 배나 많은 외상을 입었다(두 세션 사이에 회복 단계가 더 오래 걸린다).

빠른 네거티브는 힘을 증가시킨다

10주 동안 빠른 네거티브 기법을 사용했을 때 다음과 같은 변화가 있었다:

▶ 느린 네거티브에서 힘은 10% 증가했고,
▶ 빠른 네거티브에서 힘은 20% 증가했다.

이렇게 차이가 나는 이유는, 느린 네거티브 방식으로 운동을 수행한 지 5주 후에 발달이 지체되기 시작했기 때문이다. 빠른 네거티브에서는 어떠한 면역화도 일어나지 않았고 향상 속도도 그대로 유지되었다.

빠른 네거티브는 근섬유의 구성을 변화시킨다

10주 후에 빠른 네거티브는 근섬유의 구성을 다음과 같이 변화시켰다:

▶ Type II 섬유 비율을 7% 증가시켰고,
▶ Type I 섬유의 수를 13% 감소시켰다.

빠른 네거티브는 Type II 섬유의 밀도를 증가시킴으로써 근육이 비대해지는 데 적합하도록 섬유 구성을 변화시켰다. 느린 이완기는 그 어떤 혜택도 없었다.

빠른 네거티브는 성장을 더욱 강하게 촉진한다

10주 후에 근섬유의 크기는 다음과 같이 변했다:

▶ 빠른 네거티브에서 13% 증가했고,
▶ 느린 네거티브에서 8% 증가했다(Farthing & Chilibeck, 2003).

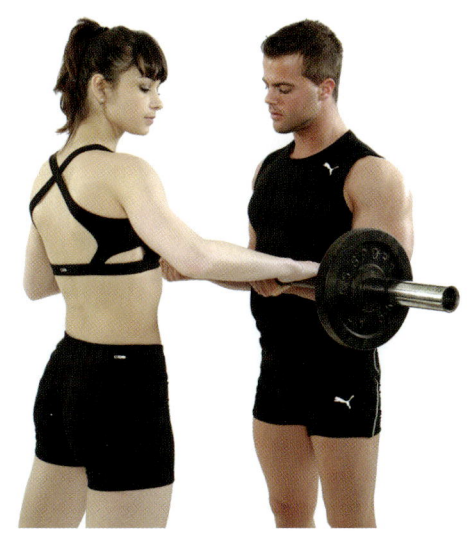

1 컬: 네거티브 단계에서 파트너가 중량을 가볍게 눌러준다

어떻게 하면 폭발적 네거티브를 활용할 수 있을까?

네거티브의 생리적 특수성을 활용하기 위해 우리가 선택할 수 있는 세 가지 전략이 있다:

1 파워리프터는 신장 단계에서 근육을 이완시킴으로써 네거티브의 이점을 활용한다. 바에 속도가 붙으면, 그 힘이 이전되면서 더욱 강력하게 중량을 들어 올릴 수가 있다. 하지만 이러한 테크닉은 아주 위험할 뿐만 아니라, 근력보다 근육량을 늘리고자 하는 경우에는 그렇게 효과적이지 않다.

2 가장 간단한 해결책은, 네거티브 단계에서 파트너가 여러분의 중량을 가볍게 눌러주는 것이다 1.

예를 들어 훈련된 보디빌더가 벤치 프레스를 수행하는 경우에 네거티브 단계에서 바의 무게가 5% 무거워지면, 이들이 낼 수 있는 힘의 최대치는 즉시 3% 이상 증가한다(Doan, 2002).

다른 연구에 의하면 운동을 시작한 지 5주가 지났을 때 네거티브에서 하중을 많이 실은 선수들의 운동 수행 능력은, 네거티브와 포지티브에서 같은 중량으로 운동을 수행한 선수보다 13% 더 증가했다(Sheppard, 2008).

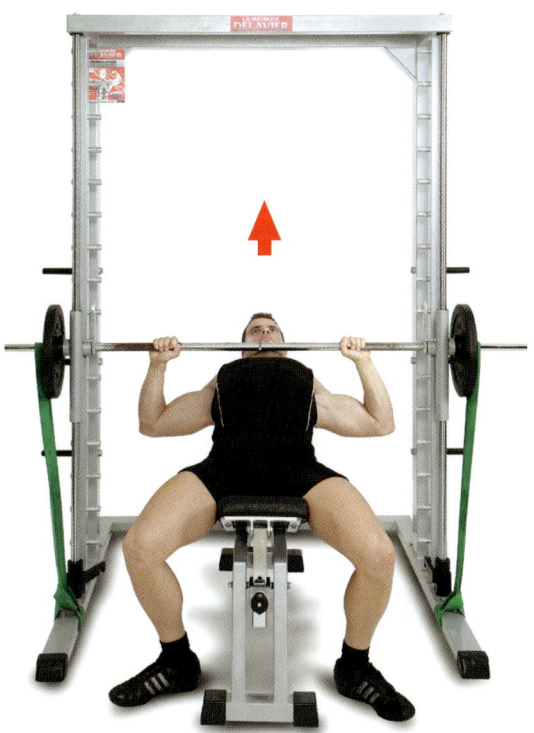

2 탄력밴드를 이용한 인클라인 벤치 프레스

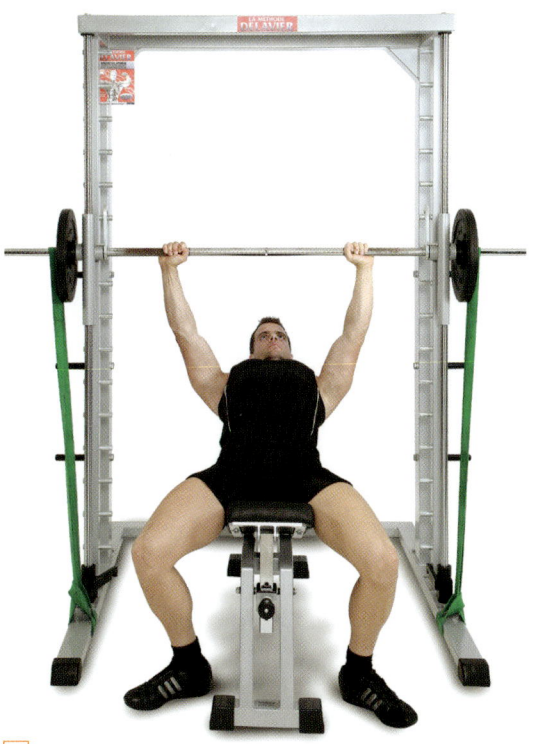

3

이러한 연구들은 네거티브가 강조되지 않으면 운동의 효과를 볼 수 없다는 사실을 보여준다. 하지만 아쉽게도 누구나 파트너와 함께 운동을 할 수 있는 것은 아니다.

❸ 더욱 혁신적인 전략은 바나 기구에 탄력밴드를 걸고 운동하는 것이다 ②③ (39쪽 참조). 일반 저항과 탄력 저항을 결합하는 것은 운동하는 데 가장 효과적인 방법이다. 그 이유는 다섯 가지가 있다:

네거티브가 더 빨라진다

고무줄을 당겼을 때 고무는 운동 에너지를 축적한다. 고무줄을 놓으면 축적된 에너지가 갑자기 발산된다. 이러한 이유 때문에 탄력밴드를 이용하면 동작의 네거티브 단계를 강조할 수 있는 것이다.

중량을 내려놓기 시작할 때에는 모든 운동 에너지가 갑자기 발산되면서 바가 급격하게 하강한다. 고무의 이러한 반작용 때문에 네거티브 운동은 현저하게 증가한다. 예를 들어 스쿼트에서 저항의 36%를 탄력밴드를 통해 얻었다면 네거티브 속도도 36%만큼 빨라진다(Simmons, 2007).

네거티브가 덜 위험해진다

탄력밴드는 바의 하강 속도를 빨라지게 하지만, 이완기의 위험을 줄여준다. 왜냐하면 완전히 신장된 자세를 취했을 때 바에는 역학적 감량이 일어나기 때문이다 ①. 예를 들면 이두근을 단련하는 컬을 수행하는 경우에 바의 무게가 40kg이고 탄력밴드를 당겼을 때 15kg이 추가된다고 한다면, 네거티브를 시작할 때 총 중량은 55kg(+갑자기 발산되는 운동 에너지)이 된다. 네거티브가 끝날 때 바에는 속도가 붙지만, 총 중량은 이제 40kg밖에 나가지 않는다. 탄력밴드가 이완되면서 더 이상 움직이지 않기 때문이다. 무게가 감량되므로 부상의 위험도 줄어든다. 하지만 다음날 근육통을 느끼게 되면서 탄력밴드를 이용했을 때 네거티브가 훨씬 더 효과적이었다는 사실을 깨닫게 될 것이다.

비의도적인 힘의 동원이 증가한다

네거티브가 빨라질수록 중량을 들어 올리는 데 근육의 비의도적인 힘이 더 많이 작용한다. 리피티션을 할 때마다 근육은 더욱 강력하게 수축하기 때문에 평소보다 더 빨리 많은 피로감을 느끼게 될 것이다. 네거티브를 강조하지 않고 수행할 수 있었던 리피티션과 세트 횟수만큼 운동을 수행할 수는 없겠지만, 짧은 시간동안 근육을 더 많이 운동하기 때문에 운동 강도는 증가한다.

장력을 유지하는 시간이 길어진다

폭발적 리피티션의 주요 단점은, 반동을 이용해서 바를 들어 올리기 때문에 장력을 유지하는 시간이 아주 짧다는 것이다. 이때 탄력밴드를 추가하면 중량의 상승 속도에 제동을 걸 수 있어 이러한 문제가 해결된다. 탄력밴드의 힘 때문에 자신이 원하는 속도 전부가 바에 전달되지 못해서 항상 실

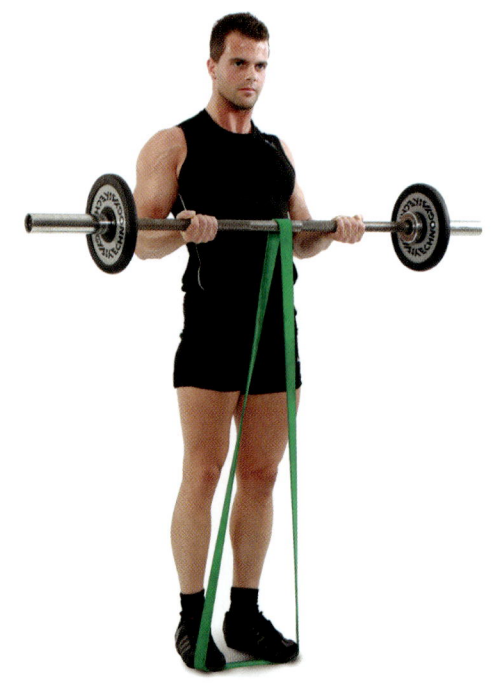

① 탄력밴드를 이용한 컬

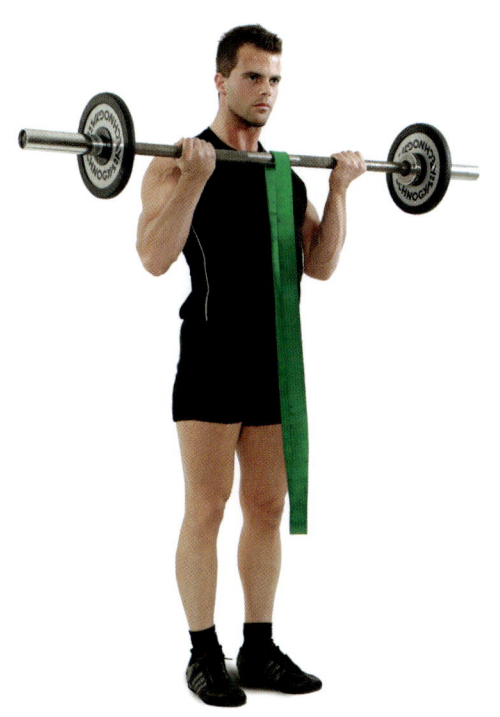

2 실패 지점에 도달했을 때 탄력밴드를 놓아보자.

에, 다리를 펼수록 스쿼트 동작은 점점 더 어려워진다. 탄력밴드는 동작의 저항과 근육의 힘 사이의 적합한 균형을 제공한다. 이렇게 저항의 단조로움이 깨지면 근육은 이에 반응하게 되고, 비대해질 것이다.

결론 중량으로 된 일반 저항에 탄력밴드를 추가하면 포지티브 단계뿐만 아니라 네거티브 단계에서도 운동의 효과를 증가시킬 수 있다. 동작은 더욱 어려워지고 섬유에 더 많은 외상을 입히기 때문에 근섬유는 빠르게 강화된다.

하지만 이렇게 강조된 외상은 양날의 칼과 같다. 그 이유는 같은 근육군을 단련하기 위해 수행하는 두 번의 운동 사이에 회복하는 시간을 길게 잡아야 하기 때문에 운동의 위험성도 더욱 높아지기 때문이다. 따라서 밴드를 이용해 세션을 한번 수행했으면, 그다음 세션에서는 밴드 없이, 더 가볍고 느리게, 외상을 입지 않도록 운동해야 한다.

패 지점에 이를 때까지 운동할 수 있을 것이다.

리피티션을 더 이상 수행할 수 없을 때 탄력밴드를 제거하고 (가능한 경우에) 드롭 세트로 동작을 계속 진행해보자 2. 그러면 추가로 리피티션을 몇 회 더 할 수 있을 것이다.

저항의 단조로움을 깨뜨린다

과학 연구로 명확하게 증명된 바에 의하면 운동을 할 때 저항 구조의 단조로움은 정체를 일으키는 원인 중에 하나라고 한다. 예를 들어 스쿼트를 수행할 때 하강 시의 동작은 아주 어렵다. 하지만 다리를 많이 펼수록 동작은 더욱 쉬워질 것이다. 바에 싣는 중량이 얼마이든 간에 저항 구조는 변하지 않는다. 여기에 익숙해진 근육은 자극에 더 이상 반응하지 않는다.

스쿼트에서 탄력밴드를 추가하면 근육이 극복해야 하는 저항의 구조가 완전히 뒤바뀐다 3. 탄력밴드가 늘어날수록 저항이 더 많이 생기기 때문

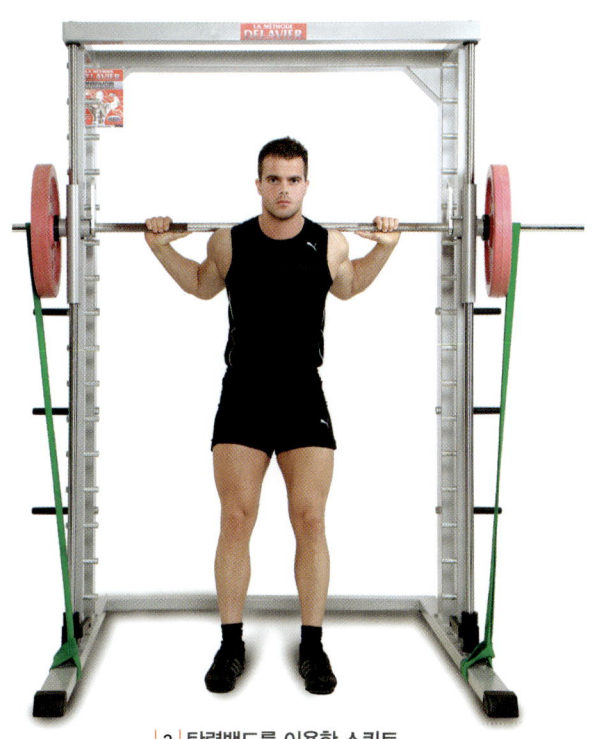

3 탄력밴드를 이용한 스쿼트

11 ▶ 증강

증강Potentiation이란 비의도적인 힘을 끌어내 근육을 일시적으로 강력하게 만드는 것을 말한다. 최소 90헤르츠의 신경 자극이 방전되면 미오신 필라멘트(근육 수축을 담당하는 조직)의 인산화(물질에 인산이 붙는 반응) 현상이 일어난다. 그 결과 신경 자극에 대한 섬유의 감각이 5~20%로 증가한다.

이것이 의미하는 것은, 증강 이후에 신경 시스템이 80헤르츠의 자극을 방전하면, 근육은 84~96헤르츠를 받은 것처럼 수축한다는 뜻이다. 스쿼트 한 세트를 무겁게 수행하고 나서 레그 익스텐션을 한 세트를 수행하면 (후피로 방식으로 넓적다리를 운동하면), 간단한 웜업을 하고 나서 똑같은 익스텐션 한 세트를 수행했을 때보다 운동 수행 능력이 35% 증가한다(Signorile, 1994). 스쿼트 세트를 수행한 결과, 대퇴사두근이 피로해져 익스텐션에서 운동 수행 능력이 떨어질 것이라고 예상했을지도 모른다. 하지만 이렇게 마술 같은 증강의 효과가 나타남으로써 적어도 몇 세트 동안 피로감을 극복할 수 있게 된다. 이것은 두 동작을 즉시 연속으로 수행하지 않고, 두 번의 동작 사이에 충분히 휴식을 취한다는 전제하에서 가능한 결과이다. 증강을 만들어내는 데는 최소 2분이 걸린다.

반면, 레그 익스텐션 한 세트 다음에 스쿼트 한 세트를 수행했을 때, 두 세트 사이에 15분의 휴식시간이 있었음에도 스쿼트에서 운동 수행 능력이 27% 감소했다. 이렇게 역설적인 현상이 나타나는 이유는, 레그 익스텐션에서 근육의 활성화는 스쿼트 수행 시의 절반에 못 미치기 때문이다(Signorile, 1994). 즉 익스텐션으로는 90헤르츠 수준에 도달하지 못한 것이다. 레그 익스텐션은 넓적다리를 증강하는 대신, 대퇴사두근만 피로하게 만든다. 이 결과가 시사하는 바는 다음과 같다:

▶ 후피로 방식으로 동작을 배치함으로써 근육을 증강할 수 있다.
▶ 선피로 방식의 구조는 적용하는 데 한계가 있다.
▶ 복합운동이 고립운동보다 우위에 있다. 다관절 동작이 우리가 운동하고자 하는 근육을 정확히 목표로 하여 단련시킨다는 전제하에서 그렇다. 그렇다고 해서 복합운동이 고립운동보다 항상 우위에 있는 것은 아니다.

증강의 가장 큰 장점은 운동 연차가 길수록 근육이 더욱 증강된다는 것이다. 사실 초보자들은 거의 증강되지 않는다. 따라서 전문 보디빌더들에게는 아주 큰 장점이라고 할 수 있다. 이들은 증강을 통해 아주 효과적인 테크닉을 구사함으로써 운동 강도를 높이고 빠르게 향상될 수 있다.

여기에서 목표는, 최대한 큰 신경 자극(즉 최대의 헤르츠)을 방전하고 나서 좀 더 가벼운 운동을 수행하는 것이다. 이렇게 강한 장력에 도달하려면, 가동 범위가 아주 큰 동작보다는 부분 동작이 더 적합하다. 근육을 운동하는 데 집중하기보다는 신경에 장력을 줄 수 있도록 노력해보자. 증강을 실전에 적용하는 몇 가지 예를 소개한다.

증강 쉬러그

가슴, 등, 어깨 또는 팔을 운동하기 전에 쉬러그를 아주 무겁게 몇 세트 수행해보자(항상 웜업 이후에 수행한다). 이 운동으로 여러분의 상체 근육 전체에 힘이 증가할 것이다 [1].

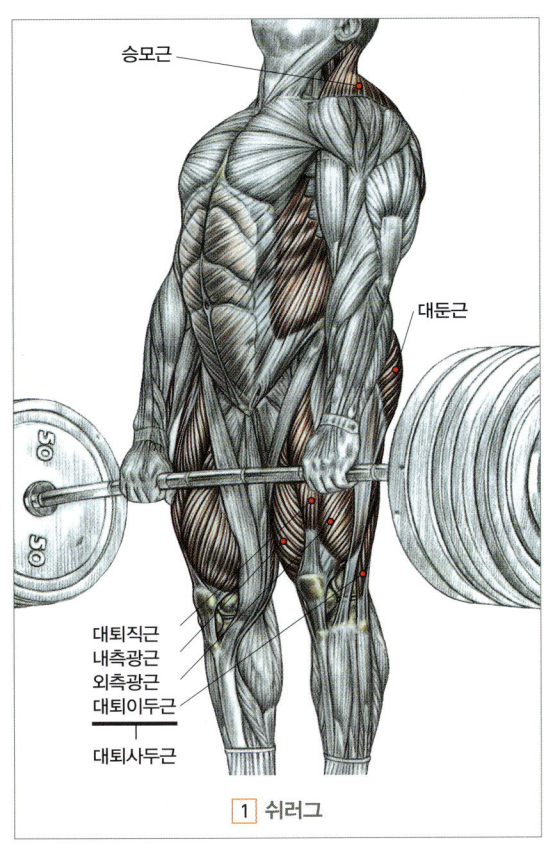

1 쉬러그

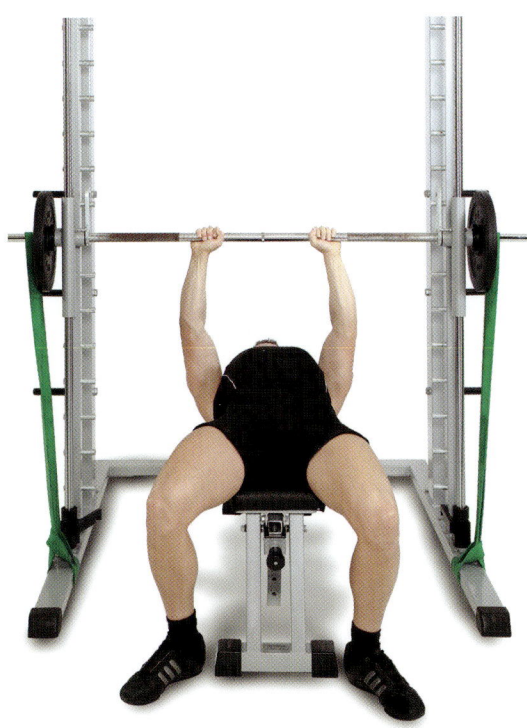

2 탄력밴드를 이용한 벤치 프레스

삼두근 증강하기

삼두근을 더욱 특별하게 증강하기 위해서는, 가슴 운동을 막 끝낸 경우가 아니라면, 손을 뉴트럴 그립으로 놓고 2 벤치 프레스 한 세트를 무겁게 수행해 볼 수 있다.

종아리 증강하기

종아리의 힘을 기르려면 스쿼트나 프레스를 무겁게 한 세트 수행하면 된다.

유니래터럴 증강

유니래터럴 방식으로 운동할 때 가장 먼저 어느 쪽부터 시작할 것인지 의문이 생긴다. 우리 몸의 근육은 한쪽이 다른 쪽에 비해 항상 더 강하기 마련이다. 그렇다면 강한 쪽부터 세트를 시작해야 할까, 아니면 약한 쪽부터 시작해야 할까? 대개 약한 쪽에 우선순위를 두는 것이 일반적이다. 될 수 있으면 덜 피곤할 때 발달시키기 가장 어려운 근육을 운동하는 것이 낫다는 논리이다. 다음 동작 연습이나 세트로 넘어갈 때 동작을 시작하는 쪽을 번갈아가며 운동하는 것이다.

이러한 논리는 아주 타당하기는 하지만, 증강의 전이 현상을 고려하고 있지는 않다. 증강의 전이는 특히 무거운 중량으로 운동할 때 나타나는 현상이다. 그라비너(Grabiner, 1999)는 레그 익스텐션을 유니래터럴 방식으로 한 세트 수행한 다음 휴식을 취할 때, 넓적다리 힘의 즉각적인 변화를 측정해보았다. 넓적다리의 힘은 다음과 같은 차이를 보였다:

▶ 네거티브 방식으로 세트를 수행했을 때 11% 증가했고,
▶ 포지티브 방식으로 세트를 수행했을 때 11% 감소했다.

유니래터럴 방식의 세트를 어느 쪽부터 시작

해야 할지 결정하려면, 반대쪽 근육의 운동으로 인해 힘이 증강되는지 아니면 저하되는지를 먼저 파악해야 한다.

▶ 증강된다면 강한 쪽부터 세트를 시작해보자.
▶ 저하된다면 약한 쪽부터 시작해보자.

스타트–업 Start-up의 원리

아주 무거운 중량의 세트를 수행할 때 첫 번째보다 두 번째 리피티션에서 힘이 더 세지는 보디빌더들이 많이 있다. 이렇게 역설적인 현상이 나타나는 이유는 근육의 힘이 너무 느리게 전파되기 때문이다. 이 경우에 가장 이상적인 방법은 첫 번째 리피티션에서 파트너가 여러분을 도와주는 것이다. 그다음부터는 스스로 힘을 낼 수 있기 때문에 파트너는 바를 놓는다. 세트를 실패했을 때 파트너의 도움을 받는 것이 좋다. 이런 현상은 아주 흔히 일어나는 것이므로 첫 번째 리피티션에서 도움을 받는다고 해서 부끄러워할 필요는 전혀 없다. 도움을 받고서 그다음 리피티션을 혼자서 계속할 수 있다면 그렇게 하는 것이 좋다.

12 계속해서 장력을 유지할 것인가, 가동 범위를 최대한으로 크게 할 것인가?

운동을 할 때 근육이 쉴 수 있는 단계가 있다. 예를 들면 스쿼트에서 다리를 펼 때 골격이 모든 장력을 감당하게 된다. 이 자세에서 넓적다리 근육은 힘을 약간 회복할 수가 있다. 등을 단련하기 위해 풀업을 수행할 때 팔을 쭉 뻗는 스트레칭 자세에서 근육의 압력은 줄어든다. 이렇게 휴식을 취하면 더 무거운 중량으로 더 많은 리피티션을 연속해서 수행할 수 있다는 장점이 있다. 반면, 지속적인 긴장(장력) 방식에서는 근육이 쉴 수 없으므로 중량을 더욱 가볍게 해야 한다. 근육의 한계를 넘어 운동해야 하는 경우, 이 두 방법 중 지속적인 장력을 사용했을 때 근육과 관절의 외상이 확실히 줄어든다.

지속적으로 장력을 활용하기 위해서, 여러 동작을 다음과 같이 둘로 나누어 볼 수 있다:

수축 자세에서 장력이 약해지는 동작

스쿼트, 레그 프레스, 여러 종류의 프레스 동작(가슴과 어깨)이 이 경우에 해당한다. 여기에서 지속적 긴장의 원리는 수축 단계에서 팔이나 다리를 완전히 펴서는 안 된다는 것이다.

수축 자세에서 장력이 살아있는 동작

이두근을 단련하는 컬, 대부분의 등 운동, 삼두근을 단련하는 킥백 등을 예로 들 수 있다. 이 운동들은 아주 자연스럽게 지속적인 장력을 유지하는 동작이라고 할 수 있다. 이 경우에는 신장 단계에서 팔이나 다리를 완전히 펴서는 안 된다. 이러한 특수성을 이용하려면, 즉시 내려놓지 말고 수축 자세를 몇 초간 잘 유지해보자. 예를 들어 로우를 할 때 바를 복부에 대고 2~3초 동안 멈춘 다음에 바를 내려놓자.

팔꿈치의 다양한 확장도

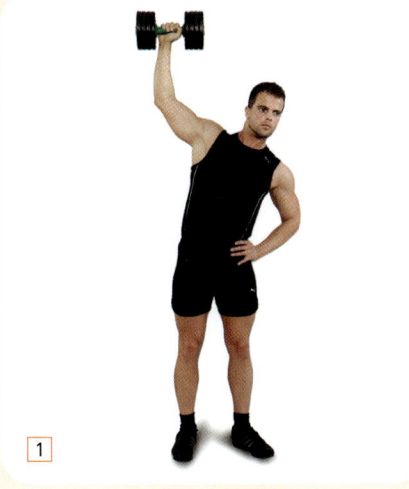

팔을 펴는 능력은 개인마다 굉장한 차이가 있다. 팔을 최대한 펴려고 아무리 노력해도 완전히 펼 수 없는 보디빌더가 있는데, 이럴 때는 다음 사항을 주의해야 한다:

▶ 등을 단련하는 풀업, 로우나 컬을 수행할 때 중력에 의해 팔을 펴면서 근육을 강제로 신장해서는 안 된다.

▶ 벤치 프레스나 어깨를 단련하는 다양한 프레스를 수행할 때 팔을 완전히 펴려고 관절을 과격하게 움직여서는 안 된다 1.

팔의 확장도가 크지 않다면 동작을 수행하는 동안 지속적인 장력을 반드시 유지해야만 한다. 팔이 비정상적으로 구부러진 상태이므로 다음과 같은 동작을 수행할 때 근육의 운동을 잘 느끼기가 어렵다:

▶ 삼각근을 단련하는 래터럴 레이즈
▶ 가슴을 단련하는 케이블 크로스오버

가동 범위가 작다는 말은, 불행히도 근육이 짧아서 비대해지기가 더욱 어렵다는 뜻이다.

반면에 어떤 보디빌더들은 확장도가 아주 커 팔이 뒤쪽으로 넘어가기도 한다. 이것을 팔꿈치의 전반슬前反膝(팔꿈치가 지나치게 뒤로 꺾여 있는 상태)이라고 한다. 이 경우에 척골은 상완골 선상에 있지 않고 각을 이룬다. 이런 해부학적 특수성은 남성보다는 여성에게 더 자주 나타난다 2.

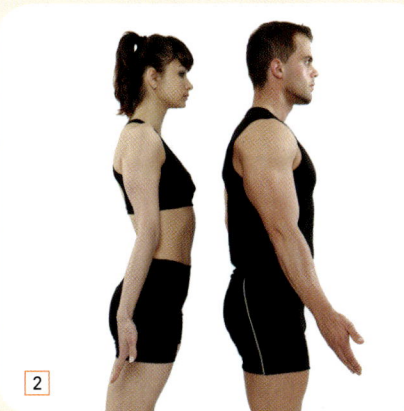

이러한 특성은 삼두근과 이두근의 동작 가동 범위를 크게 하기 때문에 팔을 쉽게 발달시킬 수 있다는 장점이 있다. 여기에서 가동 범위가 크다는 말은 근육이 길어 비대해지기가 더욱 쉽다는 뜻이다 3.

가슴과 어깨를 단련하기 위한 프레스에서는 팔을 완전히 폄으로써 근육을 쉽게 할 수 있다. 반면, 이두근 단련 동작(컬이나 풀업)에서 손이 언더 그립(수피네이션 자세: 새끼손가락이 안쪽을 향하게, 엄지손가락은 밖을 향하게 두는 것)에 있을 때 지나치게 신장을 하면 이두근이 비틀릴 위험이 커진다.

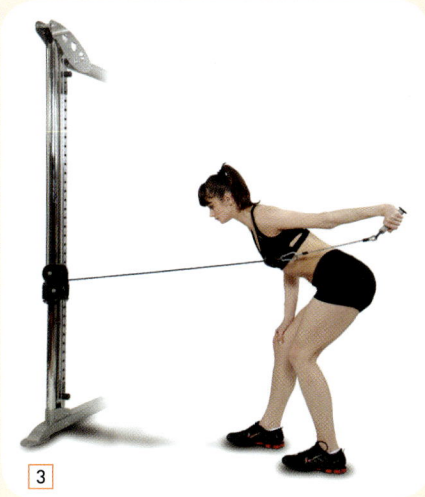

13 ▶ 번즈

번즈Burns가 발생하는 이유는 장력이 가해진 근육에 국소적으로 젖산이 생성되기 때문이다. 이 신진대사 노폐물의 유산염이 일단 피에 유입되면, 성장 호르몬과 테스토스테론과 같은 동화 호르몬의 분비가 촉진된다. 따라서 우리의 목표는, 근육이 젖산을 최대한으로 생성하도록 해서 강한 호르몬 반응을 만들어 내는 것이다.

번즈의 두 번째 장점은 힘을 만들어내는 근육의 위치를 알 수 있도록 도와준다는 것이다. 예를 들어 우리가 처음으로 극하근을 운동할 때 근육의 수축을 느끼는 것은 아주 어렵다. 긴 세트로 가볍게 운동을 수행하면 그 부위에 강한 번즈가 생성되어 근육의 운동을 인식하는 데 도움이 된다.

무거운 중량으로 운동할 때는 근육의 번즈가 강하게 일어나는 경우가 드물다는 사실을 알아야 한다. 리피티션을 강도 높게 약 12회 수행하고 나서야 번즈가 명확하게 나타나기 시작한다. 따라서 번즈가 일어나도록 하는 전략은 가볍게 운동을 수행하는 날에 이용할 수 있을 것이다.

근육의 번즈 시간을 극대화할 수 있는 테크닉에는 슈퍼세트, 드롭 세트, 지속적 긴장 방식 등 몇 가지 있다.

14 ▶ 1세트 100회 반복으로 유전적 요인을 조절하라

그 이름에서 알 수 있듯이 '1세트 100회'란, 리피티션을 100회 하는 것을 말한다. 이를 위해 힘을 많이 들이지 않고 리피티션 25회에 도달할 수 있을 정도의 중량을 선택해보자. 이 중량으로 리피티션을 최대한으로 수행한다. 30~35회까지 반복하는 것이 일반적이다. 5~10초간 숨을 돌린 다음, 50회까지 반복한다. 그다음 본인의 수준에 따라 중량을 약간 줄일 수도 있고, 아니면 원래 중량으로 이를 악물고 계속 반복해본다. 5초간 휴식한 다음, 리피티션 10회를 다시 해보자. 이렇게 100회까지 반복한다.

1세트 100회 반복의 장점

1세트 100회는 많은 장점이 있다. 특히 취약점을 보완하는 데 도움이 된다.

회복을 빠르게 한다

두 운동 사이에서 회복을 빠르게 해주는 데 1세트 100회보다 더 효과적인 방법은 없다.

근육의 심혈관 밀도를 높인다

취약한 근육은 펌핑하기 어렵다. 이 근육의 혈액 관류를 증가시키는 데는 1세트 100회에 비길만한 방법이 없다.

유전적인 취약점을 보완해준다

취약 부위는 우리가 젊었을 때 수행했던 기본 운동의 혜택을 받지 못한 근육이다. 1세트 100회는 빠른 기본 운동을 통해 근육을 일정 수준으로 끌어올린다.

지구력을 증가시킨다

1세트 100회로 규칙적으로 운동하면 지구력이 증가한다. 그러면 무겁게 수행하는 두 세트 사이에서 더 빨리 회복할 수 있을 것이다.

근육의 선명도를 높인다

긴 세트로 근육을 운동하면 자극받는 근육과 직접 맞닿아 있는 지방이 방출된다(Stallknecht, 2007). 또한 1세트 100회는 혈액순환을 국소적으로 활성화시켜서 자극을 받는 근육에 지방이 축적되지 못하도록 한다. 따라서 몇 달 동안 규칙적으로 운동을 하면, 복근, 둔근, 등과 같은 취약 부위의 선명도(데피니션)이 개선된다.

1세트 100회 반복을 실전에 적용하자

여러분이 수행하는 모든 세트에서 리피티션을 100회씩 해야 한다는 말은 아니다. 발달이 지체된 근육 중에서 방금 운동을 끝내지 않았고 다음날에도 운동할 계획이 없는 근육을 선택하는 것이 적합하다. 1세트 100회를 배치하는 몇 가지 예를 소개한다:

▶ 등 운동을 할 때 운동 마지막에 어깨를 단련하는 1세트 100회를 수행해보자.
▶ 어깨 운동을 하는 날에는 등을 단련하는 1세트 100회로 운동을 마무리해보자.
▶ 가슴 운동을 하는 날에는 종아리를 단련하는 1세트 100회로 운동을 마무리해보자.
▶ 넓적다리 운동을 하는 날에는 가슴을 단련하는 1세트 100회로 운동을 마무리해보자.

이것은 물론 몇 가지 예에 불과하다. 이 방법을 여러분의 운동에 직접 적용해보자. 복합운동보다는 고립운동이 1세트 100회를 적용하는 데 더 알맞다. 1세트 100회는 그 자체로도 충분히 어렵다. 따라서 몸의 균형을 잡는 훈련을 추가해 난이도를 높일 필요가 없으므로 프리웨이트보다는 머신을 이용하는 것이 더 적합하다.

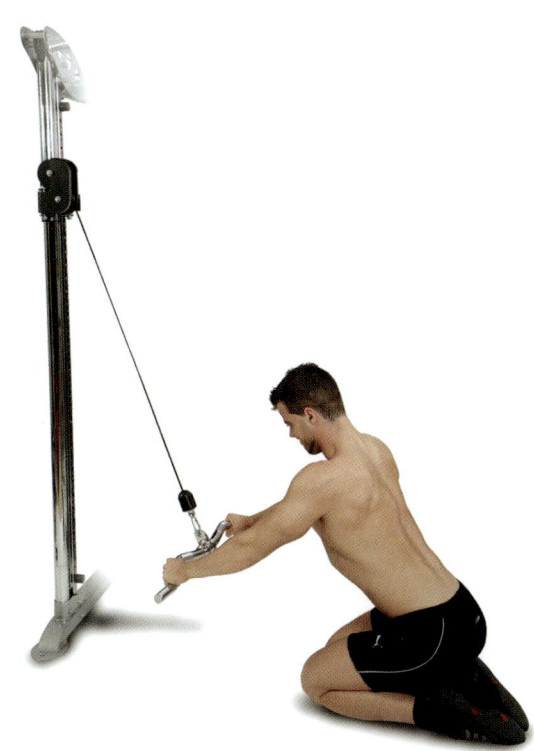

케이블 풀리를 이용한 광배근 고립운동

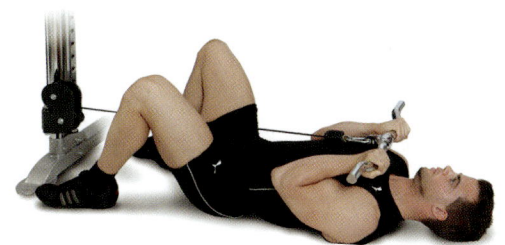

케이블 풀리를 이용한 이두근 고립운동

15. 고유수용감각을 향상시키는 방법

운동하고 있는 근육을 만지면 감각이 증가해 모터 학습이 가속화된다(Rothenberg, 1995). 특히 유니래터럴 방식으로 운동할 때 우리는 근육의 일부를 만질 수가 있다. 예를 들어 콘센트레이션 컬을 수행할 때 운동하지 않는 손으로 운동하고 있는 이두근을 조이면 1 근육 – 뇌의 연결성이 개선된다. 아쉬운 점은 대부분의 동작에 적용 가능한 방법은 아니라는 것이다. 운동 파트너가 있다면 여러분이 목표로 한 근육에 손을 가볍게 대달라고 부탁해보자. 그러면 그 부위를 더 잘 느낄 수 있을 것이다. 이 전략은 간단하지만 매우 효과적인 것으로, 발달이 지체된 모든 근육에 우선으로 사용해야 한다.

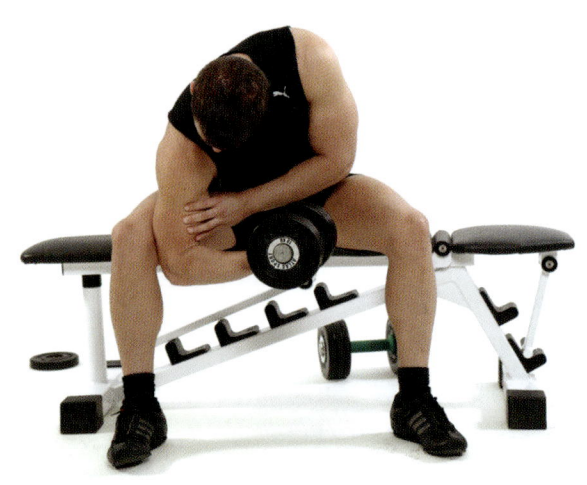

1 콘센트레이션 컬

16. 회복: 운동 수행을 점점 더 제한하는 요인

회복의 다섯 가지 양상

운동을 통한 자극을 근육의 성장으로 발전시키려면 회복 단계를 거쳐야 한다. 31쪽에서 이미 설명했듯이, 성장을 촉진하는 데 가장 효과적인 테크닉들은 근육에 많은 외상을 입히기도 한다. 따라서 이러한 테크닉을 사용하려면 회복 시간도 더 많이 필요하다.

회복에 내재되어 있는 두 번째 문제는, 우리 몸의 각 부분이 동시에 재생되지 않는다는 것이다. 다음에 구분한 다섯 가지 생리적 구성 요소를 운동 후 각각의 속도에 맞춰 회복시켜야 한다.

오버트레이닝을 피하면서 근육을 빨리 향상시키려면 이러한 회복의 여러 양상을 잘 제어하는 것이 중요하다. 가장 빠르게 회복되는 구성 요소부터 가장 느리게 회복되는 순으로 알아보자.

에너지의 회복

모든 힘은 에너지원으로부터 나온다. 이렇게 빌려온 연료를 갚아야 또 다른 운동을 강도 높게 수행할 수가 있다. 영양을 충분히 섭취하고 보충한다면 에너지의 회복은 몇 시간밖에 걸리지 않는다.

호르몬의 회복

강도 높은 운동은 내분비 균형을 깨뜨린다. 운동

후 코르티솔(지방질, 당질, 단백질의 대사에 관계하는 호르몬)은 증가하지만, 테스토스테론의 수준은 일시적으로 증가했다가 곧 떨어진다. 이것은 몇 시간에 걸쳐 지속되며, 24~48시간 이내에 모든 것이 제자리로 돌아온다.

여기서 문제는, 보디빌더들은 운동을 연속으로 수행하는데, 훈련을 할 때마다 거의 동일한 수준의 호르몬 장애가 일어난다는 점이다. 흔히 첫째 날 훈련에서 공략하지 않은 부위부터 시작해서 둘째 날 훈련을 수행한다. 즉 내분비가 정상적으로 복구되지 않으면 훈련이 진행됨에 따라 불균형이 누적될 것이다. 이러한 이유 때문에 운동 중간 중간에 하루나 이틀의 휴식 기간이 주기적으로 필요하다.

수축 기관의 회복
강도가 높지 않은 비외상성 운동 후에 수축 기관(단백질과 근육을 구성하는 세포)은 상당히 빨리 회복된다:

▶ 아주 부피가 작은 소근육에서는 16~17시간
▶ 아주 두꺼운 대근육에서는 24~48시간

이것은 모든 근육이 동시에 회복되지 않음을 의미하며 각 근육의 회복 속도는 서로 다르게 나타난다.

무거운 운동 후에, 특히 네거티브 단계를 강조해서 운동한 경우에 회복은 이상할 정도로 극단적인 양상을 띠게 된다. 일례로, 넓적다리 운동을 강도 높게 한 후 근육의 변화에 관한 측정 결과(Raastad & Hallen, 2000)를 보면 다음과 같은 현상이 관찰된다:

▶ 힘이 즉시 40% 떨어졌다.
▶ 힘을 거의 완전히 회복하는 데 5시간이 걸렸다.
▶ 하지만 11시간 휴식을 취하고 났을 때 힘이 다시 떨어져 24시간 만에 −20%에 이르렀다.
▶ 33시간이 지나서야 완전히 회복할 수 있었다.

이렇게 들쑥날쑥한 회복의 수수께끼를 53쪽에서 살펴볼 것이다.

관절과 힘줄의 회복
관절은 몸만들기를 하는 동안 자주 혹사당한다. 잘못된 테크닉은 이러한 퇴행 현상을 악화시킨다. 관절, 힘줄, 인대가 제대로 회복되지 않았는데도 운동을 계속하면 초반에는 이상 증세를 잘 못 느낀다. 하지만 관절을 자꾸 혹사시키다 보면 결국 만성 통증을 겪게 된다.

운동의 강도가 높고 중량이 무거울수록 관절의 재생은 더욱 느려질 것이다. 따라서 관절의 회복은, 공동 관절(예를 들어 가슴근육, 삼각근, 등 근육d을 움직일 경우 어깨 관절)을 가진 몇몇 근육군이 빠르게 다시 운동할 수 있는 능력을 제한하는 요인이 될 수도 있다. 따라서 이 관절들은 아주 신경 써서 관리해야 한다(63쪽 참조).

신경의 회복
근육을 수축하라는 신호는 신경 시스템을 매개로 뇌에서 수축 기관으로 전달된다. 따라서 신경 시스템의 효율성은 우리의 힘을 결정하는 요인이 된다. 더욱이 운동했을 때 맨 처음 일어나는 현상은 신경 시스템이 피로해지는 것이다.

근육을 회복할 때와 마찬가지로, 신경 시스템을 회복하는 데에도 시간이 필요하다. 한 연구(Deschenes, 2000)에 따르면, 넓적다리를 무겁게 운동했을 때 다음과 같은 현상이 일어난다고 한다:
- 5일 동안 근육통이 생긴다.
- 7일 동안 힘이 손실된다.
- 10일 이상 신경 시스템의 장애가 일어난다.

이렇듯 신경의 회복 속도는 아주 느리다. 수축 기관의 회복도 빠르지 않은 편인데, 신경의 회복은 이보다도 더 느리다. 회복을 빠르게 하는 방법과 부분적으로 회복된 근육을 재운동하는 방법에 대해서는 54쪽에서 알아볼 것이다.

결론 회복 시간은 운동의 강도, 사용된 테크닉(네거티브를 강조했는지 여부), 운동한 근육에 따라 달리 나타난다. 회복 시간은 고정된 값이 아닐뿐더러, 마술처럼 순식간에 해결되는 문제도 아니다. 본인만이 회복에 걸리는 최적의 시간을 결정할 수 있다. 빨리 회복하는 데 가장 효과적인 방법을 앞으로 소개할 것이다.

신경 시스템의 오버슈트 Overshoot

신경의 회복이 느리다면, 보디빌더는 그 숨겨진 원인을 찾아내 활용할 수 있어야 한다.
슈미트블라이셔(Schmidtbleicher, 2000)는 신경 회복의 불규칙성에 관해 다음과 같이 설명한 바 있다. 육상선수들이 벤치 프레스 5세트를 무겁게 수행했을 때 두 가지 경우가 나타났다:

1 벤치 프레스에서 포지티브 단계만 수행했을 경우
- 힘을 회복하는 데 3일이 걸렸다.
- 그다음 신경적 과잉보상이 일어나 며칠 동안 힘이 21% 더 세졌다.
- 그 후 힘은 처음 수준으로 다시 떨어졌다.

2 벤치 프레스에서 포지티브 + 네거티브 단계를 수행했을 경우
- 힘의 감소가 확연히 나타났으며 더 오래 지속되었다.
- 하지만 신경적 과잉보상은 +29%에 이르렀다.

훈련된 여성의 경우, 대퇴사두근을 단련하는 1세트 10회×네거티브 리피티션 10회를 수행한 결과
- 운동 후 힘이 17% 손실되었다.
- 24시간 후, 처음 값과 비교했을 때 힘의 세기는 여전히 약한 상태였다.
- 운동한 지 48시간 후, 힘은 처음보다 15% 증가했다(Michaut, 1998).

이렇게 오락가락하는 수치들을 보았을 때 '언제 다시 운동을 시작해야 할 것인가'라는 중요한 질문을 던지게 된다.
- 가장 나쁜 방법은 힘이 하락하는 단계에서 근육을 다시 운동하는 것이다.
- 가장 좋은 방법은 물론 신경적 과잉보상이 정점에 있는 순간에 다시 운동하는 것이다.
- 대신 휴식을 너무 오래 취하면 신경적 오버슈트가 제공하는 기회를 놓쳐버릴지도 모른다.

17 ▶ 근육통을 이해하자

근육통은 근육의 회복 현상을 명확히 설명해주는 중요한 징후이다. 따라서 근육통을 어떻게 이해할 것인지 알 필요가 있다.

근육통의 원인

강도 높은 운동의 결과로 극소 외상이 생기는데, 이는 세포 내 칼슘의 누출과 염증을 유발한다. 근육 조직에 해로운 이 두 가지 현상은 조직에 천천히 퍼져나간다. 운동을 수행한 지 하루나 이틀이 지나서야 근육통이 나타나는 것은 바로 이런 이유 때문이다.

회복의 양면성

모든 운동이 근육통을 유발하는 것은 아니지만, 훈련을 충분히 강도 높게 수행했다면 근육통이 생길 확률이 높다. 심한 근육통이 사라지려면 대개 일주일 이상 기다려야 한다. 이렇게 회복이 느린 이유는 회복의 양면적 특성 때문이다. 즉 조기에 일어나는 첫 번째 회복이, 뒤늦게 야기되는 칼슘의 누출로 인해 감춰져버리는 것이다. 이러한 양면성은 회복을 그만큼 지연시킨다.

근육통은 근육의 성장을 촉진하는가?

'근육통'은 아주 다양한 현상을 총칭하는 용어이다. 실제로 근육통의 유형은 여러 가지이며, 각각 아주 다양한 방식으로 동화 반응을 조절한다. 어떤 근육통은 근육이 성장하는 데 효과적이지만, 다른 유형들은 별로 효과가 없다.

일반적으로 근육통이 근육의 중심 부분에 집중될수록 성장도 더욱 촉발된다. 반면, 근육통이 힘줄과 근육의 접합부에 국한될수록 성장은 멀어진다. 하지만 근육통이 일어나지 않는다고 해서 근육 비대의 신호가 작동하지 않는 것은 아니다.

잘못된 이완으로 생기는 근육통

새로운 운동은 힘줄-근육 접합부를 평상시와는 다른 방식으로 이완한다. 그 결과 섬유는 손상되고, 근육통이 생긴다. 이러한 이유 때문에 새로운 운동이나 오랫동안 하지 않던 운동을 수행하면 근육통이 자주 발생하는 것이다. 근육통은 아주 빠르게, 아니면 거의 즉각적으로 나타날 수도 있다. 근육통은 근육과 힘줄의 접합부에 국한해서 일어나는 경향이 있다. 다음번 훈련을 할 때 그 동작을 수행하면 근육통은 거의 일어나지 않을 것이다.

어깨의 측면부와 같이 제대로 이완할 수 없는 근육에는 근육통이 생기기 아주 어렵다. 이 같은 예에서 알 수 있듯이, 이완은 아주 빈도 높게 일어나는 근육통의 원인이다. 하지만 이러한 근육통은 근육량을 늘리는 데 별로 효과가 없다.

프리웨이트로 생기는 근육통

머신이나 풀리만을 이용해서 운동을 하던 보디빌더는 프리웨이트를 이용했을 때, 근육에 훨씬 더 많은 외상을 입는다는 사실을 즉시 깨닫게 된다.

프리웨이트에서 제공하는 저항은 머신이나 케이블 저항처럼 일직선이거나 단계적으로 이루어지지 않는다. 프리웨이트가 제공하는 아주 복잡한 저항 구조는 머신으로 이행되는 과정에서 강한 근육통을 발생시킨다. 이러한 근육통은 아주 일시적이기는 하지만, 일반적으로 근육을 성장하게 하는 데는 효과가 있다.

강한 네거티브 운동으로 생기는 근육통

파트너가 네거티브 단계에서 여러분의 중량을 눌러주거나 바에 탄력밴드를 걸고 동작을 수행하면 다음날 분명히 근육통이 생길 것이다. 이러한 근육통은 근육 힘줄 접합부에 국한되는 경향이 있지만, 때로는 근육의 중심부에서 일어나기도 한다. 근육통이 사라지려면 꽤 오랜 시간이 걸릴 것이다.

강한 포지티브 운동으로 생기는 근육통

근육이 수축할 때 근육의 형태는 변한다. 변형이 강조될수록 동화 반응도 강하게 나타날 것이다. 우리는 이것을 '역학적 형질도입Mechanotransduction' 또는 '역학적 신호(수축)가 화학적 신호(동화작용)로 변환되었다'고 말한다.

역학적 형질도입을 가장 쉽게 이해하기 위해 방광을 예로 들어보자. 방광에 소변이 차면 방광벽은 점차적으로 신장하는데(역학적 신호), 이때 우리는 신경 시스템(화학적 전달자)을 매개로 해서 배뇨가 필요함을 감지한다. 우리가 근육통이 생길 정도로 강하게 수축(역학적 형질도입)하면 근육을 성장하게 하는 운동의 효과도 커진다. 그 결과로 생기는 근육통은 일반적으로 근육의 중심에서 일어난다. 이렇게 생긴 근육통은 강조된 네거티브 방식으로 운동했을 때 생기는 근육통보다 더 빨리 사라질 것이다.

번즈로 인해 생기는 근육통

근육에 번즈가 발생되는 것은 근육에서(젖산에서 나온) 산Acid이 생성되기 때문이다. 이렇게 생성된 산의 양이 많으면 산은 근섬유를 공격한다. 산은 화학적 외상, 즉 근육통의 원인이다. 하지만 주의해야 할 점은, 근육통을 느끼기 시작할 때 산은 이미 오래 전에 사라져 버렸다는 사실이다. 흔히 생각하는 것과는 달리, 근육이 젖산으로 채워졌기 때문에 근육통이 생기는 것은 아니다. 이 두 현상은 시간이 지나면 완전히 분리된다.

산에 의해 생기는 근육통은 빠르게 나타났다가, 네거티브나 무거운 운동 때문에 생기는 근육통보다 더 빨리 사라져버린다. 이 근육통 역시 근육의 중심에 국한되어 일어난다. 확실한 이 두 가지의 변수는, 왜 번즈가 보디빌딩에서 매우 인기 있는 테크닉인지를 설명해준다. 자이언트 세트(같은 근육에 대해 여러 가지 동작을 휴식 없이 연속으로 수행하는 방식)와 드롭 세트는 번즈를 극대화하기 좋은 방법이다.

18 ▶ 회복력을 관리하는 방법

우람한 근육을 만드는 원리는 한 가지 역설에 기초한다. 그것은 보디빌더가 절망에 빠지는 원인이 되기도 한다. 근육 운동을 자주 할수록 근육은 자극을 받아 두꺼워진다. 반면, 운동과 운동 사이에 근육이 회복할 시간을 많이 할애할수록 근육이 성장할 가능성은 커진다.

회복을 위한 두 가지 방식

우리가 근육을 운동할 때 처음에는 이화작용이 촉진된다. 그다음 주를 이루는 것은 동화작용이다. 이때 근육은 운동으로 입은 외상에서 회복하기 시작한다. 근육에 회복 시간을 주면 결국에는 커지게 되어있다.

불행히도 우리는 첫 번째 근육이 회복되기도 전에 두 번째, 그리고 세 번째 근육을 운동한다. 이렇게 새롭게 시작하는 운동은 전반적인 이화작용을 강화하고 동화작용의 속도를 늦춘다. 다른 말로 하면, 새로운 운동이 회복을 늦추게 만드는 것이다.

사실 회복은 선불카드의 포인트 같은 기능을 한다. 근육을 운동하면 할수록 이러한 회복 포인트를 소모하는 셈이다. 취약점을 보완하려면 그 근육에 가능한 한 많은 회복 포인트를 내줘야 한다. 이 근육들은 회복이 잘 안 되는 경향이 있기 때문이다.

회복을 위한 방식에는 두 가지가 있다:

1 하루 휴식을 취하면 회복 포인트를 얻을 수 있다.
▶ 동화작용을 촉진하고,
▶ 이화 단계를 피하기 때문이다.

2 가장 많이 발달한 근육의 운동 빈도를 줄여 포인트를 절약한다. 예를 들어 등은 잘 발달된 데 반해 이두근의 발달이 지체되어 있다면 등 운동 세션의 빈도를 줄여보자. 등 운동을 하는 대신, 휴식을 취하거나(회복 포인트를 얻기 위해서) 이두근을 운동한다.

취약한 근육의 발달이 많이 지체되어 있다면 다른 근육들을 희생시켜 일정 수준으로 맞춰야 한다. 규칙적으로 운동하지 않으면 근육이 사라지지는 않을까 걱정하는 이들이 많다. 그러나 근육이 소실되는 현상은 강한 부위의 근육에는 아주 느리게 나타난다. 근육을 얼마 동안 운동하지 않으면 근육은 물렁해지고 힘을 잃지만, 부피는 거의 그대로 유지된다. 발달이 지체된 근육에 우선 초점을 맞추어 몇 주 동안 운동을 한 다음, 잠깐 소홀히 했던 강점을 다시 운동을 하면 그 근육은 이내 폭발력을 갖게 될 것이다.

이렇게 회복이라는 자원을 재분배하는 전략은 팔만 운동하는 보디빌더들에게 효과가 있다. 그들의 팔은 일반적으로 아주 굵다!

이 책의 3장에서는 신체의 잠재적 취약점을 보완하는 데 도움을 주는 특별한 프로그램을 소개할 것이다.

⚠ 부상의 위험에 주의하라!

운동의 강도와 빈도를 동시에 높이면, 근육, 힘줄, 관절의 외상은 더욱 커지는데 반해, 회복 기간은 줄어든다. 이런 식의 분배 전략은 부상의 위험을 증가시킨다. 따라서 발달이 지체된 근육을 보완하기 위해 몇 주 이상을 소비해야만 한다.

19 회복 가속화 전략

우리의 근육, 관절, 신경과 내분비 시스템을 지치게 만드는 능력에는 한계가 없다. 항상 더 많이 운동하면 된다. 반면, 우리의 회복 능력은 극히 제한적이다. 이러한 딜레마를 극복하고 회복을 오래 지속하기 위해, 스스로 회복될 때까지 수동적으로 기다리는 방법과 적극적인 조치를 취하는 방법 중에 선택해볼 수 있을 것이다.

후자의 전략에는 다음 두 가지가 있다:
▶ 근육을 환기시킴으로써 재생 과정을 가속화하는 전략
▶ 회복을 앞당기는 전략

회복 과정이 느린 이유는 무엇일까?

회복이 느린 이유는 운동 후 동화작용이 빠른 속도로 감소하기 때문이다. 다수의 과학 논문에 의하면 운동 후 8시간 동안 회복은 아주 효과적으로 일어나지만, 그 이후부터 정체되기 시작해서 재생 속도는 급격히 감소된다고 한다. 예를 들어 운동 이후 회복할 때까지 48시간이 필요하다고 가정했을 때 재생 속도의 변화는 다음과 같았다:
▶ 체력의 85%는 24시간 만에 회복된다.
▶ 나머지 15%는 추가로 24시간이 더 필요하다.

처음의 재생 속도가 유지되었다면, 완전히 회복하는 데는 추가로 4시간만 필요했을 것이다. 따라서 재생 과정이 너무 일찍 저하되지 않도록 노력해야 한다.

환기의 개념

몸이 완전히 회복할 때까지 재생 메커니즘을 유지하는 방법을 찾아야 한다. 그 첫 번째 전략은 비외상성 '환기Reminder'의 장점을 활용하는 것이다.

환기 세트

죽어가는 동화작용에 다시 활력을 주는 가장 좋은 방법은 아주 적은 횟수로 세트를 길고 가볍게 수행하는 것이다. 근육군이 완전히 회복할 때까지 기다리는 대신, 회복 단계에서 근육을 가볍게 다시 운동하는 것이다. 실제로 외상만 입지 않는다면, 운동으로 인한 부정적인 영향은 전혀 없을 것이다. 그러나 또다시 외상을 입는다면 회복은 그만큼 늦어질 것이다.

세이예르(Sayers, 2000)에 따르면, 이두근에 외상을 많이 입히는 운동을 수행한 후에 리피티션 50회씩 가벼운 세트를 매일같이 수행하면 회복 속도가 24% 빨라진다고 한다.

근육에 외상을 입히지 않으면서 다시 운동하고자 할 때 우리가 지켜야 할 간단한 몇 가지 규칙이 있다:

1 목표 부위를 정확히 정하려면 복합운동보다는 고립운동을 선택하자.
2 프리웨이트로는 근육을 제대로 분리(고립)시켜 운동할 수 없고 외상을 입을 확률이 더 높다. 그러므로 머신이 케이블을 이용한 운동을 선택하자.
3 근육에 가능한 한 많은 혈액을 보내는 것이 목적이므로 가벼운 중량으로 리피티션 횟수를 늘려서 운동을 수행하자.
4 동작 수행 자세는 아주 엄격하게 한다.
5 3세트 이상 수행하지 말고 운동 강도는 약하게 조절한다.

환기 스트레칭

스트레칭을 하면 무기력한 동화작용을 강화시킬 수 있다. 스트레칭의 장점은 환기 세트보다 덜 피로하다는 것이다. 단점은 큰 효과를 얻을 수 없다는 것이다. 최대한의 효과를 얻으려면 물론 스트레칭 + 환기 세트를 결합하는 것이 가장 좋다. 그렇다고 너무 과도하게 수행해서는 안 된다. 환기 세트를 너무 많이 수행해 일정 한도를 넘어서면, 근육에 도움이 되는 것이 아니라 근육을 피로하게 만들기 때문이다. 가장 기본은 등척성 스트레칭 세트를 15~20초 동안 2~4회를 수행하는 것이다.

환기 기법을 어떻게 포함시킬까?

근육은 운동한 지 24시간이나 48시간 후에 회복되기 시작한다. 환기 세트는 일반적인 운동을 시작할 때(웜업 같은)나 마무리 할 때(쿨 다운 같은) 포함시킬 수 있다. 스트레칭은 운동하기 전과 후에 실시할 수 있다.

회복 앞당기기

두 번째 전략은 근육이 아직 완전히 회복되지 않은 상태에서 효과적으로 근육을 다시 운동하는 것이다. 이러한 부분적 회복 기법은 오버트레이닝을 피하면서 같은 근육에 대한 운동 빈도를 높여준다. 이러한 접근법은 회복하는 데 문제를 겪고 있는 노련한 보디빌더들에게 유용하다. 이 전략은 세션당 한 근육에 한 가지 동작만 선택하는 방법으로, 운동할 때마다 이 선택 동작을 번갈아가며 수행한다.

20 한 번 운동할 때 근육별로 몇 가지 동작을 수행해야 할까?

한 개의 근육을 움직이는 운동을 할 때 선택할 수 있는 두 가지 방법이 있다.
1 서로 다른 2~3가지 동작을 수행한다.
2 한 가지 동작만 선택한다.

각 방법의 장점과 단점을 알고 있다면, 둘 중 어느 것을 선택하느냐는 그렇게 어렵지 않을 것이다.

다양한 동작을 선택한다

같은 동작으로 3~5세트를 수행한 후, 힘이 빠지고 싫증이 났을 때는 다음 두 가지 방법 중에 하나를 선택해보자:

▶ 그 근육에 대한 동작을 바꿔보자. 두 번째 동작으로 힘이 생기고 운동에 대한 열정이 되돌아온다면 본인에게 적합한 전략을 선택한 것이다.

▶ 그 근육 운동을 중단하자. 두 번째 동작을 수행할 때 중량이 처음 동작을 시작할 때 다루었던 중량보다 훨씬 가볍다면 거기서 운동을 멈추는 것이 좋다. 이때는 단일 동작 연습을 선택하는 수밖에 없다.

고유수용감각(마인드 - 머슬 커넥션)은 예측이 불가능하다

어떤 사람들은 항상 같은 동작을 수행할 수 있는 능력이 있지만, 그렇지 않은 사람도 있다. 처음 세션을 수행할 때는 어떤 동작을 특히 잘 느끼다가, 그다음 세션에서는 전혀 느끼지 못한다면, 본인은 후자에 해당한다.

처음에는 이 같은 갑작스런 변화 때문에 놀랄 수도 있지만, 시간이 지나면 보디빌더는 여기에 익숙해진다. 이렇게 급변하는 원인은, 세션마다 항상 동일한 동작을 수행하면(즉 늘 같은 신경근 네트워크를 사용하다보면) 결국에 이 회로가 '타' 버리기 때문이다. 동작을 바꿈으로써 새로운 신경 회로로 대체해야 할 시기가 왔다는 신호인 것이다.

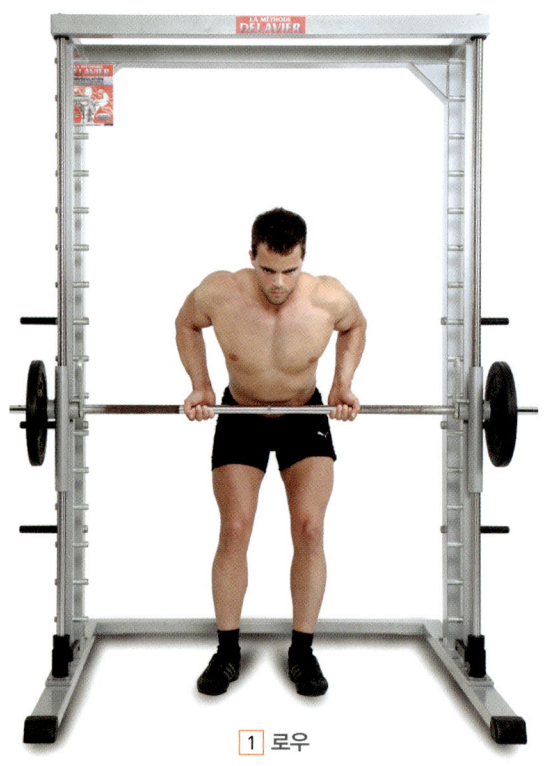

1 로우

단일운동을 선택한다

전략적인 측면에서 단일운동은 많은 장점이 있다. 특히 회복을 위해 좋은 방법이다. 상급 보디빌더들은 신경근 회로가 타버릴 때까지 기다리지 않는 것이 좋다. 세션마다 여러 동작을 번갈아가며 수행하면 여러 신경 경로에 회복 시간을 더 많이 줄 수 있다.

예를 들면 등을 단련하고자 할 때 첫 번째 세션에서는 로우 1 만 수행해보자. 그다음 세션에서는 풀업 바에서 풀업 2 을 수행해보자. 그다음엔 이 사이클을 반복한다. 이 방법의 장점은, 로우를 할 때 사용했던 신경근 회로가 100% 회복되지 않더라도 풀업을 할 수 있다는 것이다. 그 대신 로우를 다시 하기 전에는 완전히 회복하는 것이 중요하다. 동작을 계속해서 순환하면 근육 운동과 부분적인 신경 회복을 더욱 빨리 연결할 수가 있다.

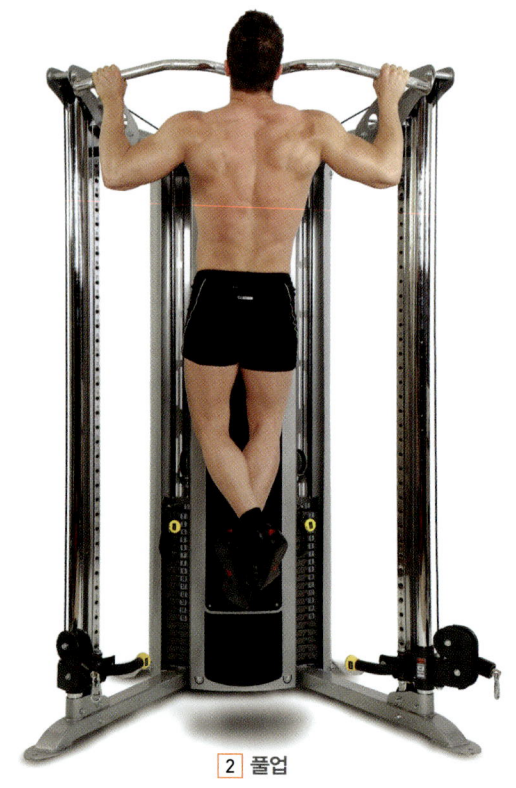

2 풀업

반면, 같은 세션에서 풀업과 로우를 같이 수행했다면, 등을 다시 운동하기 위해서는 두 개의 신경근 회로가 완전히 회복할 때까지 기다려야 한다.

단일운동의 단점은 금방 싫증이 난다는 것이다. 동기와 열정이 줄어들면 훈련하는 즐거움도 생기지 않는다. 그러므로 새로움과 변화를 추구하는 인간의 심리적인 요인도 고려해야 한다.

동작은 언제 바꿔야 할까?

초보자들은 매주 같은 동작으로 운동하더라도 쉽게 향상된다. 같은 동작으로 운동해서 좋은 결과가 생긴다면 그 방식을 그대로 유지하는 것이 좋다. 동작을 너무 자주 바꾸면, 운동에 부정적인 개입이 생겨 모터 학습이 저하되고 운동의 강도와 중량을 높이는 것도 어려워진다.

사실, 몸만들기 동작에 익숙하지 않은 초보자는 빠른 성장에 필요한 운동 강도의 한계에 도달하는 것이 어렵다. 초보자에게 가장 좋은 근육 강도 증가 테크닉은, 지난번 운동에서 스쿼트를 60kg으로 10번 반복 수행했다면, 오늘은 같은 중량으로 수행 스타일의 흐트러짐 없이 최소 11번을 하겠다는 마음가짐으로 동작을 수행하는 것이다.

하지만 운동 경험이 쌓일수록 근육의 발달은 멀어진다. 보디빌더는 같은 운동을 하는 습관에서 점점 효과를 보지 못한다. 같은 근육을 단련하는 데 세션마다 운동을 완전히 바꿔야 하는 지경에 이를 수도 있다. 같은 동작을 너무 자주 반복하지 말고 여러 동작을 교대로 연습하는 것을 목표로 해야 한다. 중요한 점은 일정한 논리에 맞춰 교대로 연습이 이루어져야 한다는 것이다.

21 ▶ 근육을 지배하려면 분할하라

각각의 근육이 다관절 근육인지 단관절 근육인지 아는 것은 대단히 중요하다. 그 차이를 잘 이해하기 위해 상완근과 이두근의 예를 들어보자:

▶ 상완근은 팔뚝과 상완골(팔의 뼈)에 붙어있기 때문에 단관절 근육이다: 상완근은 한 관절에만 겹쳐있다.

▶ 이두근은 어깨와 팔뚝(상완골이 아닌)에 붙어있기 때문에 다관절 근육이다: 이두근은 두 개의 관절에 포개져 있다.

다관절 근육의 여러 기능을 분리하기 위해서 우리는 길이 – 장력 관계에 중점을 두어야 한다. 단관절 근육에 대해서는 좀 더 인위적인 방식으로 구분해야 할 것이다.

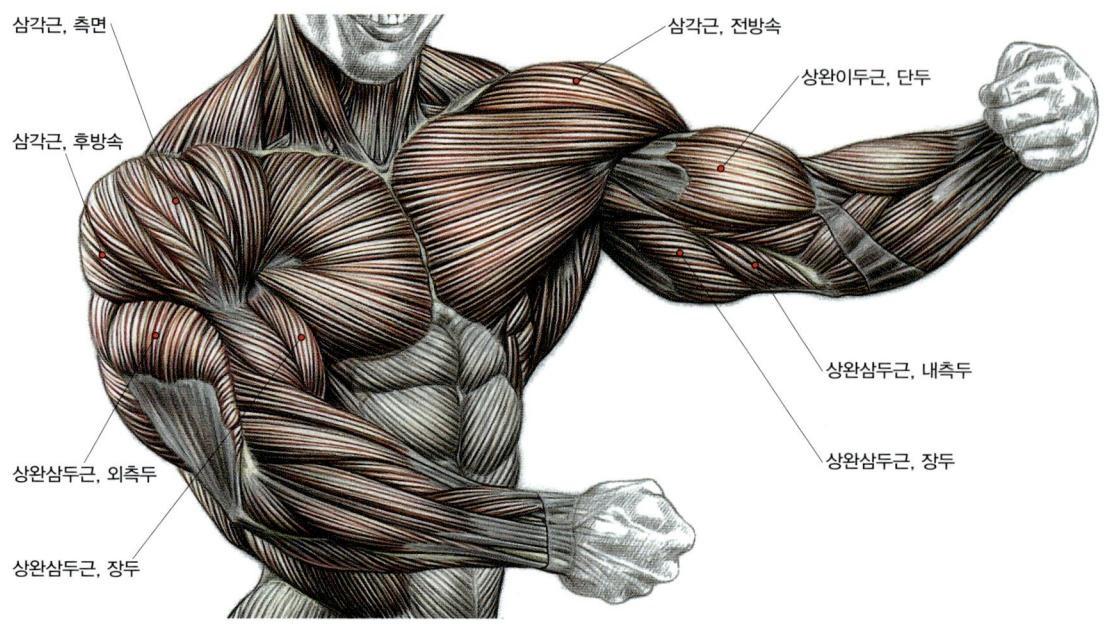

길이 – 장력 관계

근육의 장력(힘)은 일정치 않다. 근육이 너무 많이 신장되면 힘이 거의 생기지 않는다. 근육이 최대한으로 줄어들 때도 마찬가지이다. 결론적으로 말하자면, 근육이 이 두 위치의 중간에 있을 때 힘을 가장 크게 낼 수 있다. 즉, 각 근육에는 최대의 힘을 발휘할 수 있는 최적의 길이가 존재하는 것이다. 근육이 최적의 길이에서 멀어질수록(근육을 신장하거나 수축하면) 그 효과는 줄어든다. 근육이 동원되어 강하게 수축하지 못하는 것이다.

길이 – 장력 관계 개념은 추상적인 것처럼 보일지 모르지만, 이두근, 삼두근, 햄스트링, 종아리 같은 다관절 근육을 운동하는 데 매우 중요한 역할을 한다.

이두근 운동에 적용하기

이두근은 두 개의 머리(부분)로 구성되어 있다. 이두근 운동에 길이 – 장력 관계를 적용하는 방법은 각 부분을 분리해서 운동하는 것이다. 한 부분이 회복하는 동안 다른 부분을 운동하는 식이다. 이 방식을 사용하면 완전히 회복되지 않은 상태에서도 이두근을 더 자주 운동할 수가 있다.

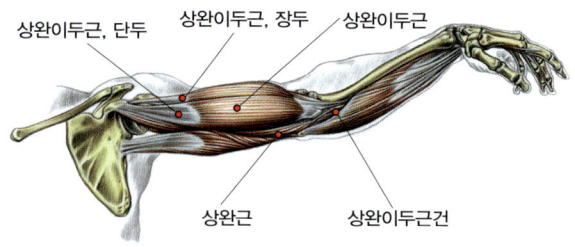

실전에 적용할 때 팔꿈치를 뒤쪽으로 향하면 다음과 같은 변화가 생긴다:

▶ 이두근의 장두(바깥쪽 부분)는 유리한 길이 – 장력 관계에 놓인다.

▶ 단두(안쪽 부분)는 불리한 길이 – 장력 상황에 놓인다.

결과 장두가 영향력을 행사하는 반면, 단두는 제대로 수축하지 못한다. 표준 동작으로는 벤치(가급적 평평한) 위에서 덤벨을 이용하여 수행하는 인클라인 컬을 들 수 있다.

반대로 팔꿈치를 몸 앞에 두면:
▶ 이두근의 단두가 우선으로 운동한다.
▶ 장두는 운동에 개입하기 더욱 어렵다.

대부분의 이두근 운동 기구와 프리쳐 벤치에서 동작을 수행할 때 나타나는 경우이다. 따라서 이두근의 신장을 조절하면 각 부분이 동작에 개입하는 정도를 변화시킬 수 있다.

운동을 할 때는 다음 두 가지 방법으로 할 수 있다:
▶ 두 각도에서 이두근을 운동하거나,
▶ 한 각도만 우선해서 운동할 수 있다.

두 번째 방법을 사용할 때는, 첫 세션에서 단두를 목표로 운동하고 두 번째 세션에서는 장두에 초점을 맞춰 운동한다. 세 번째 세션에서는 이 사이클을 처음부터 다시 시작해보자.

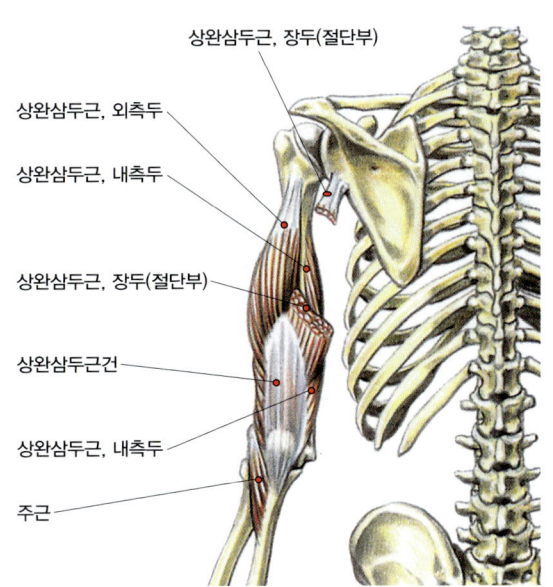

삼두근 운동에 적용하기

삼두근의 장두(안쪽 부분)는 다관절 근육이다. 나머지 두 부분은 단관절 근육이다. 긴 부분을 더 많이 동원하려면 이 부분을 신장시키기만 하면 된다. 이렇게 하면 장두는 유리한 길이-장력 관계에 놓이게 된다. 이를 위해서는 양팔을 머리와 가까이 두고 수행하는 삼두근 동작을 선택해야 한다. 그다음 세션을 하는 동안에는 양팔을 몸을 따라 뻗고 팔꿈치를 가능한 한 뒤로 두고서 다른 두 부분의 운동을 강조할 수 있다.

어깨 운동에 적용하기

삼각근은 단관절 근육이지만, 인위적으로 세 부분으로 나눌 수가 있다.
▶ 전면 (앞)
▶ 측면 (옆)
▶ 후면 (뒤)

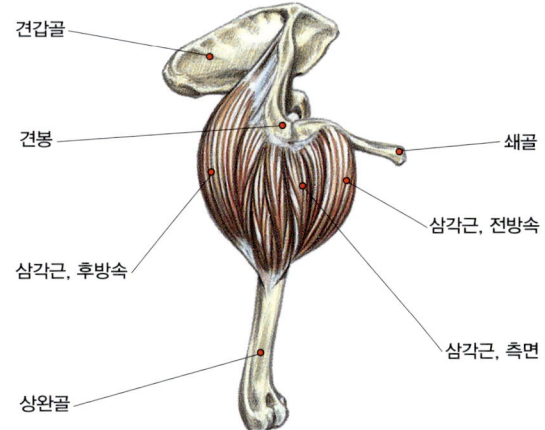

첫 번째 운동에서는 프레스를 기본으로 해서 전면을 목표로 한다. 두 번째 세션에서는 후면에 초점을 맞추고 세 번째 세션에서는 측면 부위를 운동한다. 그다음 이 사이클을 반복해보자.

등 분할하기

보디빌더가 등을 단련하기 위해 수행하는 동작은 크게 두 부류로 나눌 수 있다:

▶ 등을 넓게 만드는 동작 (기본적으로 광배근 운동)
▶ 등을 두껍게 해주는 동작 (승모근과 능형근)

이러한 분류법은 아주 인위적이긴 하지만, 유용하게 쓰인다. 훈련을 할 때마다 풀업과 로우를 같이 수행하는 대신, 첫 세션에서는 풀업을(등을 넓게 만들기 위해), 그다음 세션에서는 로우를(등을 두껍게 하기 위해) 수행해보자.

복근 분할하기

복근을 나누는 것은 쉽다. 복근은 다음 두 부분을 운동해야 한다:

▶ 상부
▶ 하부

각 부위에 특정된 동작을 교대로 수행하는 것은 아주 간단하다.

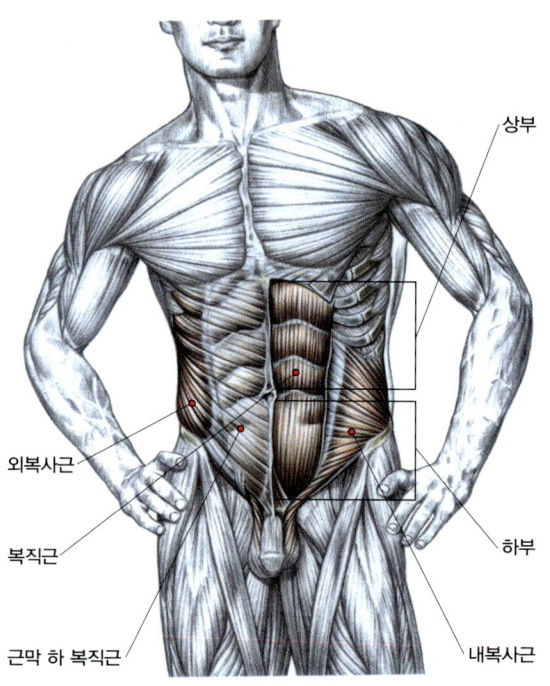

가슴 분할하기

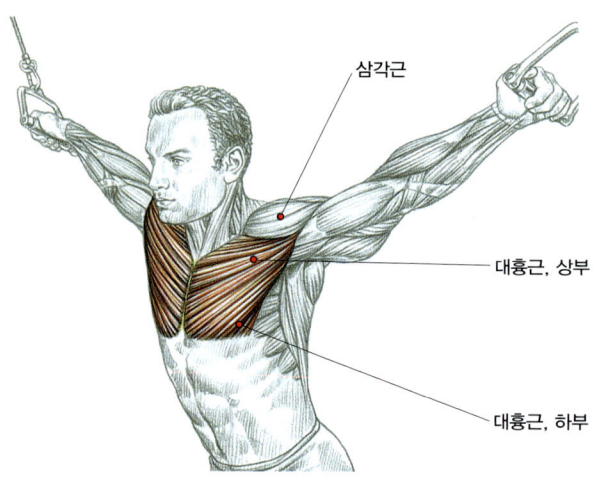

가슴은 두 부분으로 나눌 수 있다:

▶ 상부
▶ 하부

우리는 운동을 수행할 때마다 이 두 부분을 동시에 자극하는 경우가 많다. 이제는 한 세션에 한 부분만 집중해서 운동해보자. 이러한 분리 테크닉으로 효과를 보려면 가슴 상부를 제대로 분리하는 방법을 배워야 한다. 가장 간단한 학습 방법은 대흉근의 쇄골 부분을 목표로 케이블을 이용해 가볍게 동작을 수행하는 것이다.

종아리 분할하기

비복근은 다관절 근육이지만, 가자미근은 단관절 근육이다. 앉아서 운동을 하면 비복근이 느슨해져 더 이상 수축을 할 수가 없다. 대신 다리를 펼수록 비복근은 더 많이 자극된다.

가장 좋은 방법은 몸을 앞으로 숙이고(덩키 카프 레이즈나 레그 프레스 동작과 같이) 비복근이 이상적인 길이-장력 관계에 이르도록 하는 것이다. 한 번은 다리를 펴고, 그다음에는 다리를 접고 앉아서 운동을 수행해보자.

햄스트링은 두 가지 기능을 한다:
▶ 다리를 구부린다(예를 들어 레그 컬을 수행할 때).
▶ 상체를 들어 올린다(데드리프트를 수행할 때).
  한 번은 첫 번째 기능을 우선으로, 그다음에는 두 번째 기능을 위주로 운동해보자.

대퇴사두근 분할하기

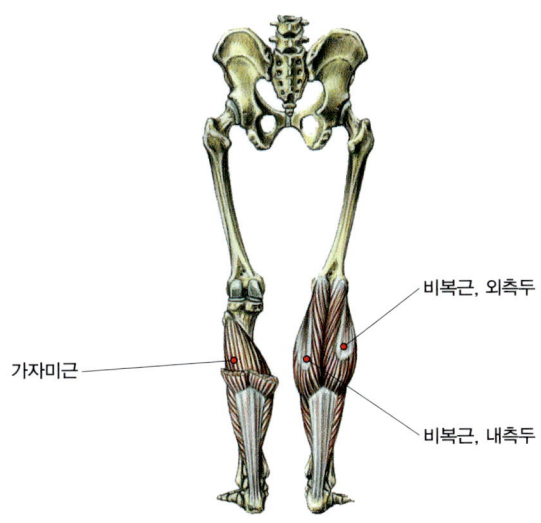

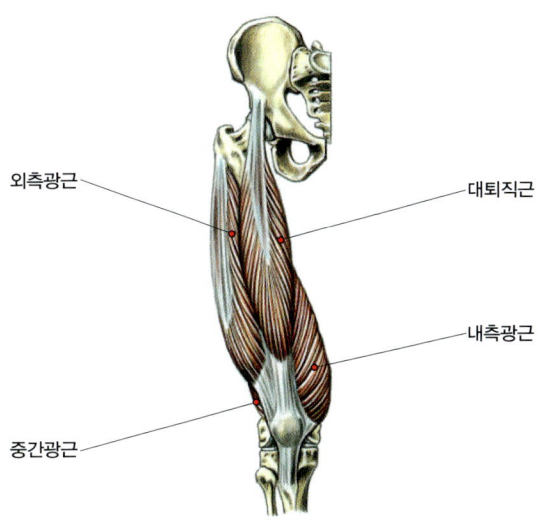

햄스트링 분할하기

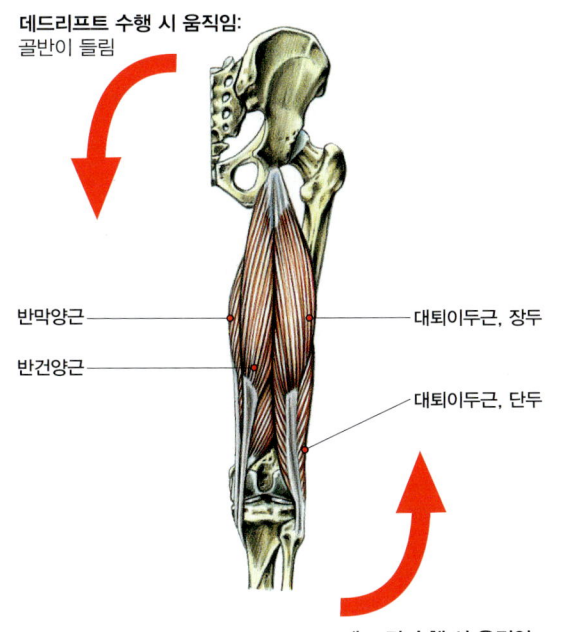

여기에서는 분리 전략을 적용하는 데 한계가 있다. 대퇴사두근 동작을 제대로 구분하기가 어렵기 때문이다. 머신과 바를 교대로 이용하는 인위적인 전략을 사용하면 다음과 같은 세 가지 주요 동작에 초점을 맞출 수가 있다:
▶ 스쿼트
▶ 레그 프레스
▶ 핵 스쿼트
  세션당 두세 가지의 동작을 하지 말고, 한 가지 동작에만 집중해보자.

22 부상에 대처하자

힘을 많이 쓰는 스포츠에서는 항상 부상 사고의 위험이 따른다. 보디빌더 중 약 30%가 운동에 방해가 될 만큼 심한 외상으로 고통받고 있다(Kolber, 2009). 여러 의학 통계에 따르면, 보디빌딩을 할 때 부상을 당할 확률은 200시간 운동 중 1퍼센트(2시간)라고 한다. 따라서 언제 부상을 당할지 여부의 문제가 아니라, 언젠가는 반드시 부상을 입게 된다는 점을 염두에 두어야 한다:

▶ 30%는 어깨에,
▶ 14%는 팔에,
▶ 12%는 무릎에,
▶ 11%는 등에 부상을 입는다(Graves, 2001).

가장 인기 있는 동작이 부상의 위험도 가장 높다:

▶ 부상의 16%는 벤치 프레스에서,
▶ 14%는 숄더 프레스에서
▶ 10%는 스쿼트에서 발생한다(Eberhardt, 2007).

부상의 원인은:

▶ 45%의 경우는 잘못된 웜업에서,
▶ 35%의 경우는 자신의 능력을 과대평가한 데에서 기인한다.

운동을 하면서 자신도 모르는 사이에 부상을 당하는 이유는, 회복이 너무 부분적으로 이루어지는 데 반해, 운동 자극의 빈도는 너무 높기 때문이다.

벤치 프레스를 무겁게 수행하는 사람의 팔꿈치에 여러분의 손을 갖다 대보자. 그 사람의 힘줄이 터져버릴 것 같은 느낌이 들 것이다. 힘줄은 근육보다 회복하기가 더 힘든 만큼, 운동을 함으로써 생기는 이러한 사소한 부상 때문에 훈련이 더욱 어려워진다.

힘의 불균형

근육에 힘이 생기는 현상은 관절이 강화되는 것보다 더욱 두드러지게 나타난다. 예를 들면 운동을 전혀 하지 않는 사람과 비교했을 때 역도 챔피언들의 사두근 근육량은 30% 더 많았고, 근력은 26% 더 높았다. 하지만 무릎 연골은 5%밖에 더 두껍지 않았다(Gratzke, 2007). 햄스트링의 근력은 11%밖에 더 높지 않았다. 이것은 두 길항근 사이에 힘의 불균형을 더욱 두드러지게 한다.

운동한 지 몇 년이 지났을 때 연골은 강화되기보다는 퇴화하기 시작하는데, 이것을 감안하면 부상의 위험이 커지는 이유를 이해할 수 있을 것이다.

결론 강화에 불균형과 격차가 생기면 육상선수는 여러 가지 병리적 장애요소에 노출될 위험이 있다. 이런 맥락에서 예방은 몸을 보호하는 최고의 무기라고 할 수 있다. 문제를 일으킬 수 있는 길항근을 동일하게 발달시켜야 한다는 사실을 명심하자:

▶ 어깨 전면과 후면
▶ 승모근 상부와 하부
▶ 광배근과 흉근
▶ 전완의 굴근과 신근
▶ 대퇴사두근과 햄스트링

23 관절의 재생을 촉진하자

관절의 재생에 도움이 되는 데는 두 가지 테크닉이 있다.

영양적 접근

연골의 복구와 윤활 작용을 빠르게 하는 천연 영양 보충제를 사용하는 방법이다. 일례로 한 연구에 의하면, 무릎에 문제가 있는 수준급 육상선수들이 28일 동안 매일같이 다음을 복용했다:

▶ 위약 placebo과,

▶ 글루코사민 1.5g

이들은 위약을 복용했을 때보다 글루코사민을 복용했을 때 넓적다리의 가동 범위가 40% 더 빨리 회복되었다(Ostojic, 2007).

장력의 완화

장력 완화 테크닉은 프로 미식축구 선수들을 위해 만들어진 것으로, 관절에 외상이 많이 생기는 훈련과 관련된 기법이다. 부상당한 선수가 아주 빨리 회복되도록 통증이 있는 관절의 장력을 완화시키는 것이다. 세션 마지막에서 풀업 바에 매달려 허리의 장력을 풀 때 이 테크닉이 부분적으로 이용된다. 이렇게 척추를 이완시켜 회복 시간을 절약할 수 있다면 이 기법을 모든 관절에 단계적으로 적용할 필요가 있을 것이다.

장력 완화 테크닉은 운동 후에 최대한 빨리 사용해야 한다. 관절을 늘이면 관절에 가해진 압력의 일부를 덜 수 있기 때문에 혈액의 순환과 재생에 도움이 된다. 그렇다고 팔이 빠질 정도로 수행해서는 안 된다.

외부의 힘으로 갑작스럽게 관절을 늘이지 말고 중력을 이용하여 자연스럽게 수행되도록 해야 한다.

척추 장력 완화 테크닉

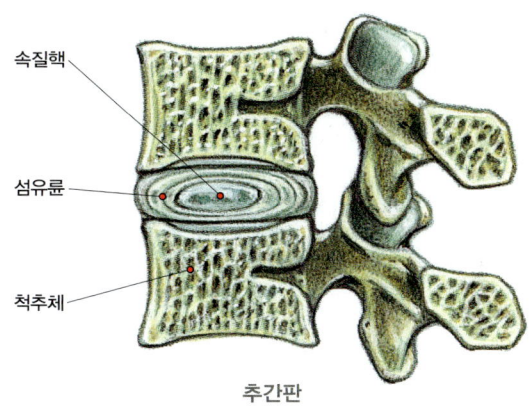

밤이 되면 사람의 키는 아침보다 1~2센티미터 줄어든다. 중력의 영향을 받아 추간판이 압박되어 추간판에 함유된 수분이 밀려나오기 때문이다. 실제로 추간판은 스펀지와 같아서 압력을 받으면 수분이 빠져나간다. 밤에는 쭉 펴고 눕는 자세 덕분에 척추의 압력이 완화되므로 수분이 다시 채워지게 된다.

몸만들기는 척추를 압박하기 때문에 훈련을 실시한 후에는 적어도 30초 동안 풀업 바에 매달려 척추의 장력을 완화해야 한다 1 .

좀 더 확실한 테크닉은 양발을 바에 묶고 공중에 매달리는 것이다. 머리를 밑으로 두고 발을 위로 두면 척추의 장력이 완화돼 허리 통증을 줄일 수 있다(Richmond, 2009) 2 3 . 특히 넓적다리 운동 후에 이렇게 매달리면 상당한 자연 배수가 일어나 림프의 순환이 빨라진다(Cerniglia, 2007).

머리를 아래로 두면 처음에는 불쾌감이 생길 수

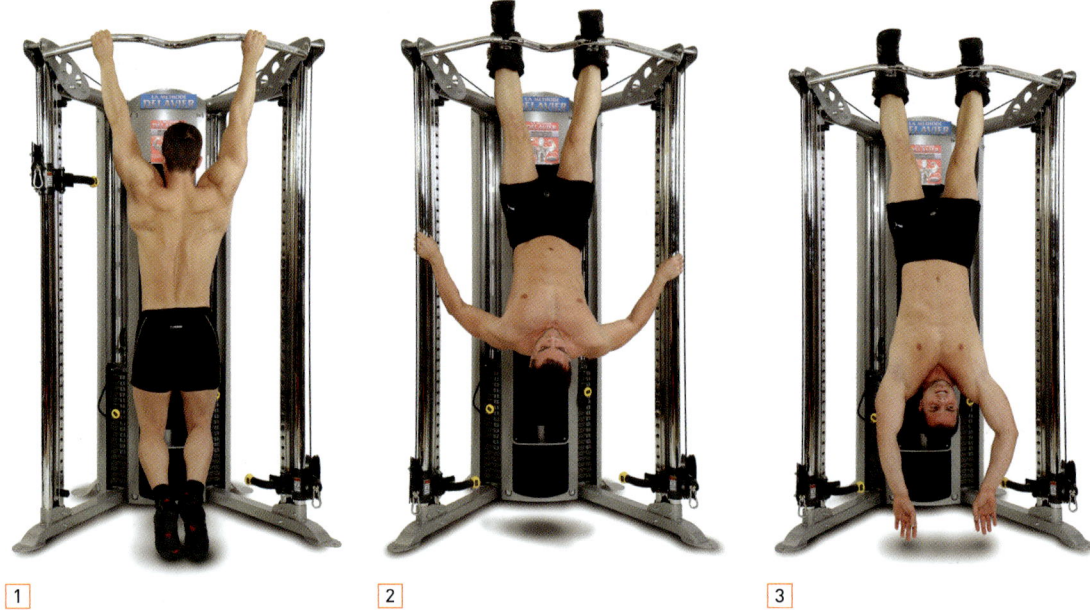

| 1 | 2 | 3 |

도 있다. 얼굴과 눈에 피가 차는 것 같은 느낌이 들 것이다. 우주인들이 우주에 도착했을 때 처음 겪는 것과 유사한 증상이라고 할 수 있다.

심박 속도와 혈압, 안압이 증가한다는 것은 우리 몸이 머리를 아래로 한 자세에 익숙하지 않다는 증거이다. 따라서 다음 사항을 주의해야 한다:

▶ 이러한 현상이 사라질 때까지 자세에 점차 익숙해져야 한다.

▶ 건강이 좋지 않다면 머리를 아래로 두어서는 안 된다.

▶ 과격한 운동 후에는 몇 분을 기다렸다가 거꾸로 매달려야 한다.

일단 익숙해지면 아무 문제 없이 몇 분 동안 머리를 아래로 한 자세를 유지할 수 있을 것이다. 자세가 너무 불편하다면, 주기적으로 상체를 몇십 초 동안 들어 올렸다가 머리를 다시 밑으로 내려 놓아도 좋다.

발을 공중에 두는 장력 완화 기구는 요통을 예방하는 데 아주 유용하다. 추간판 부위에 간격이 다시 생기면 밀리미터당 통증이 30%씩 줄어든다고 추정된다(Apfel, 2009). 여기에서 다음과 같은 해로운 역효과를 추론해 볼 수 있다: 척추가 많이 눌릴수록 통증의 위험도 더 커진다는 것이다.

> ⚠️ **주의!**
>
> 이 동작은 건강한 사람만 수행해야 한다. 고혈압이 있거나 동맥류가 의심스러운 경우에는 절대 이 방법을 사용해서는 안 된다.

> **NOTE**
>
> 우주에는 중력이 없기 때문에 추간판이 과도하게 팽창되어 등에 통증이 생길 수도 있다. 이러한 상태가 아니라면 원판은 닳아빠진 것보다는 수분으로 꽉 차 있는 것이 좋다. 원판에 수분이 없으면 약해지고 불안정해져 부상의 위험이 커진다. 그러나 수분이 너무 많아도 종종 더욱 심각한 부상을 입을 수 있어, 척수신경근을 압박하는 물질(속질핵의 겔)이 더 많이 누출되기도 한다.

관절 장력 완화 테크닉

풀업 바에 손을 잡고 매달렸을 때 장력이 완화되는 것은 척추만이 아니다. 손목, 팔꿈치, 어깨 관절도 이완되어 똑같은 재생 효과가 생긴다.

발을 위로 향하게 두고 거꾸로 매달리면, 발목, 무릎, 엉덩이 관절의 장력이 완화되어 회복 시간을 절약할 수 있다. 따라서 머리를 아래로 한 자세는 하지를 운동한 직후에 하는 것이 적합하다.

> ⚠️ **주의!**
>
> 연구에 따르면, 척추를 늘이면 넓적다리의 힘이 일시적으로 줄어든다고 한다(Proulx & Gallo, 2010). 그러므로 이 동작은 운동하기 전보다 운동을 한 후에 수행해야 한다.

태아 자세

발을 위로 향하게 두고 거꾸로 매달렸을 때 하체 관절뿐만 아니라 관절 전체의 장력을 완화하려면, 발은 풀업 바에 걸고 손을 놓는 대신, 손으로 바를 붙잡아보자 . 일종의 태아 자세로, 몸만들기를 할 때 강하게 자극되는 관절 전부를 이완시켜 준다.

초반에는 머리를 들어 올리면 머리를 아래로 했을 때보다 문제가 덜 생길 것이다. 게다가 팔을 풀업 바에 걸면, 보디빌딩에서 많이 혹사당하는 두 근육인 극하근과 극상근이 신장된다. 이 두 근육을 신장시키면 경련과 통증을 예방하고 근육이 빨리 재생된다. 신장을 강조하려면 한 손을 조심스럽게 놓아보자. 그러면 붙잡고 있는 팔에 더 많은 장력이 실리게 된다. 수십 초 후에 다시 양팔로 매달렸다가 다른 팔을 놓아보자.

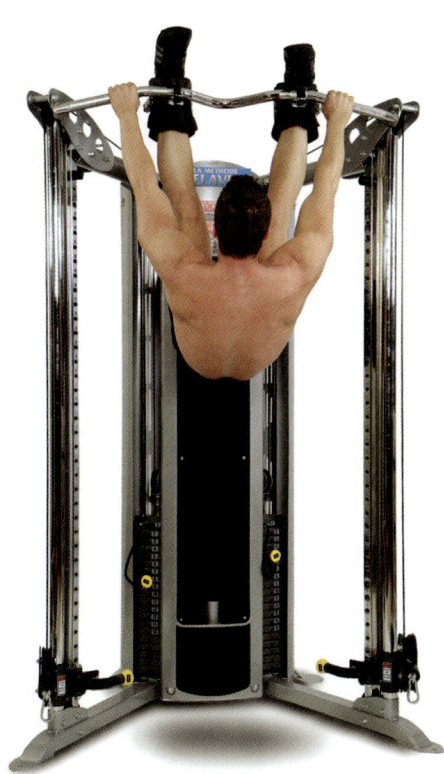

4

부상을 당했을 때 '교차 훈련'을 활용해보자

여러분이 오른손잡이라면 오른손으로 글씨를 똑바로 쓸 수가 있다. 왼손을 사용하면 아마도 글씨는 불완전하겠지만, 어쨌든 쓰는 것은 가능할 것이다. 어느 누구도 여러분에게 왼손으로 글씨 쓰는 법을 가르쳐주지는 않았지만, 오른손이 경험한 학습이 왼손에 부분적으로 전이된 것이다. 우리는 이것을 '교차 훈련Cross education'이라고 부른다.

이러한 전이 현상은 몸만들기에도 존재한다. 글씨를 쓰는 것처럼 이것은 순전히 신경적인 것이다. 오른팔만 운동했는데, 그 결과 왼팔 역시 힘이 생긴다. 운동한 쪽에 생긴 힘의 약 10~15%가 다른 쪽에도 나타날 것이다. 이 비율은 크지 않은 것 같지만, 우리가 부상을 당해 한쪽을 운동할 수 없을 때는 건강한 쪽으로 운동을 계속하는 것이 좋다. 그러면 최대의 힘을 유지할 수 있고, 움직이지 못했던 근육의 운동을 다시 쉽게 시작할 수 있을 것이다.

24 호흡을 멈추면 힘을 극대화할 수 있다

생리적 딜레마: 호흡을 멈춰야 할까?

학설 호흡을 멈춘다는 것은 숨을 내쉴 때 성문聲門을 닫음으로써 공기가 빠져 나가지 못하게 하는 것이다. 과학적으로 증명된 바로는, 호흡을 절대 멈춰서는 안 된다고 한다. 호흡을 정지하면 어지러워져 기절하거나 코피가 나고, 심장 장애 같은 여러 가지 문제를 일으킬 가능성이 있다.

현실 호흡을 멈추면 생명이 위험하다는 것은 틀림없는 사실이다. 특히 심혈관계의 장애를 겪는 사람들에게는 치명적이다. 이러한 이유 때문에 모든 몸만들기 프로그램을 시작하기 전에 심장전문의의 동의를 받아야 한다. 또한 중량을 단계적으로 올려 호흡을 점차적으로 제한할 수 있도록 몸을 적응시켜야 한다.

신체가 건강한 젊은 육상선수의 경우, 중량이 무거울수록 호흡 기관을 잘 활용할 줄 알아야 한다. 호흡을 멈추지 말라는 규칙은 아주 무거운 중량을 들어본 적이 없는 사람들이 만든 것이다.

강한 트레이닝을 할 때 호흡을 멈추는 것은 자연스러운 현상으로 여러 가지 장점이 있다:

- 힘이 생긴다. 호흡을 멈췄을 때 근육은 힘을 최대한으로 발휘할 수 있다(Nelson, 2006).
- 약해지지 않는다. 숨을 들이쉴 때 근력은 가장 낮아진다.
- 동작의 반응성과 정확성이 증가한다.

위의 오래된 학설과는 반대로 최근 연구에서는, 최대치에 가까운 중량을 다룰 때 호흡을 멈추지 않는 것이 호흡을 멈추는 것보다 더 위험하다는 것이 증명되었다(Keating & Toscano, 2003).

직관적으로도 짐작할 수 있겠지만, 호흡을 멈추는 것은 자연스러운 반응이고 자연스러운 것이 일반적으로 좋은 것이다. 호흡을 멈추면 다음과 같은 효과가 있다:

- 복부 내 압력이 증가해 척추를 보호해준다.
- 뇌혈관의 스트레스를 낮춘다(Haykowsky, 2003).
- 심장을 보호한다(Haykowsky, 2001).

이러한 이유로 무거운 중량을 들 때 호흡을 멈추는 반응을 보이는 것이다. 이 사실을 의식하는 사람도 있고 의식하지 못하는 사람도 있다. 그렇다고 해서 호흡 정지에 내재된 위험성이 없다는 뜻은 아니다. 호흡을 멈추지 않는 것도 물론 위험하지만, 정말로 위험을 초래하는 것은 호흡의 문제가 아니라 무겁게 운동을 수행하는 것이다. 이러한 사실을 인식하고 위험을 잘 관리하는 것이 바로 보디빌더의 몫이다.

호흡을 멈추는 것에 장점만 있는 것은 아니다. 호흡을 멈추면 다음과 같은 역효과가 생긴다:

- 무거운 중량으로 운동하면서 유발되는 마비 현상이 가속화되고,
- 근육은 물론 뇌에도 피로감이 강화된다.

호흡 정지에 내재된 위험과 같은 단점들을 최소화하면서 운동 수행 능력을 극대화하려면 제대로 호흡하는 법을 배우는 것이 중요하다. 가능한 한 짧게 호흡을 멈춰야 한다. 동작이 가장 어려운 순간에 호흡을 멈췄다가 아주 조금 내쉬어보자.

어떠한 동작 단계에서 숨을 들이쉬어야 한다고 설명해놓은 책들을 자주 볼 수 있다. 하지만 이것도 무거운 운동을 수행할 때는 해당되지 않는다. 아주 무거운 중량 하에서는 호흡을 명확히 하기가 어렵다. 무게의 압력으로 인해 호흡기 근육이 마비될 때 숨을 들이쉬는 것은 쉬운 일이 아니다. 그리고 앞서 말했던 것처럼, 근력의 일시적인 감소는 감수할 수 있어야 한다. 가볍게 웜업을 수행할 때 호흡을 멈추라는 말은 더더욱 아니다. 호흡 정지의 장점을 상황에 맞게 사용할 줄 알아야 한다. 이것을 말로는 쉽게 설명할 수 있지만, 실천하는 것은 대단히 어렵다. 그렇기 때문에 호흡을 잘 하려면 운동을 통한 긴 학습 과정이 필요하다.

25 머리의 위치를 주의하라

머리의 위치는 근육의 수축을 조절함으로써 몸의 균형에 영향을 미친다. 이러한 수축과 이완은 아주 강하지 않을 수도 있지만, 반드시 일어나는 현상이다. 그렇기 때문에 서서 허공을 바라보면 뒤로 넘어갈 수 있고, 반대로 밑을 바라보면 앞으로 넘어질 수도 있다.

어떤 동작을 수행할 때 머리를 두는 위치에 대해 명확한 전략을 세워야 한다. 다음에 소개하는 몇 가지 기본 규칙들은 항상 지켜야 한다:

- 무엇보다도 머리를 옆으로 돌려서는 안 된다. 이렇게 불필요한 동작은 근육의 수축을 방해하고 목 부위에 문제를 일으킬 수 있다.
- 머리를 조금 움직일 수는 있겠지만, 위에서 아래로 너무 크게 움직이는 것은 좋지 않다.
- 의심스러울 때는 머리를 가만히 두는 것이 좋다.
- 유니래터럴 방식으로 수행하는 몇 가지 동작을 제외하고, 절대로 머리를 옆으로 돌려서는 안 된다.
- 동작이 어렵다고 해서 머리를 격렬하게 흔들면 완전히 역효과가 발생한다. 대신에 힘을 쓸 때는 움직이지 말고 가만히 있어야 한다.

이것을 실전에 적용하는 몇 가지 방법을 소개하자면 다음과 같다:

- **허리**: 약간 위를 보면 수축이 잘 된다.
- **복근**: 복부, 즉 아래를 바라보자.
- **가슴**: 딥스를 수행할 때 신경 회로를 방해하지 않으려면 밑을 바라보자. 신경 회로가 방해 받으면 손이 저려온다.
- **대퇴사두근**: 스쿼트를 수행할 때 머리를 약간 위로 두면 균형을 잡는 데 도움이 되고 척추를 보호할 수 있다.

26 보호 장비

보디빌더들이 겪는 관절의 짓눌림을 예방하기 위한 보호 장비들이 있다. 이 장비들을 적절하게 사용하는 법을 알아야 한다.

벨트를 할 것인가, 하지 않을 것인가?

19~46세 중:
- 운동을 전혀 하지 않고 생활하는 사람 중에 3분의 1이 척추의 퇴화 증후를 보였다.
- 이 비율은 수준급 운동선수들의 경우에 75%로 증가했다(Ong, 2003).

이렇듯 척추를 보호하고자 하는 것은 당연한 것처럼 보인다. 첫 번째 보호 장비로 허리에 둘러매는 웨이트 벨트를 들 수 있다 1. 웨이트 벨트는 사용하기에 아주 간편하다. 하지만 여전히 논쟁의 대상이 되고 있는 이유는, 장점도 있지만 단점이 전혀 없는 것은 아니기 때문이다.

웨이트 벨트의 장점

등을 보호한다

예를 들어 무거운 복합운동(데드리프트, 스쿼트, 로우 등)이 포함된 몸만들기를 한 세션 수행했을 때 보디빌더의 척추의 길이는:
- 벨트를 하지 않은 경우 3.59밀리미터 줄었고,
- 벨트를 한 경우 2.87밀리미터 줄었다(Bourne & Reilly, 1991).

척추를 강직시킨다

척추기립근은 넓적다리 힘을 상체로 전달한다. 이 근육이 약해지면 세트를 완수하지 못할 수도 있다.

벨트는 척추에 간접적인 방식으로만 작용한다. 벨트는 배를 앞으로 나오지 못하게 함으로써 복부 내 압력을 25~40% 증가시키는데, 그 결과 척추는 단단해진다(Renfro & Ebben, 2006). 이러한 특성 때문에 벨트 앞부분이 (완전히 좁은 것이 아니라) 넓은 것이 좋다.

벨트는 척추 측면 동작의 위험성을 감소시키기도 한다(Giorcelli, 2001). 즉 상체를 좌우로 흔들지 않고 똑바로 세울 수 있게 해준다.

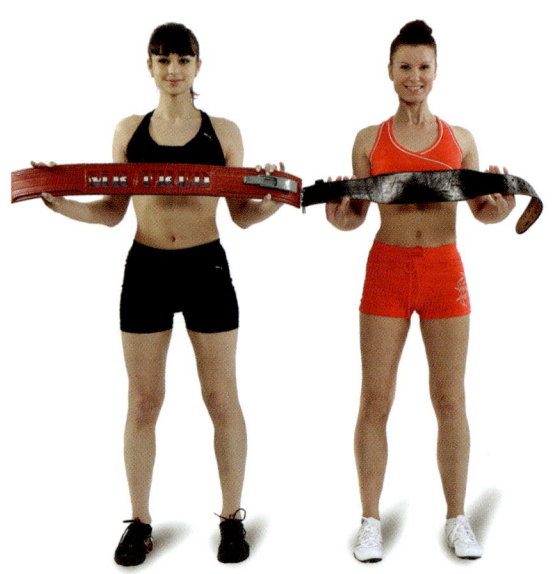

1 왼쪽은 파워리프팅 벨트, 오른쪽은 보디빌딩 벨트

운동 수행을 개선한다

중량이 무거운 경우, 벨트는 등을 안정시키고 척추 지지 근육을 보조함으로써 더 큰 힘을 낼 수 있도록 도와준다. 예를 들어 훈련된 보디빌더가 벨트를 사용한 경우, 최대 근력의 90%로 수행한 스쿼트에서 운동 수행 능력이 8% 개선되었다(Zink, 2001).

정색정맥류를 예방한다

정색정맥류란 고환에 생기는 정맥류로서, 불임의 원인이 될 수도 있다. 주로 왼쪽 고환이 영향을 받는다. 그 발생 비율은:

- 운동을 전혀 하지 않는 사람 중에 20%,
- 벨트를 차지 않고 스쿼트를 규칙적으로 수행하는 보디빌더 중에 67%,
- 벨트를 사용해 스쿼트를 수행하는 사람 중 33%에서 나타났다(Rahimi, 2004).

이렇듯 벨트는 고환을 보호하지만, 완벽하지는 않다.

> **NOTE**
> 보디빌더에게 정색정맥류 증상은 강하게 호흡을 멈출 때 고환의 통증으로 나타난다.

웨이트 벨트의 단점

아주 수준이 높은 역도선수들의 경우 벨트의 효과를 많이 보겠지만, 대부분은 벨트를 사용하지 않는다. 사실, 벨트에는 장점만 있는 것은 아니다:

- 벨트는 상체의 경직도를 높여 동작을 방해한다.
- 벨트는 호흡을 방해해 리피티션이 12회를 넘는 세트를 수행할 때 특히 많은 문제가 생긴다. 이 경우에는 벨트를 너무 조이지 않도록 해보자. 무거운 중량으로 짧은 세트를 수행할 때에만 조이도록 한다.
- 벨트가 모든 사람에게 유용한 것은 아니다.

벨트가 시사하는 점

좋은 점 이면에는 분명히 나쁜 점도 있듯이, 벨트를 사용해서 힘이 많이 증가했다면 나쁜 점도 있다는 사실을 알고 있어야 한다. 벨트로 운동 수행 능력이 많이 향상되었다는 것은 여러분의 지지 근육이 그만큼 강하지 않다는 것을 반증한다. 따라서 지지 근육의 힘을 길러야 하며, 척추를 보호하기 위해 벨트만을 믿어서는 안 된다.

벨트 + 호흡 멈추기를 함께 하는 것이 가능할까?

호흡을 멈추는 것은 자연스러운 반응이라고 이미 설명한 바 있다. 하지만 벨트가 복부 내 압력을 인위적으로 증가시킨다는 사실은 예상하지 못했을 것이다. 벨트를 너무 조이면 호흡 멈추기가 훨씬 더 위험해진다. 뇌와 심장을 보호하는 메커니즘이 벨트 때문에 부적절하게 작동할 수가 있다.

벨트의 조임을 조절하자

다루는 중량에 알맞게 벨트의 조임을 조절해야 한다.

- 중량이 무거울수록 벨트를 더 많이 조일 수 있을 것이다.
- 대신 웜업에서는 조일 필요가 없다.
- 세트와 세트 사이에서는 벨트를 조이지 말고 풀어놓자.
- 예를 들어, 앉아서 하는 종아리를 단련하는 시티드 동작처럼 척추를 동원하지 않는 몇 가지 동작에서는 벨트가 전혀 필요하지 않다.
- 갑자기 벨트를 조여 매서는 안 된다.

즉, 주의해서 점진적으로 벨트를 사용하는 것이 중요하다!

손목 보호대

허리에 벨트를 둘러매는 것처럼, 탄력밴드를 사용하면 손목을 강화시킬 수도 있다 1 2. 숄더 프레스, 체스트 프레스와 이두근이나 삼두근을 단련하는 동작과 같이 손목에 직접 압력이 가해지는 무거운 중량을 다룰 때 이 밴드가 특히 유용하다. 아주 무거운 세트에서 밴드는 손목을 보호한다.

밴드는 아주 강한 것(파워리프팅 경기에서 금지된 것)을 사용하는 것이 좋다. 길이가 가장 짧은 모델을 선택해보자. 밴드를 많이 조이지 않아야 손목을 잘 보호할 수 있다. 아주 무거운 세트에서는 좀 더 많이 조여 보자. 이때 밴드를 조이는 강도는 아주 세게 조이는 것보다는 약하게 조이는 것이 더 좋다.

무릎 보호대

무릎 보호대를 사용하는 첫 번째 목적은 관절을 안정시키면서 무릎을 보호하는 것이다. 우리는 무릎 밴드의 용수철 효과 덕분에 스쿼트에서 15~50kg 정도의 중량을 더 들 수가 있다. 다리가 긴 보디빌더는 밴드를 사용했을 때 운동 수행 능력이 더욱 증가한다.

근육 동원의 측면에서 보면, 보호대는 대퇴사두근 운동의 일부를 둔근으로 이전시킨다. 그러나 이러한 힘의 재분배가 근력운동에 도움이 된다고 볼 수는 없다.

스트랩

많은 운동 동작에서 손의 그립이 점점 풀려 세트가 일찍 중단되는 경우가 있다. 풀업이나 로우, 데드리프트나 쉬러그와 같이 등을 단련하는 동작에서 특히 이러한 문제가 나타난다.

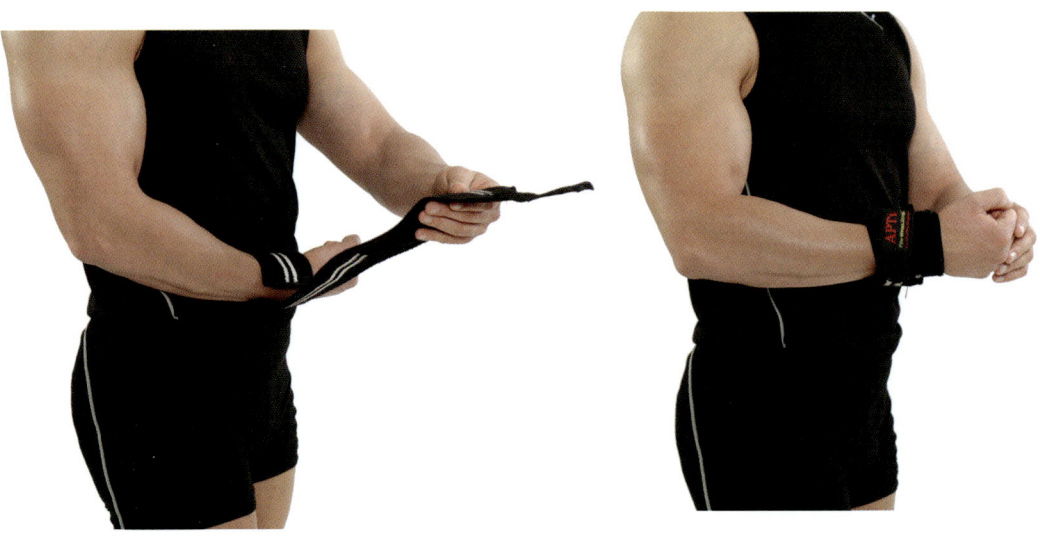

1

2 손목 보호대의 올바른 위치

손의 그립을 강화시켜주는 스트랩을 사용하면 마치 제2의 손과 같은 역할을 할 것이다 3 4 5.

스트랩이 효과적이기는 하지만, 그것을 사용했을 때 팔뚝이 강화되는 것을 방해할 수 있다는 단점이 있다.

손이 크고 장력掌力이 세거나 원숭이 손처럼 장골掌骨이 구부러져 있는 사람은, 손으로 바를 완벽하게 잡을 수가 있어 스트랩이 필요하지 않다. 반면, 손이 작고 힘이 없는 경우에 스트랩을 사용하면 이 문제를 일시적으로 완화시킬 수 있다.

스트랩을 바르게 묶는 것이 아주 중요하다. 손이 바 앞에 놓인 경우에는 바 뒤에서 시작해서 스트랩을 감아야 한다. 실수하기 가장 쉬운 것은 손과 같은 쪽에서 시작해서 스트랩을 감는 것이다.

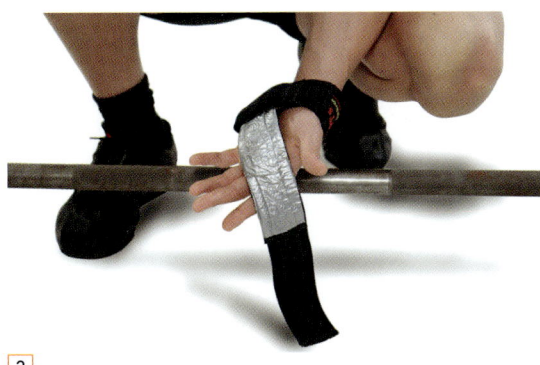

3

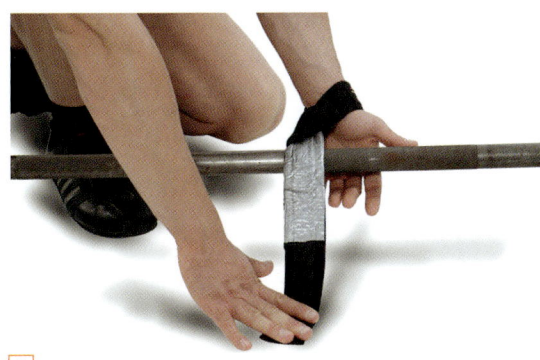

4

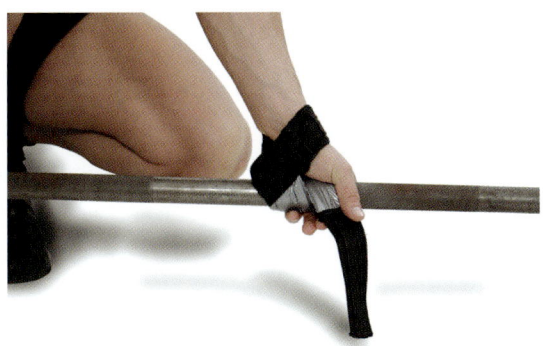

5 **스트랩의 올바른 위치**

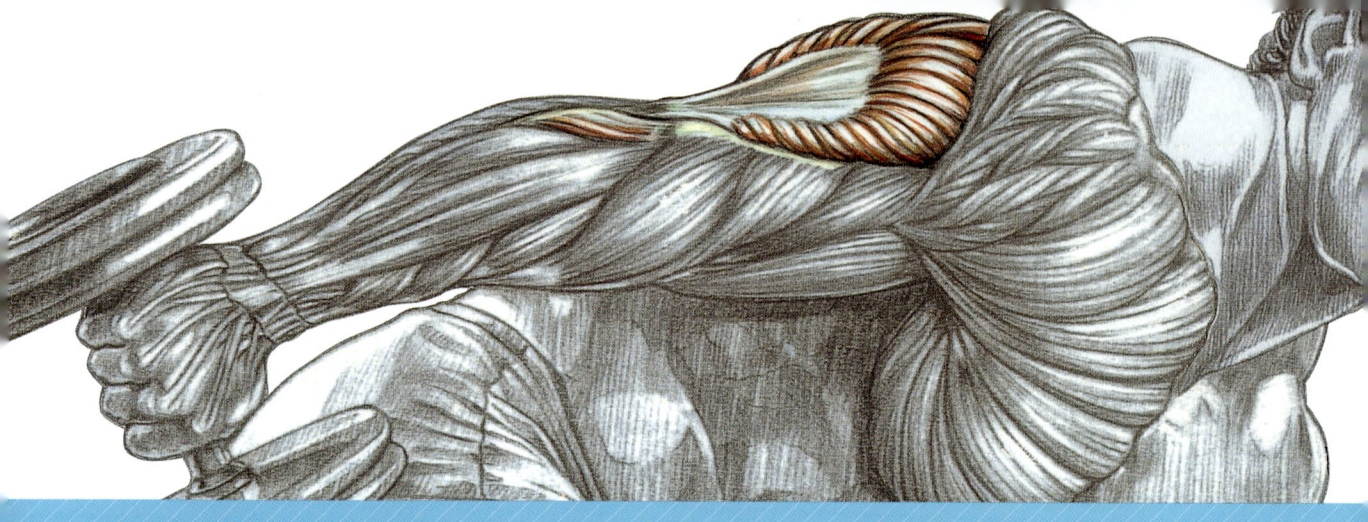

EXERCISE
FOR THE MAIN MUSCLE GROUPS

PART 02

주요 근육군을 단련하는 운동법

01	Shoulders	넓은 어깨를 만들자
02	Back	등을 완벽하게 발달시키자
03	Infraspinatus	극하근을 소홀히 하지 말자
04	Trapezius	멋진 승모근을 만들자
05	Lumbar Muscles	강한 허리 근육을 발달시키자
06	Chest	가슴의 균형을 되찾자
07	Biceps	빠르게 이두근을 만들자
08	Forearms	전완을 더욱 발달시키자
09	Triceps	멋진 삼두근을 만들자
10	Quadriceps	우람한 대퇴사두근을 만들자
11	Hamstrings	햄스트링을 빠르게 끌어올리자
12	Calves	균형 잡힌 종아리를 만들자
13	Abdominal Muscles	복근을 조각하자

01 넓은 어깨를 만들자

해부학적 고려 사항

삼각근은 단관절 근육으로서 팔을 모든 방향으로 움직이게 해준다.
약간 인위적인 방식으로 삼각근을 세 부분으로 나눌 수 있다:
1 **앞부분**: 팔을 앞으로 들게 해주는 전방속으로 구성되어 있다.
2 **측면부 혹은 중부**: 팔을 옆으로 들어 올리는 기능을 하는 여러 개의 근육 다발속. 束로 구성되어 있다.
3 **후방속**: 팔을 뒤쪽으로 당긴다.

아주 넓고 잘 발달된 어깨를 갖고 있는 보디빌더는 그 외형만으로도 상대방을 바로 압도할 수 있다.

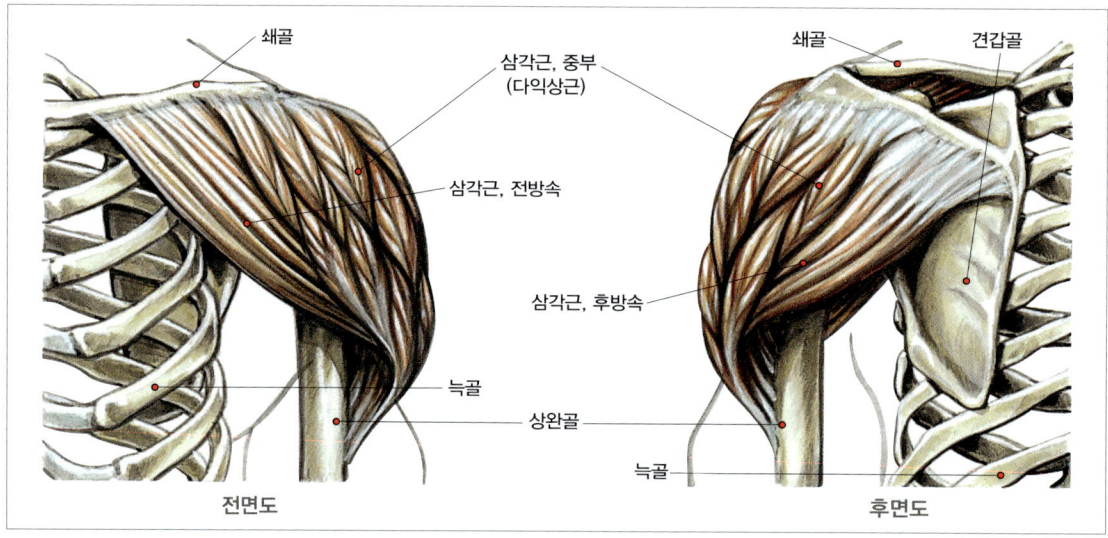

어깨를 발달시키기 어려운 다섯 가지 이유

좁은 어깨

쇄골이 넓을수록 어깨는 떡 벌어져 보인다. 하지만 쇄골을 넓히는 것은 불가능하기 때문에 어깨가 좁은 보디빌더가 선택할 수 있는 유일한 대안은 삼각근을 가능한 크게 발달시키는 것이다.

전반적인 근육량의 부족

모든 근육군이 그렇듯이, 어깨의 가장 큰 문제점 중에 하나는 근육량이 부족하다는 것이다. 좁은 어깨나 넓은 허리를 가진 사람이라면 삼각근의 중요도가 그만큼 클 것이다.

앞-뒷부분의 불균형

삼각근은 근육량이 부족할 뿐만 아니라, 근육을 균형 있게 발달시키기가 매우 어렵다는 문제가 있다. 아주 많이 발달한 어깨 앞부분, 조금 발달한 측면부, 아예 발달하지 않은 뒷부분은 가장 흔히 볼 수 있는 불균형의 예라고 할 수 있다. 일반적으로 나타나는 이러한 비대칭성은 제로슈(Jerosch, 1989)의 측정 결과에서도 확인할 수 있다. 운동을 전혀 하지 않는 사람들과 비교했을 때 보디빌더들의 근육량은 다음과 같은 차이를 보였다:

▶ 삼각근 앞부분에서 5배,
▶ 측면부에서 3배 더 많았지만,
▶ 뒷부분의 근육량은 10~15%밖에 많지 않았다.

물론, 이러한 불균형은 일부러 그렇게 만들려고 해서 생기는 것은 아니다. 제로슈의 측정 결과가 시사하는 바는, 어깨 뒷부분을 단련하기 위해 수행하는 세트 횟수와 근육의 발달 사이에는 상관관계가 없다는 것이다. 다시 말해 어깨의 후방속을 발달시키는 것은 상당히 어려운 일이라는 뜻이다. 어깨 뒷부분의 향상을 방해하는 가장 주된 장애요인은 이 부분을 분리시키기 어렵기 때문에 근육을 동원하기도 힘들다는 점이다.

어깨-승모근의 불균형

쇄골이 좁은 사람은 어깨 동작을 수행할 때 삼각근보다는 승모근을 더 많이 동원한다. 승모근이 비대해지면 쇄골이 더욱 좁아 보인다. 이 두 근육 사이의 불균형이 증가할수록 잘못된 모터 동원 현상도 악화된다. 이 경우에 어깨를 발달시키려면 승모근이 동작에 개입하지 못하도록 제한할 필요가 있다.

어깨의 통증

어깨는 다른 관절에 비해서 통증이 자주 생기는 부위다. 통증은 어깨의 운동을 방해하고 근력을 저하시킨다. 이렇게 어깨가 취약한 데에는 다음 네 가지 원인이 있다:

▶ 팔을 거의 모든 방향으로 움직이기에는 어깨 관절이 충분히 안정되어 있지 않아 부상을 당할 가능성이 높다.
▶ 상체를 단련하는 거의 모든 동작과 하지下肢를 단련하는 몇 가지 동작(스쿼트, 데드리프트 등)을 수행할 때 삼각근은 과도하게 자극된다. 따라서 두 번의 운동 사이에 근육이 회복할 시간이 너무 부족하다.
▶ 보디빌더가 벤치 프레스, 숄더 프레스, 풀업 등과 같은 동작을 수행할 때 최대한 무거운 중량을 들어 올리려고 치팅을 하면, 유연하지 않은 어깨의 경우 위험할 수 있다.
▶ 어깨에는 힘의 불균형이 매우 흔하게 나타난다(다음 쪽 참조).

> ⚠ **부상을 당했을 때 바이래터럴 방식을 주의하라!**
>
> 벤치 프레스나 바를 이용한 숄더 프레스와 같은 바이래터럴 동작을 수행할 때 한쪽 어깨에만 통증이 있으면, 다른 쪽 삼각근을 너무 많이 사용하게 된다. 이렇게 힘에 비대칭이 생기면, 건강한 쪽도 과도하게 자극되어 결국에는 부상을 당할 수 있다.

이러한 불균형은 어깨를 위험에 빠뜨린다

제로슈(Jerosch)가 조사한 바에 따르면, 보디빌더의 3분의 1 이상이 어깨 관절 부위의 병리적 증상으로 고통받고 있다고 한다. 이러한 부상은 대부분 힘의 불균형에서 기인한다. 일반인과 비교했을 때 보디빌더는:

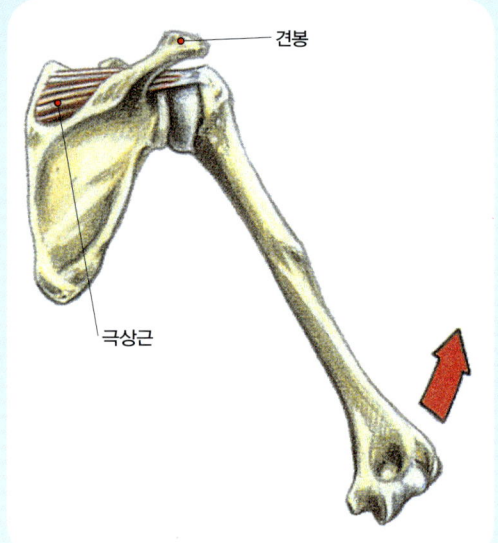

▶ **극상근의 힘줄 부피가 두 배나 컸다**(Jerosch, 1989). 힘줄이 성장한다는 것은 이 근육이 비대해진다는 것을 뜻한다. 하지만 근육이 이렇게 비대해지면 움직일 만한 공간이 거의 없게 된다. 즉 극상근이 커질수록 근육은 견봉에 짓눌려 통증과 염증을 유발하고 움직임이 제한된다. 마찰이 생기면 결국 극상근은 열상을 입을 수가 있다.

▶ **어깨를 안정시키는 두 힘줄**(극하근과 견갑하근) 주위가 거의 유사해서 근육의 힘이 약했다.

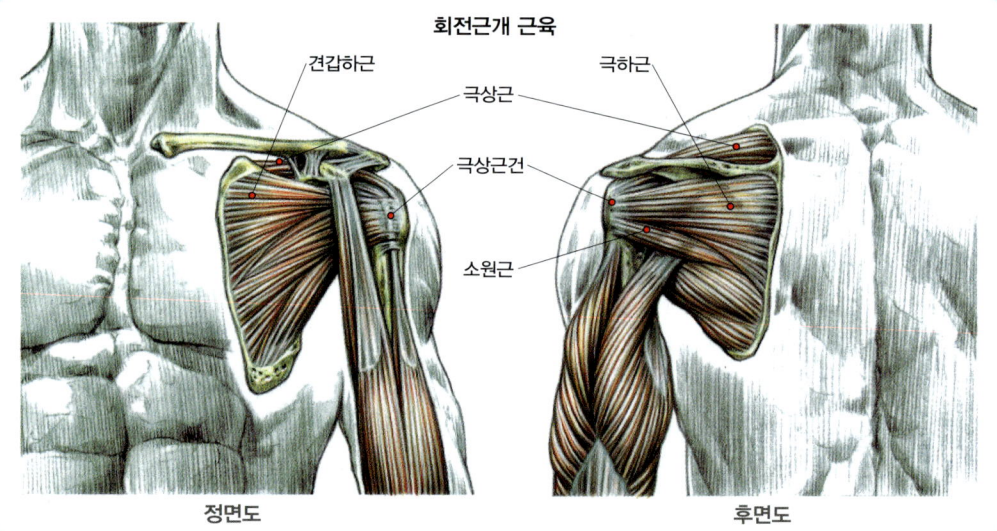

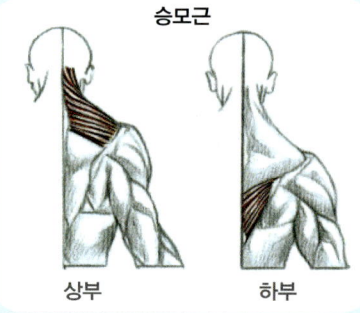

▶ **힘의 비율**(총근력을 몸무게로 나눈 값)을 보면 승모근 상부의 근력은 27% 초과되었지만, 승모근 하부의 근력은 10% 부족했다(Kolber, 2009). 상부와는 달리, 하부는 몸만들기 동작을 수행할 때 견갑골, 즉 어깨를 안정시키는 데 필수적인 부분이다.

▶ **어깨의 동작 가동 범위는 15% 줄었다**(Kolber, 2009). 가동 범위가 줄면 부상의 위험은 커진다.

결론 강한 트레이닝으로 삼각근 전면은 매우 넓게 발달해 있는데, 그에 반해 어깨 뒷부분, 극하근, 승모근 하부가 충분히 발달하지 않으면 어깨의 유연성은 줄어들게 된다. 이러한 사람들의 유연성이 충분히 발달하지 않으면 어깨 관절은 탈구될 수 있다. 약한 관절에 이러한 불균형들이 누적되면 부상의 위험은 증가한다. 이 상태를 너무 오랫동안 방치해서는 안 되며, 이러한 불균형을 바로잡기 위해 모든 노력을 기울여야 한다.

⚠ 삼각근 운동이 회전근개에 미치는 병리적 영향

어깨 단련 동작들은 회전근개 근육에 두 가지 병리적 영향을 줄 수 있다.

1 상완골이 내전되어 있을 때
래터럴 레이즈나 업라이트 로우처럼 상완골이 내전된 상태로 팔을 들어 올리는 동작에서 극하근은 견봉과 마찰한다. 이렇게 조직적으로 일어나는 평삭(평평하게 깎이는) 작용은 열상을 일으킬 수 있다.

2 상완골이 외전되어 있을 때
숄더 프레스처럼 팔꿈치를 바깥쪽을 향하게 한 채 상완골이 외전된 상태로 팔을 들어 올리는 동작에서 극상근은 견봉과 마찰한다. 이러한 평삭 작용은 열상을 유발할 수 있다. 덤벨 래터럴 레이즈로 극상근이 비대해지면 근육의 침식도 더욱 크게 일어난다. 극상근에 통증이 있는 경우에는(승모근 상부의 아주 깊은 곳에서 통증이 있는 것 같은 느낌이 든다) 팔꿈치를 앞으로 향하게 하고 숄더 프레스를 해야 한다(89쪽 참조). 그러면 극상근의 압력이 줄어들면서 통증의 위험도 줄어들 것이다.

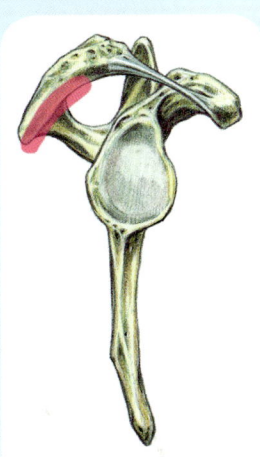

극하근과 견봉의 마찰면

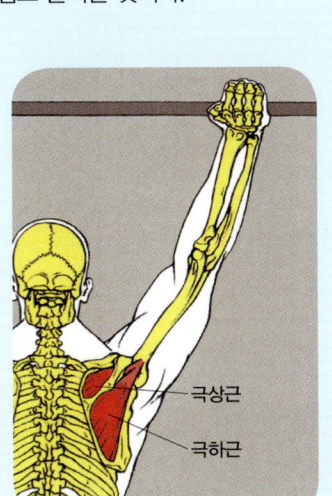

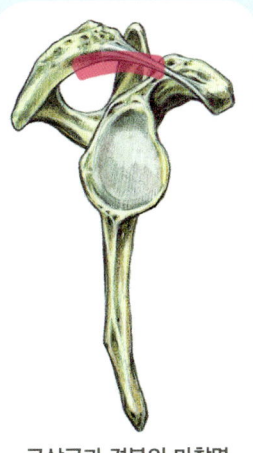

극상근과 견봉의 마찰면

어깨 운동이 이두근에 미치는 병리적 영향

비하인드 넥 프레스나 래터럴 레이즈 같은 동작을 수행할 때 이두근의 장두는 이두근의 고랑(결절간구)에 붙는다. 그로 인해 생기는 마찰 때문에 힘줄이 손상될 수 있다(205쪽 참조). 이 힘줄의 역학적 저항과 윤활 작용을 개선하려면 이두근을 잘 워밍업한 다음에 어깨를 운동해보자.

⚠ 주의!
이두근 장두 힘줄의 염증과 어깨의 통증을 혼동해서는 안 된다. 두 경우의 원인은 서로 다르기 때문이다(205쪽 참조).

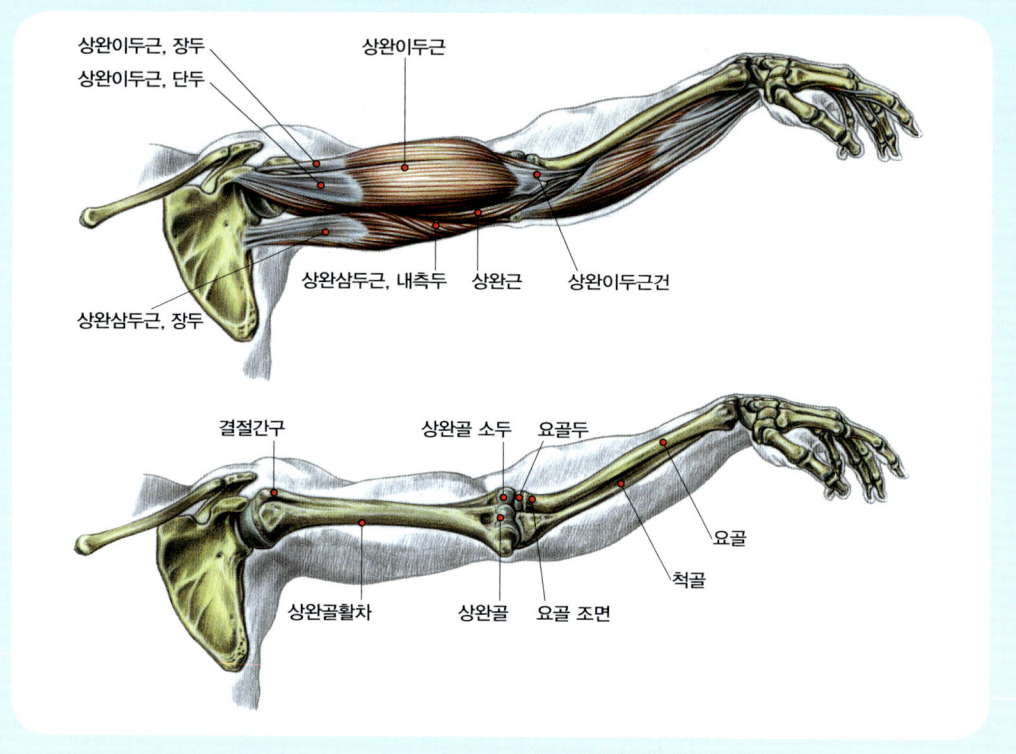

취약한 어깨를 보완하기 위한 전략

어떻게 하면 삼각근을 넓힐 수 있을까

쇄골을 넓히는 것은 불가능하므로 어깨를 넓게 만드는 유일한 해결책은 삼각근 측면부를 비대하게 만드는 것이다. 이러한 전략에는 다음과 같은 네 가지 방법이 있다:

우선순위를 정하자

삼각근 측면을 발달시키는 것이 정말로 어렵기만 한 것은 아니다. 여기에 우선순위를 두고 운동하기만 하면 된다. 여러 종류의 프레스 동작으로 어깨 앞부분을 운동하는 대신, 래터럴 레이즈 동작을 기본으로 삼아 어깨 옆면을 집중적으로 운동해보자. 시간을 투자해서 의지를 갖고 운동하면 문제는 금방 해결될 것이다.

어깨 중부를 목표로 운동한다

래터럴 레이즈의 목적은 어떻게든 무거운 중량을 들어 올리는 것이 아니라, 어떻게 하면 어깨의 중간 부분을 제대로 동원하느냐는 것이다. 승모근이나 어깨 앞부분이 아니라 측면 삼각근의 힘을 이용해서 레이즈를 수행하도록 노력해야 한다.

유니래터럴 방식으로 수행한다

유니래터럴은 취약한 모든 근육을 우선적으로 운동하는 테크닉이다. 한 번에 한쪽 팔로만 레이즈를 수행하면 승모근 때문에 삼각근이 동원되지 못하는 일은 발생하지 않을 것이다. 이 방법은 분리가 더 잘 되고 집중력과 근력도 향상된다.

드롭 세트를 이용하자

드롭 세트는 어깨를 비대하게 하는 데 가장 인기 있는 강화 테크닉이다. 드롭 세트를 이용하면:
▶ 부분 동작과 치팅 동작에서 무거운 중량을 들 수가 있고,
▶ 폼이 엄격하고 움직임의 변화가 큰 동작에서 가벼운 중량을 들 수 있다.

드롭 세트 방식은 삼각근 측면뿐 아니라 후면을 단련하는 데에도 적합하다.

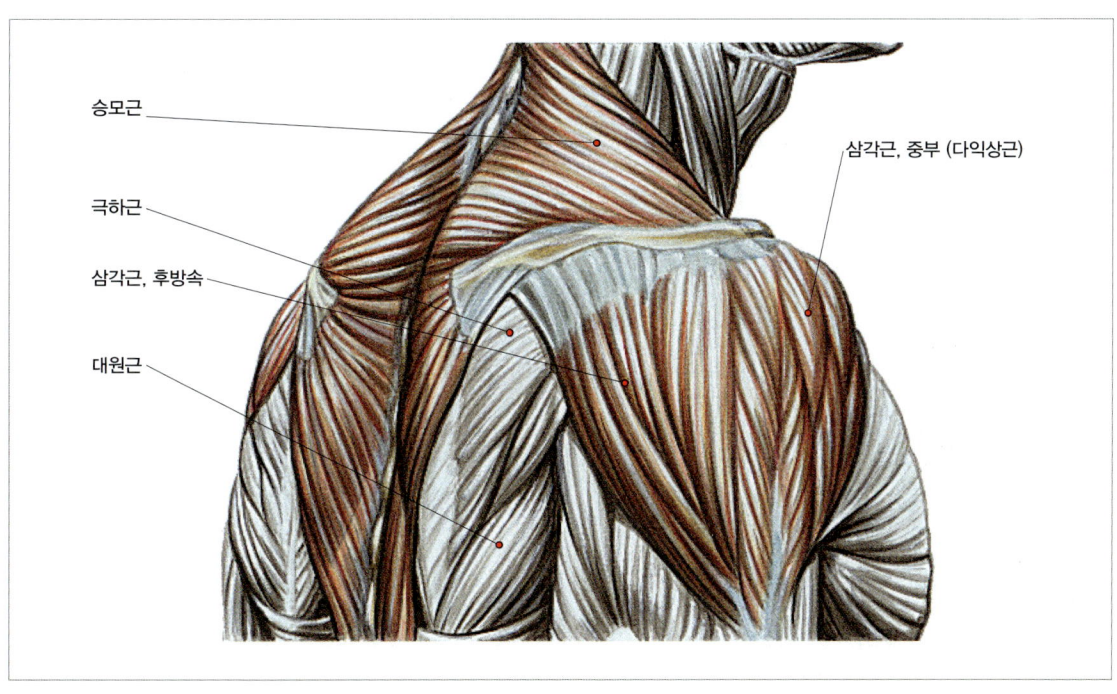

어떻게 하면 어깨 뒷부분을 빠르게 끌어올릴 수 있을까

어깨 뒷부분의 발달이 더딘 이유는 이 근육이 운동되는 것을 느끼기가 어렵기 때문이다. 그 이유는:
▶ 중량을 아주 무겁게 들어 올리고자 할 때 동작을 대충 해치우려는 경향이 있고,
▶ 동작을 수행할 때 어깨 뒷부분 이외의 근육, 특히 삼두근, 승모근, 광배근을 이용히기 때문이다.

두꺼운 등을 가진 보디빌더는 대부분 어깨 뒷부분을 잘 단련하지 못한다. 그 이유는 등이 모든 운동을 수행하기 때문이다. 동작을 반복할 때마다 견갑골을 근접시키면서 어깨 뒷부분 운동을 수행하기 때문에 삼각근은 거의 동원되지 못한다.

동원하기 어려운 취약 부위를 가지고 항상 무거운 중량으로 운동하는 것은 좋은 해결 방안이라고 할 수 없다. 가벼운 중량으로 운동하더라도 수축을 강조해야만 근육을 동작에 최대한 강력하게 개입시키는 방법을 배울 수가 있다.

지배하려면 분할하라

어깨 뒷부분을 쉽게 발달시키려면 어깨의 후방속을 세 부분으로 나누어 운동해야 한다. 운동을 서로 다른 세 개의 구조로 나누고 동작을 번갈아가며 수행하면, 어깨 뒷부분을 과도하게 운동시키지 않으면서 자주 운동할 수 있다.

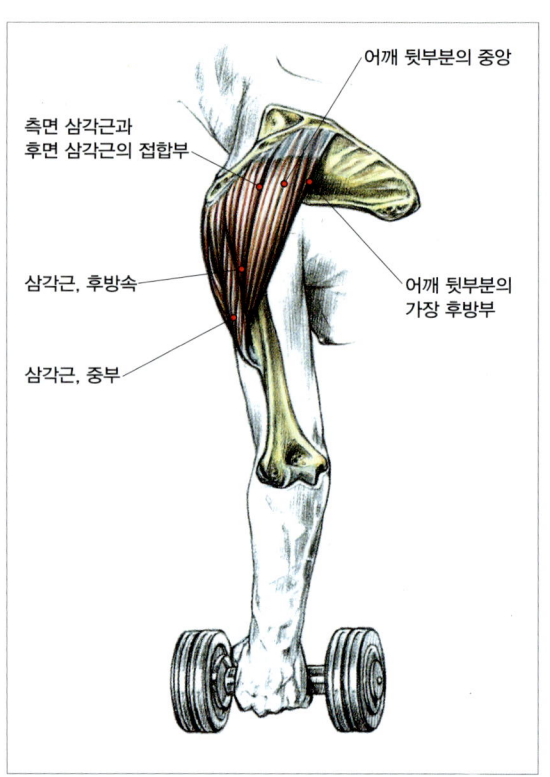

측면 삼각근 – 후면 삼각근의 연결부위

어깨는 측면 삼각근의 전면부에서부터 균형이 깨지기 시작한다. 어깨 뒷부분을 향상시키려 할수록 후면 삼각근의 발달은 더욱 지체된다. 따라서 측면부의 상태가 아주 나빠지기 전에 무언가 조치를 취해야 한다.

이러한 불균형의 원인은 다음과 같다:

▶ 측면 삼각근의 전면부는 모든 프레스 동작에서 강하게 자극된다.

▶ 래터럴 레이즈에서 가능한 한 무겁게 들기 위해 우리는 측면 삼각근의 후면(더 약한 부분)보다 전면(더 강력한 부분)을 더 많이 자극한다.

래터럴 레이즈를 수행할 때 후면 – 측면 결합부를 강조해서 운동하려면:

▶ 상체를 똑바로 세우는 대신 앞으로 10~20도 기울여보자. 덤벨 1 이나 풀리를 이용하면 상체를 앞으로 쉽게 숙일 수 있다.

▶ 손가락이 모두 바닥과 평행이 되도록 놓지 말고 새끼손가락이 위를 향하게 해서 동작을 시작해보자. 새끼손가락을 엄지손가락보다 높게 두고 수축 자세에 이른다. 이렇게 물병으로 물을 따르는 듯한 자세를 취하면, 덤벨을 점차 앞으로 기울이는 동작을 수행할 때 삼각근이 불필요하게 회전되는 것을 막아준다.

이러한 방식으로 손을 두고 상체를 기울이면 힘은 줄어들지만,

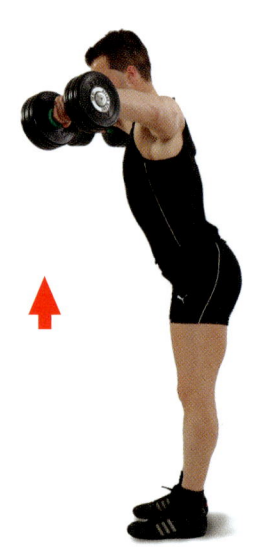

1 몸을 앞으로 숙이고, 래터럴 레이즈

일반 버전보다 측면과 후면의 연결부위를 더 잘 분리할 수가 있다.

어깨 뒷부분의 중앙부

두말할 것도 없이 어깨 뒷부분 중에서 가장 중요한 부위라고 할 수 있다. 이 부위를 단련하는 데 가장 좋은 동작은 벤트오버 래터럴 레이즈이다(상세한 설명은 103쪽 참조).

어깨 뒷부분의 가장 후방부

삼각근을 두껍게 만들기 위해 가장 중점을 둬야 할 부위는 어깨 뒷부분의 가장 끝에 위치한 부분이다. 일반적인 동작으로는 이곳에 있는 섬유를 동원하기 어렵지만, 극하근 단련 동작 2 을 수행할 때 이 부분이 아주 많이 자극된다(144쪽 참조). 후면 삼각근 운동을 강조하려면 신장 단계보다는 수축 단계를 위주로 동작을 수행해보자.

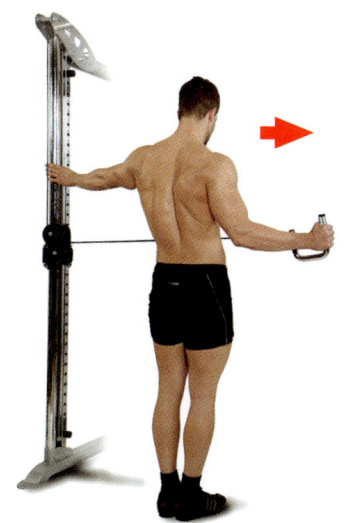

2 케이블 풀리 숄더 익스터널 로테이션

어깨 뒷부분의 세 부위를 연속으로 운동하기

취약한 근육 부위를 운동하는 것처럼, 어깨 뒷부분도 가능한 한 자주 운동하는 것이 좋다. 그렇다고 항상 최대한의 중량과 세트로 운동해야 한다는 뜻은 아니다. 무거운 세션과 가벼운 환기 세션을 번갈아가며 수행하면 거의 매일 훈련하더라도 운동과다에 이르지 않을 수 있다.

취약한 근육을 보완하기 위한 가장 기본적인 훈련법은 5~10세트로 운동을 무거운 중량으로 실시하는 것이다. 사실 아주 적은 세트로 강도 높게 운동하는 것은 취약한 근육을 보완하는 데 별로 도움이 되지 않는다. 이때에는 취약한 근육이 생기는 주된 원인인 모터 동원의 결함 문제를 해결해야 한다.

근육통을 이용하기

원칙적으로는 무거운 중량으로 운동을 수행한 다음날에는 근육통이 생겨야 한다. 여기에서 사용할 전략은 근육통이 생긴 부위를 또다시 운동함으로써 모터 동원을 재구성하는 방법이다. 근육통은 근육의 감각을 눈에 띄게 향상시켜 목표 근육을 잘 느끼게 하고 근육을 제대로 동원하는 방법을 알려준다. 근육통을 이용하는 두 가지 방법을 소개한다:

▶ 힘이 충분하다면, 무겁게 다시 운동하되 전날보다 더 목표 근육에 집중해서 운동해보자.
▶ 힘이 충분하지 않다면, 회복을 위해 긴 세트를 몇 회만 수행해보자.
   외상을 유발하는 무거운 운동을 수행한 지 48시간이 지났을 때 근육의 손상은 대개 정점에 이른다. 이 순간에 운동하는 방법은 다음 두 가지로 나뉜다:
▶ 근육이 피로해져서 더 이상 운동하기 어렵다면, 그 근육의 운동을 멈춰야 한다.
▶ 그렇지 않다면, 펌핑 세트를 가볍게 2~3회 수행하면서 빨리 회복되도록 해보자.
   이런 식으로 며칠을 운동하면 하나의 사이클이 구성된다. 대신 무거운 중량으로 운동하기 전날에는 완전히 휴식을 취한 다음, 사이클을 다시 시작하자.

운동 사이클 구성하기

어깨 후면부의 세 영역을 한 번 로테이션하면 하나의 완전한 사이클이 구성된다. 이 세 부위를 교대로 동원하면 다음과 같은 장점이 있다:

▶ 어깨 뒷부분이 과도하게 운동되는 것을 피할 수 있다.
▶ 효과를 빨리 볼 수 있는 가능성이 커진다.

제1 사이클

무거운 세션: 측면 삼각근 – 후면 삼각근의 결합부를 목표로, (몸을 앞으로 약간 숙이고) 벤트오버 래터럴 레이즈를 수행한다.

다음날에는 (어깨 뒷부분의 중앙부를 단련하기 위한) 벤트오버 래터럴 레이즈와 (어깨 뒷쪽의 가장 후방부를 단련하기 위한) 극하근 동작에 초점을 맞추어 회복 운동을 진행한다.

제2 사이클, 3~5일 후

무거운 세션: 어깨 뒷부분의 중앙부를 단련하기 위해 벤트오버 래터럴 레이즈를 수행한다.

(몸을 앞으로 약간 숙여서 수행하는) 벤트오버 래터럴 레이즈와 극하근 동작에 초점을 맞추어 회복 운동을 진행한다.

제3 사이클, 3~5일 후

무거운 세션: 극하근 단련 동작

벤트오버 레이즈와, 몸을 앞으로 약간 숙이고 수행하는 래터럴 레이즈에 초점을 맞추어 회복 운동을 진행한다.

취약한 어깨 뒷부분을 보완하기 위한 운동 테크닉

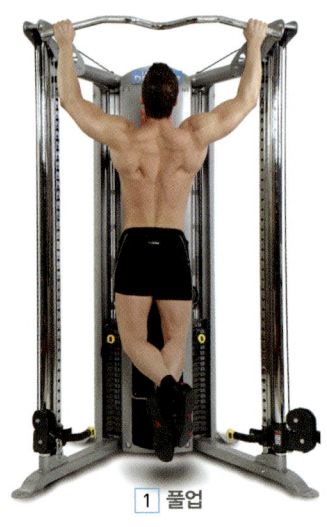

1 풀업

선피로 방식

어깨 뒷부분과 같은 소근육을 운동하는 데는 선피로 방식이 적합하다. 등을 단련하는 여러 동작을 조합해서 선피로 방식을 실시한다. 어깨 뒷부분을 우선으로 운동한다는 것은 등 운동의 효과를 어느 정도 희생시키는 하나의 전략적인 선택 방법이라고 할 수 있다. 다시 말해, 모터 동원 구조를 교대로 이용하는 동안 등 운동의 효과를 일시적으로 감소시키는 것이다.

두 가지 선피로 전략을 번갈아가며 이용할 수 있다:

▶ 광배근을 단련하는 풀업 1 을 수행하기 전에 벤트오버 래터럴 레이즈 같은 어깨 뒷부분 단련 동작을 실시한다.
▶ 로우 2 를 수행하기 전에 극하근 단련 동작을 실시한다.

등 운동을 하는 날에는 선피로 방식으로 다섯 세트를 수행하면 충분하다. 그런 다음 일상적인 방식으로 등 운동을 마무리한다.

단기적 효과

어깨 뒷부분을 단련하는 동작을 수행할 때에는 실패 지점에 이를 때까지 운동해야 한다. 심하게 욱신거릴 때(번즈)까지 하는 것이 좋은데, 이를 위해서는 드롭 세트 방식이 가장 적합하다. 그다음 등 동작으로 빠르게 넘어가보자. 이때 등과 팔이 어깨 뒷부분 운동을 보조하므로 그 부위에 심한 번즈와 펌핑이 생기게 될 것이다. 어깨의 후방속(후면에 있는 근육 다발)에 남아있는 힘까지 전부 끌어냄으로써 이 부위 근육을 완전히 지치게 만드는 방식이라고 할 수 있다.

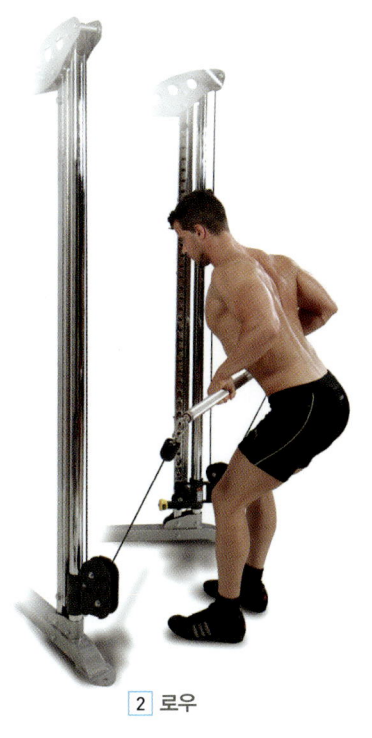

2 로우

> **NOTE**
> 어깨 뒷부분은 근육량이 많지 않기 때문에 선피로 방식을 적용하면 등 동작에서 힘의 손실이 생각보다 클 것이다.

장기적 모터 변형

장기적으로 볼 때 이 같은 슈퍼세트를 반복하면 모터 동원 구조에 중대한 변화가 일어난다. 선피로 방식으로 몇 주간 운동을 한 후 일반적인 운동을 다시 시작해보자. 등 운동을 마치고 나면 어깨 뒷부분에 강한 근육통이 생길 것이다. 이것은 선피로 방식을 도입하기 전에는 일어나지 않던 현상이다.

이러한 변화의 원인을 어떻게 설명할 수 있을까? 그 원인은 간단하다. 선피로 방식을 이용하는 경우, 등 동작에서도 어깨 뒷부분이 개입하려고 하지만 헛수고가 된다. 어깨 뒷부분은 사전 동작으로 이미 지친 상태에 있기 때문이다. 선피로 방식을 더 이상 적용하지 않으면 장애요소가 제거되므로 어깨 뒷부분은 이전보다 더 많이 동원된다. 즉 선피로 방식으로 운동했던 몇 주간이 후면 삼각근을 위한 모터 학습 단계로 이용되었던 것이다.

그 결과 등 운동을 시작함과 동시에 어깨 뒷부분이 전보다 더 많이 동원되면서, 후면 삼각근은 앞으로 더 많이 향상될 수 있는 기반을 마련하게 된다.

EX 어깨를 단련하는 운동

TIP
- ▶ 어깨를 운동하기 전에 극하근, 이두근, 삼두근을 잘 웜업하자.
- ▶ 운동 중에 어깨가 욱신거릴 때 세트와 세트 사이에 몸 옆으로 팔을 쭉 펴고 있으면 오히려 통증이 지속되고 회복 속도가 더디다. 어깨에 축적된 젖산을 빨리 없애려면 풀업 바에 매달리거나 풀업을 몇 회 수행하는 것이 좋다. 중력으로 인해 삼각근에 있던 노폐물이 곧바로 씻겨 나가 신진대사가 활발해질 것이다.

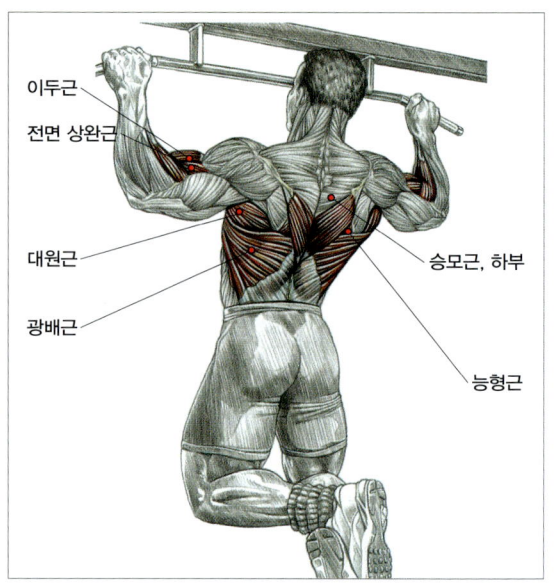

EX 01 어깨 앞부분을 단련하는 동작

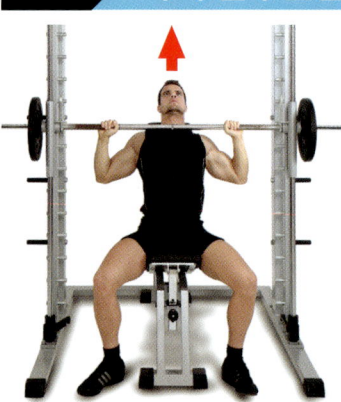

숄더 프레스 Shoulder Press

특징 이 복합운동의 목표는 특히 삼각근 앞부분, 삼두근, 가슴 상부를 단련하는 것이다. 덤벨이나 머신을 이용해서 유니래터럴 방식으로 운동할 수 있다.

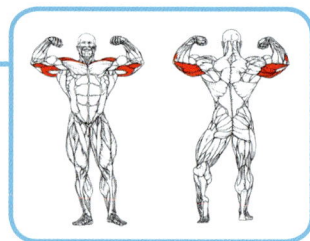

바, 덤벨, 머신 또는 스미스 머신

숄더 프레스는 바, 덤벨, 머신 또는 스미스 머신을 이용해서 수행할 수 있다 1. 각각의 장단점을 분석한 후 장비를 선택하면 본인에게 가장 적합한 응용 동작을 정할 수 있다. 물론 여러 장비를 동시에 사용할 수도 있다. 하지만 동일한 세션을 수행하는 도중에 응용 동작을 바꾸면 신경 신호에 방해되어 좋지 않다. 따라서 운동별로 단 한 가지 유형의 프레스만 전문적으로 수행하는 것이 좋다.

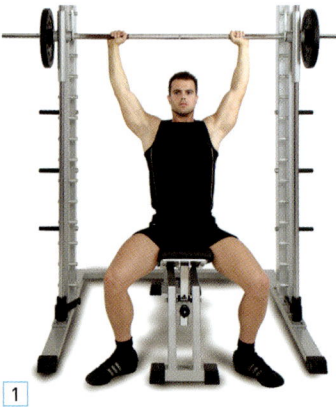

바를 이용한 프레스

바를 이용한 프레스는 헬스장이나 집에서 쉽게 수행할 수 있다. 이와 같이 바의 장점은 어디서든 사용할 수 있다는 것이다. 그 이외에는 단점이 더 많다.

프레스는 크게 두 가지 형태로 나뉘는데, 어떤 프레스를 수행하든지 바를 이용하는 것은 적합하지 않다.

▶ 밀리터리 프레스: 바가 머리 앞을 지나가기 때문에 얼굴, 특히 턱과 코가 동작을 방해한다. 이를 피하려고 하면 등이 과도하게 휘게 된다 2.

▶ 비하인드 넥 프레스: 바가 머리 뒤쪽을 지나가기 때문에 삼각근 관절이 지나치게 신장된다.

게다가 손이 바 위에 고정되기 때문에 수축하는 순간에 덤벨처럼 양손을 모을 수 없다. 따라서 동작 가동 범위는 제한된다 3.

바를 잡거나 도로 내려놓는 자세는 위험하다. 그러므로 무거운 중량을 들 때는 파트너의 도움을 받아야 한다.

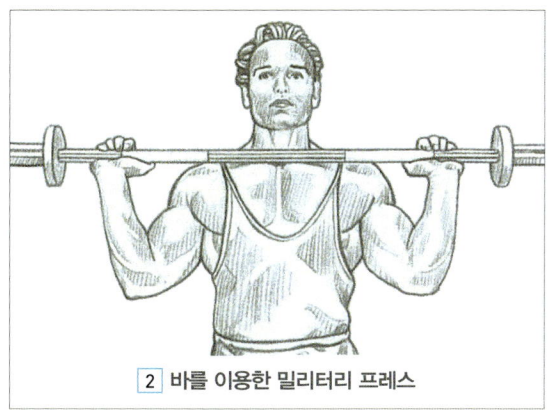

2 바를 이용한 밀리터리 프레스

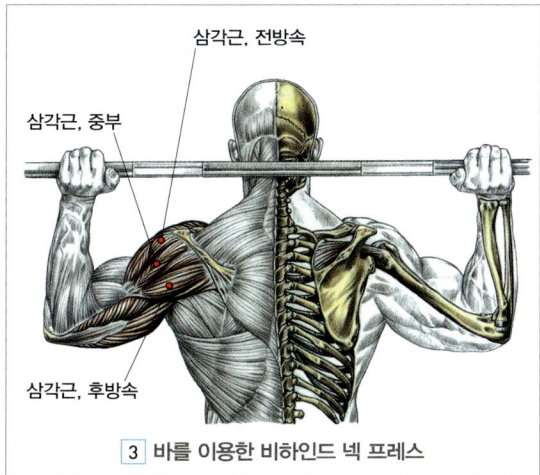

3 바를 이용한 비하인드 넥 프레스

덤벨을 이용한 프레스

바와 비교했을 때 덤벨 4 은

▶ 어깨 관절에 무리가 가지 않고,

▶ 동작을 수행할 때 얼굴이 방해되지 않으며,

▶ 가장 적절한 위치에서 전방속을 운동할 수 있다.

동작 가동 범위가 훨씬 넓고, 팔을 앞으로 쭉 뻗으면서 양손을 근접시킬 수 있기 때문에 동작이 정점에 이르렀을 때 수축이 잘 이루어진다.

또한 손의 방향을 완전히 자유롭게 정할 수 있어서 동작을 가장 자연스럽게 수행할 수가 있다. 일반적으로 엄지손가락을 머리 방향으로 약간 돌려놓지만, 뒤쪽이나 바깥쪽을 향하게 할 수도 있다. 이렇게 다양한 그립을 취할 수 있는 것은 덤벨을 이용할 때에만 가능하다.

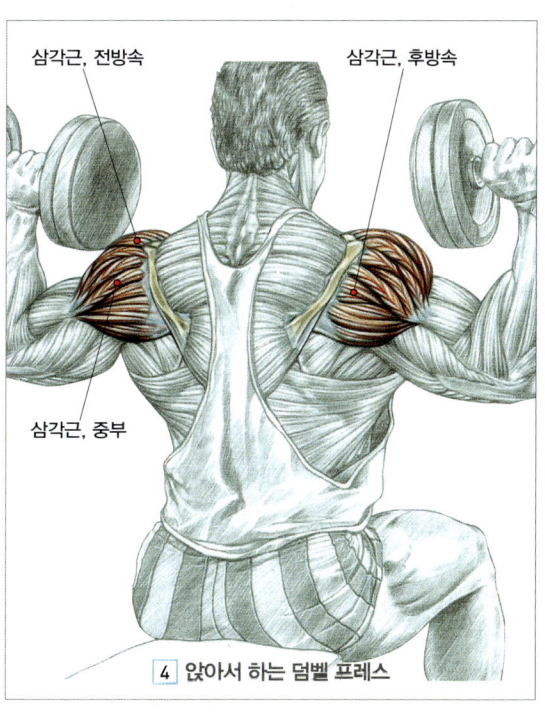

4 앉아서 하는 덤벨 프레스

85

덤벨의 문제점은 다음과 같다:

▶ 충분히 무거운 모델을 사용해야 한다.
▶ 중량이 무거우면 바닥에서 덤벨을 들어 올려 운동 위치에 둘 때와 다시 내려놓는 자세를 취할 때 위험하다.
▶ 팔이 흔들리지 않도록 각별히 주의해야 한다. 무거운 중량을 두 개나 들고 팔을 머리 위로 뻗는 자세는 위험하기 때문이다. 피로감 때문에 마지막 리피티션에서 균형감을 잃는 경우가 간혹 발생한다.

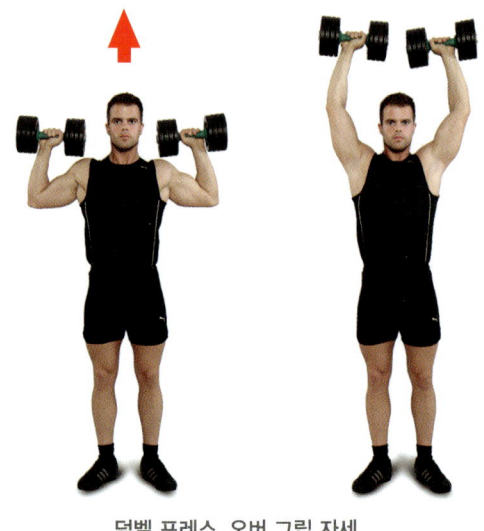

덤벨 프레스, 오버 그립 자세

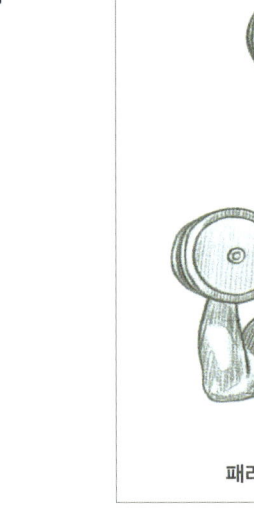

패러럴 그립으로 하는 응용 동작

기구를 이용한 프레스

컨버전트 프레스 머신을 사용하는 것이 가장 좋은데, 그 이유는 다음과 같다:

▶ 머신의 손잡이가 바로 어깨 높이에 놓이므로, 손잡이를 운동 위치에 두거나 다시 내려놓기 위해 조작할 필요가 거의 없다.
▶ 덤벨의 가동 범위를 그대로 재현한다.
▶ 동작의 궤적은 일반적으로 (좋은 머신의 경우) 어깨의 축을 따라 나타난다.
▶ 균형감을 항상 유지할 수 있다.
▶ 덤벨을 사용할 때는 중량이 제한되지만, 기구를 사용할 때는 중량을 아주 무겁게 올릴 수도 있다.

한 가지 아쉬운 점은 컨버전트 머신을 항상 이용할 수는 없다는 것이다. 더구나 잘못 고안된 어깨 운동 머신들이 시중에 너무나 많다!

궤적이 완전히 유도되기 때문에 머신을 선호하지 않는 사람들도 있지만, 오히려 이러한 기구의 특징은, 바나 덤벨을 이용할 때 생길 수 있는 부상과 외상을 예방해주는 역할을 한다.

스미스 머신을 이용한 프레스

좋은 머신을 이용할 수 없다면 바와 컨버전트 머신 사이의 타협점으로 스미스 머신을 사용할 수 있다. 스미스 머신을 이용하면 바를 머리 앞이나 뒤로 움직일 수 있지만, 일반적인 바를 사용할 때와 같은 단점이 나타난다. 스미스 머신을 이용하는 한 가지 전략은 바를 머리 중앙에 내려놓는 것이다 [1]. 이때는 동작 가동 범위를 작게 하고 바에 머리가 심하게 눌리지 않도록 해야 하지만, 이 방법을 이용하면 다음과 같은

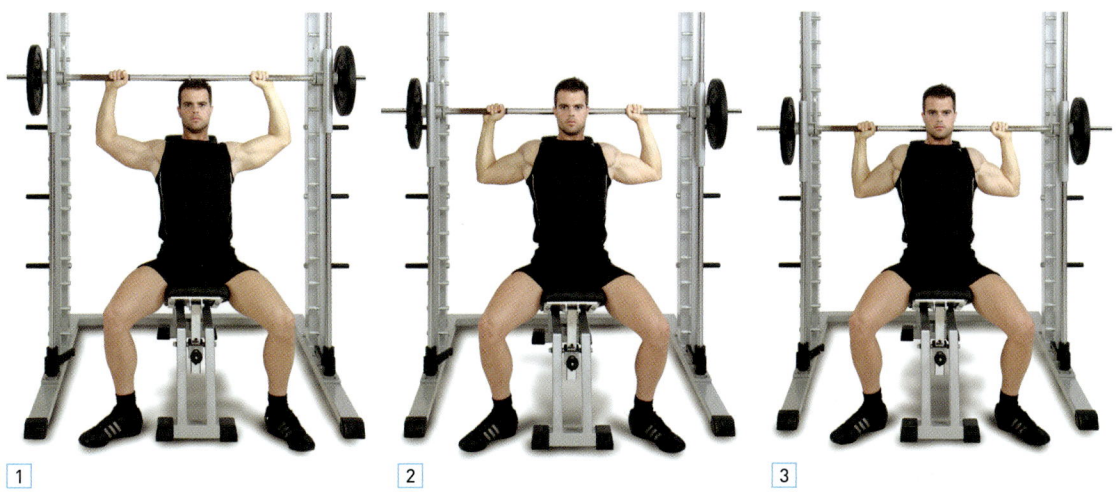

이점이 있다:

▶ 어깨의 운동 축을 따라 동작의 궤적이 나타난다.

▶ 중량을 아주 무겁게 할 수 있다.

▶ 어깨 관절이 짓눌리지 않는다.

이 동작을 잘 숙달한다면 삼각근을 빠르게 발달시킬 수 있다.

> **NOTE**
> 동작의 가동 범위를 조절하고 프레스를 안정적으로 수행할 수 있도록 해주는 안전장치가 장착된 스미스 머신도 있다.

관찰 포인트 바나 덤벨을 최대한 밑으로 내릴 필요는 없다. 많은 사람이 귀 높이에서 동작을 멈추는 것을 선호한다 2 . 이 지점을 넘어가면 관절에 경련이 일어날 수도 있다 3 . 다음의 변수에 따라 하강 높이를 조절해보자:

▶ 유연성: 유연성이 좋지 않다면 많이 내려서는 안 된다.

▶ 쇄골 너비: 쇄골 너비가 좁다면 많이 내려서는 안 된다.

▶ 견갑골의 이동성: 견갑골이 잘 움직이지 않는다면 많이 내려서는 안 된다 4 .

▶ 팔뚝의 길이: 팔뚝이 길수록 하강 동작은 더욱 위험해진다 5 .

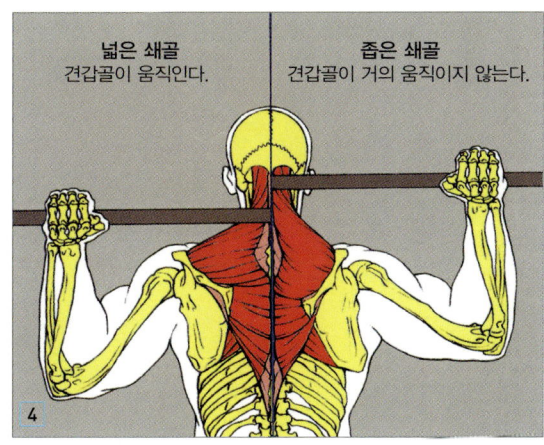
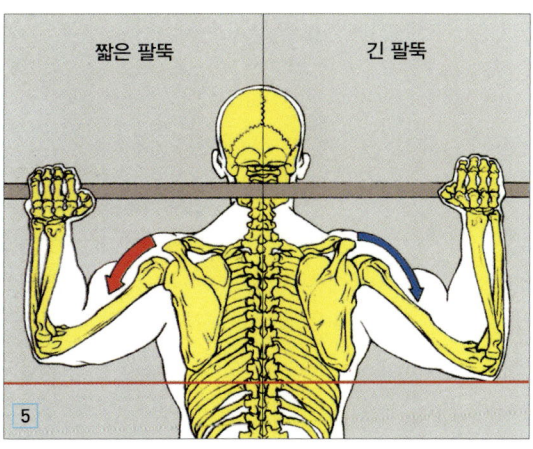

⚠ 넓은 견봉의 문제점

모든 보디빌더가 팔을 머리 위로 아주 높이 올릴 수 있는 것은 아니다. 보디빌더 중 40%는 팔을 높이 올리지 못한다고 한다. 그 이유는:

▶ 견봉이 어깨를 아주 많이 덮고 있고 ,
▶ 견봉과 상완골두 사이의 간격이 제한되어 있기 때문이다 2.

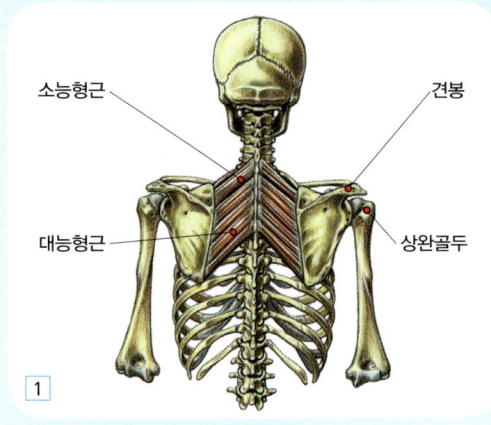

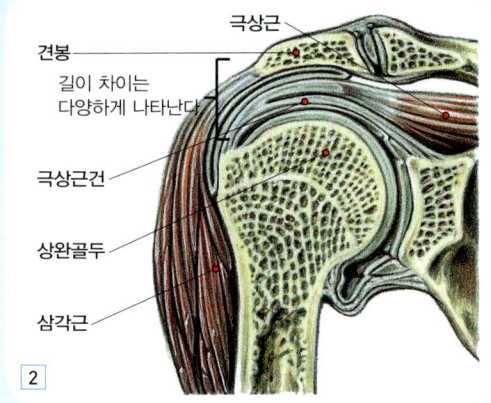

그래서 팔꿈치를 측면으로 놓고 숄더 프레스를 수행할 때 동작이 빨리 끝나는 것처럼 보인다. 그렇다고 무리해서 팔을 완전히 펴려고 해서는 안 된다. 상완골과 견봉 사이에서 극상근이 조여지면 결국에 문제가 발생할 수도 있다. 이 경우에는 다음과 같은 방법으로 숄더 프레스를 수행해보자:

▶ 덤벨을 한 개만 사용한다. 그 대신 운동하는 쪽과 반대쪽으로 몸을 약간 기울인다 3.
▶ 계속해서 장력을 유지한다 4.
▶ 팔꿈치를 측면보다는 몸 앞으로 놓고 덤벨 프레스를 수행한다 5.

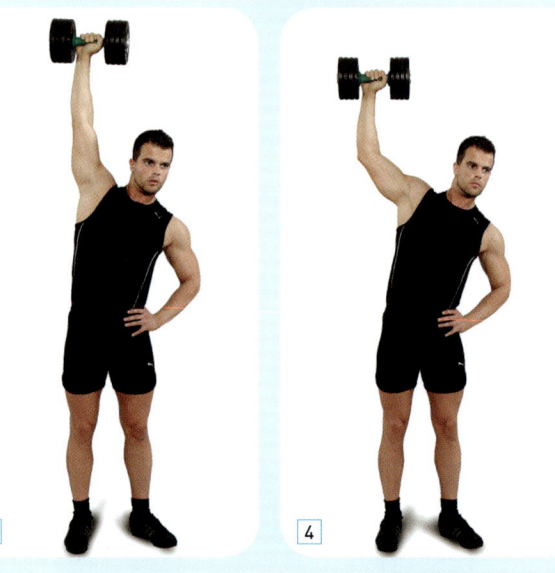

응용 동작

1 프레스는 앉거나 서서 수행할 수 있다. 보디빌더는 다른 운동선수들과는 달리, 앉아서 안정적인 자세로 동작을 수행하는 것이 좋다.

2 동작이 정점에 있을 때 팔을 완전히 펴지 말고 계속해서 장력을 유지할 수도 있다. 피로해지면 팔을 펴고 몇 초간 근육을 쉬게 한 다음, 연속으로 리피티션을 몇 번 더 해보자.

3 팔꿈치 방향을 밀리터리 프레스 방식으로 바꿀 수도 있다. 팔꿈치가 앞을 향하면 삼두근이 더 많이 동

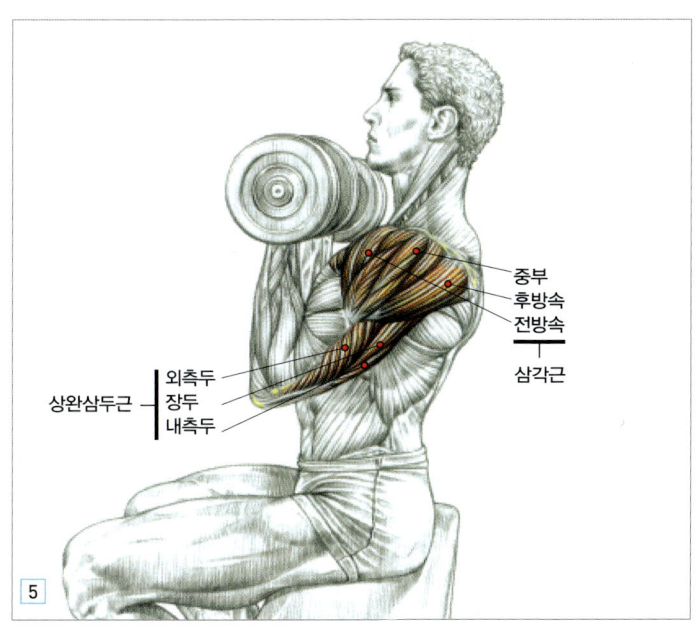

원돼 극상근에 통증이 생길 위험이 줄어든다.

장점 이 한 가지 동작만으로도 수많은 근육이 동원된다. 프레스는 측면 삼각근의 앞부분(앞에서 보이는 부분)도 단련시킨다.

단점 어깨 앞부분이 발달되지 않은 경우 외에는 이 부분을 반드시 운동할 필요는 없다. 특히 가슴을 많이 운동한다면, 이 동작은 불필요하다. 이 경우 삼각근 전면보다는 측면과 후면 부위를 중점으로 운동하는 것이 좋다.

위험성 프리웨이트를 들고 머리 위쪽으로 팔을 쭉 뻗는 것은 부상을 당하기 쉬운 자세이다. 무게 때문에 팔이 뒤쪽으로 넘어가면 아주 심각한 부상을 입을 수도 있다. 안정적인 자세를 유지하고 항상 무게를 제어할 수 있도록 해야 한다.

프레스를 수행하는 동안, 등이 활(아치 형태)처럼 휘는 경향이 자연스럽게 나타난다. 상체가 뒤쪽으로 휘면 가슴 상부가 동작의 일부분을 수행하기 때문에 상대적으로 힘이 덜 든다. 그렇지만 어깨의 운동량은 줄어들고 허리에 부상을 당할 위험이 커진다.

프론트 레이즈 Front Raise

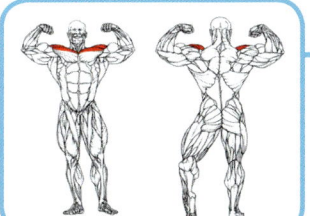

특징 이 고립운동의 목표는 삼각근 앞부분과 가슴 상부를 단련하는 것이다. 유니래터럴 방식으로 운동할 수 있다.

방법 서거나 앉아서 덤벨 두 개 또는 원판 한 개를 잡는다. 일반적인 오버 그립으로(엄지손가락이 서로 마주보도록) 잡거나, 뉴트럴 그립으로(엄지손가락이 위를 향하도록) 잡을 수 있다. 둘 중에 가장 편한 자세를 선택해보자. 그런 다음, 어깨의 힘을 이용해 팔을 들어 최소한 눈높이까지 올려보자 6.

동작이 편하게 느껴지면 팔을 좀 더 높이 7 (머리 높이보다 약간 위로, 아니면 머리 위로 완전히) 올려보자. 팔을 높이 올리고자 한다면 중량을 더 가볍게 조절해도 무방할 것이다.

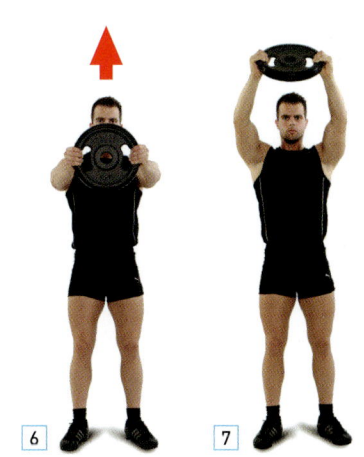

근육이 수축하는 느낌에 따라 본인에게 적당한 팔 높이를 정해보자. 개인에 따라 적합한 팔 높이가 다르다는 사실을 명심하자.

관찰 포인트 삼각근 전방속을 분리시키기 어려운 보디빌더(일반적으로 가슴이 아주 발달해 있지만, 어깨가 좁은 사람)는 해머 그립을 택하는 것이 좋다. 엄지손가락이 위를 향하게 하면 상완골이 외전하므로 가장 적절한 위치에서 전방속을 운동할 수 있다. 상체를 앞에서 뒤로 움직이면서 반동을 사용하기가 쉽다. 하지만 동작을 아주 엄격하게 수행하면서 어깨 앞부분만 분리해서 운동하는 것이 좋다. 치팅을 하지 않으려면 등을 벽에 대거나 90도로 조절된 인클라인 벤치에 앉아서 동작을 수행해 볼 수도 있다.

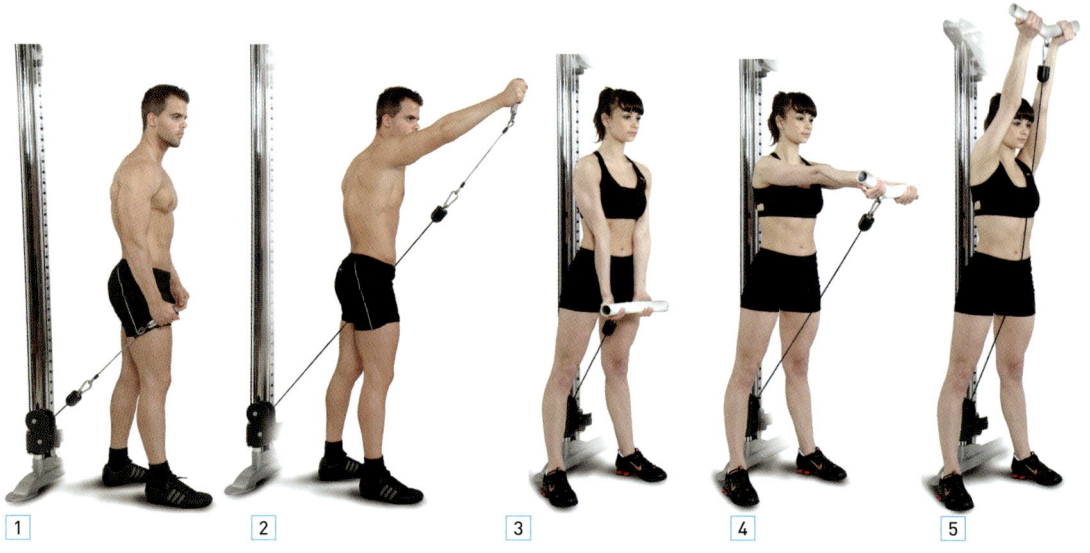

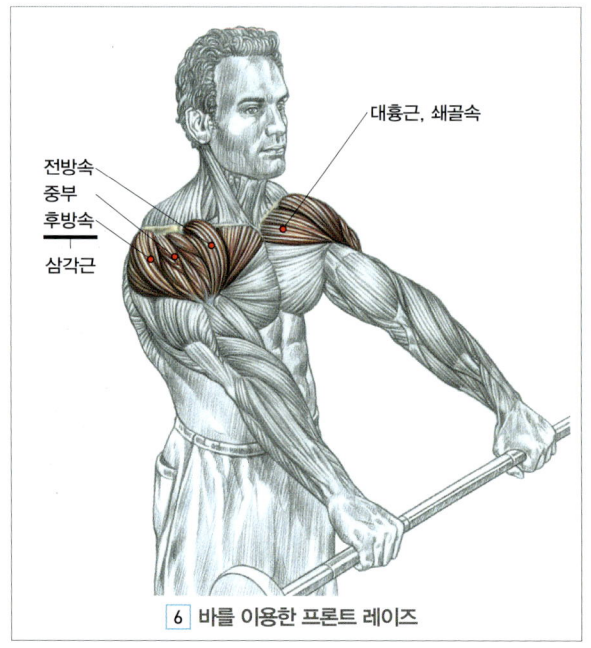

6 바를 이용한 프론트 레이즈

응용 동작

1 이 동작을 다음과 같은 방식으로 수행할 수도 있다.

▶ 로우 풀리를 가지고 유니래터럴 방식 1 2 이나 바이래터럴 3 4 5 방식으로 동작을 수행하면 더욱 유동적인 저항을 얻을 수 있고 관절에도 외상을 덜 입는다.

▶ 긴 바를 이용해서 바이래터럴 방식으로 동작을 수행하면 어깨를 평행하게 운동할 수 있다 6 . 이 방법은 장점보다는 단점이 더 많은데, 그 이유는 손을 자유롭게 움직일 수 없어서 어깨, 팔꿈치, 손목 관절에 불필요한 외상을 입을 수 있기 때문이다.

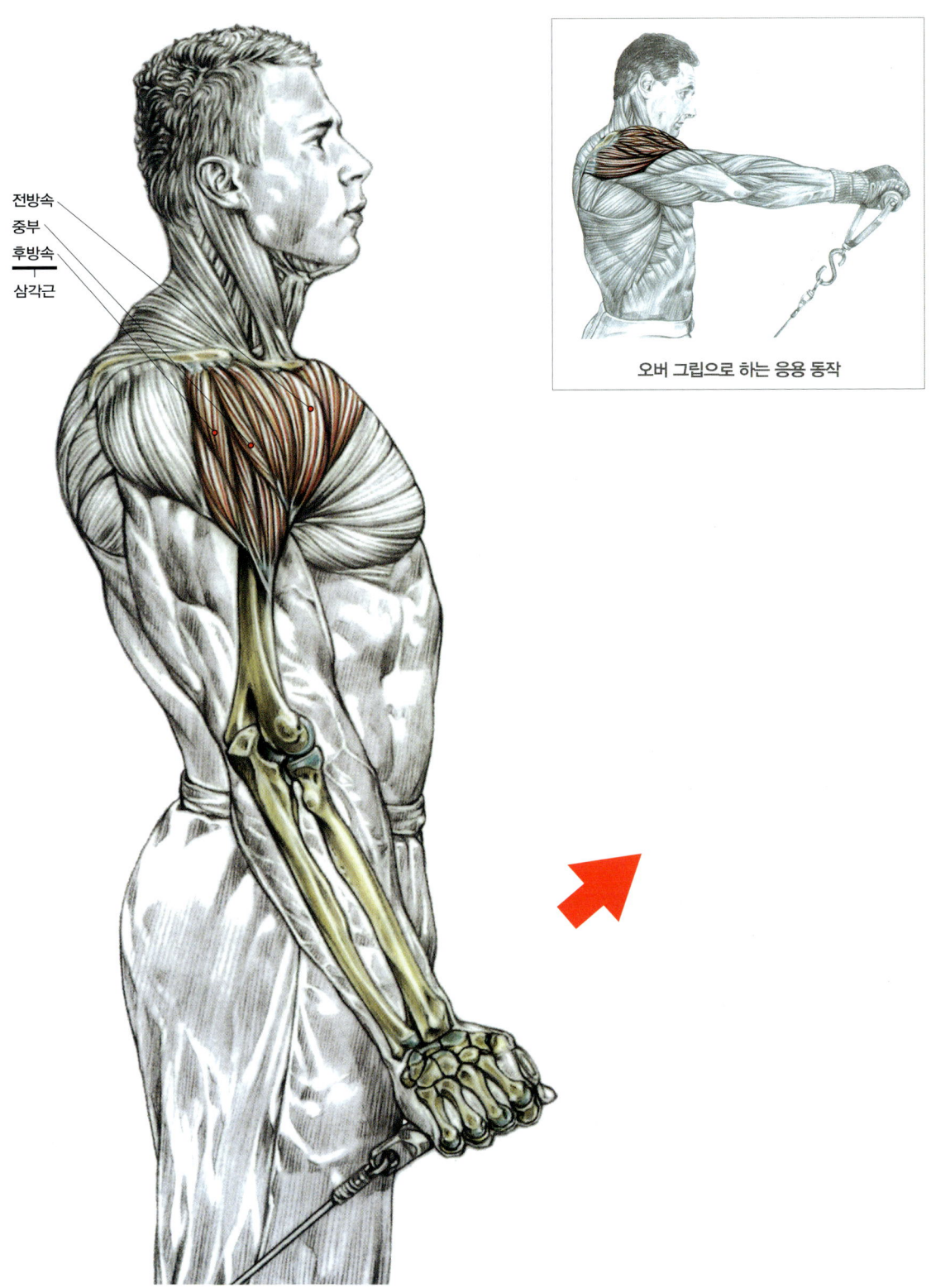

오버 그립으로 하는 응용 동작

전방속
중부
후방속
삼각근

로우 풀리를 이용한 프론트 레이즈

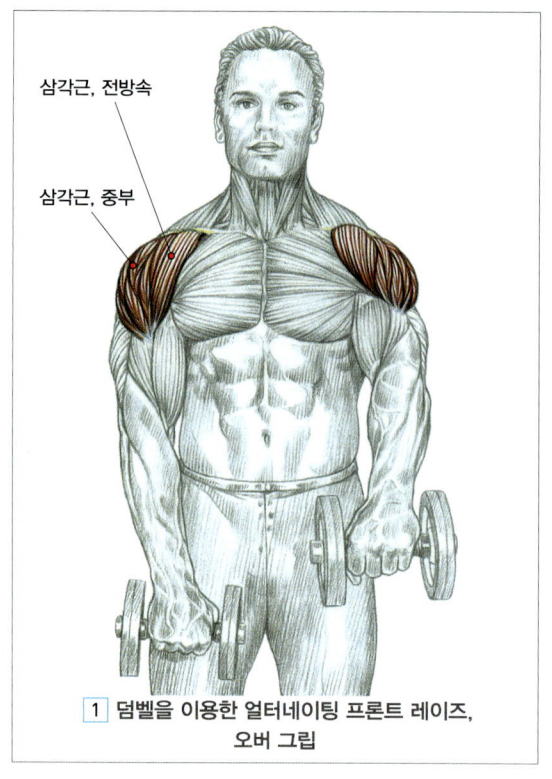

1 덤벨을 이용한 얼터네이팅 프론트 레이즈, 오버 그립

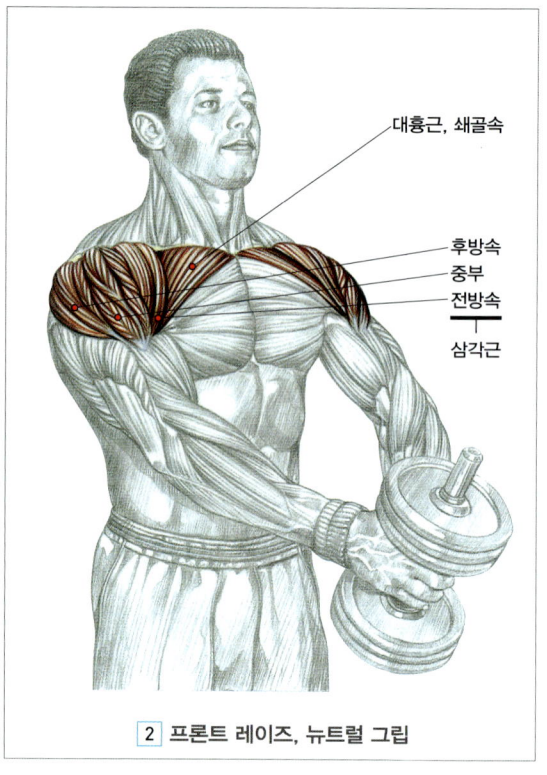

2 프론트 레이즈, 뉴트럴 그립

2 덤벨을 사용하는 경우, 두 팔을 동시에 드는 방법과 오른팔과 왼팔을 번갈아가며 각 리피티션을 수행하는 방법 중에 하나를 선택할 수 있다 **1**. 양팔을 교대로 드는 방식을 이용하면 좀 더 무거운 중량을 들 수 있다. 아니면 덤벨 한 개만 사용할 수도 있다. 두 손을 뉴트럴 그립으로(엄지손가락이 위를 향하도록) 놓고 덤벨을 잡는다 **2**. 이 자세는 제어하기가 쉽기 때문에 운동을 처음 시작하는 초보자에게 알맞다.

장점 프레스 동작을 할 때는 삼두근의 힘 때문에 삼각근 운동이 제한될 수도 있지만, 이 동작에서는 삼두근을 개입시키지 않고 어깨 앞부분을 제대로 분리해서 운동할 수가 있다.

단점 체스트 프레스와 숄더 프레스를 하고 있다면 운동 프로그램에 프론트 레이즈를 추가할 필요까지는 없다. 팔꿈치 통증 때문에 숄더 프레스를 수행하지 못하는 경우라면, 삼각근을 단련하는 복합운동 대신 프론트 레이즈 동작을 수행해 볼 수 있다.

위험성 중량을 더 올리려는 욕심으로 등을 휘게 하는 경우가 종종 있다. 이때는 상체를 앞으로 아주 약간 숙이고 등을 꼿꼿하게 펴는 것이 좋다. 그러면 무거운 중량을 들 수는 없겠지만, 근육을 분리해서 운동할 수 있고 부상의 위험도 줄어든다.

이두근은 팔을 들어 올리는 기능을 하기 때문에 프론트 레이즈 동작에도 개입을 한다. 따라서 이두근을 웜업하는 세트를 최소 1회 수행한 후 무거운 중량을 드는 것이 좋다.

> **NOTE**
> 어깨를 단련하는 고립운동은 모두 드롭 세트 방식으로 세트를 수행하는 것이 적합하다. 예를 들면 덤벨 두 개로 동작을 시작하다가 실패하면 한 개로 동작을 계속해보자.

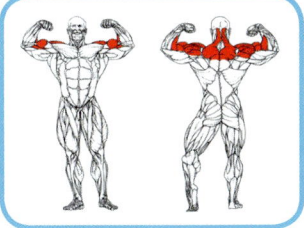

업라이트 로우 Upright Row

특징 이 복합운동은 삼각근의 앞부분과 바깥부분을 동원한다. 이두근과 승모근도 똑같이 자극된다. 유니래터럴 방식으로 운동할 수 있지만, 반드시 좋은 방법은 아니다.

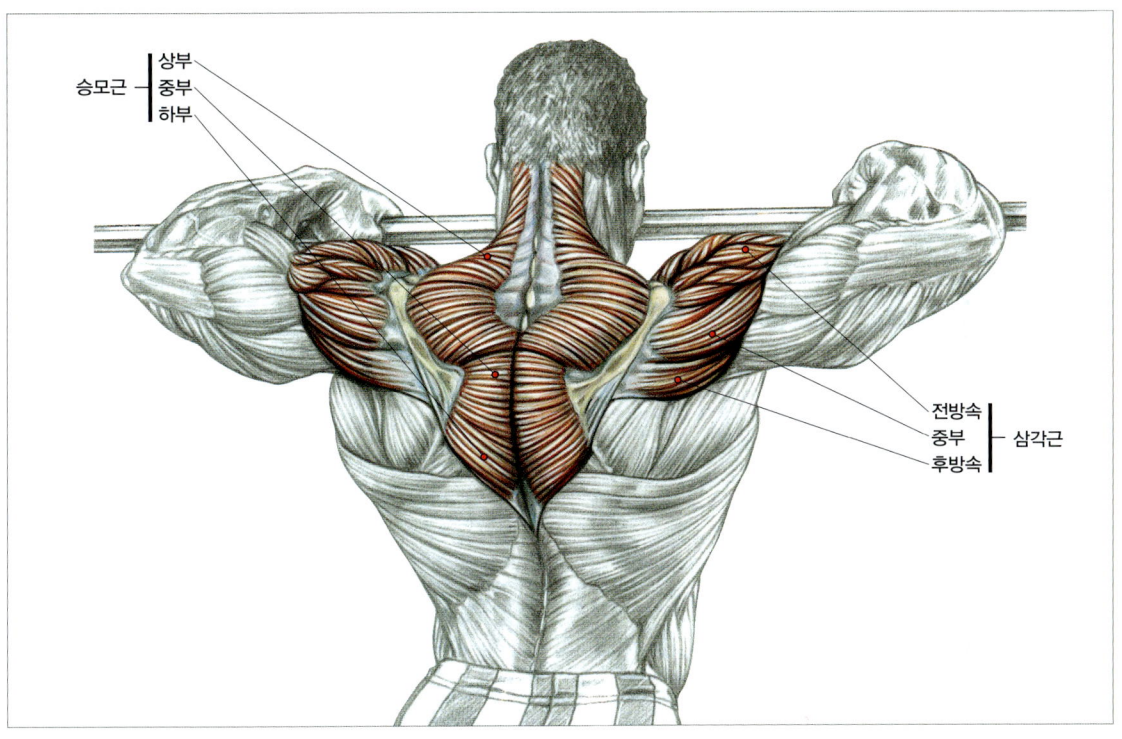

방법 선 채로 바 3 , 덤벨 4 , 풀리의 손잡이를 손에 쥔다. 이때 손은 오버 그립으로(엄지손가락이 서로 마주보도록 돌려서) 놓은 다음, 팔을 접으면서 들어 올린다. 중량은 항상 최대한 몸 가까이에 붙여야 한다는 사실을 명심하자.

NOTE
업라이트 로우는 바, 덤벨, 로우 풀리를 이용해 수행할 수 있다. 동작은 모두 동일하다. 다른 점이 있다면 어떤 관절에 어느 정도의 영향을 주느냐 하는 것이다. 양손을 벌리는 너비에 따라 승모근보다 삼각근을 목표로 운동할 수가 있다. 양손을 넓게 잡을수록 승모근이 많이 동원되지 못한다.

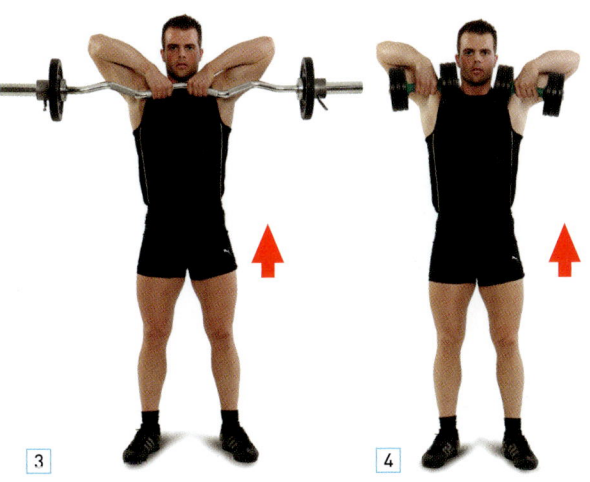

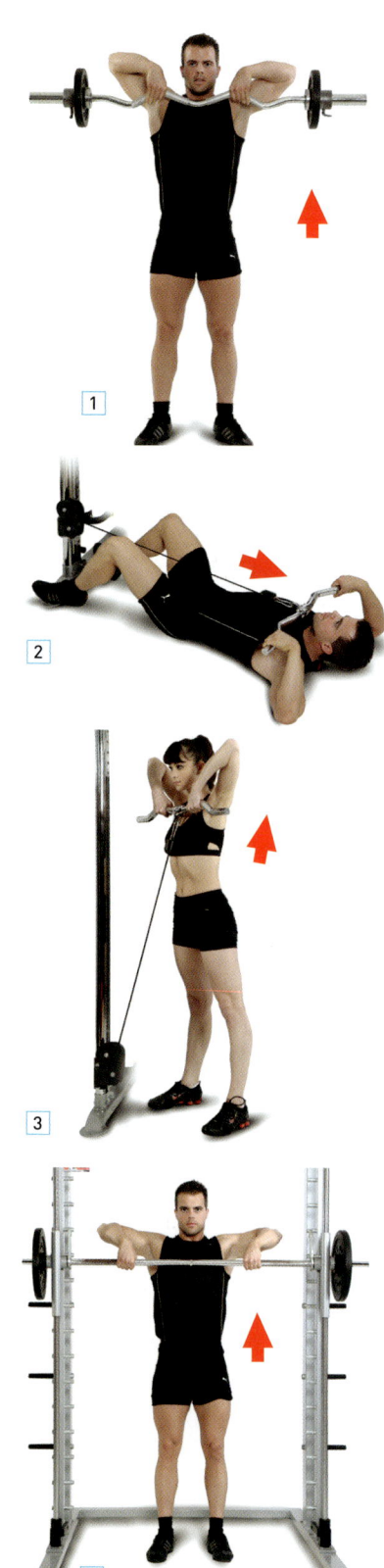

관찰 포인트 덤벨을 머리까지 들어 올릴 필요는 없다. 이 동작을 수행할 때 삼각근에서 일어나는 회전을 어깨가 감당하지 못하는 경우가 있다. 덤벨을 높이 올리지 않으면 회전도 크게 일어나지 않는다. 어떤 보디빌더는 가슴 아랫부분 정도의 높이에서 동작을 멈춰야 승모근에 통증이 생기지 않는 반면에 바를 머리 위까지 들어 올려도 문제가 없는 사람도 있다.

응용 동작

1 스트레이트 바를 이용하면 손목이 부자연스럽게 비틀려 무거운 중량을 들지 못할 수가 있다. 구부러진 바(이지EZ 바)를 이용하면 이런 문제를 줄일 수 있다 1.

2 가장 부드럽게 동작을 수행하는 방법은 이지 바를 가지고 바닥에 누워 로우 풀리를 이용해 로우를 실시하는 것이다 2. 이 동작의 이점은 팔꿈치가 자연스럽게 밑을 향하게 되어 측면 삼각근-후면 삼각근의 결합부를 목표로 운동할 수 있는 것이다. 또한 척추에 가해지는 압력을 줄여주는 장점도 있다.

3 팔꿈치의 위치를 조절하면 동원되는 부위를 바꿀 수 있다:
▶ 팔꿈치를 완전히 뒤쪽으로 당기면 후면부가 동원된다.
▶ 팔꿈치를 좀 더 앞쪽으로 당기면 전면부가 동원된다 3.

4 스미스 머신에서는 바나 덤벨이 흔들리지 않아 삼각근에 집중해서 운동할 수가 있다 4.

장점 삼두근에 의존하지 않고 어깨를 단련하는 유일한 복합운동이다. 삼두근 때문에 어깨 동작에 힘이 실리지 않는다면 업라이트 로우가 아주 유용하게 쓰일 수 있다. 프레스와 로우를 결합해서(이 순서대로 하거나, 취향에 따라 순서를 바꿀 수도 있다) 슈퍼세트로 동작을 수행해보는 것도 가능하다.

단점 모든 사람이 이 동작을 안전하게 수행하지는 못한다. 어깨와 손목 관절이 약해서 이 동작을 잘 수행하지 못하는 사람도 있다. 만약 본인이 그렇다면 무리해서 동작을 수행해서는 안 된다!

위험성 손목의 비틀림을 줄이려면 덤벨을 사용해보자. 덤벨은 손목이 움직이는 방향으로 자연스럽게 두어야 한다. 하지만 동작이 어색하거나 불편하게 느껴진다면 하지 않는 것이 좋다.

EX 02   넓은 어깨를 만드는 동작

래터럴 레이즈 Lateral Raise

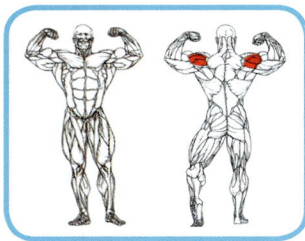

특징 이 동작의 목표는 어깨의 측면을 단련시키는 것이다. 떡 벌어진 어깨를 만들기에 가장 좋은 고립운동으로, 유니래터럴 방식으로 운동할 수 있다.

덤벨, 풀리 또는 머신?

래터럴 레이즈는 덤벨, 풀리 또는 머신을 이용해 수행할 수 있다. 각 장비의 장단점을 분석해야 본인에게 필요한 가장 적합한 장비를 선택할 수 있을 것이다.

래터럴 레이즈 수행 시 덤벨의 단점

덤벨을 일반적으로 사용하기는 하지만, 래터럴 레이즈를 수행하는 데 덤벨이 가장 좋은 장비라고 할 수는 없다. 그 이유는 다음과 같다:

1 가동 범위가 작다: 덤벨을 저항으로 사용하는 경우, 처음 15센티미터를 움직이는 동작을 수행할 때 삼각근보다는 극상근이 개입한다. 처음의 몇 센티미터 이후 팔이 수평이 될 때까지 어깨는 약간 급작스럽게 운동하기 시작한다. 수평을 넘어서는 순간부터 어깨의 측면부는 등척성 수축 상태를 유지하고, 이어서 승모근이 동작을 수행한다.

2 극상근을 과도하게 사용한다: 저항

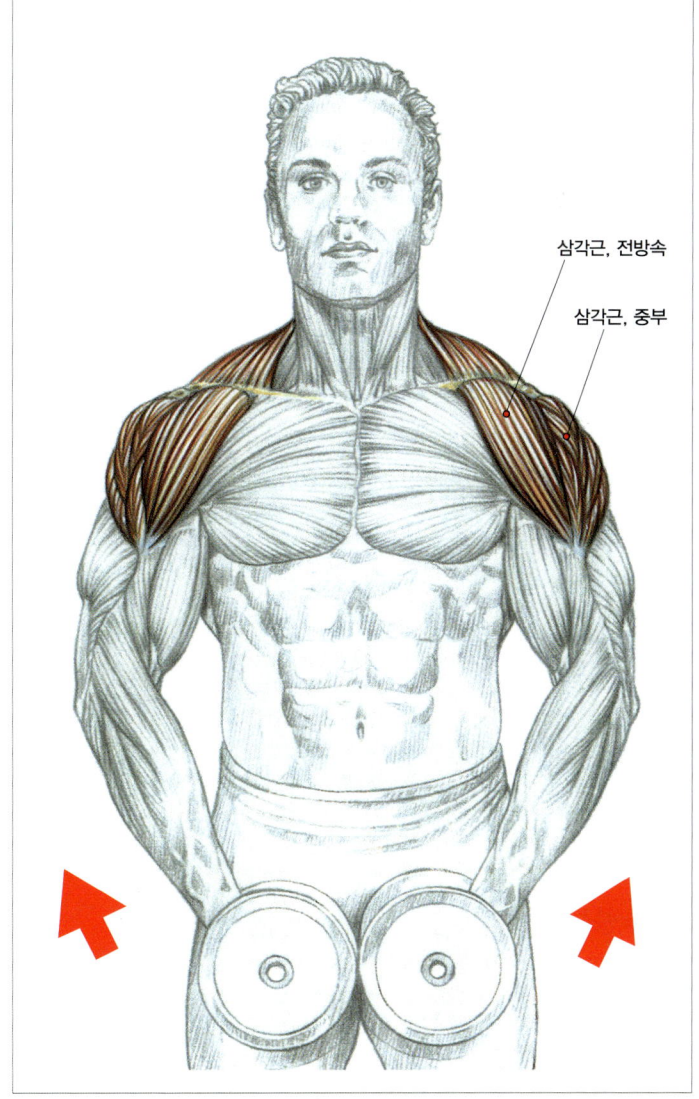

삼각근, 전방속
삼각근, 중부

이 가해지는 방향이 적합하지 않으므로 삼각근을 대신해서 극상근이 작용한다. 따라서 극상근은 비대해지지만, 반드시 좋은 현상이라고 할 수는 없다. 왜냐하면 극상근이 커지면 선봉과 마찰하게 되면서(76쪽 참조) 염증이 생기고 열상을 입을 확률이 커지기 때문이다.

3 **저항의 구조가 적합하지 않다**: 팔을 높이 들어 올릴수록 어깨의 힘은 줄어든다. 반면 상체에서 덤벨을 많이 벌릴수록 중력으로 인해 저항은 증가한다. 즉 덤벨을 들어 올리는 경우, 근력은 점차 손실되는데 반해, 저항은 커지는 구조를 띠게 된다. 이것은 근육을 단련하는 데 이상적인 저항 구조라고 할 수 없다.

4 **삼각근의 사전 신장 상태가 약하다**: 팔을 다시 몸에 붙이면 덤벨의 저항은 빠르게 사라지므로 삼각근은 거의 신장되지 않는다. 삼각근 측면부는 신장하기 극히 어려운 부위이기 때문에 더욱 그렇다고 할 수 있다. 레이즈를 수행하는 데 이용할 수 있는 세 가지 장비 중에서 덤벨은 신장의 폭이 가장 좁기 때문에 중량을 들어 올리는 데 비의도적인 힘을 많이 동원할 수 없다.

5 **동작이 모든 사람에게 다 적합한 것은 아니다**: 사람마다 체형의 차이(쇄골의 길이, 견갑골의 이동성, 견봉이 덮고 있는 정도)에 따라 운동을 느끼는 정도가 다를 것이다. 동작이 어색하게 느껴지거나 삼각근을 목표로 운동하기가 어렵다면 풀리를 이용해서 레이즈를 시도해보자.

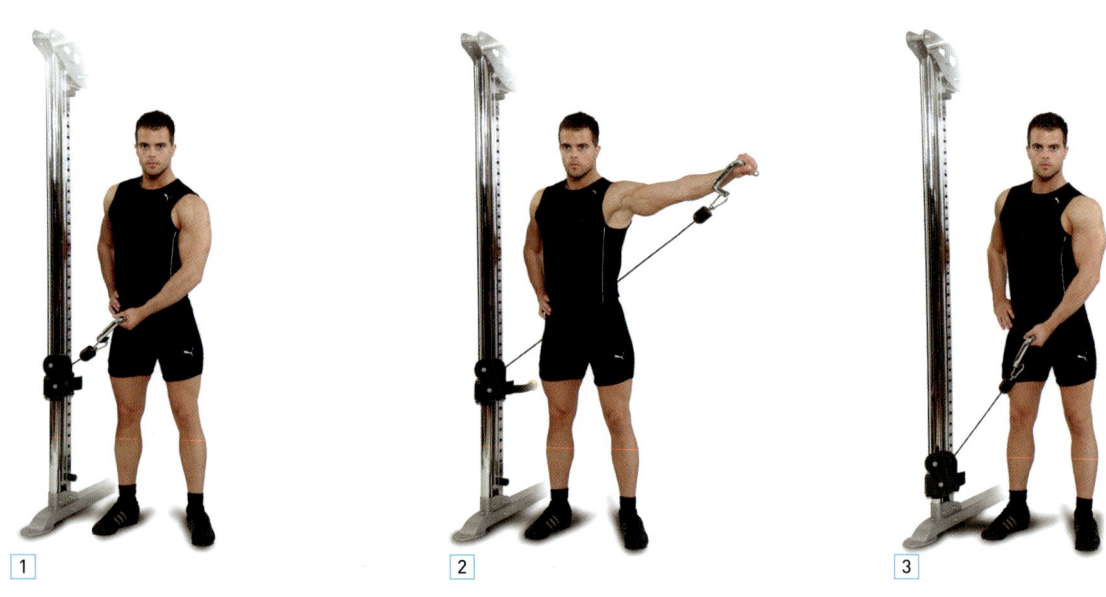

래터럴 레이즈 수행 시 풀리의 장점과 단점

덤벨과 비교했을 때 풀리는 네 가지 장점이 있다:

1 **저항의 방향이 삼각근의 운동과 일치한다**: 풀리는 삼각근과 같은 특정 근육에 적합한 저항을 주도록 고안되었다. 덤벨은 아래를 향해 저항이 가해지지만, 어깨의 측면부를 운동하기 위해서는 밑이 아니라 옆으로 저항이 가해져야 한다고 생각하는 것이 합리적일 것이다.

풀리를 사용할 때에는 높이 조절이 가능한 것이 가장 좋다. 이 경우에는 풀리를 무릎 약간 위쪽에 설치해야 어깨를 당기는 축에 케이블에서 받는 저항을 제대로 전달할 수 있다 1 2 .

풀리가 바닥과 가까이 있으면 저항이 측면에서 가해지지 않으므로 삼각근의 운동은 감소하고, 덤벨에 비해 큰 효과를 볼 수 없다 3 .

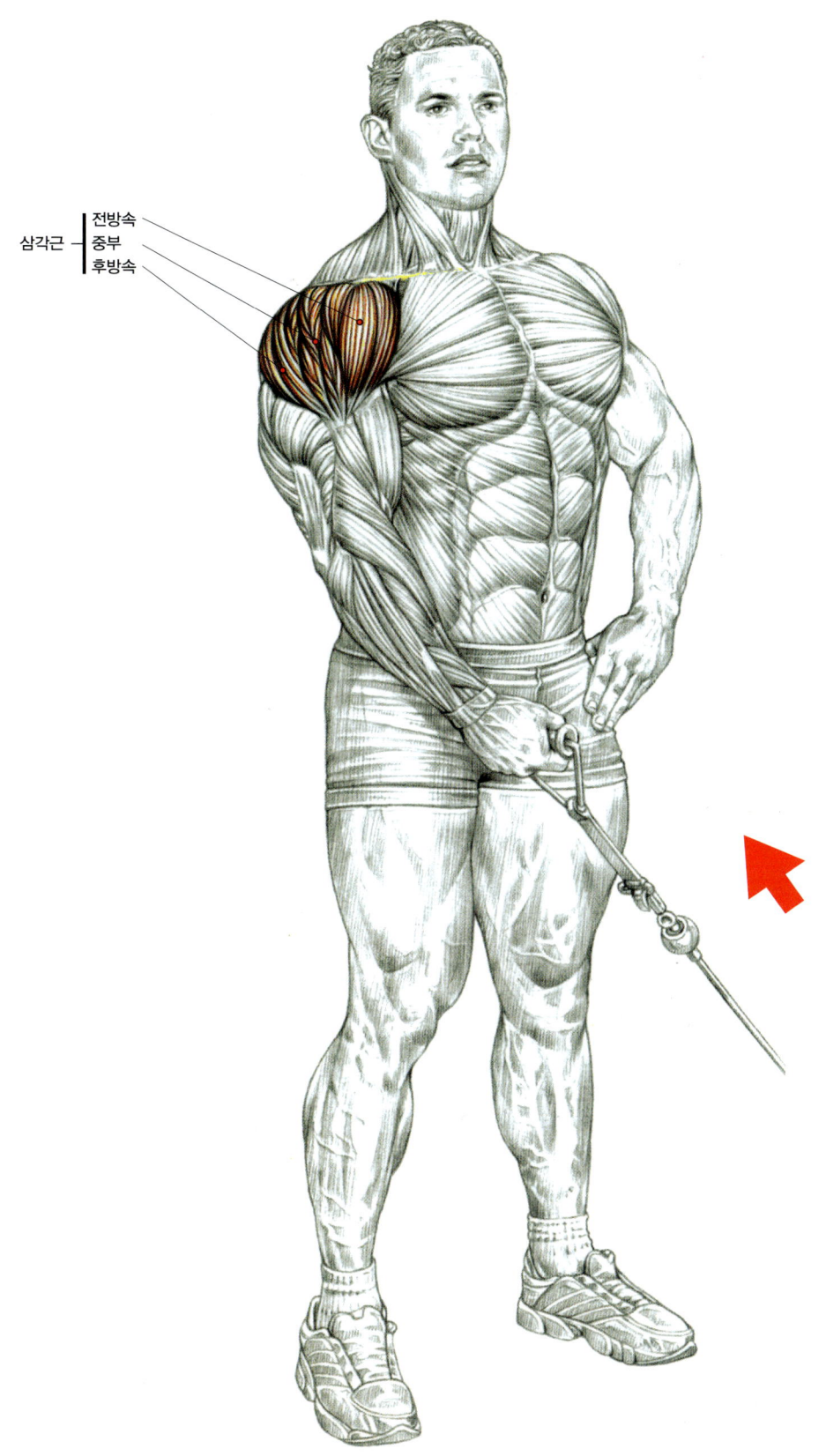

❷ **극상근의 동원이 줄어든다**: 측면에서 저항을 받기 때문에 덤벨을 이용할 때보다 극상근의 운동이 줄어든다. 따라서 극상근은 많이 비대해지지 않고 마찰과 열상의 위험도 감소한다.

❸ **동작 가동 범위가 증가한다**: 풀리를 중간 높이로 설치하면 저항을 받는 방향이 적합하기 때문에 오른팔을 아주 왼쪽으로, 왼팔을 아주 오른쪽으로 움직일 수 있다. 덤벨에 비해 동작 가동 범위가 약 45도나 더 증가한다. 이러한 사전 신장 상태는 측면 삼각근의 가장 후면부의 동원을 강조한다.

❹ **저항이 가장 알맞게 변한다**: 케이블이 움직이기 때문에 동작의 마지막이 훨씬 쉬워지지만, 중량에는 거의 변화가 없다. 덤벨처럼 근육이 수축함에 따라 점차 증가하는 저항보다는 이러한 저항 구조가 더 알맞다고 할 수 있다.

단점 케이블을 이용해 두 팔을 동시에 운동하는 것이 가능하지만, 아주 실용적인 방법은 아니다. 유니래터럴의 장점(힘이 증가하고 가동 범위가 더욱 넓어지며 분리시켜 집중적으로 운동할 수 있다)을 활용하려면 한 팔로만 운동을 수행해보자.

래터럴 레이즈 머신의 장점과 단점

래터럴 레이즈를 수행할 때 머신의 효과를 다음 세 가지 특징으로 설명할 수 있다:

❶ **측면에서 저항이 가해진다**: 머신에서는 측면에서 가해지는 저항을 측면으로 밀어내야 한다. 이는 삼각근 중부를 최적으로 동원하기 위해 필요한 방향과 정확히 일치하는 것이다. 덤벨이나 높이를 조절할 수 없는 로우 풀리를 이용할 때는 바닥에서 저항이 가해진다.

❷ **캠에 의해 저항이 조절된다**: 머신에서는 삼각근이 힘을 발휘하는 데 적합한 위치에 놓이기 때문에 무거운 저항이 삼각근에 바로 가해질 수 있다. 팔을 점차 들어 올리면 이 중량은 점차 줄어들어, 아주 가벼워지기 때문에 수축을 잘할 수 있다.

❸ **동작이 유도된다**: 이 때문에 덤벨이나 풀리를 이용할 때처럼 팔이 앞뒤로 흔들릴 염려가 거의 없다. 어깨가 건강할 때는 이렇게 팔이 조금 왔다 갔다 하더라도 별 문제가 되지 않지만, 그렇지 않다면 통증이 악화될 수가 있다. 이 경우에는 머신에 의해 동작이 완전히 유도되는 것이 좋다. 좋은 머신을 이용하면 관절이 안 좋은 상태에 있더라도 운동을 계속할 수 있다.

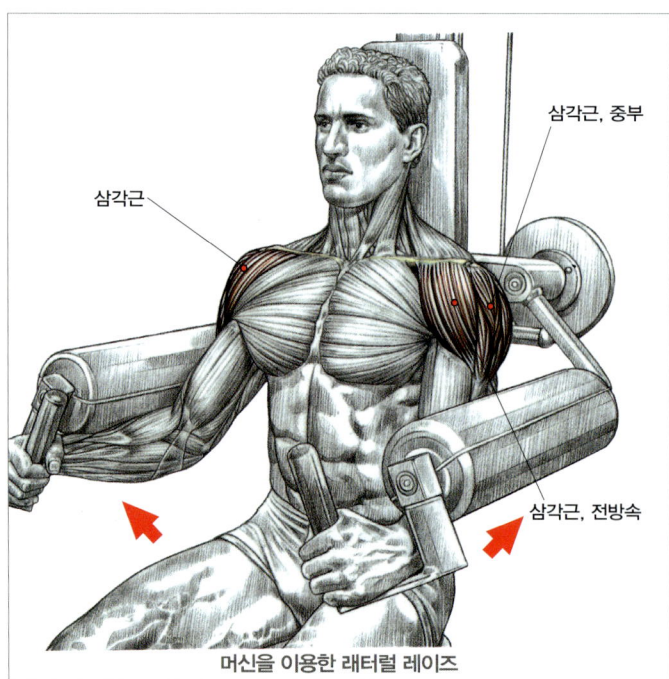

머신을 이용한 래터럴 레이즈

그렇다고 해서 모든 머신이 완벽한 것은 아니다:

▶ 좋은 레이즈 머신은 많지 않다.
▶ 풀리에 비해 머신은 삼각근을 거의 신장시키지 못한다. 따라서 가동 범위가 크지 않다.
▶ 측면 삼각근 – 후면 삼각근의 접합부를 목표로 운동하기 위해 상체를 앞으로 숙이는 것이 일반적으로 불가능하다.
▶ 캠이 근육의 운동과 전혀 일치하지 않는 경우가 종종 있다.
▶ 팔을 회전시키는 두 축 사이의 간격이 고정되어 있다. 그 간격이 사용자의 쇄골 너비보다 더 길 때도 있고 짧을 때도 있기 때문에 모든 사람에게 적합할 수는 없다:
  > 키가 큰 사람의 경우 이 간격이 너무 좁기 때문에 머신에서의 동작이 어색하게 느껴진다. 그래서 동작을 수행할 때 승모근을 과도하게 사용한다.
  > 키가 작아서 몸에 비해 머신이 너무 큰 경우, 머신 안에서 몸이 뜬다. 팔을 점차 들어 올릴수록 팔을 길게 늘여야 한다는 느낌이 든다.

해결책 머신의 단점을 최소화하려면 유니래터럴 방식으로 운동해보자. 이 방식을 이용하면 어깨를 머신의 팔 회전축에 정확히 놓을 수 있다. 그러면 간격 때문에 생기는 문제를 해결할 수 있다.

외상의 차이점을 이용하라

덤벨을 통해 얻는 저항과 풀리나 머신을 통해 얻는 저항 사이에는 근본적인 차이가 존재한다.

▶ 풀리나 머신을 통해 얻는 저항은 아주 단계적으로, 일직선상에서 상승하고 하강한다. 이러한 형태의 저항은 관절과 근육에 거의 외상을 입히지 않는다. 이것을 '유연한 저항'이라고 부른다.
▶ 덤벨은 아주 갑작스럽게 변하는, 예측 불가능한 저항을 제공한다. 이렇게 변하는 저항은 관절뿐 아니라 근육과 힘줄에도 외상을 입힌다. 이것을 '단단한 저항'이라고 부른다.

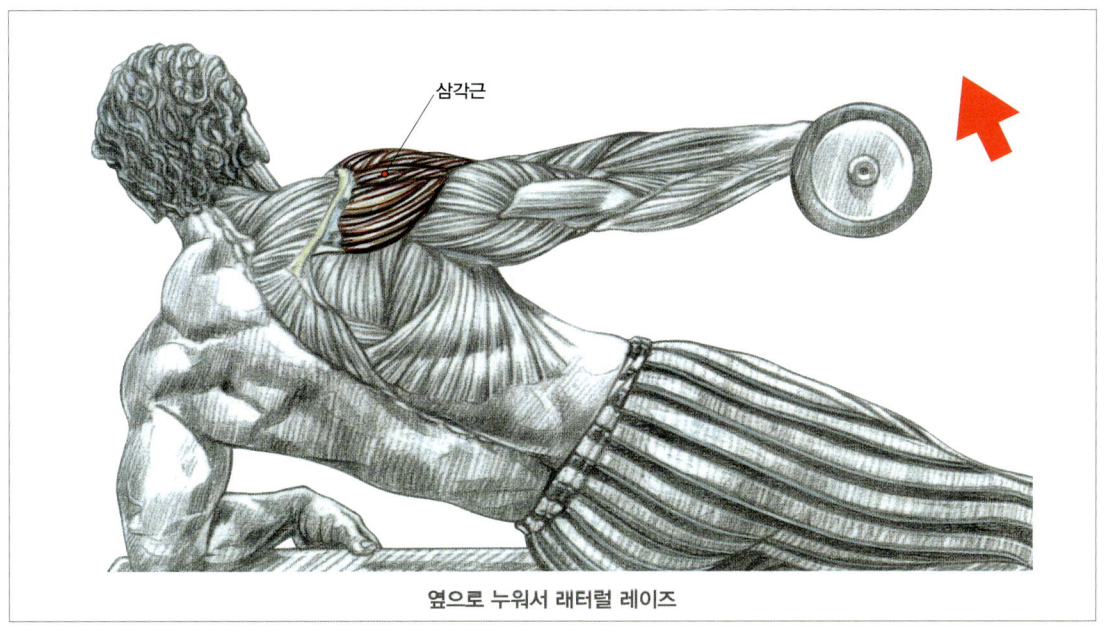

옆으로 누워서 래터럴 레이즈

단단한 저항은 근육을 비대하게 해주지만, 힘줄, 인대, 관절에는 많은 외상을 입히고 부상을 유발할 수도 있다. 이미 부상을 입었다면, 유연한 저항으로 부상을 악화시키지 않는 게 좋다. 같은 근육을 규칙적으로 두 번 운동하는 사이에 환기 세션을 실시할 때에는 외상을 덜 유발하는 유연한 저항을 선택해보자.

결론 이상 세 가지 형태의 장비 중 어떤 것으로도 동작을 완벽하게 수행하지는 못한다. 향상을 극대화하려면 이 세 가지를 교대로 사용하는 것이 좋다.

관찰 포인트 레이즈는 앉아서, 누워서 또는 서서 수행할 수 있다. 일반적으로 앉거나 누워서 동작을 수행하면 서서 할 때보다 동작이 더욱 엄격해진다. 앉아서 동작을 시행하다가 실패하는 경우, 일어서서 가볍게 도약을 가하면서 추가로 리피티션을 몇 회 더 하는 방법도 가능하다.

응용 동작

1 유니래터럴 방식을 사용하면 다음과 같은 장점이 있다:
▶ 골격 구조의 문제를 극복할 수 있다.
▶ 해당 근육을 목표로 운동할 수 있어 근육을 더 잘 느낄 수 있다.
▶ 더 무겁게 운동할 수가 있다.
▶ 운동하는 근육과 반대쪽으로 상체를 약간 숙일 수 있다. 어느 정도 기울였을 때 근육의 감각을 가장 잘 느낄 수 있는지 스스로 찾아보도록 하자.

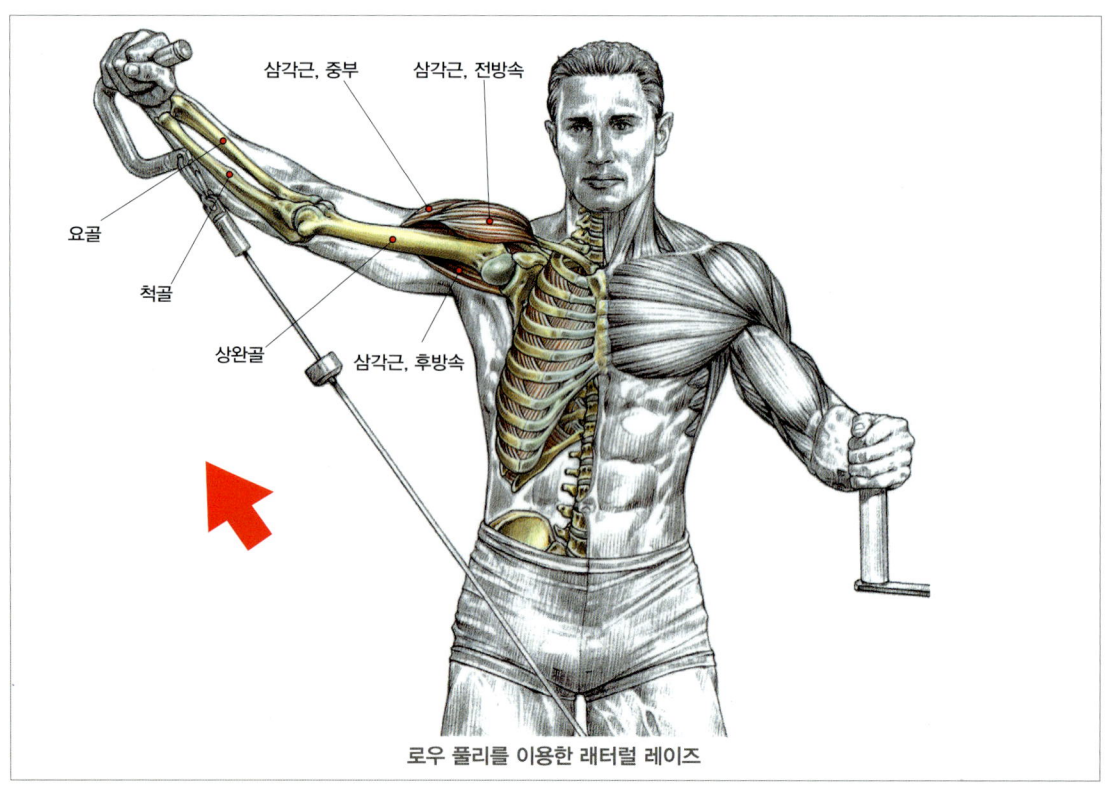

로우 풀리를 이용한 래터럴 레이즈

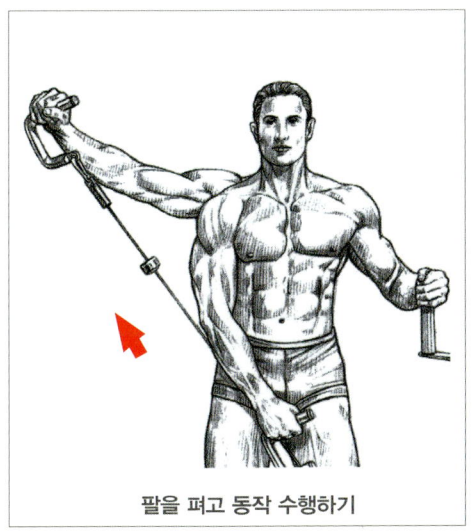

2 래터럴 레이즈를 할 때 팔을 펴야 할까, 아니면 접어야 할까? 팔을 완전히 편 상태를 유지해야 할까, 아니면 팔을 약간 접어도 될까? 팔을 접는다면,
▶ 더 무거운 중량을 들어 올릴 수 있다.
▶ 하지만 어깨의 전면부가 개입하기 때문에 중부를 제대로 분리시켜 운동할 수가 없다.

쇄골을 축으로 해서 팔을 쭉 편다면,
▶ 측면부를 목표로 운동할 수 있다.
▶ 하지만 힘은 줄어든다.

이러한 특징을 이용해서 다음과 같은 두 가지 방법으로 운동할 수 있다:

▶ 팔을 접고 무거운 중량으로 동작을 시작하자. 실패하면 팔을 쭉 편 상태로 무게를 감량하고 가볍게 마무리해보자.
▶ 팔을 쭉 펴고 가벼운 중량으로 동작을 시작하자. 실패 지점에 이르면 팔을 약간 접고 추가로 리피티션을 몇 회 더 해보자.
이 중 본인에게 가장 적합한 자세와 조합을 찾아보도록 하자.

팔을 펴고 동작 수행하기

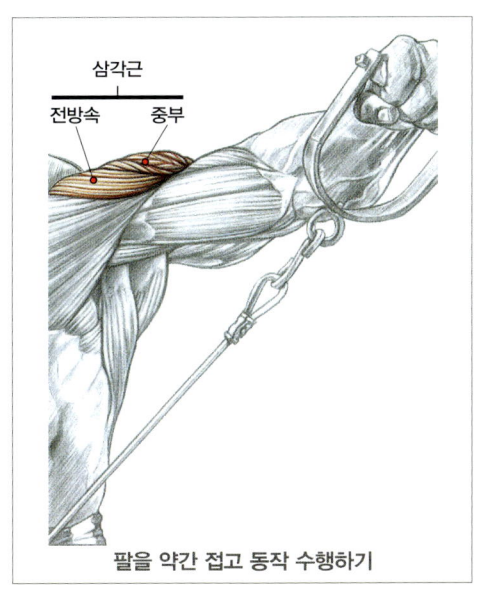

팔을 약간 접고 동작 수행하기

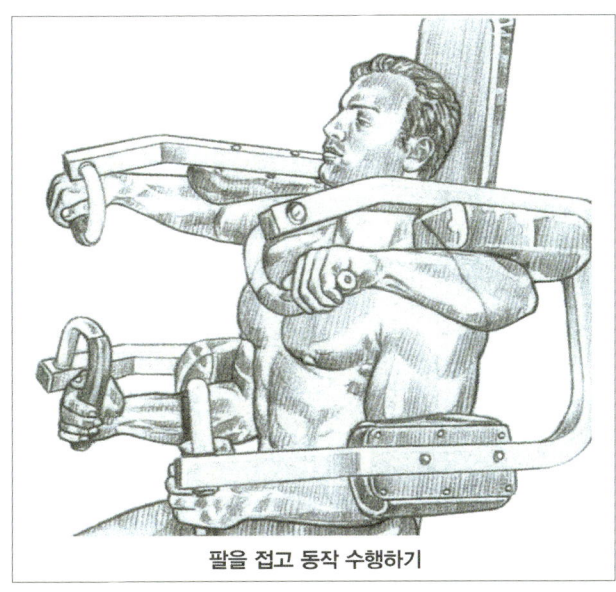

팔을 접고 동작 수행하기

⚠ **주의!**
팔을 완전히 펴지 못하는 보디빌더도 있을 것이다.
이 경우에는 팔꿈치 관절에 무리를 주지 않는 선에서 팔을 최대로 펴고 동작을 수행하자.

NOTE
대부분의 머신을 이용할 때는 팔을 접어야 한다. 팔을 편 상태로 운동할 수 있는 머신은 극히 일부에 불과하다. 머신에서 팔을 펴고 안 펴고는 별로 중요하지 않다. 여기서 중요한 점은, 근육을 제대로 분리하려면 측면 삼각근의 축을 따라 상완골을 놓고 운동해야 한다는 것이다.

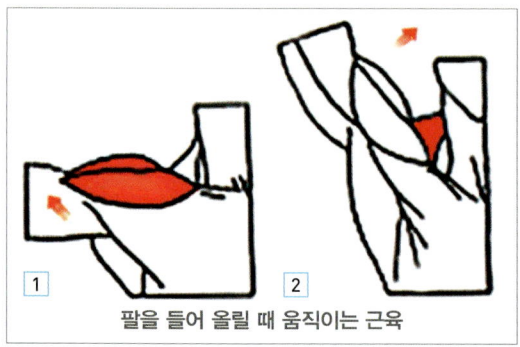

팔을 들어 올릴 때 움직이는 근육

❸ 팔을 얼마나 높이 들어 올려야 할까? 덤벨이나 풀리를 이용할 때 어디에서 레이즈를 멈춰야 할까? 팔이 바닥과 수평을 이룰 때? ① 아니면 팔을 가능한 한 높이 올려야 할까? ② 팔을 최대한 높이 드는 경우, 팔이 바닥과 수평이 되는 선에서 수직이 되는 선으로 움직이는 마지막 전체 단계에서는 삼각근의 앞부분과 승모근이 동작을 수행하게 된다. 어깨 측면부는 등척성 수축 상태를 유지하기 때문에 이 부위가 빠르게 번즈되기 시작할 것이다.

이 동작은 팔이 바닥과 수평이 될 때 움직임을 멈추는 일반적인 레이즈와는 상당히 다르다. 팔을 완전히 들어 올리는 동작의 가장 큰 단점은 중량을 더욱 가볍게 해야 되는 것이다. 그 대신 팔이 위에서 내려올 때 파트너가 여러분의 손을 밀어주면 동작의 네거티브 단계를 아주 잘 강조할 수가 있다.

⚠ 주의!

팔이 수평보다 위에 있는 단계에서는 엄지손가락을 점차 뒤쪽으로 돌려야 손바닥이 서로 마주 본 상태로 상승 동작을 끝낼 수 있다. 하강 동작에서는 손목을 반대로 회전시켜보자.

결론

- 삼각근을 넓히고자 한다면 레이즈 세트의 최소 80%는 팔이 수평이 될 때까지 수행하고, 세트의 20%만 팔을 높이 드는 동작을 수행해보자.
- 어깨 앞부분 측면부의 결합부를 발달시키는 데 문제가 있는 경우라면 완전 레이즈가 더 적합할 것이다.
- 아주 가볍게 수행하는 완전 레이즈는 어깨 웜업이나 환기 동작으로 대단히 좋은 방법이다.
- 회전근개 근육이 마모되지 않으려면, 다음 같은 경우 팔이 수평을 넘지 않는 게 좋다:
  - 쇄골이 좁다(87쪽 참조).
  - 견갑골이 거의 움직이지 않는다(87쪽 참조).
  - 견봉이 아주 많이 덮고 있다(88쪽 참조).

❹ 덤벨을 이용할 때는 동작을 앉아서 하는 것이 좋을까, 아니면 서서 하는 것이 좋을까?
- 서서 하면 몸을 이용해 약간의 치팅을 할 수 있기 때문에 더욱 큰 힘이 생긴다.
- 앉았을 때는 치팅을 하기 쉽지 않다. 즉 동작이 더욱 엄격해지는 경향이 있기 때문에 중량을 좀 더 가볍게 해야 한다.

서서 하는 것보다는 앉아서 동작을 수행할 때 발달이 지체된 근육을 더 잘 느낄 수 있다. 또 다른 방법은, 앉아서 동작을 시행하다가 실패 지점에 이르면 일어서서 몸의 움직임을 점점 더 많이 이용해 추가 리피티션을 몇 회 더 수행하는 것이다.

❺ 가장 좋은 상체의 기울기는 무엇인가? 상체가 앞으로 많이 기울수록 ③ 측면 삼각근 - 어깨 뒷부분의 접합부를 목표로 운동할 수 있다.

> **NOTE**
> 적어도 초반에 리피티션을 몇 번 수행할 때는 팔과 바닥이 수평이 되는 순간에 동작을 정확히 멈출 수 있어야 한다 4. 동작을 딱 멈출 수 없다면 도약을 너무 가해 동작을 수행하거나 너무 무거운 중량을 들기 때문이다.

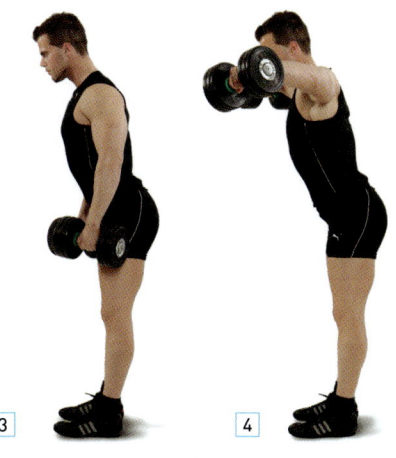

장점 삼각근을 거의 완벽하게 분리해서 운동하는 것이 가능하기 때문에 드롭 세트를 수행하면서 근육을 끝까지 단련시킬 수 있다. 어깨가 운동하기 전에 먼저 삼두근이나 다른 근육이 피로해짐으로써 동작 수행을 방해하는 경우는 생기지 않을 것이다.

단점 이 동작은 고립운동이기 때문에 무거운 중량을 다룰 수가 없다. 이때 중력을 극복하기 위해 치팅을 하는 경향이 아주 많다. 그러나 이런 방법은 위험하고 역효과가 생길 수 있다.

위험성 팔을 들기 위해 치팅을 많이 할수록 다음과 같은 역효과가 생긴다:
▶ 등 아랫부분이 많이 휜다.
▶ 극상근을 더 많이 동원할 우려가 있다.

두 경우 모두 좋지 않다. 이두근은 팔을 들어 올리는 기능을 하기 때문에 래터럴 레이즈 동작에도 개입을 한다. 따라서 이두근을 웜업하는 세트를 최소 1회 수행한 후, 무거운 중량을 드는 것이 좋다.

EX 03 어깨 뒷부분을 단련하는 동작

벤트오버 래터럴 레이즈 Bent-Over Lateral Raise

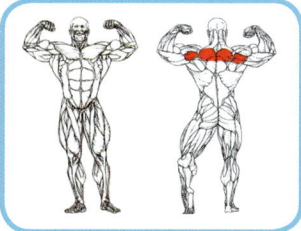

특징 이 고립운동의 목표는 어깨 뒷부분을 단련시키는 것이지만, 승모근, 등의 일부, 삼두근도 자극한다. 유니래터럴 방식으로 운동할 수 있다.

덤벨, 풀리, 머신 중 어떤 것을 이용할까?

벤트오버 래터럴 레이즈 수행시 덤벨의 단점
덤벨을 이용해 수행하는 벤트오버 래터럴 레이즈에는 세 가지 단점이 있다.
1 신장이 잘 되지 않는다: 어깨의 측면부와는 달리 삼각근의 뒷부분은 쉽게 신장될 수 있다. 하지만 덤벨을 이용해 몸을 앞으로 숙이고 동작을 수행할 때는 그렇지 않다. 신장이 잘 되려면 오른손에 있는 덤벨이 왼쪽 어깨로, 왼손에 있는 덤벨이 오른쪽 어깨로 움직여야 하지만, 이 동작에서는 팔이 바닥과 수직이 될 때 움직임이 멈추기 때문에 이러한 교차가 일어날 수 없다.

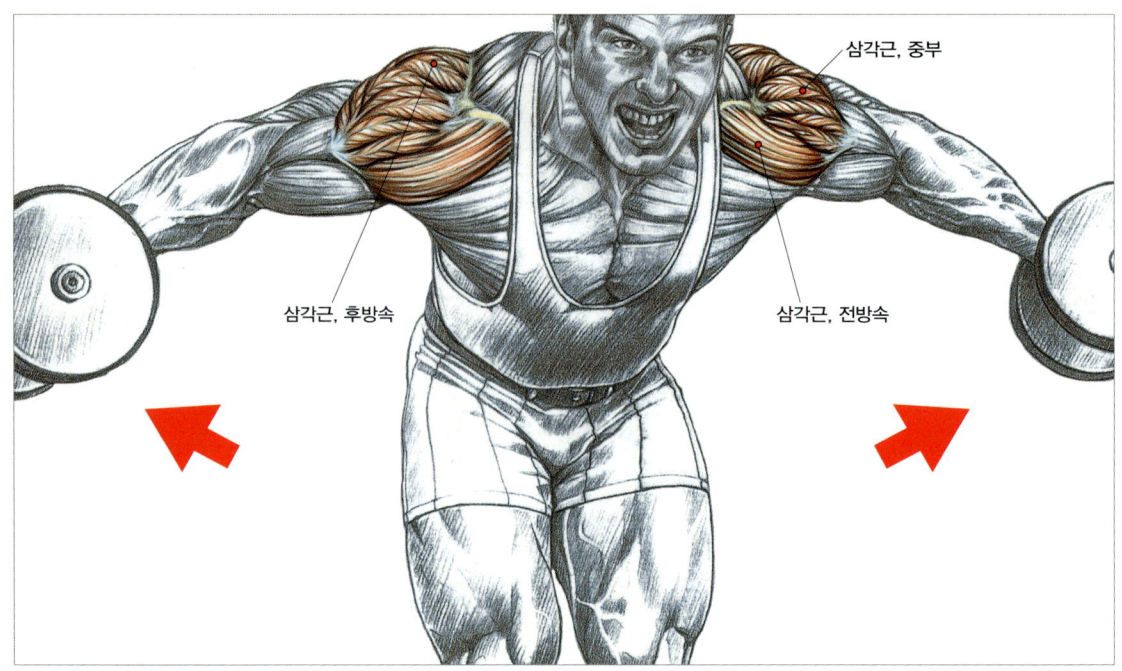

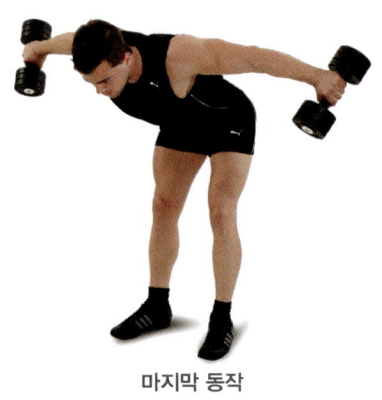

마지막 동작

2 근육의 힘과 덤벨의 저항이 일치하지 않는다: 하강 동작에서는 측면 신장이 전혀 일어나지 않는다. 덤벨을 높이 올릴수록 저항은 커지지만, 근육의 힘은 줄어든다. 동작의 마지막 몇 센티미터에서 수축의 효과가 가장 좋지만, 근력이 감소되어 그 높이까지 들어 올리기가 어렵다.

3 동작의 가동 범위가 작다: 신장 자세에서는 저항이 크지 않을 뿐더러 수축 시 팔을 완전히 들기도 어렵기 때문에 레이즈의 가동 범위가 줄어든다. 하지만 발달시키기 어려운 근육은 가동 범위를 아주 크게 해서 운동하는 것이 중요하다. 부분적인 가동 범위로 등 운동을 무겁게 수행하더라도 어깨 뒷부분을 단련할 수 있다.

벤트오버 래터럴 레이즈 수행시

풀리의 장점

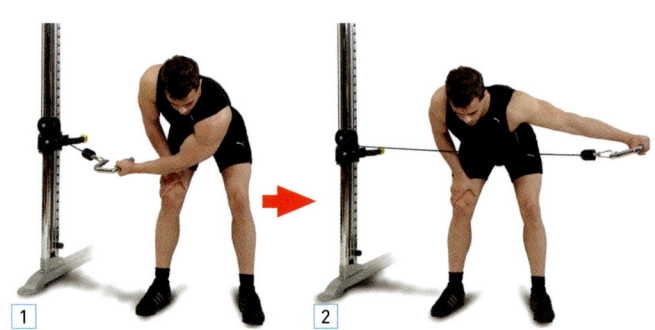

풀리를 이용해 레이즈를 수행하면 발달이 지체된 어깨 뒷부분을 더욱 효과적으로 보완할 수 있다. 덤벨의 세 가지 단점이 곧 케이블 풀리의 세 가지 장점이 된다.

1 신장이 잘 된다: 신장이 가장 잘 이루

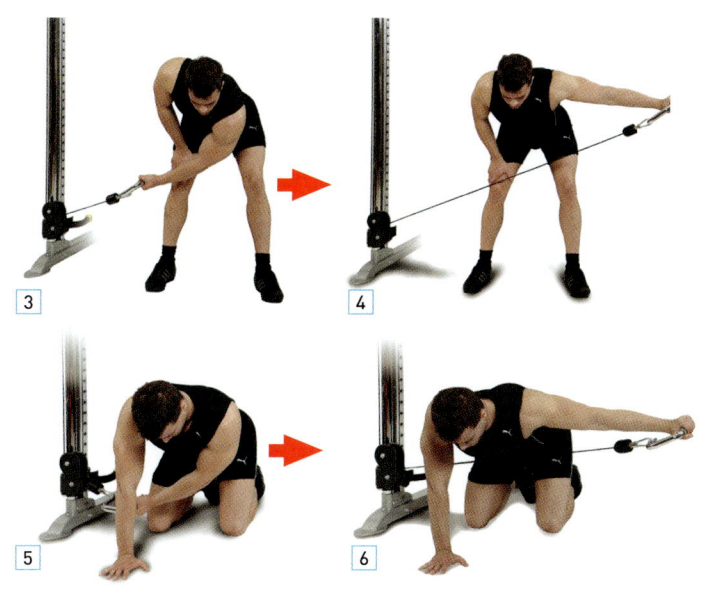

어지도록 하기 위해서는 높이 조절이 가능한 풀리를 사용하는 것이 좋다.

풀리를 무릎 바로 위에 설치하자. 이렇게 하면 팔을 가슴에 붙이면서 삼각근을 신장시킬 수 있다 1 2. 높이 조절이 불가능한 풀리를 사용하면 이러한 측면 신장의 일부분을 수행할 수가 없다 3 4.

높이 조절을 할 수 있는 풀리가 없다면 바닥에 무릎을 꿇고 동작을 수행할 수도 있다. 운동하지 않는 손으로 바닥을 짚으면 상체를 안정시킬 수 있다 5 6.

이렇게 몸이 안정되면 치팅을 할 수 없다. 이는 어깨 뒷부분을 분리시켜 운동하는 데 효과적이다. 일단 실패 지점에 이르면, 일어서서 동작을 마무리해보자. 일반적인 자세에서는 도약이 가능하기 때문에 리피티션을 몇 회 더 수행하기가 수월하다.

2 동작 수행 중 저항이 변하지 않는다: 덤벨을 이용할 때보다 마지막 수축 단계가 어렵지 않기 때문에 팔을 더 높이 올릴 수 있다.

3 가동 범위가 아주 크다: 신장이 더욱 강조되고 수축도 잘 이루어지기 때문에 동작의 가동 범위가 훨씬 더 커진다.

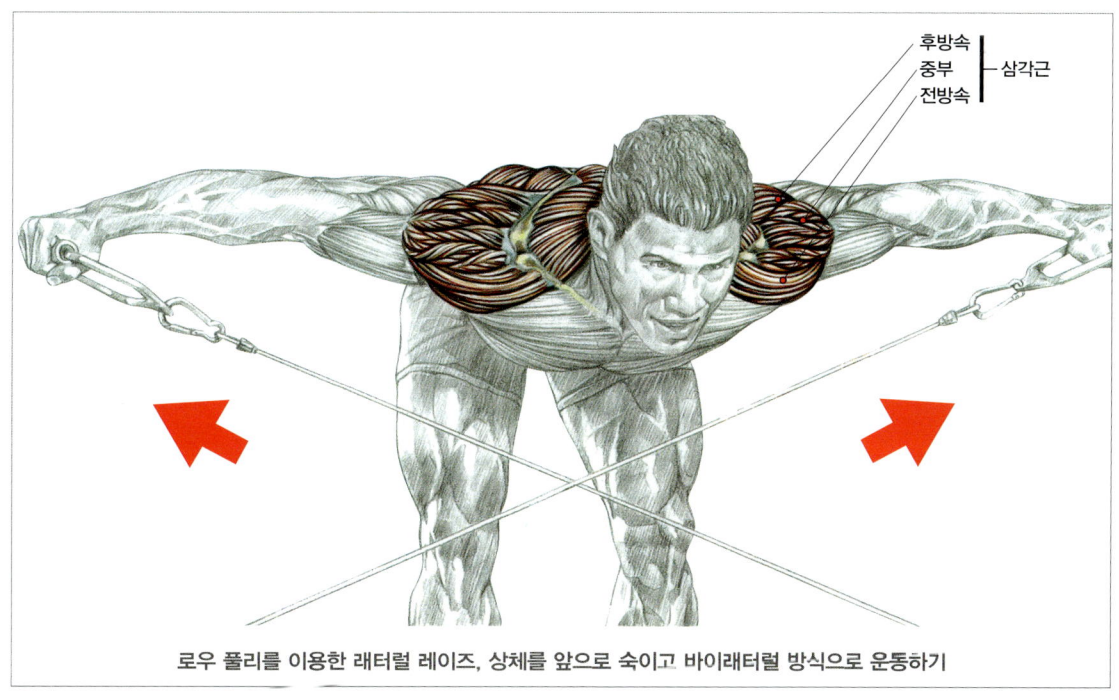

로우 풀리를 이용한 래터럴 레이즈, 상체를 앞으로 숙이고 바이래터럴 방식으로 운동하기

벤트오버 래터럴 레이즈 수행시 머신의 장점

잘 고안된 머신은 풀리나 덤벨보다 더 좋은 효과를 낸다.

1 머신에서는 누워있는 자세를 취할 수 없다: 모든 경우가 다 그런 것은 아니지만, 어깨 뒷부분을 단련하기 위해 머신을 사용할 때는 대부분 앉아서 운동한다. 이 자세는 90도로 구부린 자세보다 더 안정적이다. 몸을 앞으로 숙인 자세에서 무거운 덤벨을 사용할 때 특히 문제가 생길 수 있다. 척추가 불필요하게 자극되고 위장도 압박을 받게 되므로, 풀리를 이용할 때는 운동하지 않는 팔로 넓적다리나 바닥을 받치면 척추를 지탱할 수가 있다.

2 캠이 있어 수축 자세가 쉬워진다: 근육을 성장시키는 데 필요한 특정 영역을 몇 센티미터 더 수축할 수가 있다.

3 가동 범위가 증가한다: 수축도 잘 될 뿐만 아니라 신장까지 잘 이루어져, 덤벨에 비해 동작의 가동 범위가 증가한다.

그렇다고 모든 머신이 완벽한 것은 아니다:

▶ 어깨 뒷부분을 단련시켜주는 좋은 머신은 많지 않다.
▶ 캠이 근육의 움직임과 일치하지 않는 경우가 종종 있다.
▶ 삼각근을 신장시키는 데는 높이가 정확히 조절된 케이블 풀리가 머신보다 더 효과적이다.
▶ 래터럴 레이즈 머신에서 설명했던 '간격'의 문제가 여기에서도 나타난다. 유니래터럴 방식을 이용하면 이 문제를 해결할 수 있다.

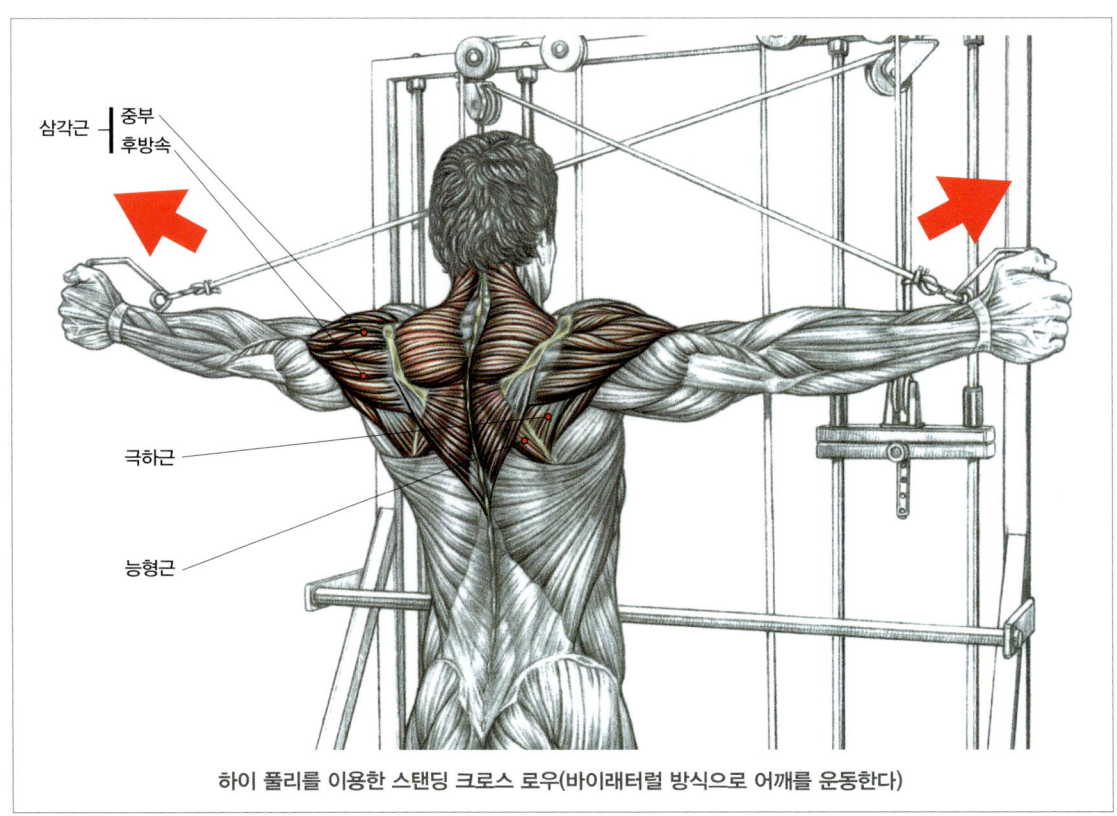

하이 풀리를 이용한 스탠딩 크로스 로우(바이래터럴 방식으로 어깨를 운동한다)

응용 동작

1 팔을 펴야 할까, 펴지 말아야 할까? 쓸데없는 질문 같아 보이지만, 후면 삼각근을 발달시키기 어렵다면 이 문제를 꼭 짚고 넘어가야 한다. 어깨 뒷부분은 절대로 혼자서 운동하지 않고, 언제나 삼두근의 장두와 함께 자극된다. 삼두근은 잘 발달해 있지만 어깨 뒷부분이 취약한 경우가 가장 좋지 않다. 이 경우 삼각근을 제쳐두고 삼두근의 힘으로 레이즈를 수행하는 것이 가능하므로 어깨 뒷부분의 발달은 계속해서 지체될 수밖에 없다.

어깨 뒷부분의 동원을 극대화하려면 삼두근 운동을 최소한 줄일 필요가 있다. 일반적으로 팔을 많이 접을수록 삼두근이 동작에 더 많이 개입하므로 더 큰 힘을 낼 수 있다.

삼두근의 장두는 유일한 다관절 근육으로서 레이즈 동작에 개입한다. 다관절 근육은 한쪽 끝(여기서는 어깨와 가까운 부분)에서 수축하고 다른 쪽 끝(여기서는 팔꿈치와 가까운 부분)에서는 신장할 때 큰 힘을 발휘한다. 이러한 이유 때문에 동작의 마지막 단계에서 팔을 많이 접으면 삼두근에는 더 많은 힘이 생기지만, 어깨 뒷부분이 많이 개입하지 못한다. 삼두근과의 경쟁은 등 운동에서도 나타난다. 그래서 삼두근이 잘 발달되어 있으면 광배근의 향상이 늦어질 수도 있는 것이다.

어떤 머신에서는 반드시 팔을 편 상태로 어깨 뒷부분을 운동해야 한다. 손잡이를 잡고 운동하는 머신이 이에 해당한다. 팔꿈치로 쿠션을 미는 머신에서는 팔을 펼지 말지 선택할 수 있다. 쿠션이 달린 머신을 이용해 어깨 뒷부분을 운동하면 삼두근이 어떤 보조 역할을 하는지 쉽게 알 수 있다. 우선 팔을 펴고 동작을 수행해보자. 삼두근의 장두는 양쪽 끝에서 수축하기 때문에 많은 힘을 낼 수 없을 것이다. 삼두근이 약한 자세에 있으므로 동작에 거의 개입하지 못하지만, 그 대신 어깨 뒷부분이 큰 힘을 발휘하게 된다.

그다음, 같은 동작을 팔을 접고 수행해보자. 삼두근이 동작에 개입하기 때문에 힘이 더 세질 수도 있다. 하지만 간혹 어깨 뒷부분이 동원되지 못하는 경우에는 불행히도 더 큰 힘을 발휘할 수가 없다. 가장

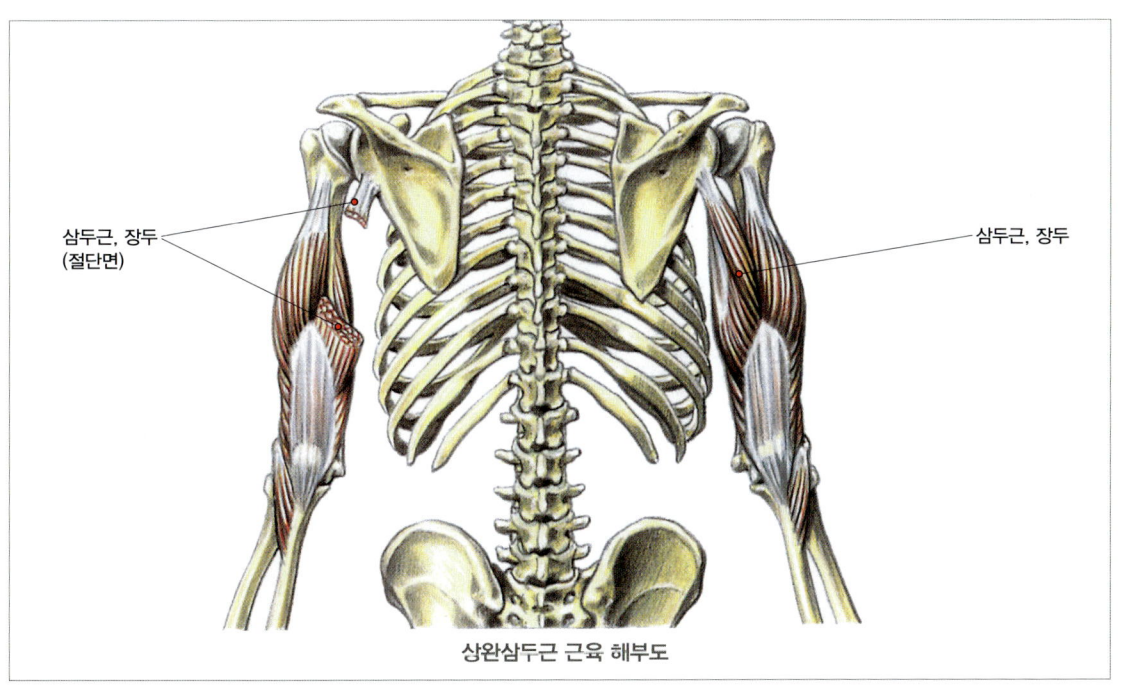

상완삼두근 근육 해부도

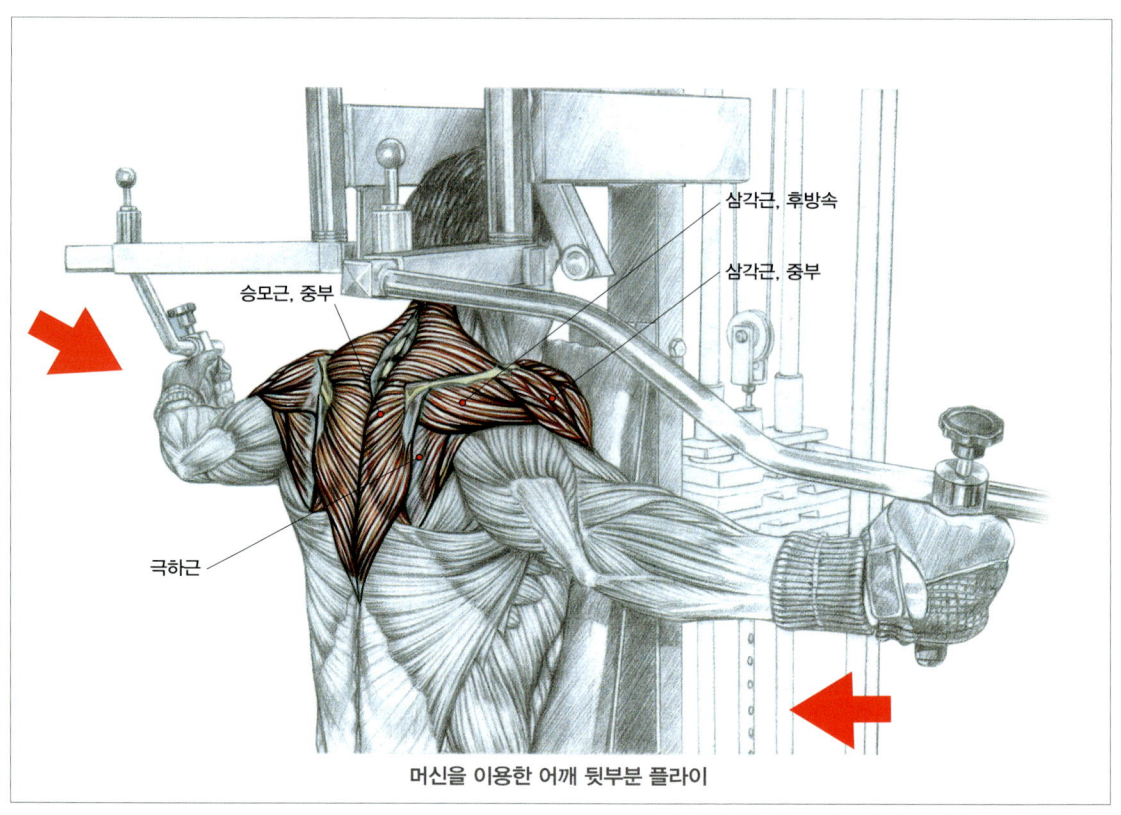

머신을 이용한 어깨 뒷부분 플라이

강력한 근육이 다른 근육보다 우위에 있게 되는 것이다. 이러한 모터 동원의 문제는 취약한 근육이 생기는 원인이 되기도 한다.

이러한 논리를 덤벨에 적용하기는 힘들다. 왜냐하면 팔을 많이 접을수록 들어 올릴 수 있는 중량이 줄어들기 때문에 이 사실을 증명할 수가 없다. 하지만 어떤 경우든지 삼두근이 후면 삼각근의 운동을 방해한다는 사실에는 변함이 없다.

❷ 모터 동원의 이러한 특성을 어떻게 활용할 수 있을까? 우선 팔을 펴고 레이즈를 시작해보자. 실패 지점에 도달했을 때 점차적으로 팔을 접으면서 동작을 진행하면, 어깨 뒷부분의 근력 손실을 삼두근이 보완할 수가 있다. 세트를 중단했을 때보다 삼각근이 항상 더 많이 운동할 것이다. 하지만 그 반대 전략은 효과가 없다. 팔을 완전히 접고 세트를 시작하면 어깨 뒷부분이 거의 운동되지 않을 수도 있다.

덤벨을 사용할 때는 팔을 펴고 동작을 시작하다가 점차 팔을 접고, 마지막에는 팔꿈치가 상체와 90도 각도를 이루게 한 상태로 로우를 수행하며 동작을 마무리해보자.

관찰 포인트 팔이 열십자가 되도록 옆으로 펴서 당겨보자. 상체와 가까이 있을 때 팔을 들기가 더 수월하다면, 어깨 뒷부분의 분리가 정확히 이루어지지 않은 것이다.

머리를 똑바로 세우고 정면에서 약간 위를 바라보면 등을 곧은 자세로 유지할 수가 있다. 손이 저리기 시작하면 머리를 앞으로 숙이고 턱을 가슴에 붙여보자.

⚠️ 주의!

삼두근이 웜업되지 않은 상태로 어깨 뒷부분을 무겁게 운동하면 팔꿈치에 통증이 생길 수 있다.
삼두근을 웜업하는 세트를 짧게 최소 1회 수행한 후 무거운 중량을 들어보자.

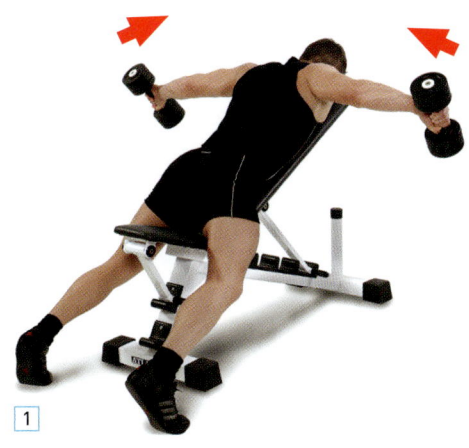

장점 어깨 뒷부분을 단련하기 위한 아주 중요한 동작이다. 동작을 너무 자주 수행하는 것은 어려울지 모르지만, 어깨 뒷부분을 아주 우람하게 만들려면 드롭 세트를 과하다 싶을 정도로 많이 수행해야 한다.

단점 몸을 앞으로 숙인 자세 때문에 동작을 시작할 때 근육을 운동하기가 더욱 어렵다. 배가 많이 부른 상태에서 운동해서는 안 된다.

위험성 몸을 앞으로 숙이면 등이 아주 약한 상태가 된다. 그러므로 동작을 수행하는 동안 등의 아랫부분은 항상 곧은 자세를 유지해야 한다. 허리에 가해지는 하중을 덜기 위해서는 다음과 같이 해보자:

▶ 30도로 기울어진 벤치 위에서 얼굴이 바닥을 향하게 하고 엎드리거나 1.

▶ 흉곽을 넓적다리에 기대어보자 2. 좀 더 쉽게 이 자세를 취하려면 벤치 위에 앉는 것도 좋다 3.

이렇게 하면 동작은 더욱 엄격해지고 척추에 가해지는 압력이 줄어들 것이다.

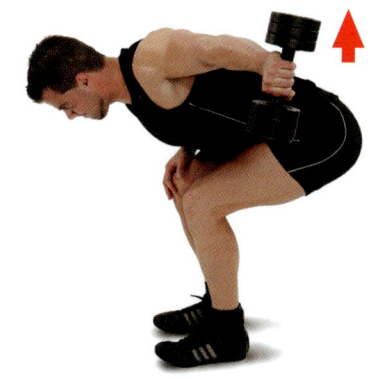

> **NOTE**
> 어깨 뒷부분은 소홀하기 쉬운 부위이다. 삼각근을 단련하는 세션을 수행할 때마다 어깨 앞부분을 꼭 운동할 필요는 없지만, 어깨 뒷부분은 반드시 운동해야 한다. 어깨 운동을 하지 않고 등을 운동하는 날에는 몸을 앞으로 숙이고 레이즈 동작을 몇 세트 수행하면서 근육을 환기시켜보자.

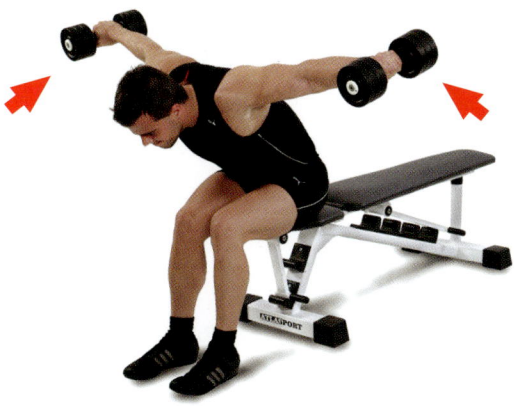

EX 04 어깨 스트레칭 동작

어깨 앞부분 스트레칭

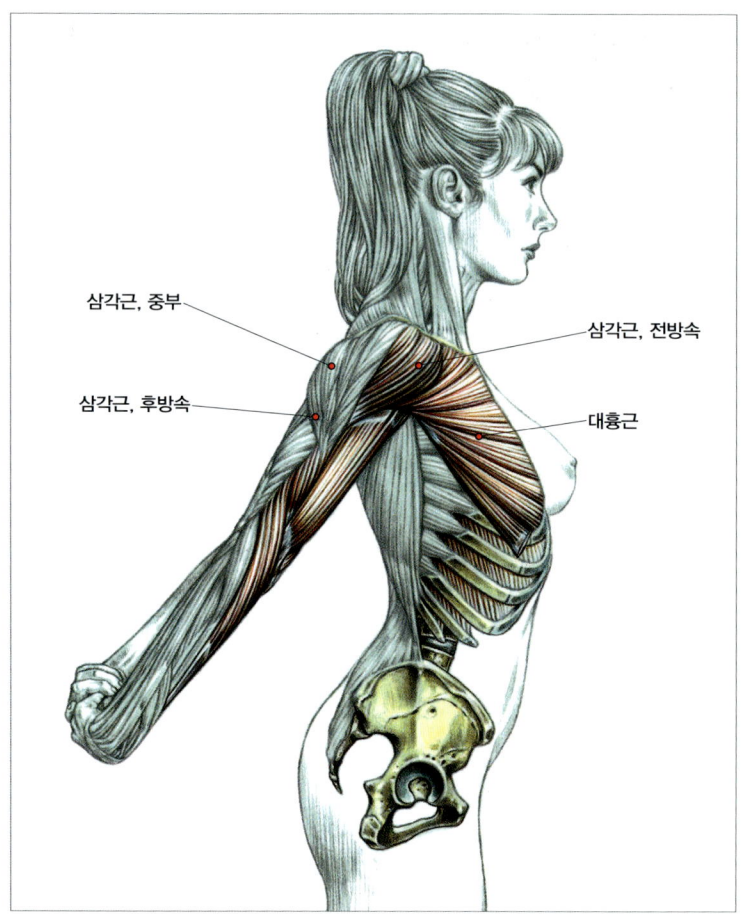

삼각근, 중부
삼각근, 후방속
삼각근, 전방속
대흉근

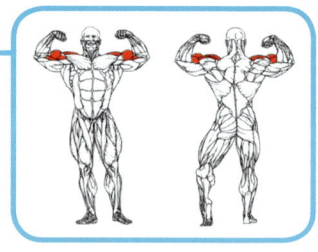

등 쪽으로 손을 두고 선다. 이때 한 손을 다른 손으로 감싸 잡는다. 손은 파트너가 잡아주거나 **1** 뒤에 인클라인 벤치를 두고 그 위에 놓는다. 그 상태에서 몸을 내리면 팔이 뒤로 들린다. 몸을 많이 내릴수록 신장 강도는 더욱 세질 것이다.

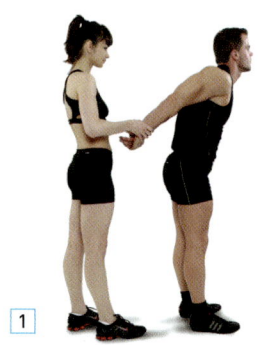

1

어깨 뒷부분 스트레칭

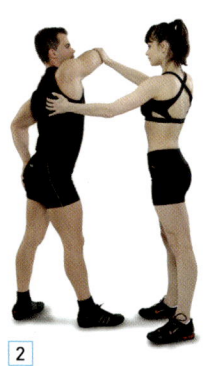

2

선 채로 오른팔을 90도로 접고 눈높이까지 올린다. 손은 왼쪽 어깨 위에 둔다. 왼손으로 오른쪽 팔꿈치를 잡고서, 오른팔을 목 쪽으로 최대한 당겨본다. 이 자세를 유지한 다음, 다른 쪽 팔로도 동일한 동작을 수행해보자.

응용 동작 팔꿈치를 벽에 대고 몸의 무게를 이용해 스트레칭을 수행해보자. 파트너가 저항 역할을 대신 해줄 수도 있다 **2**.

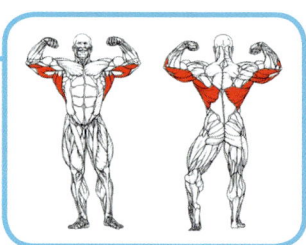

NOTE
몸통이 팔을 가로막고 있기 때문에 삼각근 측면을 스트레칭하기가 아주 어렵거나 거의 불가능하다.

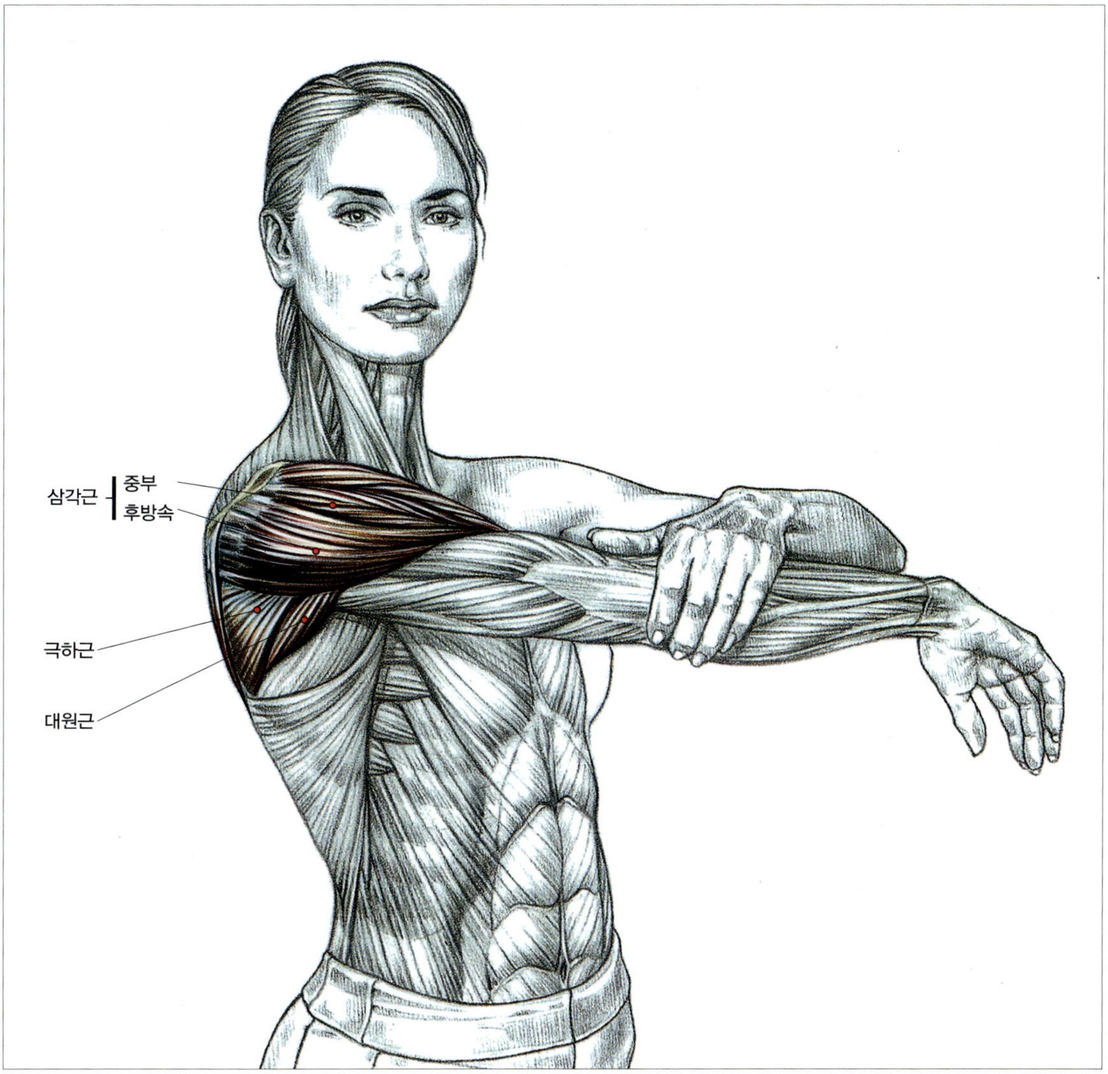

삼각근 ┤ 중부
       └ 후방속

극하근

대원근

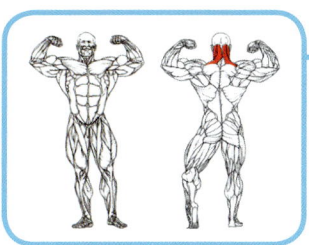

극상근과 목 스트레칭

경련이 일어나거나 통증이 있다면 덤벨을 이용해서 극상근을 스트레칭해보자. 한 손에 덤벨을 들고 선 후, 다른 손은 엉덩이 위에 올리고 그 방향으로 머리를 숙여보자 3.

신장을 강조하기 위해서 엉덩이 위에 올렸던 손으로 머리를 천천히 누를 수도 있다 4.

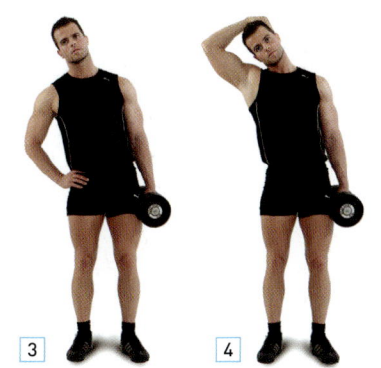

02 등을 완벽하게 발달시키자

해부학적 고려 사항

등에는 수많은 근육이 복잡하게 얽혀있다. 등을 완벽하게 발달시키기가 아주 어려운 까닭은 바로 이러한 복잡성 때문이다. 따라서 등을 직접적으로 운동하는 것은 간단치 않은 작업이다. 등은 크게 다섯 개의 근육군으로 구성되어 있다:

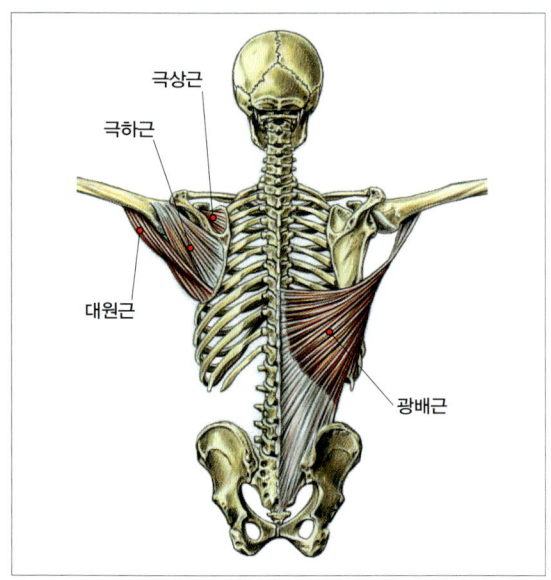

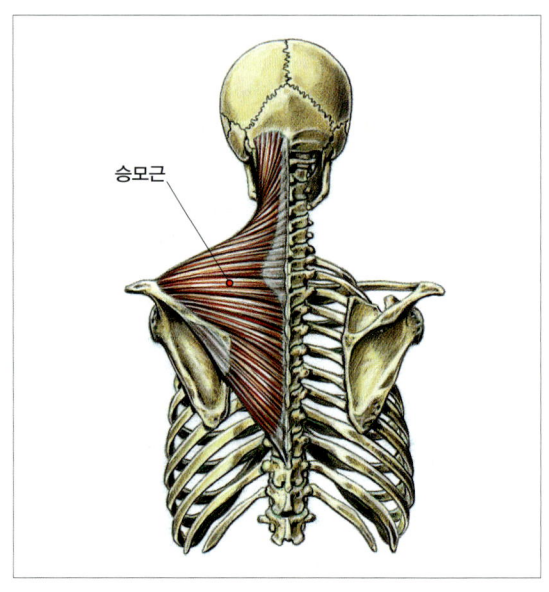

▶ 광배근
▶ 대원근
▶ 극하근
▶ 승모근
▶ 척추기립근

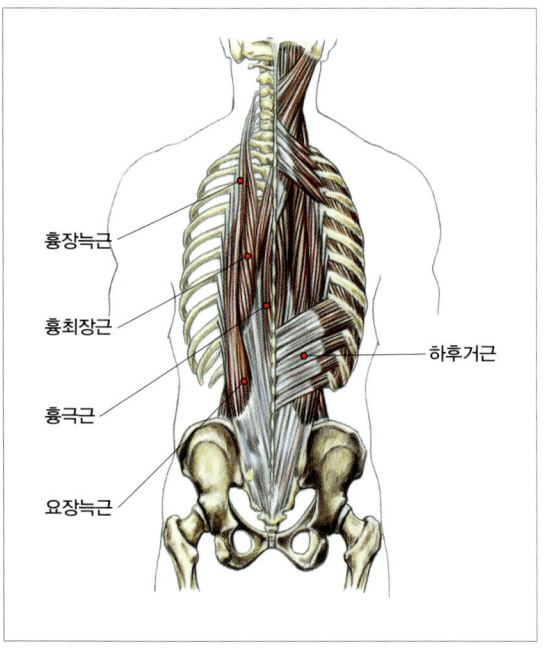

등의 발달을 어렵게 하는 여덟 가지 문제점

등 근육의 전반적인 부족

이것은 가장 명확한 문제점이라고 할 수 있다. 등은 다른 근육에 비해 발달이 지체된 부위이다. 하지만 등 근육이 부족하다는 문제를 제기하는 것만으로는 문제점을 해결할 수 없다. 등을 구성하는 모든 근육군의 발달이 지체되어 있다기보다는 등의 특정 부위에 차이가 있을 가능성이 크기 때문이다.

등에서 취약한 부위가 어디인지 확실히 특정할 수 없다면, 그 부위를 우선으로 발달시키는 것은 불가능할 것이다. 등을 일정 수준으로 끌어올리기 위해서는 무엇보다 등 근육에 대해 잘 알아야 한다.

멋진 등을 만드는 데 필요한 네 가지 관계

등은 발달이 더디다는 문제점 이외에도, 크게 네 가지 관계의 불균형이 문제가 되고 있다:

- ▶ 두께-넓이의 관계: 광배근과 대원근의 발달은 극하근, 척추기립근, 승모근 전체의 발달과 균형을 이루어야 한다.
- ▶ 광배근과 대원근의 관계: 일반적으로 둘 중 한 근육이 다른 근육의 역할을 대신하는 경향이 있다.
- ▶ 상부 승모근-하부 승모근의 관계: 아랫부분이 탈구되어서는 안 된다.
- ▶ 상부 등 근육과 하부 등 근육의 관계: 요추 부근 안의 근육은 등 근육(광배근, 대원근, 승모근)과 균형을 이루어야 한다.

데드리프트 수행 시 등에 생기는 문제

데드리프트를 선호하는 이들의 등 중앙부는 아주 두껍다. 등 중앙부가 두껍다는 것은 분명히 장점이라고 할 수 있지만, 이 부위가 너무 발달한 나머지 상부 등 근육이 더 이상 넓어지지 않는다면 문제가 있다. 등 동작을 수행할 때 강력한 중앙부는 광배근의 주변 부위를 대신해서 우선 동원된다. 이는 전형적인 모터 동원의 문제라고 할 수 있다. 이에 대한 해결책은 발달이 지체된 부위를 더욱 왕성하게 운동하도록 재학습시키는 것이다.

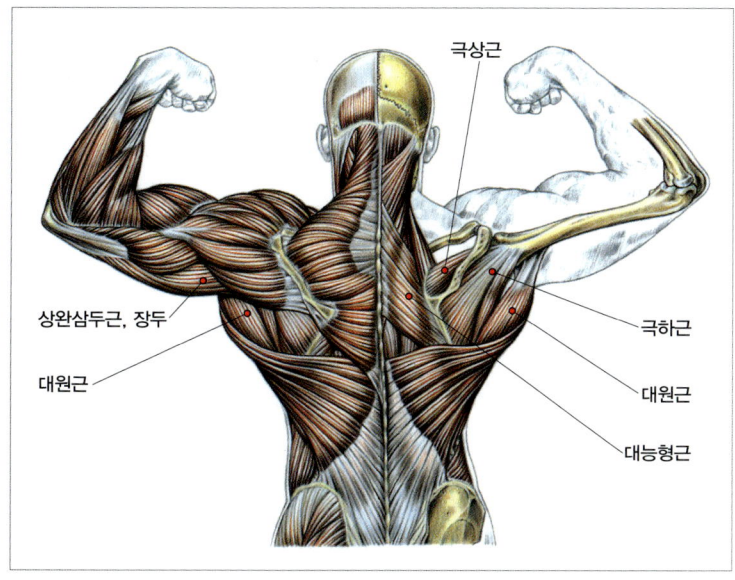

광배근만 발달해 있다

광배근이 대원근이나 승모근에 비해 너무 발달되었다. 이러한 불균형의 원인은 여기에서도 모터 동원 구조의 결함 때문이다. 가장 강한 근육인 광배근이 대원근의 동원을 감소시키는 것이다. 따라서 대원근은 동작의 일부만을 수행하게 된다. 이에 대한 해결 방법은 대원근을 분리시켜 운동함으로써 근육이 더욱 일찍 수축하도록 교육하는 것이다.

대원근만 발달해 있다

정반대의 경우로, 대원근이 과도하게 발달한 나머지 등 운동의 모든 부분에 관여하는 것이다. 광배근은 많이 동원되지 않으므로 그 근육은 비대해지지 않는다.

광배근이 너무 높다

광배근이 짧고 복근이 길면 광배근이 아주 높이 있는 것처럼 보인다. 복근의 길이를 줄일 수는 없기 때문에 유일한 해결책은 광배근을 될 수 있는 한 아래쪽으로 내리는 것이다.

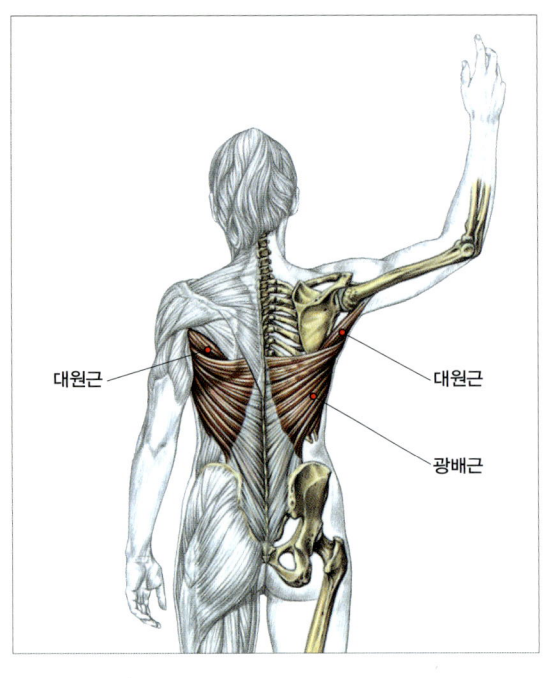

승모근 하부의 발달 부족

일반적으로 승모근 중앙부 2 와 하부 3 는 상부 1 에 비해 덜 발달되어 있다. 승모근 상부와 하부 사이의 광범위한 불균형에 관한 연구(Kolber, 2009)에 따르면,

▶ 운동을 전혀 하지 않는 사람에 비해 보디빌더의 승모근 상부의 근력은 27% 더 세지만,
▶ 하부의 근력은 10%가 부족했다.

상부 승모근을 전혀 운동하지 않는 경우 외에는 이 부분이 부족한 경우는 아

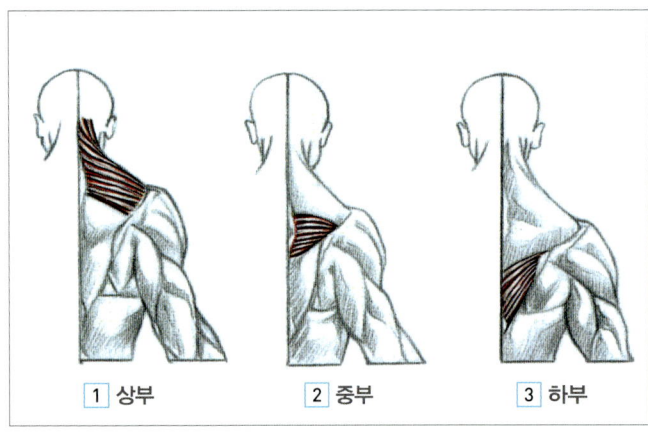

주 드물다. 반면 중부, 특히 하부 승모근이 발달하지 않은 경우는 자주 볼 수 있다. 쇄골이 좁은 보디빌더들은 이러한 문제를 겪지 않는다. 이들은 승모근을 많이 사용하는 편이기 때문이다. 반면 어깨가 넓은 보디빌더들은 승모근 하부를 제대로 동원하지 못하는 경향이 더 많이 나타난다. 단지 그러한 경향이 있다는 것이지, 절대적인 규칙이 그렇다는 것은 아니다.

따라서 로우와 벤트오버 래터럴 레이즈를 더 많이 수행함으로써 이렇게 일반적으로 나타나는 불균형을 될 수 있으면 조기에 바로잡을 필요가 있다.

미적인 측면 이외에도, 승모근 하부는 어깨 관절을 안정시키고 보호하는 역할을 한다. 승모근 상부가 약해 상부 – 하부에 불균형이 생기면 삼각근이 부상을 당하기 쉬워진다(Smith, 2009). 승모근 상부보다 하부를 발달시키는 것이 훨씬 더 중요한 이유는 바로 이 때문이다.

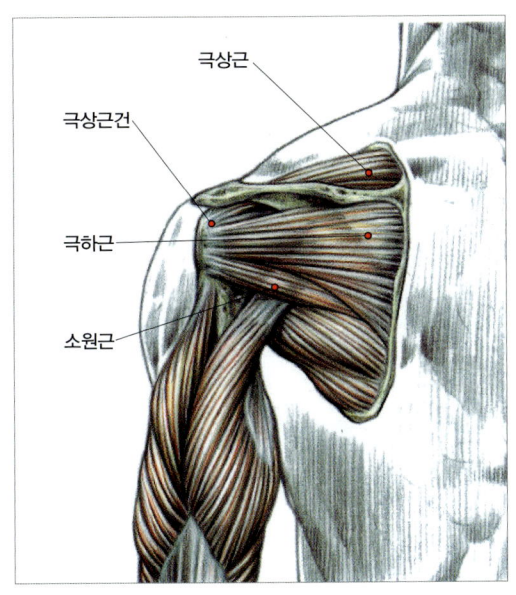

극하근이 거의 없다

극하근은 등 양쪽에 위치한 반원 모양의 근육으로 등을 입체적으로 보이게 한다. 하지만 어떠한 등 운동도 극하근을 강도 높게 동원하지는 못한다. 극하근을 특정해서 운동하는 것은 어렵기 때문에 승모근과 대원근 사이에 '공백'이 있는 보디빌더들이 많다.

전혀 운동을 하지 않는 사람에 비해 보디빌더는 다음과 같은 차이를 보였다:

▶ 보디빌더의 극하근 근력은 5% 더 셌다.
▶ 극하근의 길항근 근력은 30% 더 셌다(Kolber, 2009).

이러한 힘의 불균형으로 말미암아 어깨에 부상을 입을 가능성이 커진다. 왜냐하면 극하근의 역할은 삼각근의 관절을 안정시키는 것이기 때문이다(144쪽 참조).

허리 부위의 장애

데드리프트를 통해 허리를 발달시키려 하다가 척추에 손상을 입는 보디빌더들이 굉장히 많다. 데드리프트는 효과적인 동작이기는 하지만, 상당히 위험하므로 이 동작을 수행할 때는 각별히 주의해야 한다. 본인의 체형이 데드리프트를 수행할 준비가 되어 있지 않다면 가능한 한 덜 위험한 동작으로 대체할 필요가 있다.

체형적 딜레마: 등을 넓게, 또는 두껍게 만들 수 있을까?

학설 등을 단련하는 동작은 두 부류로 나눌 수 있다: 등을 '두껍게' 만드는 동작과 '넓게' 만드는 동작이 있다. 등을 모든 각도에서 단련시키려면 이 두 가지 동작을 조합해 운동해야만 한다.

현실 등은 부채꼴 모양의 각을 이루고 있는 근육군이다. 하지만 이두근은 실제로 각을 이루고 있지 않다(206쪽 참조). 이러한 각도의 개념과 등을 넓게, 또는 두껍게 만드는 동작의 개념을 명확히 정의할 필요가 있다.

등을 넓게 만들어주는 동작은 광배근과 대원근을 우선으로 동원한다. 이 근육들이 발달하면 그 두께도 비대해지지만, 바깥쪽을 향해 나팔 모양으로 벌어지면서 등이 넓어진다.

광배근 단련 동작 중에 근육을 넓게만 만들어주거나 두껍게만 만들어주는 동작이 따로 있다고 말하는 것은 위험한 주장이다. 광배근은 해부학적 성향에 따라 발달하는 것이지, 넓게 만들거나 두껍게 만드는 동작으로 목표 부위를 특정한다고 해서 발달시킬 수 있는 것은 아니다.

두껍게 만들어주는 동작은 특히 요추, 승모근, 능형근에 초점을 맞춘다. 이 세 근육군은 뒤쪽을 향해 두껍게만 발달할 뿐, 측면으로 발달하지는 않는다. 이 근육들의 넓이는 조금도 늘어나지 않는다.

등이 아주 넓은 보디빌더는 광배근이 나팔 모양으로 벌어져 있고 두껍기도 하다. 만약 이 보디빌더의 등이 충분히 두껍지 않다고 말한다면, 그 이유는 승모근 하부, 극하근, 척추기립근이 발달해 있지 않기 때문이다.

등 하부와 승모근이 발달되어 있어 등이 아주 두꺼운 보디빌더들의 경우, 광배근과 대원근이 비교적 덜 발달해 있기 때문에 등이 충분히 넓어 보이지 않을 수가 있다. 이러한 사실은 두께와 넓이 개념이 상대적이라는 것을 보여준다.

> **NOTE**
> 등 근육 중 여러 각도에서 운동할 수 있는 근육은 광배근, 승모근, 척추기립근뿐이다. 극하근과 대원근은 각이 있는 근육이 아니다.

등을 단련하는 두 가지 운동

등을 단련하는 동작의 수수께끼를 쉽게 풀려면 두 가지 주요 동작이 있다는 사실을 기억해두자.

1 팔꿈치가 아래와 바깥쪽을 동시에 향하는 동작. 광배근과 대원근의 발달을 돕는 동작으로서, 등을 넓게 만들어준다 1.

2 팔꿈치를 뒤로 당기는 동작은 승모근과 허리 부분을 발달시켜 등을 두껍게 만들어준다 .

이와 같이 팔꿈치의 두 자세 사이에는 아주 많은 중간 동작이 존재한다. 이 중간 동작들은 크게 나눈 두 부류의 응용 동작일 뿐이다.

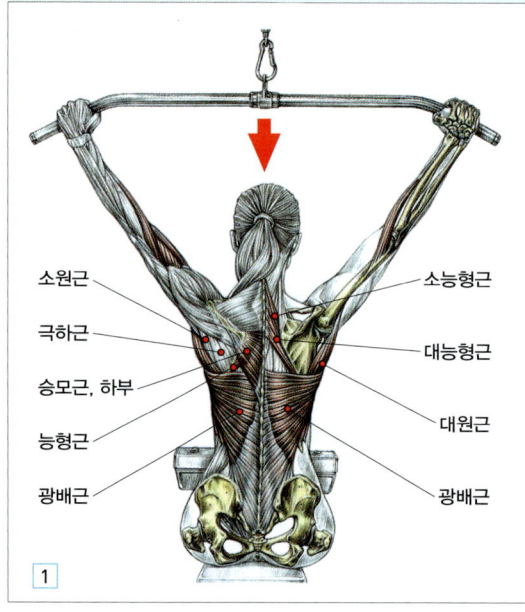

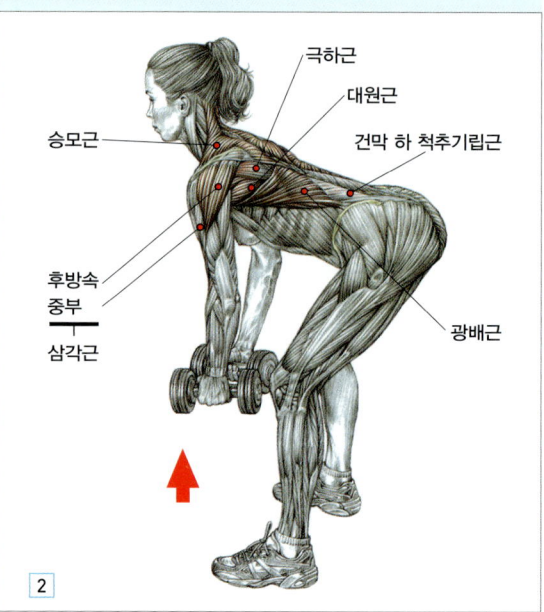

기생 근육의 상호작용

등이 발달하지 않은 원인 중 대부분은 모터 동원에 문제가 있기 때문이다. 등 근육 이외의 근육군이 불균형적으로 개입하면 등의 운동을 방해한다. 예를 들어 팔과 어깨 뒷부분이 아주 발달해 있으면 광배근이 운동에 동원되지 못할 수가 있다. 팔이 발달해 있으면 등의 근력을 키우는 데 유리하다고 생각할 수도 있지만, 반드시 그런 것은 아니다. 오히려 팔이 취약하면 팔의 운동 중량이 등으로 이전되면서 등 근육 발달에 도움이 될 수 있다.

어떤 사람들은 등 운동을 수행하는 동안 특히 승모근을 이용하는 경향이 있다. 그 결과 척추 주위에 아주 강한 고랑groove이 형성되지만, 등은 벌어지지 않는다. 즉 등이 넓어지는 것이 아니라 두꺼워지는 것이다.

최대한의 힘을 생성하려면 광배근과 승모근이 함께 운동해야 한다. 하지만 신경 기능이 알맞게 작동하지 않으면 이러한 시너지 효과를 낼 수 없다. 광배근과 승모근이 함께 수축하는 것이 아니라 서로 경쟁하게 되는 것이다. 승모근을 동원하는 것이 더 쉽기 때문에 승모근이 우위를 점하면서 광배근의 운동을 대체한다. 동원하기 어려운 근육은 많이 커지지 않으므로 발달도 지체되고 만다.

두 근육의 발달 정도에 차이가 크지 않다면 광배근 운동을 강조하고 승모근 운동 속도를 늦추면 된다. 그러나 차이가 크다면 승모근 운동을 완전히 중단하고 광배근 운동에 전적으로 집중해야만 한다. 이렇게 우선순위를 두어 재분배하는 방법을 받아들이지 않으려는 사람들도 있지만, 이것은 실현가능한 유일한 해결 방안이라고 할 수 있다.

승모근을 운동하면, 그때마다 승모근의 모터 동원 능력이 개선된다는 점을 알아야 한다. 승모근을 발달시키는 대신, 일시적으로 소홀히 함으로써 동작에 개입하지 못하도록 해야 한다. 그러지 않으면 광배근은 항상 지체된 상태로 머물러 있을 것이다. 모터 동원의 이러한 부정적 경쟁 현상을 제거하는 데에는 오랜 시간이 걸린다. 이러한 사실을 고려하지 않고 문제가 되는 운동 방식을 계속 고수한다면 균형을 회복하지 못할 수 있다.

논리 바꾸기

지체된 등을 발달시키기 위해 주로 일반적인 해결책을 적용해야 한다:
▶ 더 무겁게 운동한다.
▶ 복합운동을 더 많이 수행한다.

다른 근육들이 이 두 가지 접근법에 긍정적으로 반응한다면, 등에도 적용하지 못할 이유는 없지 않은가?

강력한 등을 만들려면 우선 데드리프트를 무겁게 수행해야 한다. 하지만 이러한 원칙을 적용한 결과, 근육이 늘기보다는 통증이 생기는 수가 있다.

취약한 근육과 강한 근육에는 서로 다른 전략을 적용해야 한다. 두 전략은 완전히 상반되는 경우가 대부분이다. 동원하기 어려운 취약 부위에 대해서는 무겁게 운동하려 하지 말고 근육의 감각을 찾는 데 집중하는 것이 좋다. 무겁게 운동하는 것과 근육의 감각을 찾는 것이 반드시 모순된다고는 볼 수 없지만, 취약한 근육에 대해서는 이 두 접근법이 자주 모순된다.

부위별 운동

모든 근육이 그렇듯이, 초보자가 등 운동을 처음 시작할 때는 일반적인 방법으로 접근해야 한다. 즉 복합운동을 무겁게 수행하는 것이다. 이러한 방식으로 운동을 몇 달간 실시한 후 등의 변화를 분석해야만 한다:

- 등이 균형 있게 발달했다면 운동에 변화를 줄 필요는 없다.
- 등에 불균형이 생겼거나 발달되지 않았다면, 전반적인 접근법 대신 특정 부위를 목표로 하는 전략을 선택해야 한다.

이러한 부위별 전략의 전제가 되는 조건은, 발달이 지체된 부위가 어디인지 확실하게 파악해야 한다는 것이다. 각 동작은 등의 특정 부위를 목표로 수행해야 한다. 목표 부위를 더욱 정확하게 공략하려면 무거운 중량보다는 가벼운 중량이나 중간 중량을 사용해야 한다.

운동을 할 때 한 부위만 공략해야 할까, 아니면 여러 부위를 공략해야 할까?

두 전략이 모두 가능하지만, 한 부위만 공략하는 접근법을 사용하면 다음과 같은 세 가지 장점이 있다:

1 등의 특정 부위에 집중해서 엄격하게 동작을 수행하면 그 부위에 충격을 줄 수 있다. 가장 좋은 방법은 전체 세션을 한 가지 동작만으로 진행하면서 가능한 한 많은 세트(일반적으로 4~8회)를 수행해보는 것이다.

2 한 가지 동작만 수행하면 단일 운동 신경을 사용할 수 있다. 우선 목표 부위를 잘 느낄 수 있도록 가볍게 시작해보자. 그다음 근육의 감각을 최대한 유지한 채 중량을 점차 올려보자. 가볍게 운동하면 쉽게 감각을 찾을 수 있어, 아주 무거운 세트를 수행할 때에도 감각을 계속 유지할 수 있다는 장점이 있다.

3 이렇게 하면 동일 근육군을 두 번 운동하는 사이에 근육의 회복 시간을 줄일 수 있다. 그러면 다음번에 등 운동을 할 때 또 다른 부위를 목표로 할 수가 있다. 이렇게 여러 부위를 번갈아가며 운동하면, 등을 더 자주 운동할 수 있다(따라서 취약한 근육을 보완하는 데 좋다). 왜냐하면 첫 번째로 운동한 부위가 완전히 회복할 때까지 기다릴 필요가 없기 때문이다. 예를 들어 한 세션은 승모근 하부를 목표로, 그다음 세션은 대원근을 위주로 운동해보자. 두 번째 세션을 수행하기 전에 승모근이 100% 회복되지 않더라도 문제될 것은 없다. 왜냐하면 대원근 단련 동작을 수행할 때 승모근이 아주 많이 개입하지는 않기 때문이다. 세 번째 세션에서는 이 사이클을 반복하거나 새로운 부위를 목표로 운동해 볼 수 있다.

신경적 반작용을 이해하자

운동을 구성할 때에는 신경의 반응을 고려해야 한다. 동작이 바뀌면 모터 동원에 완전한 교체가 일어난다. 다음과 같이 두 경우가 나타날 수 있다:

- 이러한 교체를 활용해 두 번째 동작에서 힘이 생기는 사람이 있는가 하면,
- 세션 중 동작을 바꾸면 운동의 효율성이 비정상적으로 떨어지는 사람도 있다. 이 경우, 무리하게 운동을 시도해서는 안 된다. 무리하지 말고 단일 운동에 집중해보자.

반응이 사람마다 다르게 나타나는 것은 당연하다. 이러한 변화에 대한 고유의 신경적 반작용이 운동 형식에도 반영되어야 한다.

EX 등을 단련하는 운동

EX 01 취약한 대원근 보완하기

등을 멋지게 만들려면 광배근과 대원근의 근육량이 균형을 이루어야 한다. 하지만 두 근육은 팔의 거의 같은 부분에 붙어 있으면서 모터 동원 경쟁을 하기 때문에 근육 간에 불균형이 생긴다. 이 두 근육은 일반적으로 함께 운동해야 하지만, 불행히도 한 근육이 다른 근육에 비해 더 많이 동원되는 경우가 종종 발생한다.

이러한 갈등으로 인해 두 근육의 발달에는 확연한 차이가 나타난다. 대원근의 발달이 지체되는 경우를 가장 흔히 볼 수 있는데, 이렇게 대원근이 약하면 광배근이 모든 운동을 수행하게 된다.

이 문제를 해결하지 않는다면 광배근만 발달하고 불균형이 더욱 악화될 것이다. 따라서 대원근을 분리시켜 운동함으로써 등을 단련하는 일반 동작에서 대원근의 동원을 촉진할 수 있다.

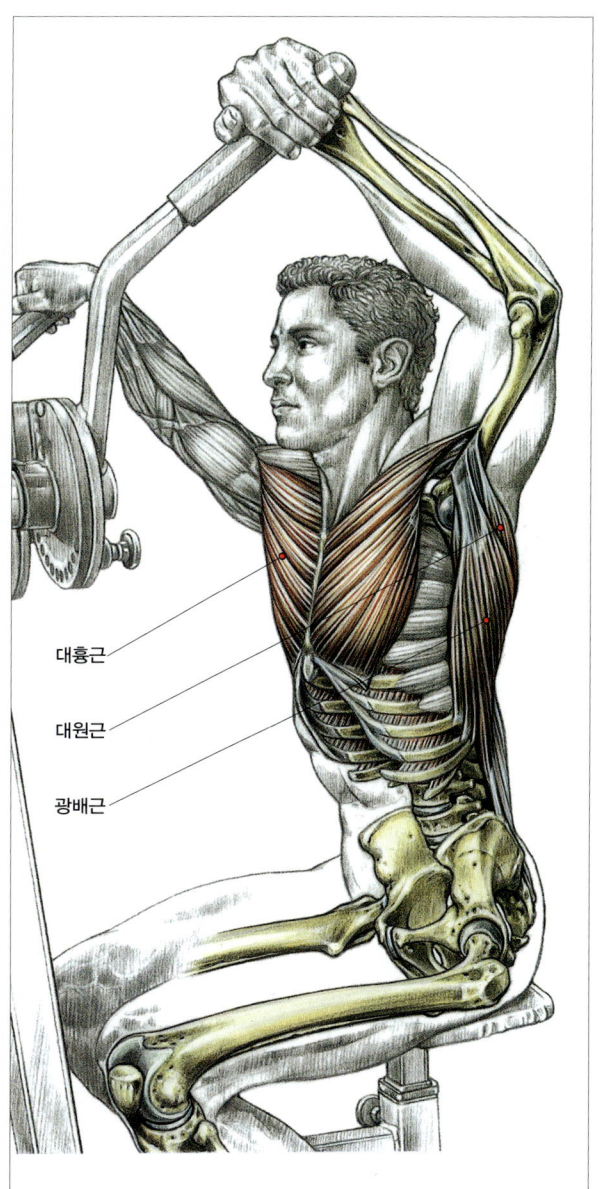

대흉근
대원근
광배근

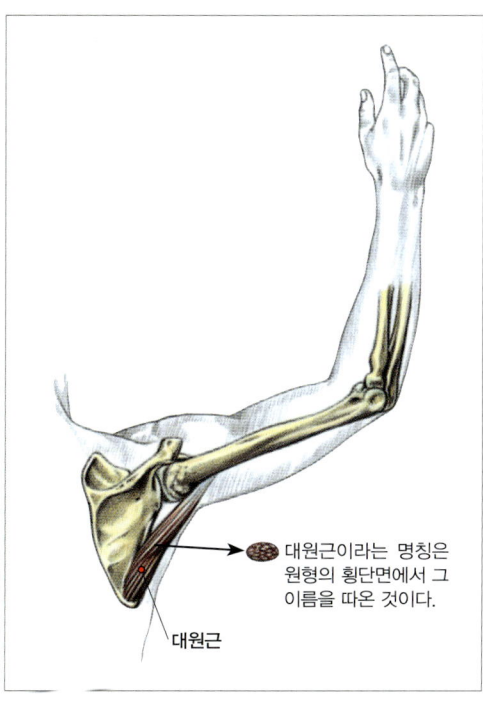

대원근이라는 명칭은 원형의 횡단면에서 그 이름을 따온 것이다.

대원근

대원근 고립운동

대원근을 분리해서 운동하기 위해 케이블을 이용해서 팔을 내전하는 동작을 수행해보자.

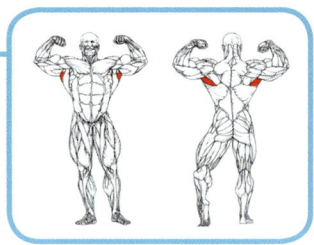

높이 조절 풀리 이용하기

양발을 약간 벌리고 자신의 오른쪽에 위치한 머신 옆에 선다. 오른팔을 90도로 접고 중간 높이로 설치된 손잡이를 잡아보자 1. 이때 손은 뉴트럴 그립으로(엄지손가락이 위를 향하도록) 놓는다. 팔을 안쪽으로 회전시키면서 주먹을 흉골을 향해 가져온다. 단, 손이 몸통을 지나가서는 안 된다 2. 즉, 손을 점점 상체 쪽으로 가져오면서 팔꿈치를 바깥쪽으로 보내야 한다. 오른손이 오른쪽 광배근 하부에 오면 3 그 상태로 수축 자세를 1~2초간 유지해보자. 그다음 팔꿈치를 상체 쪽으로 근접시키면서 손을 바깥쪽으로 가져다 놓는다.

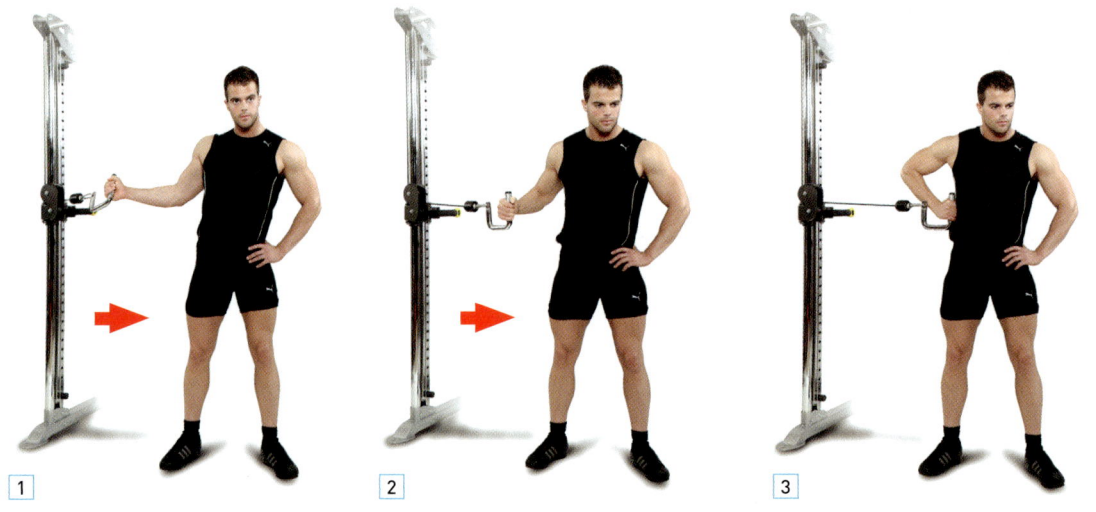

로우 풀리 이용하기

높이를 조절할 수 있는 풀리가 없다면 바닥에 등을 대고 풀리와 직각이 되도록 누워서 이 동작을 수행할 수도 있다. 자신의 오른쪽에 위치한 로우 풀리의 손잡이를 오른손으로 잡고서 4 방금 설명한 것처럼 동작을 진행해보자 5.

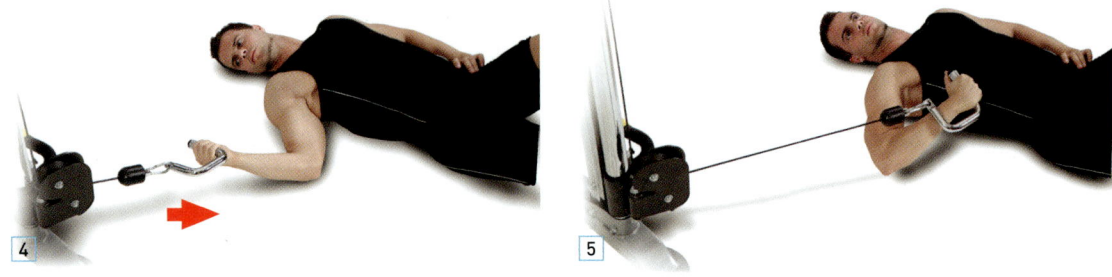

덤벨을 가지고 유니래터럴 방식으로

덤벨을 이용해서(134쪽 참조) 회전 동작을 수행할 수는 있지만, 척추가 압박된 상태에서 상체를 과도하게 회전하면 위험하므로 동작이 더욱 제한된다.

운동의 목표는 중량을 늘리는 것이라기보다는 광배근 하부를 최대의 가동 범위로 수축하는 것이다. 목표 부위에서 근육의 번즈를 가능한 한 오랫동안 유지하기 위해서는 다음과 같은 슈퍼세트 방식을 구성해 볼 수 있다:

▶ **선피로 방식**: 풀리를 이용한 케이블 로우 + 풀오버
▶ **후피로 방식**: 풀오버 + 풀리를 이용한 케이블 로우

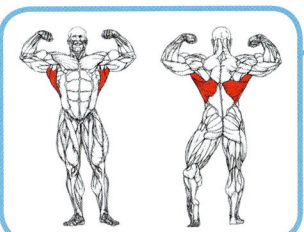

사이드 벤드 Side Bend

AB머신에 앉아서

의자에 똑바로 앉지 말고 측면으로 앉아보자: 오른쪽 광배근을 운동하려면 왼쪽 광배근이 의자 등받이에 닿도록 한다. 오른손으로 오른쪽 손잡이를 잡고 오른쪽 팔꿈치는 지지대에 놓는다. 광배근의 힘으로 상체를 오른쪽으로 숙여보자. 복사근의 힘으로 굽히기를 수행하고 싶은 유혹이 들 수도 있지만, 복사근의 힘을 이용하는 것은 여기에서 우리가 목표한 바가 아니다. 광배근을 최대한 동원하려면 흉곽을 팽창시키면서 몸을 뒤로 약간 휘게 해보자.

하이 풀리 이용하기

양발을 약간 벌리고 머신 자신의 왼쪽에 두고 선다. 오른손을 머리 위로 올려 머신 윗부분에 달린 로프를 잡아보자 ③. 복사근을 당기지 말고 측면 약간 뒤쪽으로 몸을 구부려보자 ④.

> **NOTE**
> 바깥쪽 섬유의 수축을 잘 느끼기 위해 (가능하다면) 사용하지 않는 손의 손가락을 운동 중인 광배근 하부에 올려놓자.

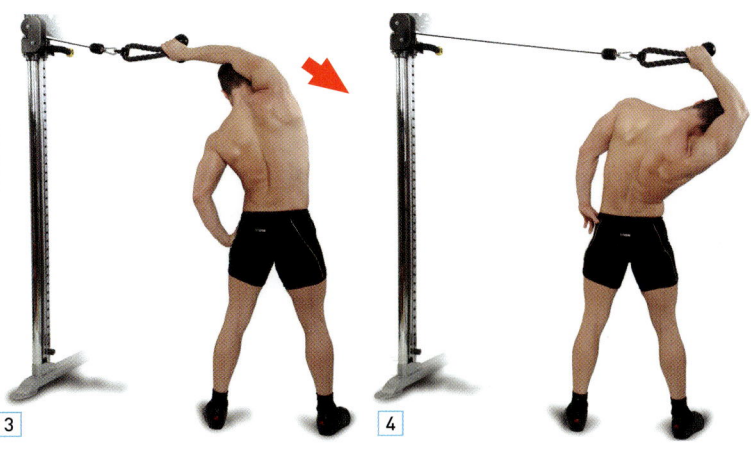

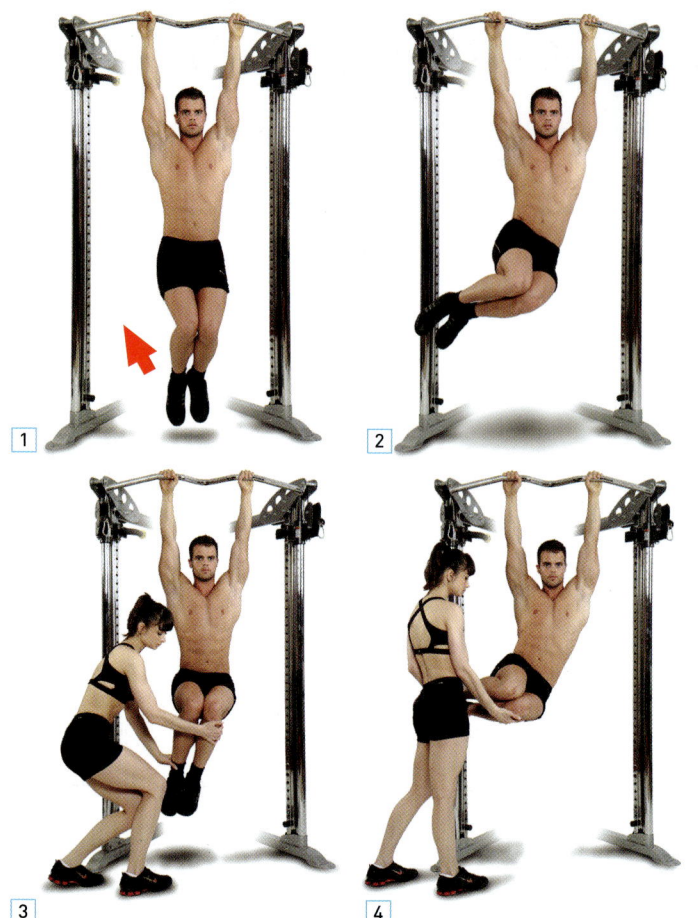

풀업 바 이용하기

풀업 바에 매달려보자. 다리를 오므리고 오른쪽으로 골반 구부리를 수행한다 1 2. 복사근을 단련하는 동작과 동일하지만(327쪽 참조), 여기에서는 복사근을 동원하지 않도록 노력해야 한다. 리피티션마다 좌우를 번갈아가며 동작을 수행하지 말고, 오른쪽 세트를 끝낸 다음, 숨을 가다듬고 왼쪽으로 넘어가보자.

구부리기 동작 중에 가장 어려운 버전이므로 파트너가 다리를 받치고 동작을 유도해주면 쉽게 수행할 수 있다 3 4.

EX 03 광배근을 단련하는 동작

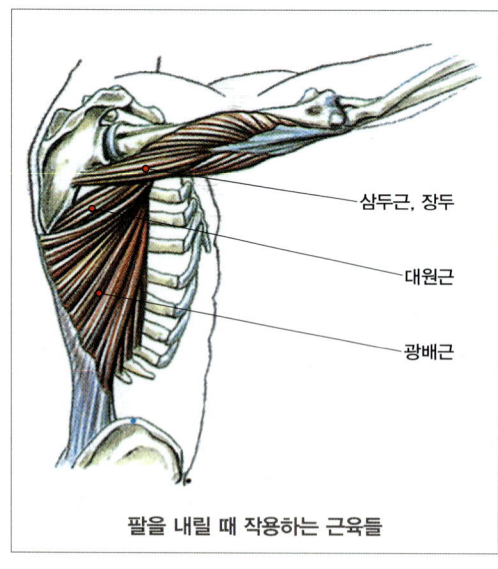

팔을 내릴 때 작용하는 근육들

삼두근, 장두
대원근
광배근

⚠ 주의!

광배근이 동작을 수행할 때 삼두근의 장두가 광배근을 보조한다. 등을 운동하기 전에 삼두근을 약간 운동하면서 팔꿈치를 잘 웜업해야 한다. 중량을 무겁게 해서 등 운동을 수행할 때는 팔꿈치가 웜업되어 있지 않더라도 별로 고통을 느끼지 못한다. 하지만 삼두근을 운동할 때는 통증이 나타날 수가 있다. 이 때문에 등 운동을 할 때는 팔꿈치를 다쳤다는 사실을 잘 알지 못하지만, 삼두근을 운동할 때 팔꿈치에 부상을 입었다는 사실을 알게 된다. 사람들이 부상의 원인과 통증의 효과를 연관짓지 못하는 이유가 여기에 있는 것이다. 삼두근 말고도 이두근, 전완, 극하근도 웜업해야 한다.

등의 비밀은 어깨에 있다

등 단련 동작을 수행할 때 흔히 팔을 과도하게 당기는 실수를 저지른다. 될 수 있으면 어깨 부분에서 동작이 시작되어야 한다. 등이 잘 발달된 보디빌더는 어깨로 수행한 동작의 궤적이 상당히 크다. 로우뿐만 아니라 풀업을 수행할 때도 이런 현상이 관찰된다. 이런 점에서 견갑골이 아주 잘 움직이는 보디빌더는 다른 이들보다 유리한 위치에 있다고 할 수 있다(87페이지 그림 4 참조). 중량을 올리기 전에 먼저 동작을 제대로 수행해야 한다는 사실을 명심하자.

풀업 Pull-up

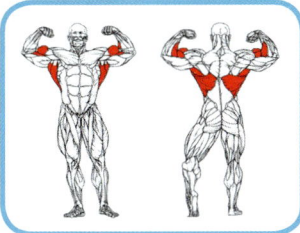

특징 이 복합운동의 목표는 배근, 이두근, 삼두근의 일부, 팔뚝을 단련하는 것이다. 유니래터럴 방식으로 운동하는 것은 거의 불가능하지만, 몸무게가 아주 가볍거나 힘이 아주 센 보디빌더는 가능할 수도 있을 것이다.

방법 손을 언더 그립으로(새끼손가락이 서로 마주보도록) 놓고 바를 잡는다. 양손의 간격은 어깨너비 정도로 벌려야 한다. 다리를 서로 교차한 채로 몸을 들어올린다 5. 등의 힘으로 몸을 당겨 이마를 바 높이까지 들어 올려보자. 할 수 있다면, 머리를 뒤로 기울인 채 턱을 바깥까지 들어 올린다 6. 힘이 아주 센 사람이라면, 머리는 여전히 뒤로 기울인 채 가슴 아랫부분까지 당겨볼 수도 있다. 1초간 수축 자세를 유지한 다음, 천천히 몸을 내려놓는다. 부상을 예방하려면 팔을 완전히 펴지 말고 계속해서 장력을 유지해야 한다(129쪽 참조).

응용 동작

1 손을 오버 그립(엄지손가락이 서로 마주보도록) 7 8 이나 뉴트럴 그립(평행 손잡이를 이용할 때 엄지손가락이 머리를 향하도록)으로 놓으면 동작의 공략 각도를 바꿀 수도 있다.

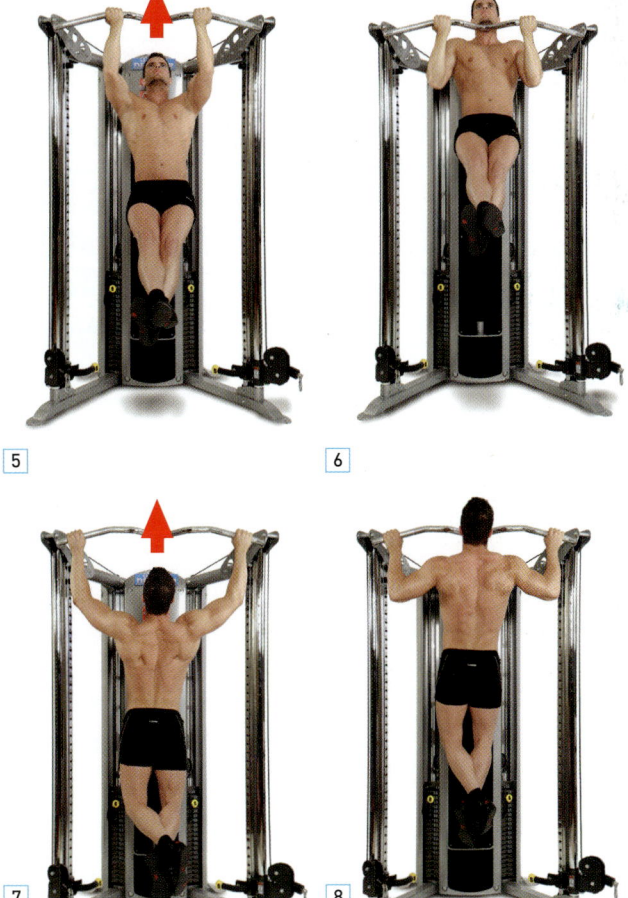

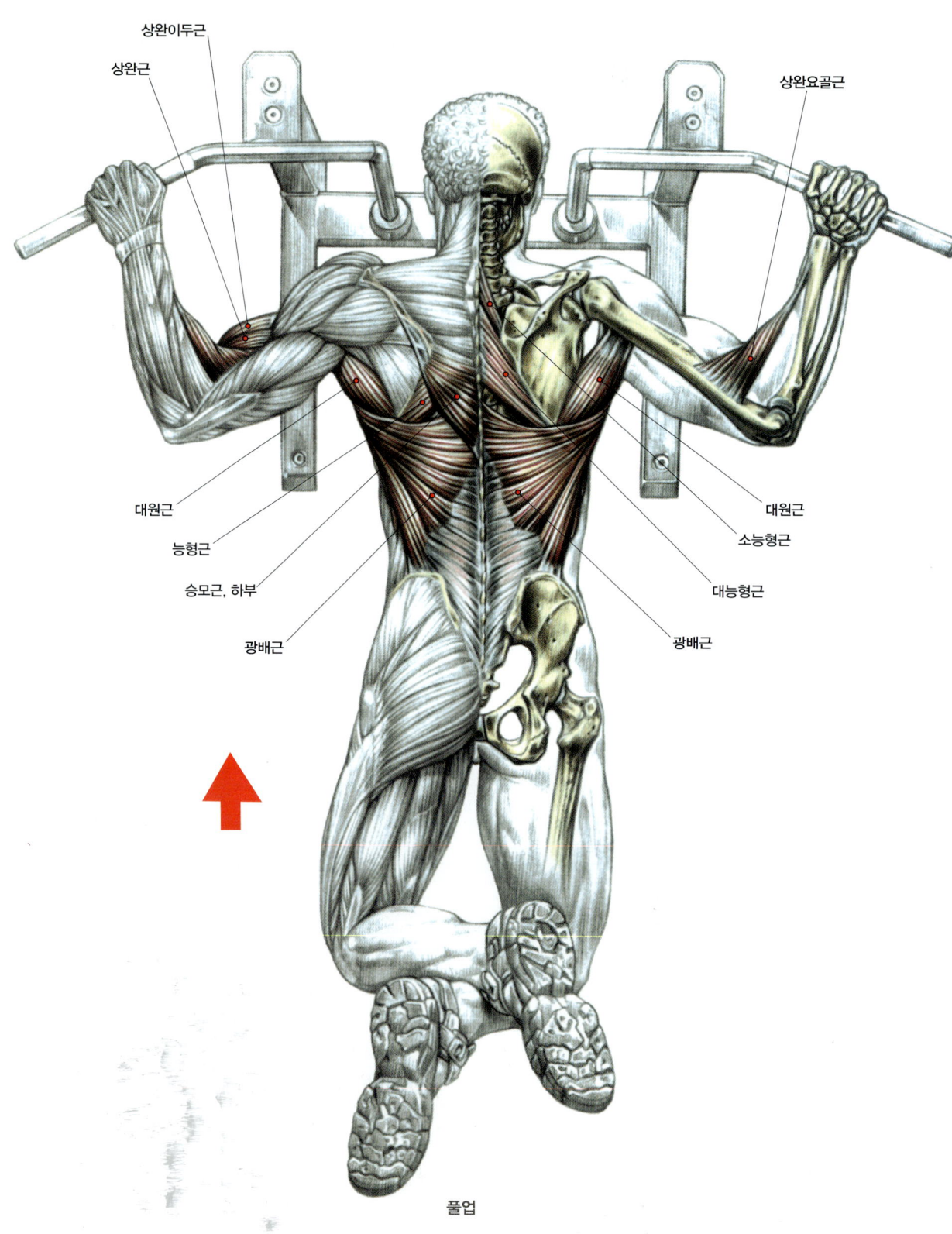

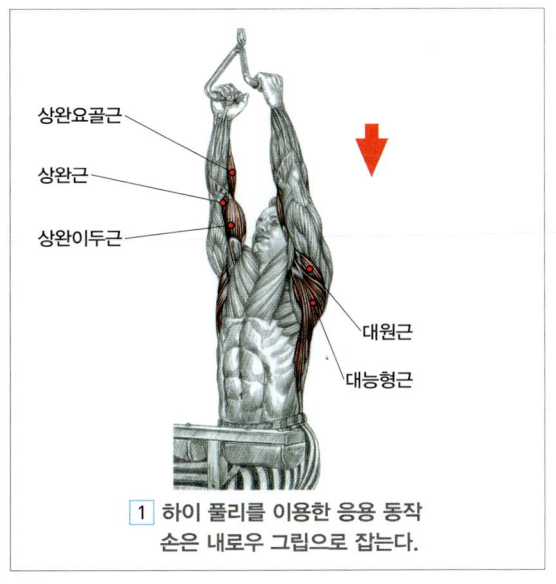

1 하이 풀리를 이용한 응용 동작
손은 내로우 그립으로 잡는다.

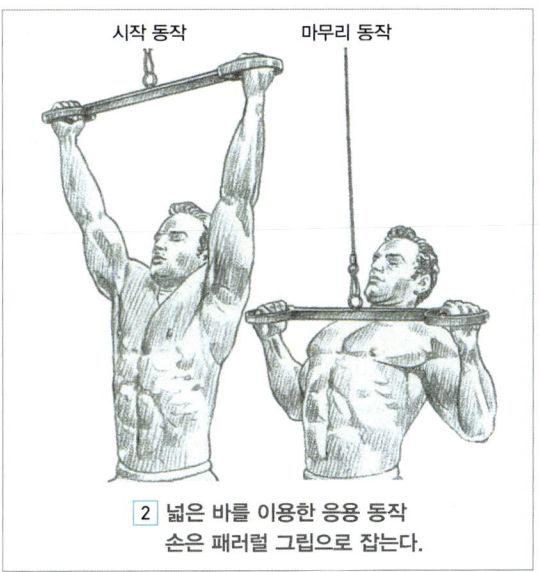

2 넓은 바를 이용한 응용 동작
손은 패러럴 그립으로 잡는다.

❷ 양손을 벌리는 간격을 다양하게 바꾸면서 1 2 본인에게 가장 적합한 너비를 찾아보자. 내로우 그립을 취할수록 신장이 잘 되고 동작 가동 범위도 커진다.

❸ 오버 그립을 취하면 바를 당겨 목덜미 앞이나 뒤로 가져올 수도 있다 3 . 목덜미 뒤로 가져오는 방법은 수행하기가 매우 어렵고 어깨 관절에 외상을 유발할 가능성도 가장 크다.

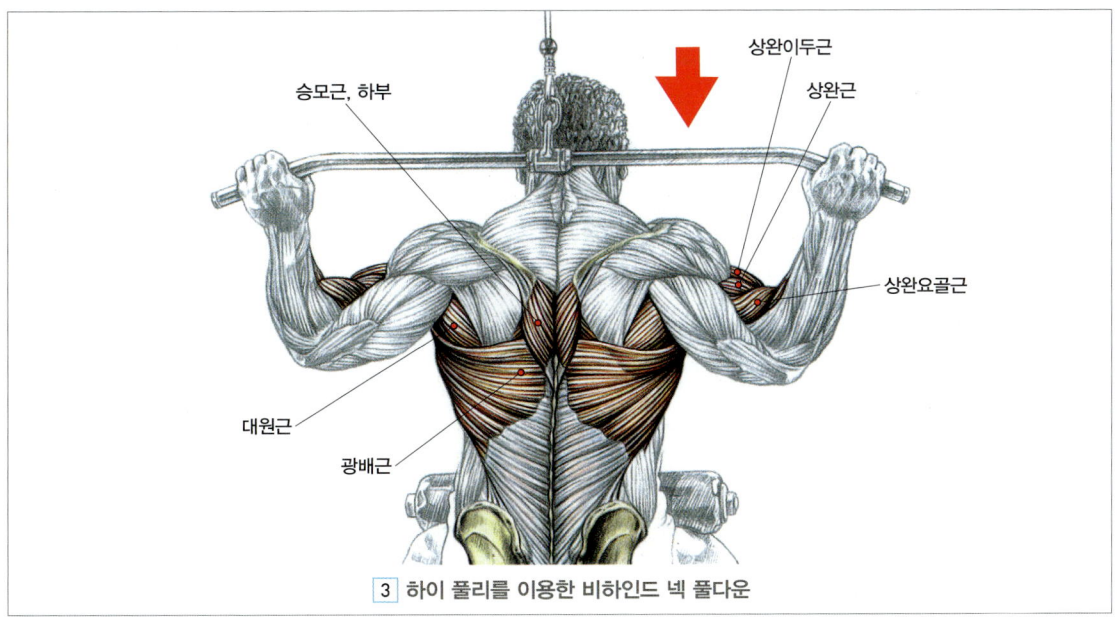

3 하이 풀리를 이용한 비하인드 넥 풀다운

근육에 미치는 영향

▶ 상체를 똑바로 세울수록 광배근의 하부와 바깥 부분, 그리고 대원근이 더 많이 동원된다(등을 넓게).

▶ 상체가 뒤로 기울수록 동작이 로우와 비슷해지면서 승모근 하부, 등의 안쪽(등을 두껍게), 광배근의 상부가 더 많이 동원된다.

관찰 포인트 손가락에 힘이 빠져 풀업을 중단하는 일이 없으려면 바를 잘 잡아야 한다. 이때 스트랩을 사용하면 손가락에 힘이 없어 생기는 문제를 해결할 수 있다(71쪽 참조).

엉덩이를 꽉 조이고 오른쪽 다리로 왼쪽 발목을 밀면서 몸을 항상 뻣뻣하게 유지해보자. 이렇게 몸을 경직시키면 몸이 부적절하게 흔들리는 것을 막을 수 있다.

머신의 장점

일반 동작으로는 등 근육을 제대로 느끼기 어려운 경우가 종종 있다. 잘 고안된 컨버전트 머신을 이용하면 근육의 감각을 향상시키는 데 상당히 도움이 된다. 이러한 머신은 특별한 궤적을 제공하기 때문에 다음과 같은 장점이 있다:

▶ 바(올림픽 바 또는 풀업 바)를 사용할 때보다 등의 운동을 느끼기가 더 쉽다. 즉 컨버전트 머신을 이용하면 모터 학습을 수월하게 할 수 있다.
▶ 신장이 더 잘 될 뿐만 아니라 수축도 잘 이루어진다.
▶ 동작의 평균 가동 범위가 일반 동작보다 더 크다.
▶ 운동을 처음 시작하는 초보자들이 동작의 궤적을 따라 할 수 있다는 장점이 있다.
▶ 컨버전트 머신을 사용하면 필요에 따라 유니래터럴 방식으로 (한 번에 한 팔만) 쉽게 운동할 수 있다. 덤벨을 이용해 유니래터럴 방식으로 운동하는 것은 가능하지만, 풀업 바로는 거의 불가능하다. 컨버전트 머신이 없다면, 그 대신 풀리를 이용하는 것도 가능할 것이다 2 3 4 5 6 7 .

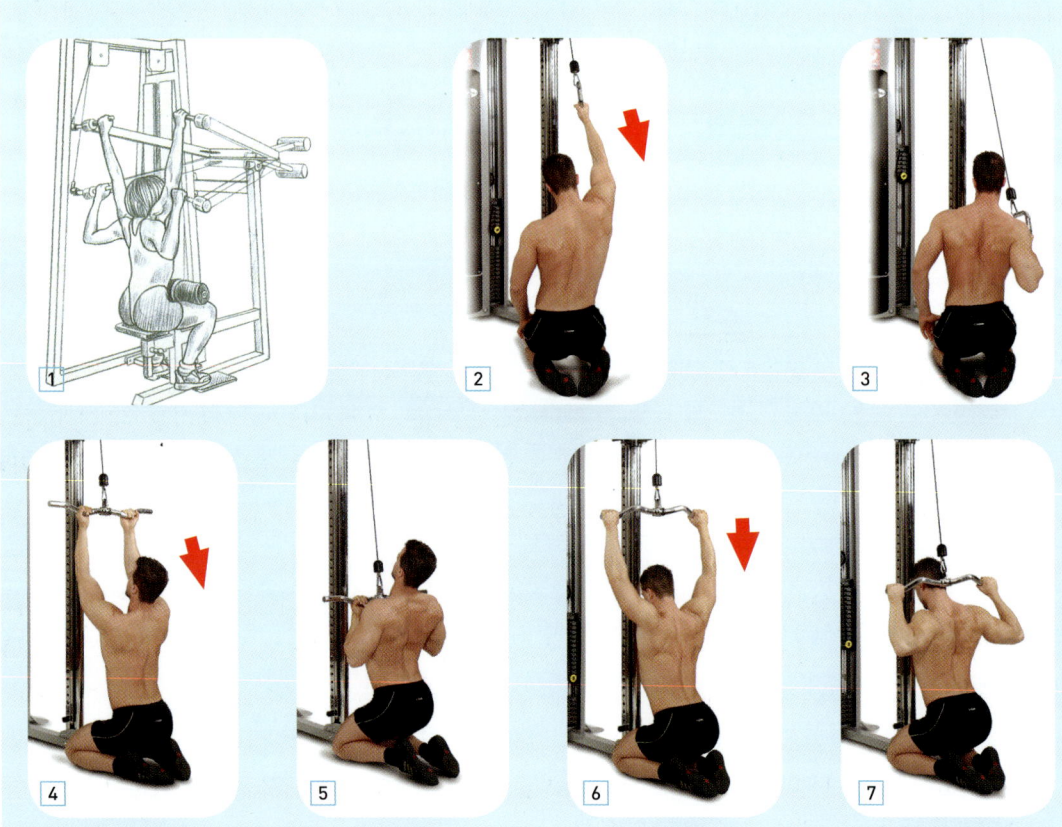

장점 풀업은 아주 짧은 시간에 상체 근육의 상당 부분을 효과적으로 운동할 수 있는 동작이다.

단점 불행히도 모든 사람이 풀업을 할 수 있는 것은 아니다. 이 경우에는 머신이나 하이 풀리를 사용해 보자(127쪽 참조). 손을 언더 그립으로 놓고 스트레이트 바를 사용하는 것은 '과회내'인 사람hyperpronator에게는 적합하지 않다(209쪽 참조). 손목이 유연하지 않아 스트레이트 바로 동작을 수행할 수 없다면, 약간 구부러진 등 운동용 바를 사용하는 것이 더 적합하다(126쪽 참조).

위험성 풀업 동작이 모두 그렇듯이, 절대로 팔을 완전히 펴서는 안 된다. 팔을 편 자세를 취하면 어깨와 이두근이 약한 상태에 놓이게 돼 외상을 입기 쉽다. 리피티션을 두 차례 수행하는 사이에 휴식하기 위해 팔을 쭉 폈다면, 동작을 다시 시작할 때 갑작스럽게 몸을 움직여서는 안 된다. 어깨 인대, 삼두근 장두 섬유나 이두근의 힘줄이 불안정한 상태에 놓이기 때문이다. 이상적인 풀업 방법은 동작의 신장 단계에서 항상 지속적인 장력을 유지하는 것이다.

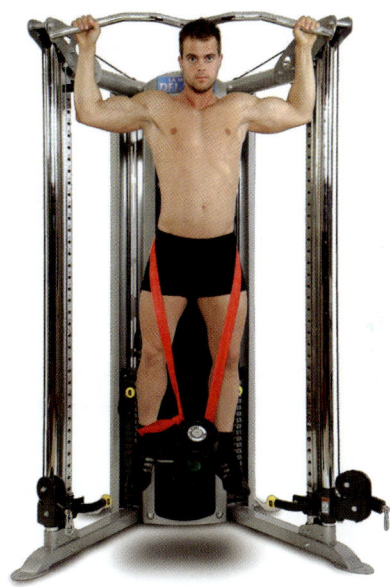

8 웨이티드 풀업

NOTE
내로우 그립으로 잡는 언더 그립 자세는 풀업을 못하는 초보자들에게 유용한 방식이다. 이 자세에서는 동작이 더 쉬워지기 때문이다. 리피티션 12~15회 정도를 편하게 수행할 수 있다면 종아리나 넓적다리 사이에 덤벨을 끼우고 중량을 추가해보자 8 . 실패 지점에 이르면 중량을 낮추고 추가 리피티션을 몇 회 더 해보자.

로우 Row

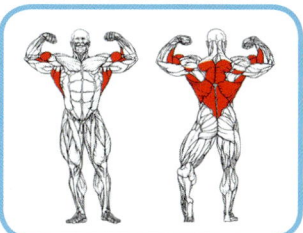

특징 이 복합운동의 목표는 배근, 이두근, 팔뚝을 단련하는 것이다. 이 동작은 유니래터럴 방식이 인기가 많다. 유니래터럴 방식으로 운동하면 동작 가동 범위를 아주 크게 할 수 있다.

방법 몸을 앞으로 기울여 상체가 바닥과 90~145도 정도의 각도를 이루도록 해보자. 손을 오버 그립으로(엄지손가락이 서로 마주보도록) 놓고 바를 잡는다. 몸을 따라 두 팔을 당겨보자. 팔을 접어 중량을 최대한 높이 든다(130쪽 참조). 견갑골을 양쪽에서 좁히면서 1~2초간 수축 자세를 유지한 다음, 팔을 내려놓는다.

관찰 포인트 일반적으로 배꼽 높이 정도로 바를 끌어당겨야 한다. 좀 더 높이 올려 가슴 방향으로 바를 들거나, 넓적다리 방향으로 좀 더 낮게 들 수도 있다.

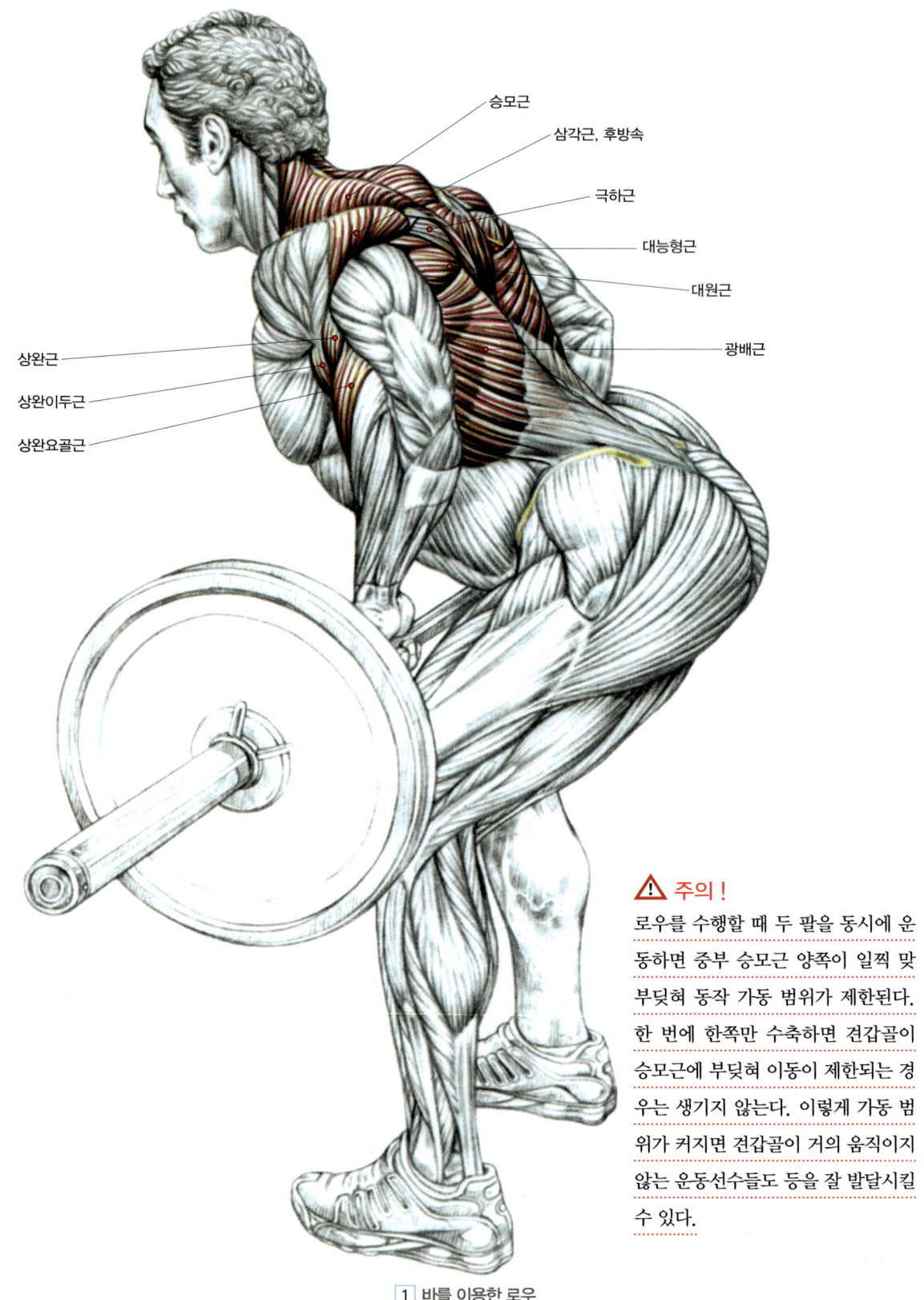

⚠ **주의!**

로우를 수행할 때 두 팔을 동시에 운동하면 중부 승모근 양쪽이 일찍 맞부딪혀 동작 가동 범위가 제한된다. 한 번에 한쪽만 수축하면 견갑골이 승모근에 부딪혀 이동이 제한되는 경우는 생기지 않는다. 이렇게 가동 범위가 커지면 견갑골이 거의 움직이지 않는 운동선수들도 등을 잘 발달시킬 수 있다.

1 바를 이용한 로우

어깨를 당기자

중부 승모근의 발달은 상당부분 견갑골을 수축하는 능력에 달려있다. 어떤 보디빌더들은 어깨를 앞에서 뒤로 아주 큰 폭으로 움직일 수 있는 능력이 있다. 이들은 로우를 수행할 때 삼각근을 앞으로 내밀 수 있어 승모근 중간 부분이 신장된다. 수축할 때는 어깨가 뒤로 많이 돌아오기 때문에 중부 승모근을 최대한으로 수축할 수가 있다.

반면에 이런 방식으로 어깨를 앞에서 뒤로 움직이지 못하는 보디빌더들도 있다. 이들은 로우를 수행할 때 어깨가 거의 움직이지 않고 팔만 움직인다는 느낌을 받을 것이다. 어깨를 움직일 수 있는 능력은 다음과 같은 요인에 따라 달라진다:

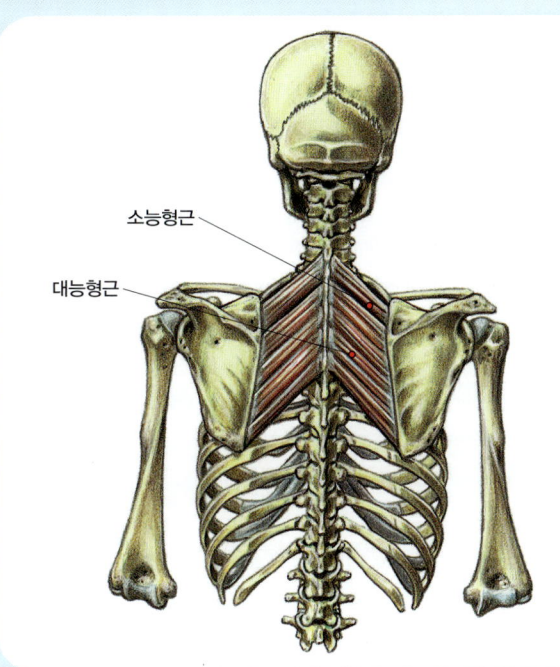

▶ **해부학적 구조**: 쇄골이 넓지 않은데다 견갑골의 이동성도 떨어지면 어깨의 이동 폭이 줄어든다. 어깨를 (특히 뒤쪽으로) 너무 많이 움직이려 하면 통증이 생길 수도 있다.

▶ **중량**: 바에 중량을 무겁게 올릴수록 어깨 부위가 동작을 수행하지 못하고 팔이 주로 수행하게 될 것이다. 어깨 대신 팔로 동작을 수행하면 훨씬 더 무거운 중량을 들 수가 있다. 승모근 중부를 잘 동원하지 못하는 이들이 '항상 더 무겁게'라고 주문을 외친다면 역효과가 생길 수 있다.

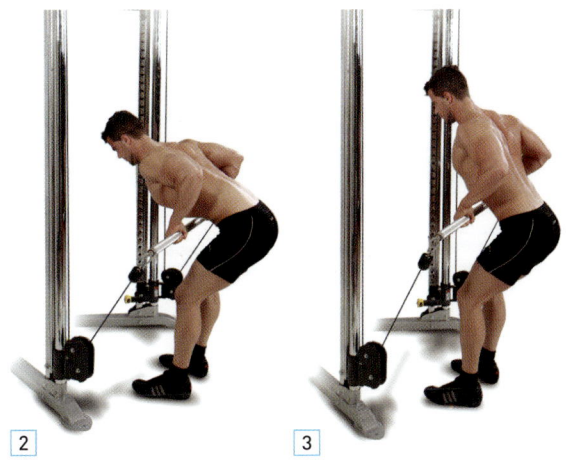

> **응용 동작**

1 상체는 어느 정도 기울여야 할까? 보디빌더들은 일반적으로 등이 바닥과 수평이 된 상태로 로우를 수행한다 **2**. 하지만 상체를 90도로 숙이는 대신, 바닥과 145도가 되도록 상체를 기울여 동작을 수행하면 **3** 승모근 중앙부를 더 효과적으로 동원할 수가 있다.

다음과 같은 실험을 해보자. 아무것도 들지 않은 상태로 팔을 바닥을 향해 늘어뜨리고 등이 팔과 90도가 되도록 한다.

견갑골을 서로 당기면서 중부 승모근을 수축해보자. 그다음 상체를 145도 기울이고 동일한 동작을 수행해보자. 등이 바닥과 수평이 될 때보다 몸을 앞으로 약간 숙였을 때 더 쉽게 수축할 수가 있다. 아무것도 들지 않았을 때 차이가 이렇게 크다면, 중량을 들었을 때에는 더욱 확연히 차이가 날 것이다. 게다가 등을 덜 숙이면 척추를 보호할 수 있다. 반면, 상체가 바닥과 수평이 되었을 때 척추는 확실히 불안정한 상태에 놓이게 된다.

❷ 바는 어떤 그립으로 잡아야 할까? 보디빌더들은 습관적으로 손을 오버 그립으로 놓고 로우를 수행하는데 1 2 , 이렇게 하면 세 가지 문제가 생긴다:

▶ 팔이 약한 자세가 된다. 실제로 손이 오버 그립(리버스 컬)보다는 언더 그립(컬)에 있을 때 팔 굽히기 동작에서 더 큰 힘을 낼 수 있다. 일반적으로 이러한 힘의 차이는 상당히 크게 나타난다. 로우는 마지막 몇 센티미터의 수축 단계에서 가장 힘들기 때문에 팔의 힘이 세지는 자세를 취하는 것이 좋다 3 4 .

▶ 어깨가 정확한 축을 따라 움직이지 않아 견갑골 양쪽을 제대로 밀착시킬 수 없다. 손을 언더 그립으로 놓고 하는 것이 훨씬 더 쉽다 3 4 .

▶ 오버 그립에서는 대퇴사두근을 따라 바가 미끄러지듯 움직이게 하는 것이 쉽지 않다. 하지만 언더 그립을 취하면 상체가 좀 더 세워지므로 이렇게 움직이는 것이 가능하다. 이렇게 대퇴사두근이 움직임을 유도해주면 동작 수행이 수월해져 승모근을 집중적으로 운동할 수가 있다.

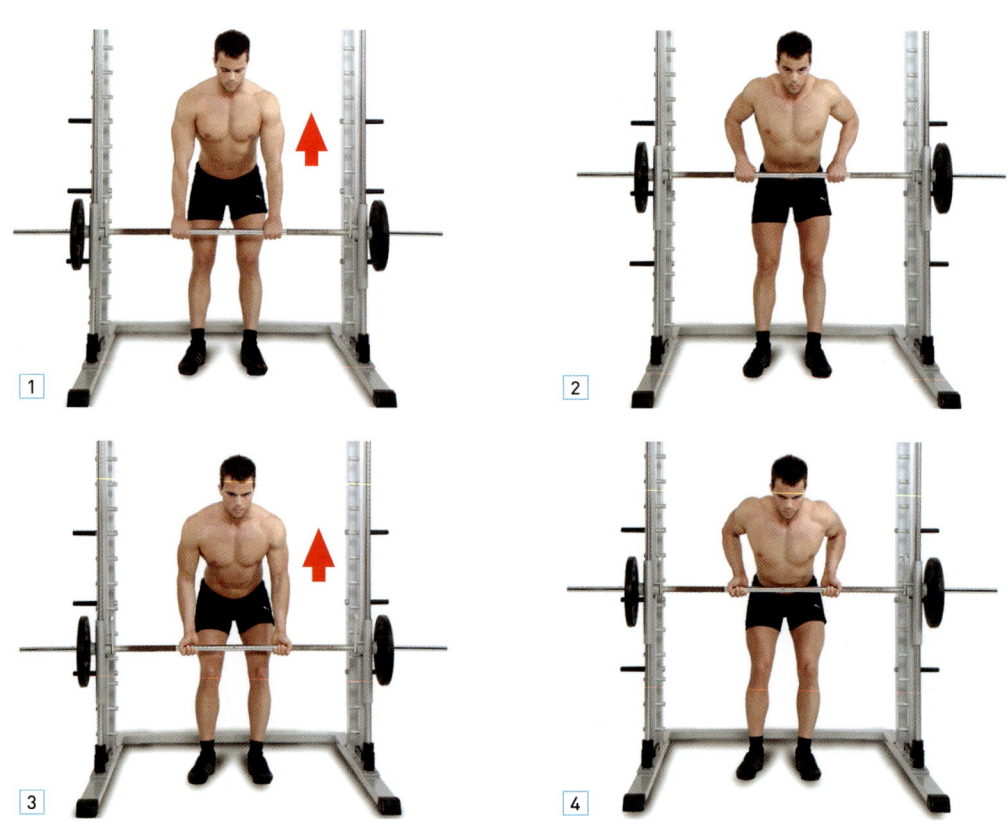

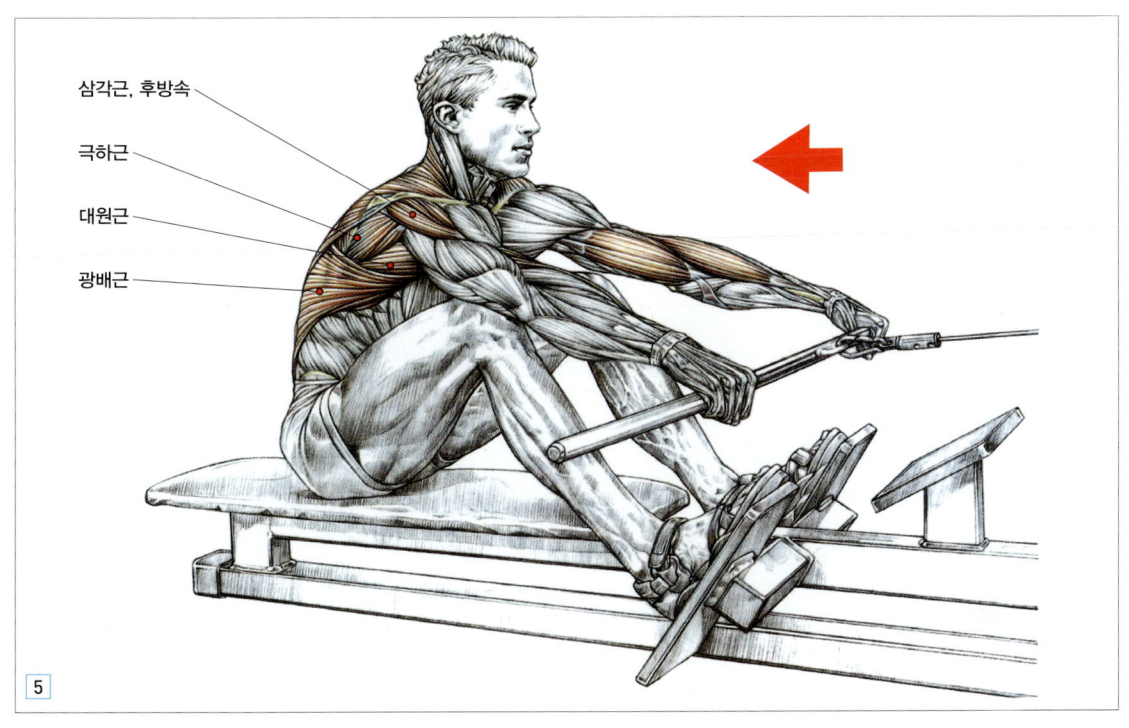

로우 풀리 5 6, T-바 7, 특정 머신이나 덤벨을 이용하면 뉴트럴 그립(엄지손가락이 머리를 향하도록)을 취할 수가 있다.

덤벨은 길이가 제한되어 있어 손의 위치를 자유자재로 둘 수는 없지만, 엄지손가락의 위치를 안쪽이나 바깥쪽으로 약간 바꾸는 것은 가능하다. 로우 풀리를 사용할 때는 오버 그립, 언더 그립, 뉴트럴 그립, 오버 그립에서(팔을 폈을 때) 언더 그립으로(수축 자세에서) 바꾸면서 회전하기 등 여러 가지 그립이 가능하다. 이 중 가장 이상적인 것은 마지막 방법이다.

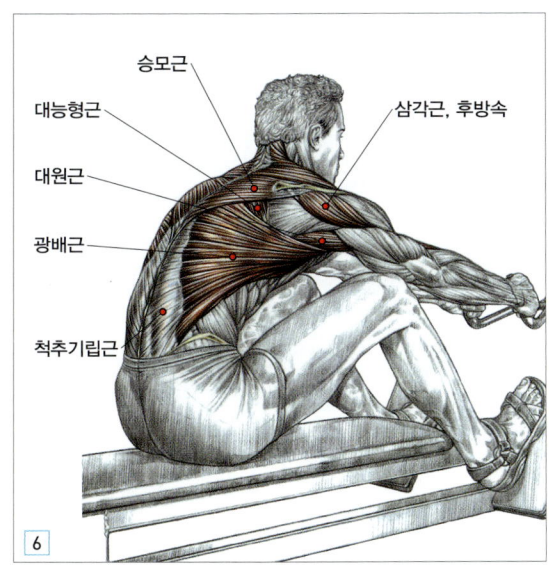

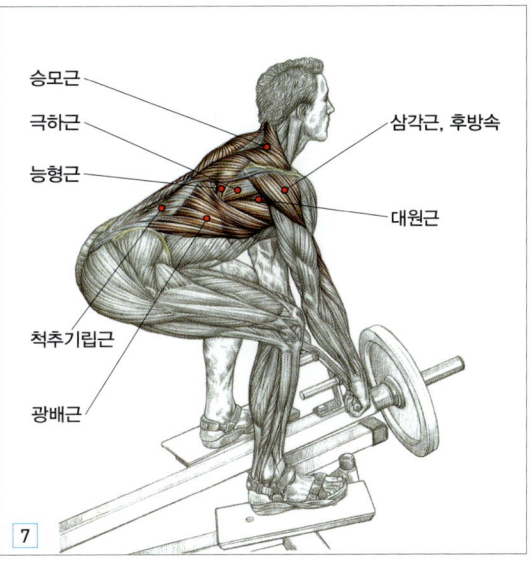

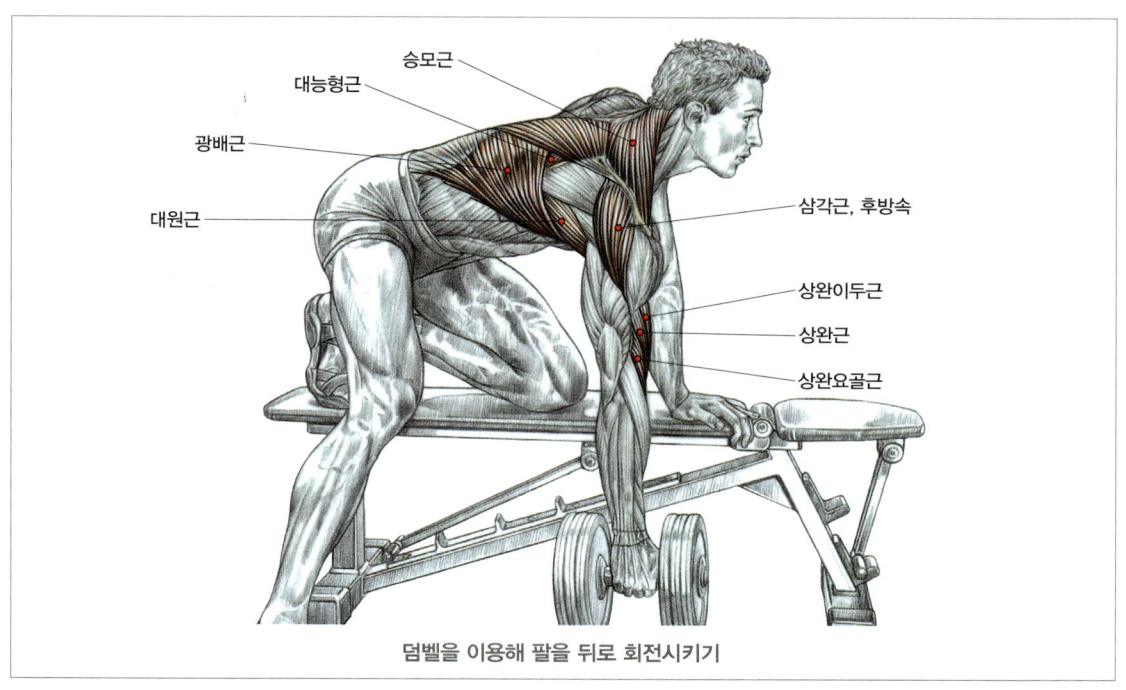

덤벨을 이용해 팔을 뒤로 회전시키기

⚠ 주의: 잘못된 주장을 경계하라!

이두근은 언더 그립에서 힘이 가장 세지기 때문에 등 단련 동작을 수행할 때는 손을 언더 그립으로 놓아야 한다고 흔히들 생각한다. 하지만 이것은 잘못된 생각이다. 이러한 주장이 간과하고 있는 것은, 등 운동은 이두근만이 아니라 팔 전체로 수행한다는 사실이다. 그리고 팔은 언더 그립보다 뉴트럴 그립에서 더 큰 힘을 낼 수 있다. 오버 그립은 가장 약한 자세이다. 다시 말해 언더 그립은 뉴트럴 그립과 오버 그립의 중간의 힘을 제공한다. 등 운동을 할 때는 본인에게 가장 자연스럽고 동작을 가장 잘 느낄 수 있는 그립을 취해야 한다. 배근의 공략 각도에 변화를 주기 위해서는 망설이지 말고 그립을 바꿔보자.

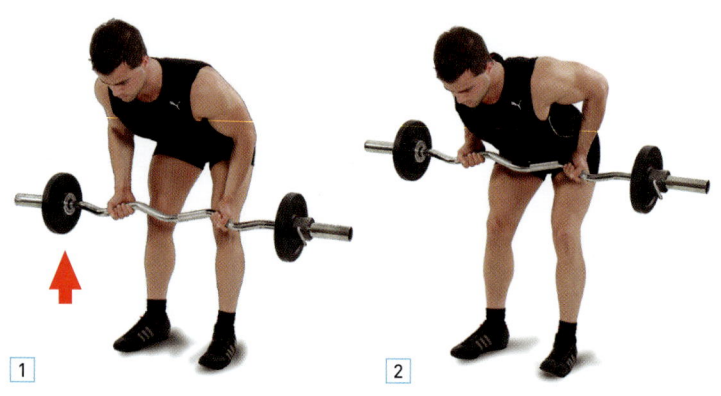

3 어떤 바를 선택할까? 언더 그립에서 스트레이트 바를 사용하기에 적합하려면 외반주(208쪽 참조)가 아니면서 과회외인 사람(하이퍼수피네이터)(209쪽 참조)이어야 한다. 이 두 조건을 만족시키는 경우는 드물기 때문에, 스트레이트 바가 대부분의 보디빌더에게 적합하지 않은 이유를 알 수 있을 것이다.

체형상의 조건을 만족시키면서 손목, 전완, 팔꿈치, 이두근, 어깨의 부상을 예방하려면 이지 바를 이용해보자. 대부분의 선수들은 이지 바를 사용하는 것이 훨씬 더 쉬울 것이다 .

4 양손의 너비는 어느 정도로 해야 할까? 양손을 벌리는 간격을 다양하게 바꾸면서 본인에게 가장 적합한 너비를 찾아보자.

▶ 내로우 그립을 취할수록 신장은 크게 일어나지만, 수축 폭은 줄어드는 경향이 있다. 이러한 이유 때문에 T-바를 사용할 때(양손을 아주 좁혀서 잡고 동작 수행) 팔꿈치를 상체 쪽으로 많이 들어 올리기 어렵다.

▶ 와이드 그립을 취할수록 신장은 줄어든다. 대신 팔꿈치를 뒤쪽으로 더 높이 올릴 수 있어 수축이 잘 된다.

⚠ 언더 그립 자세의 위험성

언더 그립 자세에서 팔을 쭉 펴면 이두근은 위험한 상태에 놓인다. 이두근의 구조는 언더 그립 자세에서 쭉 펴 있는 팔을 당기도록 되어 있지 않다. 아주 무거운 중량을 들 때 이두근의 섬유들은 수축하는 것이 아니라 서로 떨어지려고 한다. 따라서 언더 그립으로 바를 바닥에 내려놓아서는 안 된다. 바를 다시 집으려면 언더 그립 자세에서 데드리프트를 수행해야 하기 때문이다. 데드리프트 때문에 이두근에 열상을 입는 경우가 얼마나 많은가?

더욱 심각한 상황은 세트 마지막에 바를 바닥에 내려놓아 운동으로 피로해진 팔이 중량으로 인해 강제로 늘어나면서 커다란 외상을 입는 것이다. 바를 바닥에 내려놓아 다시 집지 말고, 벤치나 스쿼트 랙 정도의 높이에 올려놓자. 시작 자세로 돌아오려면 넓적다리를 약간 밀기만 하면 될 정도의 높이에 바를 올려놓는 것이다. 이렇게 하면 근육에 열상을 입히는 데드리프트를 수행할 필요가 없게 되어 힘을 절약하고 허리를 보호할 수 있을 것이다.

같은 맥락에서, 매번 리피티션을 끝낼 때 팔을 완전히 펴서는 안 된다. 팔을 완전히 펴면 부상의 위험이 높아질 뿐만 아니라 팔이 취약한 자세에 놓이게 된다. 그 대신 계속해서 장력을 유지하는 것이 좋다.

5 유니래터럴 방식을 사용할 것인가, 아니면 바이래터럴 방식을 사용할 것인가? 두 팔로 동시에 로우를 수행할 때 동작을 잘 느끼기 어려운 경우, 유니래터럴 방식을 이용하면 이러한 문제를 해결할 수 있을 것이다. 유니래터럴 방식을 이용하면 바이래터럴 방식보다 신장이 잘 되고, 특히 수축이 좋아져 동작을 크게 할 수 있다. 머신이나 로우 풀리를 이용하는 경우, 운동하는 팔 쪽으로 상체를 약간 회전하면 동작의 가동 범위를 더욱 크게 할 수 있다 3. 운동하지 않는 손으로 넓적다리나 벤치 위를 받치면 등의 아랫부분을 지탱할 수 있다.

컨버전트 머신을 사용할 수 없다면 덤벨을 이용해서 이 동작을 수행해보자. 상체를 90도가 아니라 145도로 기울인다. 이 자세를 취하려면 평평한 플랫 벤치보다는 45도로 기울어진 인클라인 벤치를 사용하는 것이 좋다. 이렇게 하면 힘이 생기고 승모근을 더 잘 동원할 수 있으며 허리를 보호할 수도 있다.

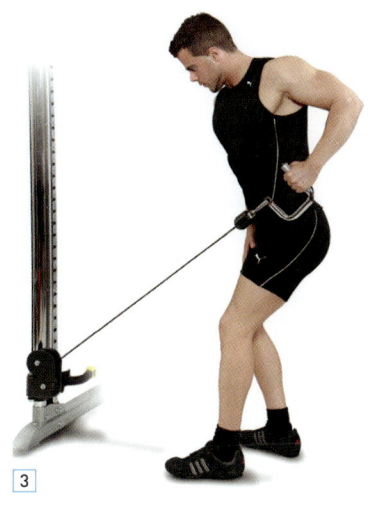

3

장점 로우는 등 안쪽에 있는 근육을 단련시킨다. 풀업 바에서 하는 풀업에 비해 등을 넓게 만들지는 못하지만, 등을 두껍게 만드는 데 효과적인 동작이라 할 수 있다. 즉 로우와 풀업은 등을 단련하는 서로 보완적인 동작이다.

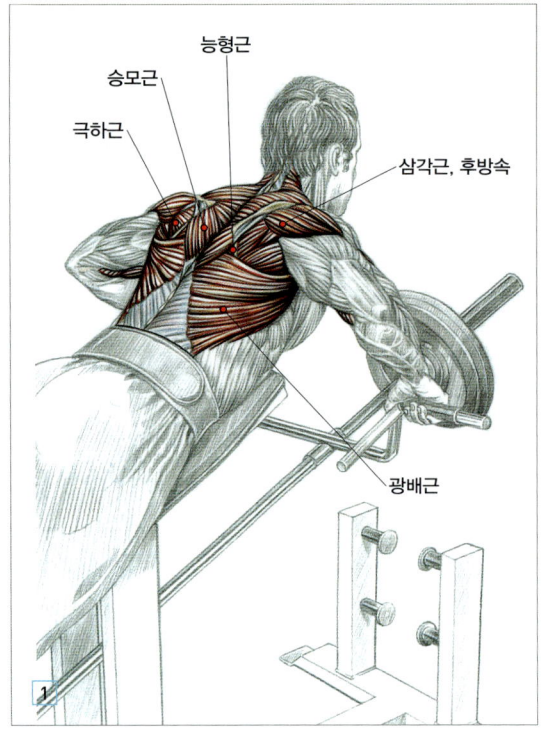

단점 앞으로 숙인 자세는 호흡을 방해하는 경향이 있기 때문에 강도 높게 운동하는 데 도움이 되지 않는다. 특정 머신과 풀리를 사용하면 앉아서 운동할 수 있어 몸을 앞으로 숙이지 않아도 된다.

위험성 145도로 기울인 자세는 90도로 기울인 자세보다 덜 위험하기는 하지만, 무거운 중량으로 로우를 수행하면 항상 등에 부상을 당할 위험이 따른다. 흉곽 받침대가 있어 척추를 지탱해주는 머신이 많이 있다 1. 하지만 받침대에 중량이 많이 실리면 흉곽이 짓눌려 호흡을 방해한다.

앉은 자세로 동작을 수행하는 머신을 이용하면 호흡을 방해하지 않으면서 등에 가해지는 압력을 줄일 수 있다 2.

> **NOTE**
> 특히 수축 단계에 있을 때는 머리가 높이 있도록 해야 한다. 머리를 좌우로 돌리고 싶은 유혹이 들더라도 참아야 한다.

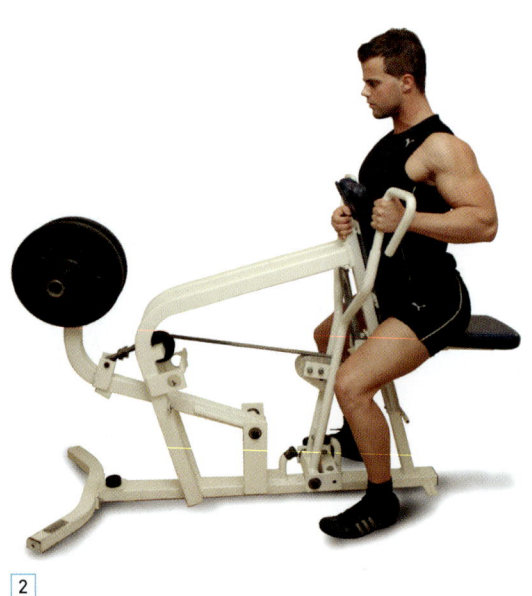

슈퍼세트 로우와 벤트오버 래터럴 레이즈는 중부 승모근을 단련시킨다. 효과를 극대화하기 위해 이 두 동작을 다음과 같은 슈퍼세트 방식으로 결합해볼 수 있을 것이다:

▶ **후피로 방식**: 로우 + 벤트오버 래터럴 레이즈
▶ **선피로 방식**: 벤트오버 래터럴 레이즈 + 로우

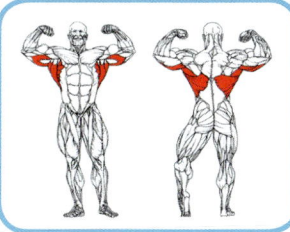

풀오버 Pullover

특징 이 고립운동의 목표는 광배근을 단련하는 것이다. 가슴 근육과 삼두근은 거의 단련되지 않는다. 다음의 설명처럼 유니래터럴 방식을 약간 변형해서 운동하는 것도 가능하다.

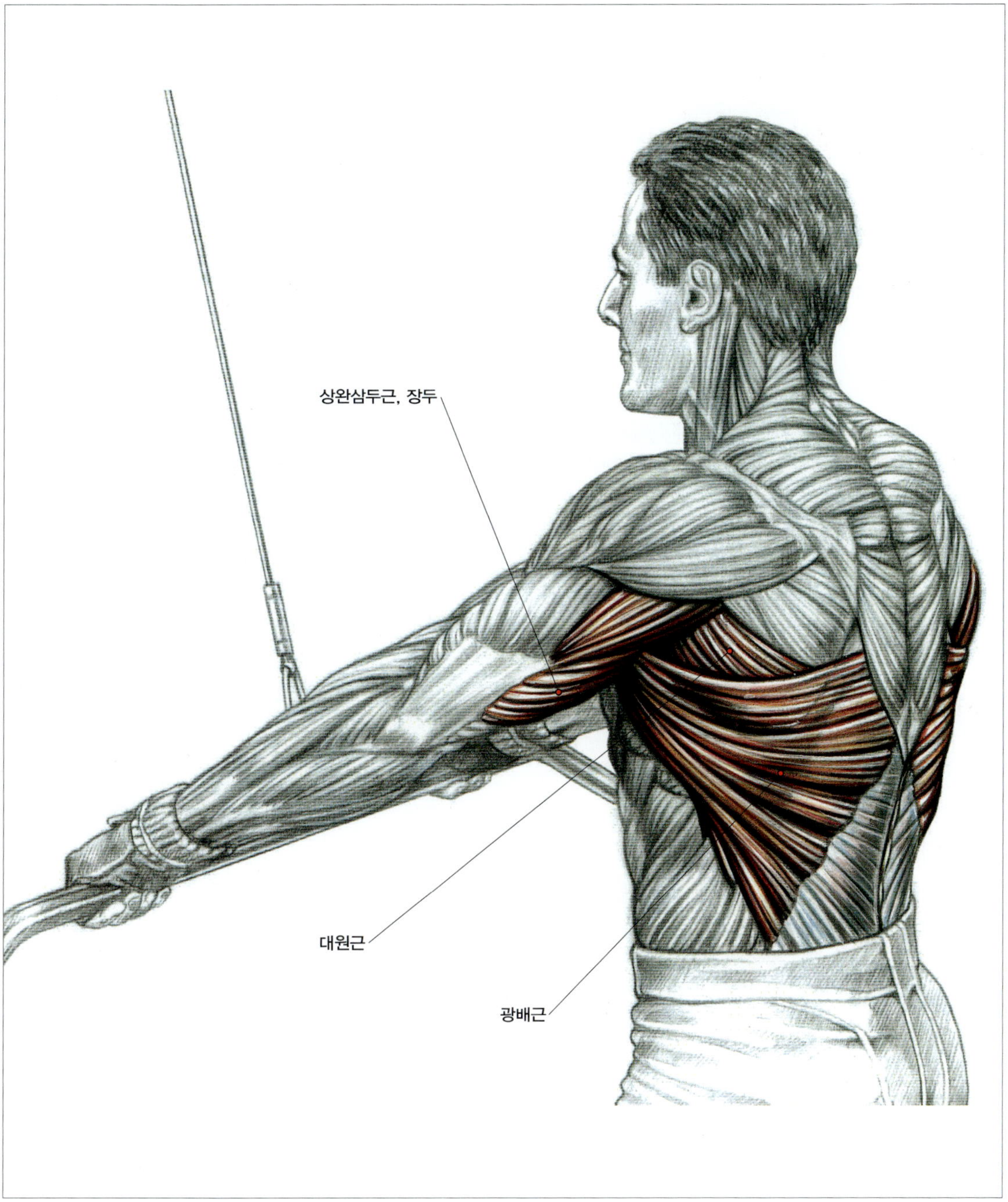

상완삼두근, 장두

대원근

광배근

방법 등과 벤치가 교차되도록 누워보자. 이렇게 하면 등을 벤치에 완전히 대고 누웠을 때보다 동작 가동 범위를 크게 할 수 있고 신장도 효과적으로 이루어진다. 그다음 덤벨 한 개를 두 손으로 잡아보자. 이때 손은 뉴트럴 그립으로(엄지손가락이 바닥을 향하도록) 놓는다. 머리 위에서 팔을 구부려 머리 뒤로 내려보자 1. 팔을 최대한 아래로 내린 다음, 광배근의 힘으로 다시 들어 올린다 2. 덤벨이 눈 위쪽에 오면 동작을 멈추고 다시 내려보자.

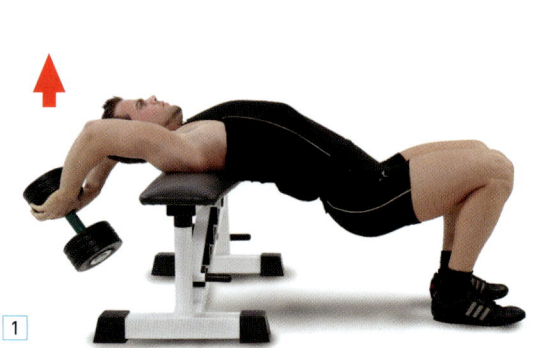 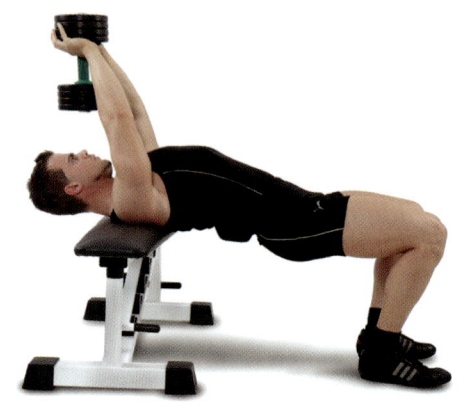

모터 학습 사이클

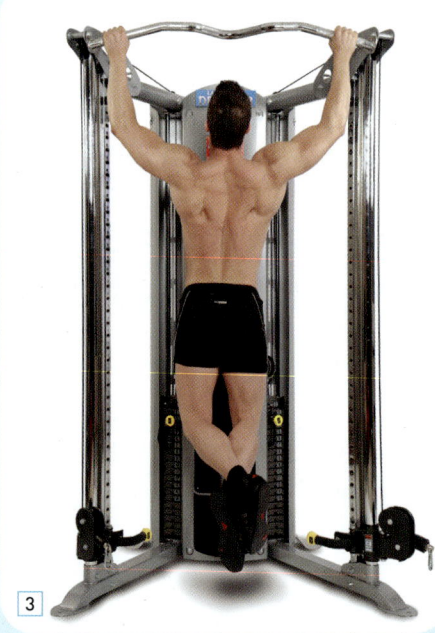

모터 학습 동작으로 수행하는 풀오버의 비밀은 동작을 수행할 때 일어나는 신장에 있다. 풀오버에서 몸을 잘 신장시킨다는 말은 어깨 부위에 힘을 줘야 한다는 의미가 아니다. 어깨에 힘을 주면 결국 통증이 생기고 말 것이다. 우선 팔을 편한 자세로 내려놓고 엉덩이를 벤치 높이로 오게 한다. 팔이나 덤벨을 움직이지 말고 엉덩이만 천천히 내려 몸이 원호(圓弧)를 그리도록 해보자 1.

의도적인 힘을 이용해 덤벨을 아주 약간(몇 센티미터 정도) 들어 올린 다음, 다시 몸을 신장한다. 리피티션을 할 때마다 추가로 몇 센티미터 더 들어 올린 다음, 신장 자세로 다시 돌아오자. 단, 휴식을 취하는 경우에만 덤벨을 머리 위로 가져오도록 한다 2. 왜냐하면 덤벨이 머리 위에 있을 때 근육은 장력을 잃기 때문이다. 리피티션 횟수는 중요하지 않다. 여기에서 목표는 광배근이 신장되는 것을 제대로 느끼는 것이다.

이 세트를 수행한 다음에는 휴식을 취하고 나서 풀업을 수행해보자 . 와이드 그립으로 자세를 잡고 팔꿈치는 아주 약간 뒤를 향하게 한다. 풀오버를 통해 체득한 근육의 감각을 잘 개발하면 본인의 광배근을 잘 의식할 수 있을 것이다. 필요에 따라 자주 이 사이클을 반복해보자.

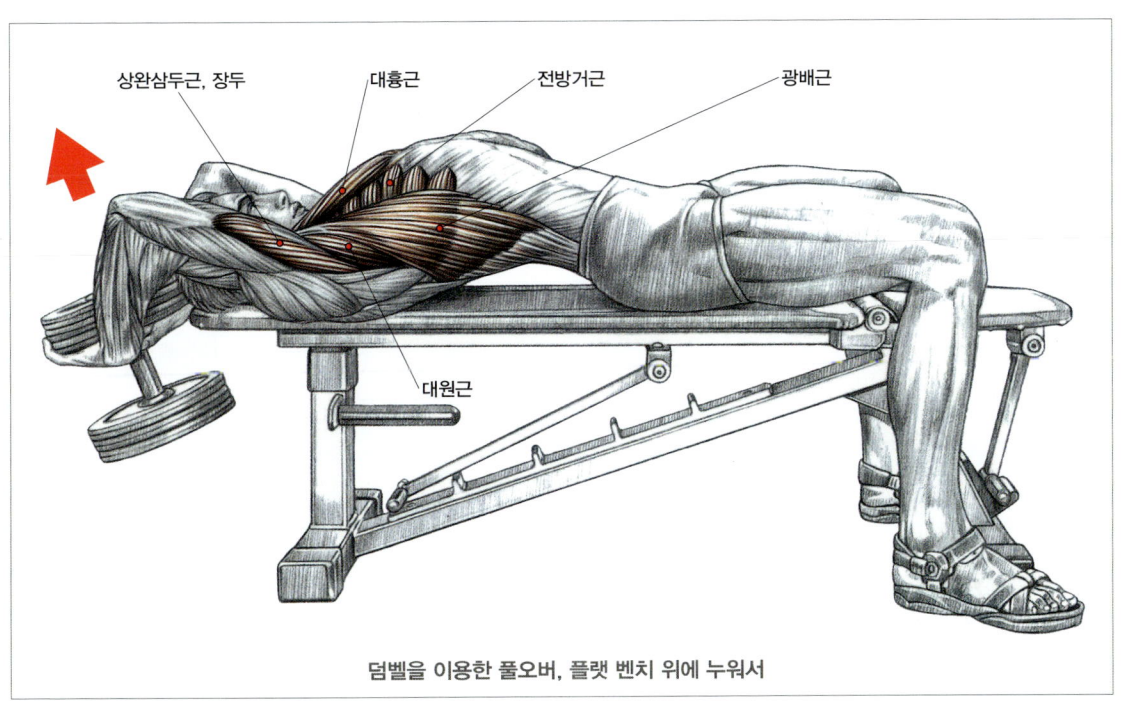

덤벨을 이용한 풀오버, 플랫 벤치 위에 누워서

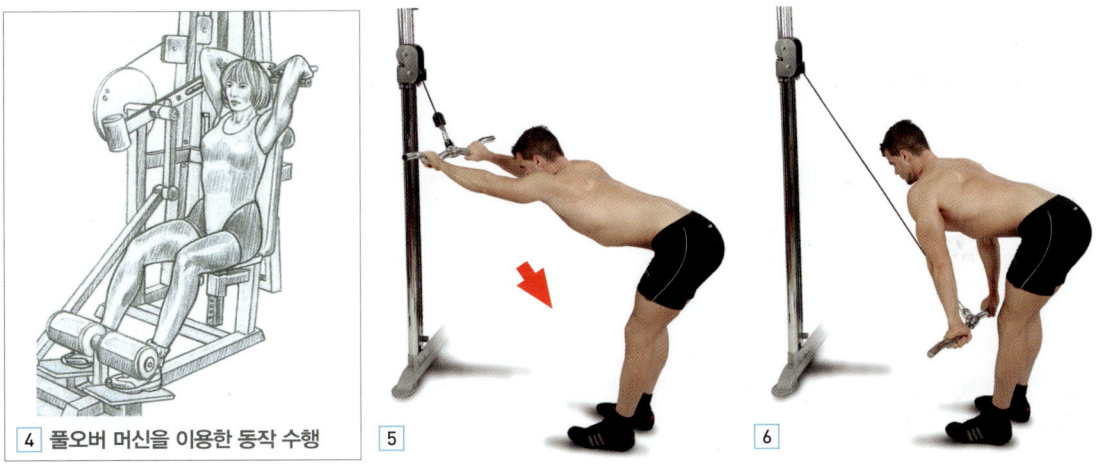

4 풀오버 머신을 이용한 동작 수행

응용 동작

1 풀오버 머신 4 중에서도 모든 기구가 적합하게 고안되어 있는 것은 아니다. 광배근의 수축을 더 잘 느끼려면 오버 그립보다는 언더 그립으로(엄지손가락이 바깥을 향하도록) 사용하는 것이 좋다.

2 하이 풀리를 이용해 풀오버를 할 수 있다. 하이 풀리 앞에 서서 작은 바(약간 구부러진 것이 좋다)를 잡아보자. 이때 손은 오버 그립으로(엄지손가락이 서로 마주보도록 5) 놓는다. 양손의 너비가 좁을수록 신장이 잘 이루어질 것이다. 팔을 편 채로 바를 넓적다리 쪽으로 가져온다 6. 1초간 수축을 유지한 후 다시 들어올린다.

높이 조절 풀리를 이용할 수 없을 때에는 서서 하는 것보다 무릎을 꿇고 앉아서 동작을 수행하는 것이 좋다. 이 경우에는 풀리를 눈높이에 둔다 1 2 3. 조금씩 뒤로 물러나면서 본인에게 적당한 각도를 찾아 보자. 무릎을 꿇은 자세는 팔을 머리 위로 아주 높이 들 수 있어 신장이 커진다는 장점이 있다. 실패 지점에 도달하면 일어서서 보다 쉽게 동작을 계속해보자. 무릎을 꿇고 하는 동작이 더 일반적이고 좋은 방법이긴 하지만, 서서 동작을 수행하면 자유롭게 치팅을 할 수가 있다. 엄격한 동작과 치팅 동작을 연속으로 수행하면 광배근에 번즈를 가능한 한 오랫동안 유지하는 데 도움이 된다. 삼두근의 운동을 너무 많이 느낀다면 틀림없이 팔을 너무 많이 접은 채로 동작을 수행했기 때문이다.

덤벨을 이용한 풀오버를 풀리가 완전히 대체할 수 있는 것은 아니다. 두 동작은 비슷해 보이지만, 큰 차이가 있고 서로 보완적이지도 않다. 덤벨을 이용하면 신장은 잘 되지만, 동작이 어깨에 더 큰 외상을 입힌다. 풀리를 이용하면 수축 단계에서 지속적으로 장력을 유지할 수 있다는 점에서 덤벨의 경우와는 차이가 있다.

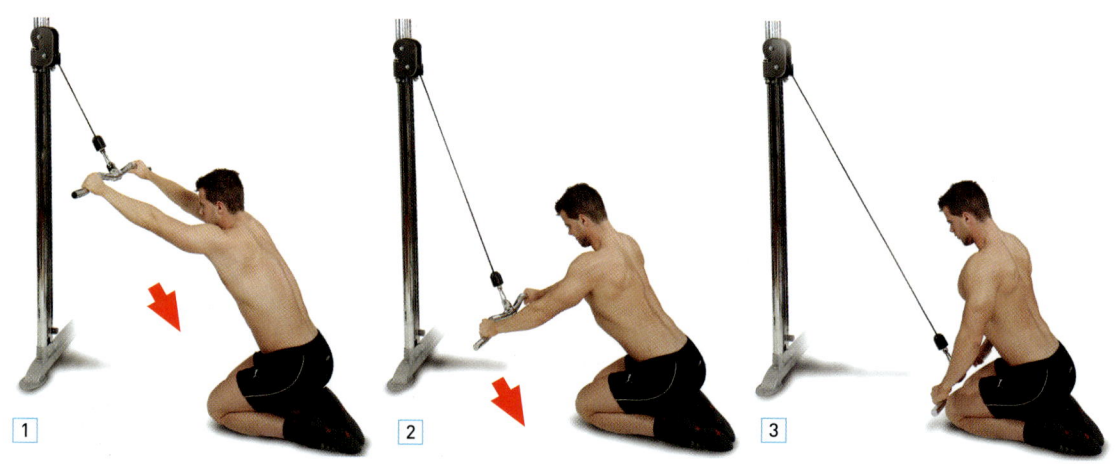

등을 단련하려면 '1세트 100회'를 기억하라

케이블을 이용한 풀오버는 1세트 100회 방식을 적용하는 데 아주 적합하다. 팔뚝이나 이두근의 상호작용으로 세트가 일찍 중단되지 않도록 하면서 등에 장력을 계속 유지할 수 있다. 다시 정리해보면 1세트 100회 방식은 다음과 같은 효과가 있다:

▶ 모터 학습을 촉진한다.
▶ 심혈관의 밀도를 증가시켜 근육의 혈류량을 늘린다.
▶ 등 운동 두 세션 사이에서 근육의 회복을 돕는다.

 일반적인 풀오버를 수행할 때 동작을 제대로 느끼기 어렵다면 유니래터럴 방식으로 응용 동작을 수행해 볼 수도 있다.

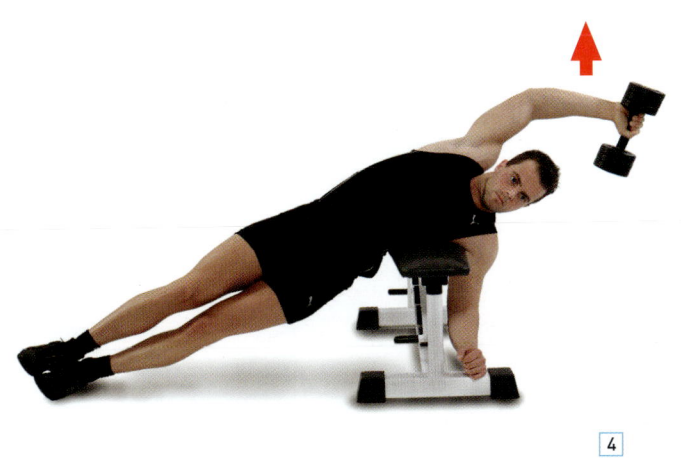

등을 대고 눕는 대신에 등과 벤치가 교차되도록 옆으로 누워보자. 손에 덤벨을 쥐고 팔이 몸과 연장선이 되도록 뻗는다 4. 바닥을 향해 엉덩이를 내리면서 광배근을 신장해보자. 덤벨을 너무 높이 올리지 말고 계속해서 장력을 유지해보자 5. 놀고 있는 손을 운동 부위에 갖다 대면 광배근을 더 잘 느낄 수 있을 것이다. 수축하는 광배근을 만질 수 있다는 점에서 아주 독특한 응용 동작이라고 할 수 있다.

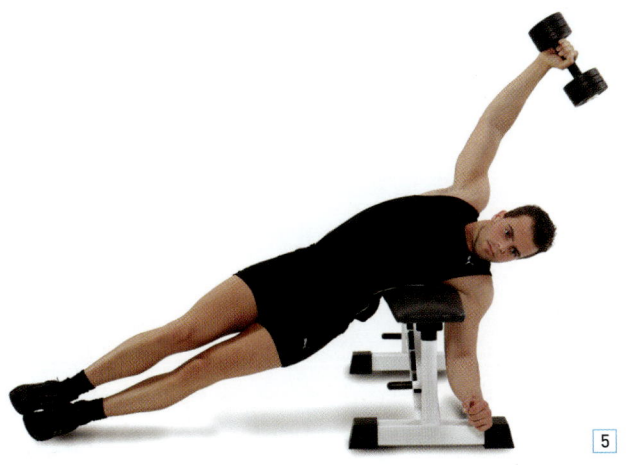

장점 풀오버 동작을 수행하는 동안 이두근은 절대 개입하지 않는다. 풀업이나 로우 동작을 수행할 때 이두근이 운동하는 것만 느끼고 등 근육의 운동을 전혀 느끼지 못한다면 풀오버 동작을 수행해보자. 문제 해결에 도움이 될 것이다. 선피로 방식으로 광배근을 분리해 운동한 다음 복합운동으로 넘어가려면, 등 단련 세션 전체나 일부를 풀오버로 시작해 볼 수도 있다.

단점 삼두근의 운동을 강하게 느끼는 사람이 있는데, 이러면 동작이 불편해질 수 있다. 이 경우에는 풀오버를 수행하기 전에 체스트 프레스, 숄더 프레스, 또는 삼두근 프레스를 수행해서는 안 된다.

위험성 풀오버 동작을 수행하면 어깨 관절은 상대적으로 불안정한 상태에 놓인다. 너무 높지 않은 벤치를 사용하는 것이 가장 좋다. 또한 신장 자세에서는 삼각근을 허공에 두지 말고 벤치에 완전히 닿도록 해야 한다.

중량보다는 리피티션 횟수를 마음껏 올려보자. 폭발적인 트레이닝보다는 느리게 동작을 수행하는 것이 좋다. 운동 성과를 내는 것보다 감각을 익히는 데 집중해야 한다. 덤벨을 사용할 때 중량이 머리 위로 떨어지지 않으려면 중량을 잘 잡고 있어야 한다.

EX 04 등 스트레칭 동작

광배근 스트레칭

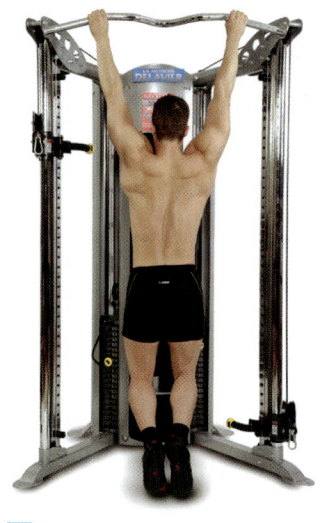
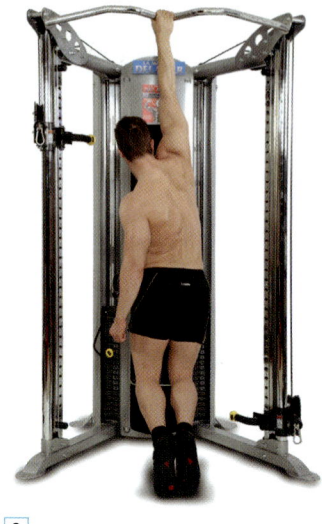
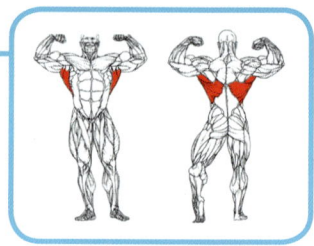

양손을 오버 그립 자세로 놓고 어깨 너비로 벌린 다음, 풀업 바에 매달려보자 1. 한 손으로만 매달리면 신장을 더 크게 할 수 있다 2.

⚠ 주의!
한 팔로 스트레칭을 수행할 때 근육(주로 이두근)과 관절의 부상을 피하려면 각별히 주의해야 한다.

승모근 하부와 극하근 스트레칭

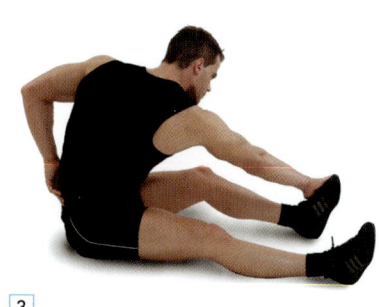

다리를 반쯤 펴고 바닥에 앉는다. 상체는 90도로 세운다. 오른손으로(엄지손가락이 바닥을 향하도록 놓고) 왼발을 잡아보자. 이때 다리를 접으면 발을 잡는 데 도움이 된다 3. 그다음 다리를 천천히 뻗으면서 근육을 신장시킨다. 왼팔로도 같은 동작을 반복해보자.

광배근과 대원근 스트레칭

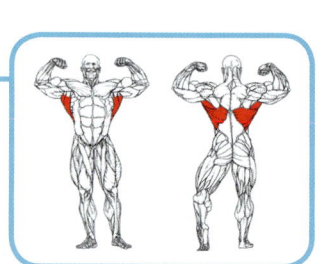

몸을 앞으로 숙이고 서서 안정된 지지대를 잡는다. 이때 한 손은 다른 손 밑에 둔다. 위에 있는 손 쪽으로 몸을 돌리면서 비틀어보자. 팔을 펴고 지지대를 누르면 비틀림을 강조할 수 있다 4.

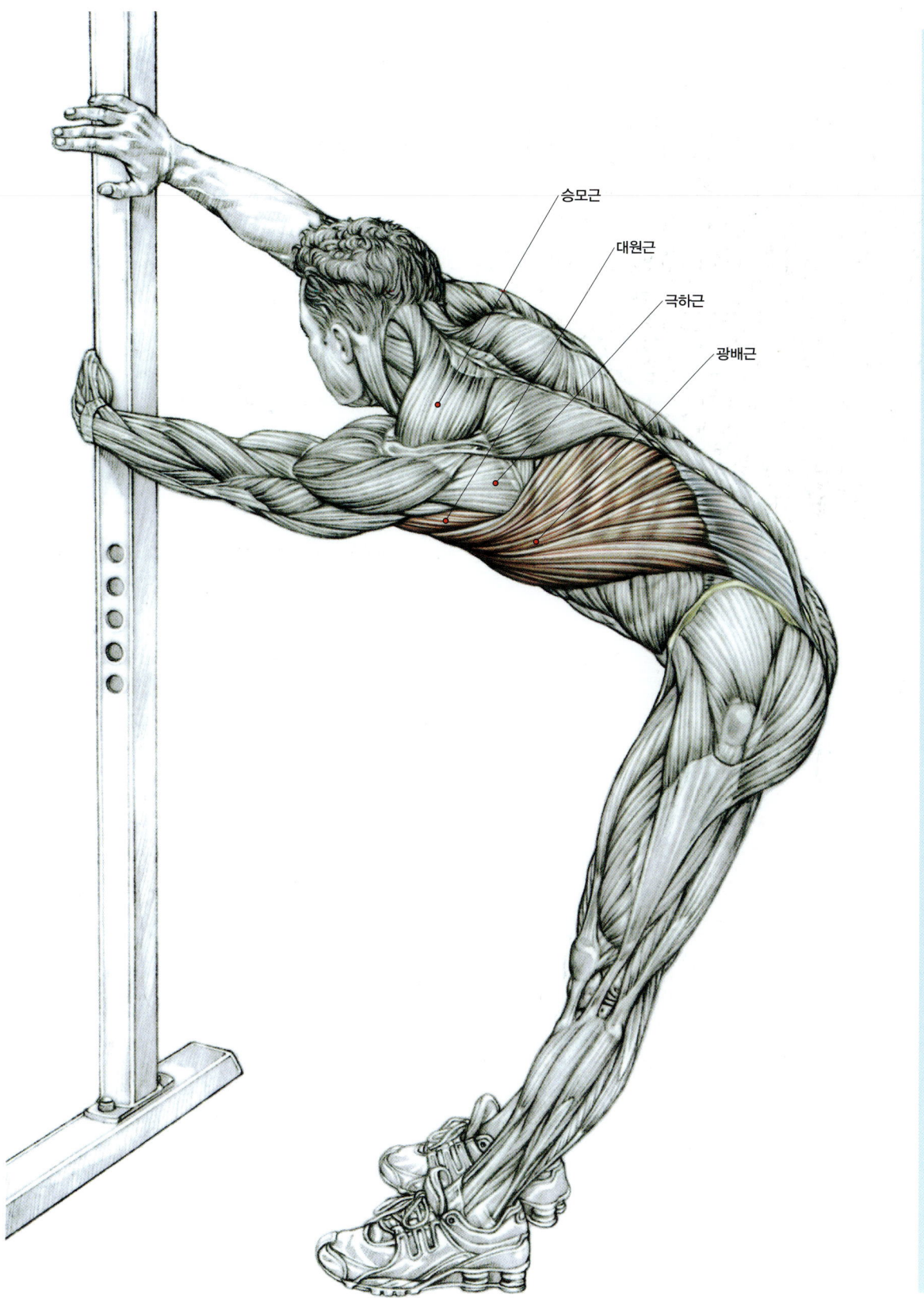

03 극하근을 소홀히 말자

극하근의 역할

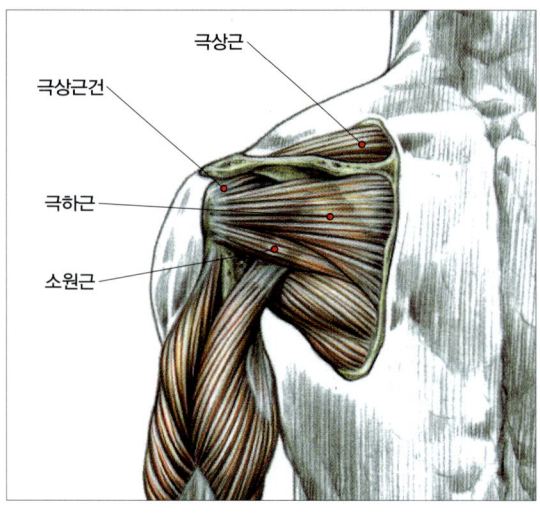

극하근은 회전근개를 구성하는 네 개의 근육 중 하나이다. 이 네 개의 근육은 삼각근 관절을 감싸면서 관절이 제자리에 있도록 해준다. 이 근육들이 없다면 팔을 조금만 움직여도 어깨는 탈구되어버리고 말 것이다. 보디빌더에게 극하근은 다음과 같은 세 가지 역할을 한다:

1. 어깨의 회전을 가능케 한다.
2. 엄격함이 필요한 동작에서 관절을 안정시킴으로써 상완골이 관절와glenoid cavity에서 떨어져나가지 않도록 한다(예를 들어 벤치 프레스를 수행할 때).
3. 등의 상부에 멋진 입체감을 살려준다.

극하근은 등 근육일까?

극하근은 등에 위치한 근육이기는 하지만, 등 근육이라고 볼 수는 없다. 풀업이나 로우를 수행하면서 어깨를 작게 회전할 때 극하근이 조금 운동한다고 해서 그 근육을 발달시킬 수 있는 것은 아니다. 극하근을 단련하겠다는 생각으로 일반적인 등 동작을 수행할 수는 있겠지만, 그렇게 해서 극하근이 향상되는 것은 아니다. 극하근을 발달시킬 수 있는 유일한 해결책은 극하근을 특정해서 운동하는 고립운동법이다.

극하근의 상태가 좋지 않다

극하근은 몸만들기를 할 때 아주 많이 혹사당하는 근육이다. 크기가 작은 극하근은 제대로 준비되지 않은 상태에서 강한 마찰을 받게 된다. 수많은 보디빌더의 극하근 상태가 좋지 않은 이유는 바로 이 때문이다. 문제는, 이 근육에 생기는 통증을 반드시 느낄 수 있는 것은 아니라는 점이다. 손가락으로 강하게 눌렀을 때 통증이 있다는 사실을 알고서 깜짝 놀라는 경우가 종종 있을 것이다. 극하근이 손상되면 다음과 같은 역효과를 초래한다:

▶ 어깨가 불안정해진다.
▶ 여러 종류의 프레스를 수행할 때 좋은 궤적을 유지하기 어렵다.
▶ 힘의 손실이 발생한다.
▶ 어깨에 통증이 생긴다.

극하근이 갖고 있는 모순

운동을 할 때 극하근은 거의 동원되지 않는데도 그렇게 빈번하게 손상되는 이유는 무엇일까?
▶ 벤치 프레스나 어깨를 단련하기 위해 서서 하는 래터럴 레이즈 같은 동작을 수행하는 경우, 상완골이 내전된 상태에서 팔을 움직이면 그때마다 견봉에는 역학적 평삭 작용이 단계적으로 일어난다.

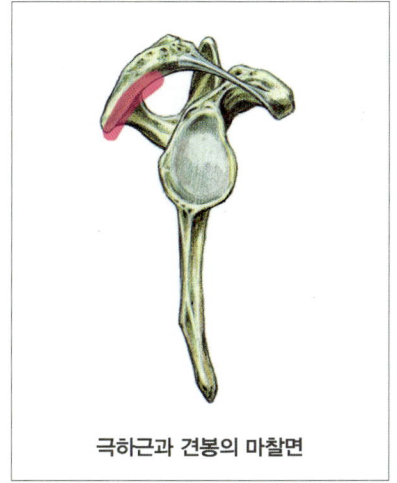

극하근과 견봉의 마찰면

▶ 상체 근육을 운동하기 전에 극하근이 충분히 웜업되어 있지 않다.
▶ 특정 운동을 통해 극하근을 충분히 단련하지 않았다.
▶ 치팅과 같은 동작 수행 스타일 때문에 극하근에 무리가 간다.
▶ 극하근은 약한 근육 구조를 띠고 있는데, 신장 상태(벤치 프레스에서 팔을 편 상태)에서 근육에 자극을 가하는 것은 그 취약성을 악화시킨다. 그 결과 힘줄에 염증이 생기고 조기에 마모가 일어난다.
▶ 전단shearing(서로 엇갈리는 반대 방향의 힘이 하나의 대상에 전해지면서 발생하는 비틀림 현상) 작용이 너무 자주 발생하므로 잘 재생되지 못한다.

종합적으로 보았을 때 극하근을 강화시키려다가 자신도 모르는 사이에 열상을 입는 경우가 많다.

극하근을 느끼는 것은 쉽지 않다

처음으로 극하근을 특정해서 운동하기 시작할 때, 극하근의 운동을 느끼기 어렵거나 아예 못 느끼는 경우가 있다. 등에 무엇인가 일어나고 있다는 것을 감지하지만, 그것이 무엇인지 정확히 알지 못할 것이다. 극하근을 잘 느끼려면 가벼운 중량으로 긴 세트(리피티션 약 20회 또는 그 이상)를 수행하는 것이 좋다. 이렇게 번즈가 생기면 극하근을 더 잘 느낄 수 있어 모터 학습이 개선되고 근육의 분리가 제대로 일어난다. 너무 무거운 중량으로 운동하면 다음과 같은 역효과를 초래한다:
▶ 감각이 너무 빨리 손실된다.
▶ 동작 가동 범위가 급격하게 줄어든다.
▶ 신장이 위험해진다.
▶ 어깨의 회전이 불안정해진다.

풀리보다 덤벨을 이용해서 운동할 때 이러한 경향이 더욱 많이 나타난다.

강도 증가 테크닉

극하근에 강한 번즈를 일으키는 세 가지 강화 전략을 소개한다.

유니래터럴 방식

취약한 근육이나 느끼기 어려운 근육에 대해 이야기할 때 우리는 반사적으로 유니래터럴 방식을 떠올려야 한다. 이 방식으로 극하근 한 근육만 수축하면 근육을 완전히 분리시킬 수 있다. 또한 놀고 있는 손을 이용해서 강제 리피티션을 수행하는 것도 가능하다.

드롭 세트

드롭 세트는 계속해서 번즈를 느끼면서 중량을 높이고자 할 때 최고의 전략이다. 세트의 무거운 단계에서 가동 범위가 약간 줄어들 수는 있지만, 감량을 하면 원래 동작 가동 범위를 되찾을 수 있을 것이다. 일반적으로 무거운 세트 다음에 가벼운 세트를 연속으로 수행할 때 가벼운 세트에서 근육을 더 잘 느끼게 되는데, 그 이유는 무거운 운동을 통해 근육이 증강되었기 때문이다(42쪽 참조).

선피로 방식

가능한 한 오랫동안 번즈를 유지하기 위해서 드롭 세트 방식과 선피로 방식을 결합해 볼 수 있다. 근육에 젖산이 가득 차있으면 아주 약간의 장력만 가하더라도 번즈가 고조된다. 로우 1 로 극하근을 가볍게 운동한 다음, 이어서 풀리 숄더 로테이션을 수행해보자.

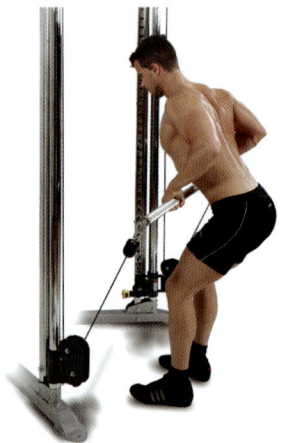

1 로우

어깨 뒷부분도 영향을 받는다

극하근을 운동할 때 뜻밖에도 어깨 뒷부분이 운동에 동원된다. 놀라운 점은, 극하근 단련 동작이 일반 동작처럼 삼각근 뒷부분 전체를 운동시키지는 않는다는 것이다. 극하근 단련 동작은 동원하기 가장 어려운 부분인 어깨의 후방속을 더욱 단련시켜준다(79쪽 참조).

극하근은 언제 운동해야 할까?

극하근 운동의 장점 중 하나는 우리 몸을 아주 많이 지치게 만들지는 않는다는 것이다. 심한 번즈가 일어날 수는 있지만, 특별한 신경 자극을 요구하는 것은 아니기 때문이다. 이러한 특성을 다음과 같은 네 가지 방식으로 활용할 수 있다.

유령 세션

운동을 실시하다 보면, 공략 부위를 완벽하게 느끼지 못하는 날이 있다. 추가로 하루 더 회복 시간을 갖는 것도 가능하겠지만, 강제로 휴식을 취하는 것이 불만족스럽다면 '유령' 세션을 끼워 넣어보자. 그때그

때 알맞게 이러한 비정기적인 세션을 포함시켜 취약한 근육을 집중적으로 운동하면 다른 근육의 회복을 방해하지 않으면서 취약한 근육을 자극할 수 있다. 극하근(혹은 신경 자극을 거의 요구하지 않는 다른 취약 부위)을 운동하면, 소홀하기 쉬운 작은 근육 운동에 집중하면서 생산적으로 '휴식'을 취할 수 있다.

얼터너티브 세션
운동을 하는 동안 두세 번째 세트를 수행하고 나서야 목표로 한 근육이 충분히 회복되지 않았다는 사실을 알아차리는 경우가 있다. 이때는 다음 방법 중 한 가지를 선택해보자:
▶ 계속 운동을 진행한다. 하지만 이 방법은 효과가 별로 없다.
▶ 운동에 싫증을 느껴 훈련을 중단한다.
▶ 극하근(혹은 다음날 훈련을 방해하지 않는, 발달이 지체된 소근육은 어떤 것이든지)을 목표로 얼터너티브 세션을 수행한다. 컨디션이 좋지 않더라도 극하근을 운동하는 데 전력을 기울일 수 있을 것이다. 이 방법을 이용하면 훈련을 효과적으로 다시 시작할 수 있어 만족스런 결과를 얻을 수 있다.

웜업을 할 때
어깨에 부상을 입히지 않으면서 극하근을 자주 운동하려면, 가슴, 어깨, 등, 팔 운동이나 스쿼트를 수행하기 전에 극하근 운동을 2~3세트 수행하는 것이 좋다. 이러한 웜업을 실시하면 삼각근 관절이 운동에 완벽하게 적응할 것이다.

훈련을 마무리할 때
웜업 운동이 충분치 않거나 어깨가 불안정하다고 느껴진다면 더욱 강도 높게 운동할 필요가 있다. 일반적으로 어깨에 통증을 느끼고 나서야 극하근 강화의 중요성을 뒤늦게 깨닫는다. 이 경우에 극하근 운동을 3~5세트 수행하면서 상체 근육 운동을 마무리해보자. 이렇게 세션 마지막에 극하근 운동을 한다고 해서 웜업 세트를 빠뜨려서는 안 된다.

결론 약한 상태의 극하근을 지나치게 운동해서는 안 된다. 과도한 중량, 치팅 테크닉, 제어되지 않은 신장은 피해야 한다. 약한 근육을 강화시켰다고 해서 근육에 손상을 입을 가능성이 아주 없어지는 것은 아니다. 가능한 한 일찍 극하근을 관리할 필요가 있다. 극하근을 운동하는 데 많은 시간을 투자했지만 근육이 단 1kg도 늘지 않은 것에 실망할지도 모른다. 하지만 근력 운동은 오랜 시간이 필요한 훈련이다. 훈련을 오래 지속하려면, 특히 어깨와 같이 취약하지만 많이 자극되는 관절에 부상이 생기지 않도록 주의해야 한다.

EX 극하근을 단련하는 운동

EX 01 극하근 고립운동

풀리 숄더 로테이션 Pulley Shoulder Rotation

특징 이 고립운동은 극하근을 단련시킨다. 반드시 유니래터럴 방식으로 운동해야 한다.

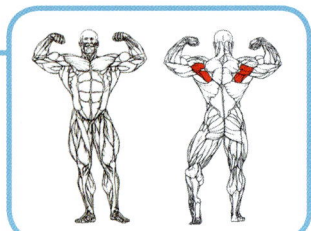

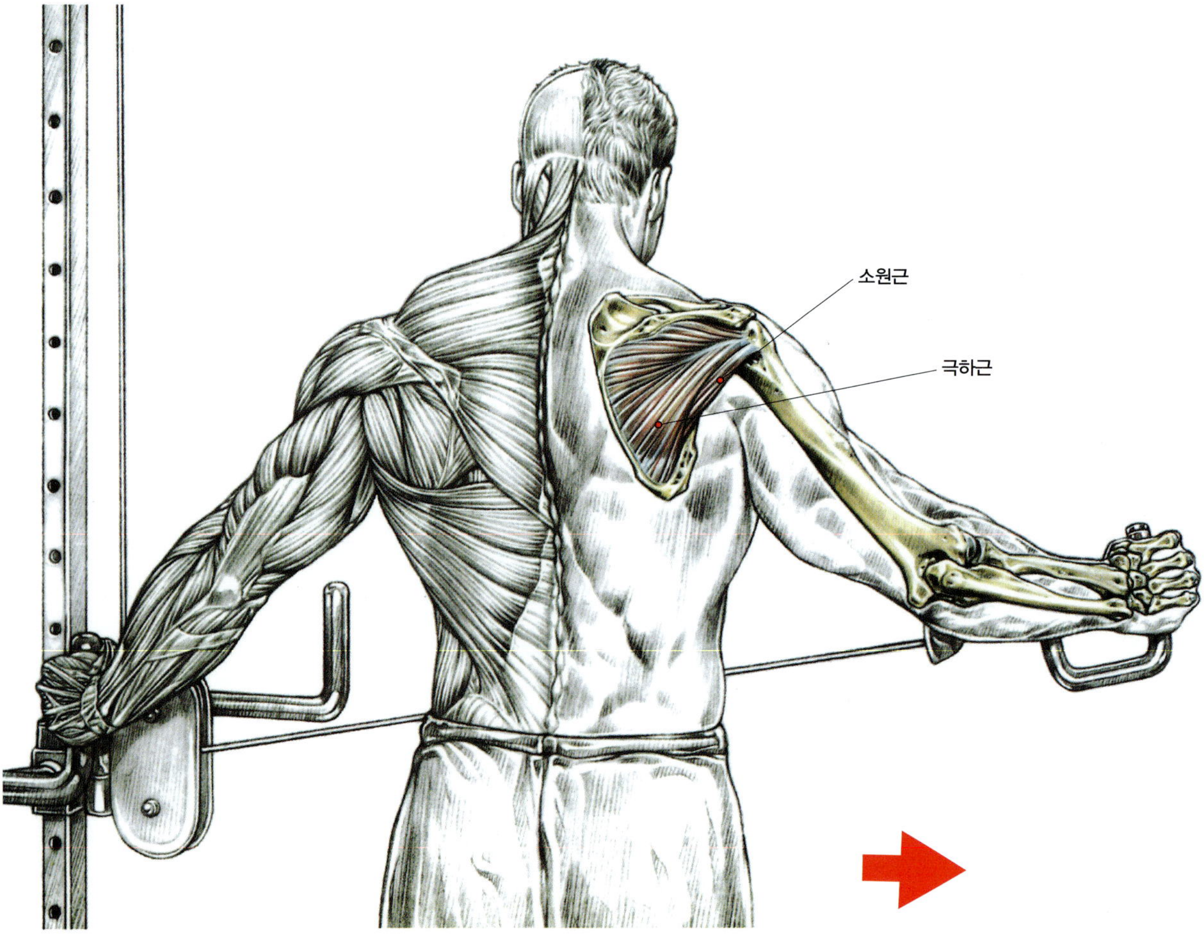

소원근

극하근

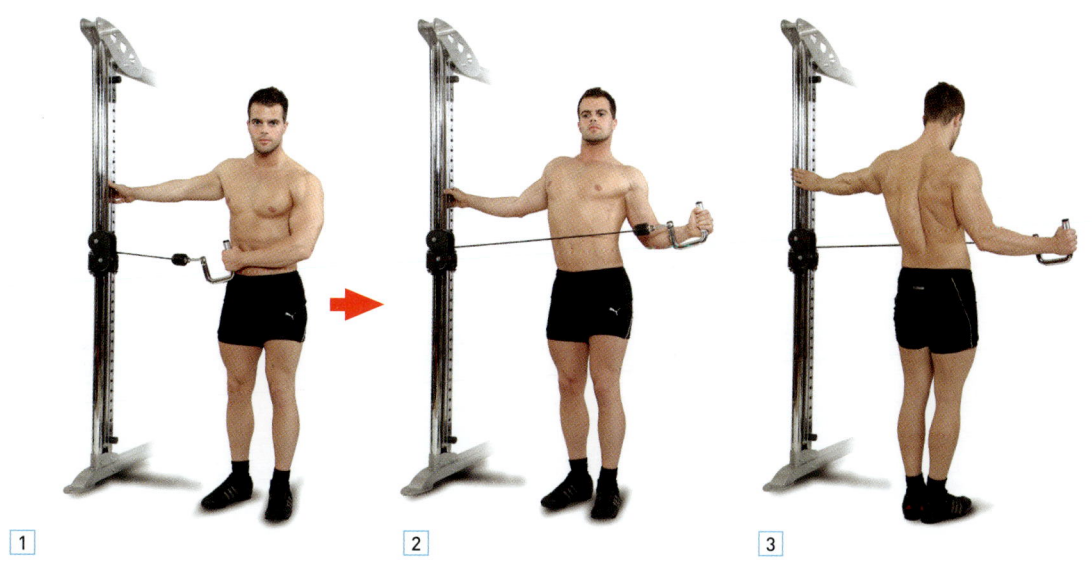

높이 조절 풀리 이용하기

양발을 약간 벌리고, 높이 조절이 가능한 풀리를 본인의 오른쪽에 두고 선다. 중간 높이로 설치되어 있는 손잡이를 왼손으로 잡아보자. 이때 손잡이는 뉴트럴 그립으로(엄지손가락이 위를 향하도록) 잡는다 1. 마치 히치하이킹 할 때 팔을 흔들듯이 팔뚝을 회전시키면서 왼쪽으로 최대한 멀리 가져가보자 2.

수축 자세를 1~2초간 유지한 후 팔뚝을 오른쪽으로 다시 가져온다. 팔꿈치가 들리는 느낌이 들면 즉시 스트레칭을 멈춘다. 왼팔로 한 세트를 실시한 다음, 오른팔로 다시 시작해보자 3.

일반 풀리 이용하기

높이 조절이 가능한 풀리를 이용할 수 없다면, 바닥에 등을 대고 풀리와 직각이 되도록 누워서 이 동작을 수행할 수도 있다. 본인의 왼쪽에 있는 풀리의 낮은 손잡이를 오른손으로 잡아보자 4. 팔뚝은 배 위에, 손은 왼쪽을 향하게, 이두근은 상체를 따라 놓은 상태로 손을 본인의 오른쪽으로 옆으로 최대한 멀리 당겨보자 5. 그다음 처음 자세로 돌아온다.

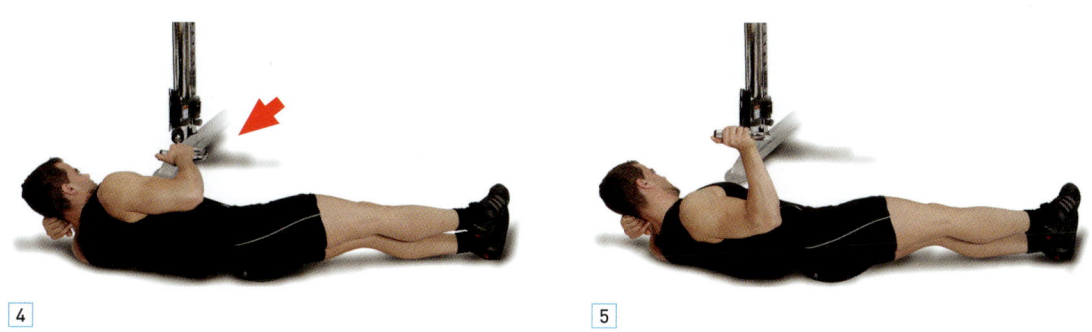

관찰 포인트 리피티션을 최소 12회 수행하자. 팔꿈치는 될 수 있는 한 작게 움직여야 한다. 손을 최대한 바깥쪽으로 가져가야 어깨를 약 180도로 회전시킬 수 있다. 이때 팔을 절대로 펴서는 안 된다.

응용 동작 손의 방향을 바꿔 언더 그립(엄지손가락이 밖을 향한다)이나 오버 그립(엄지손가락이 상체를 향한다)을 취해보면서, 어떤 자세에서 동작을 더 잘 느낄 수 있는지 찾아보자.

> **TIP**
> ▶ 극하근의 운동을 더 잘 느끼려면 수축 자세에 가까워졌을 때 흉곽을 최대한 팽창시키는 것이 중요하다. 이렇게 하면 몸이 약간 뒤로 기울면서 등이 휘어진다. 평상시에는 등이 휘어서는 안 되지만, 가벼운 중량으로 동작을 천천히 수행하므로 척추가 많이 위험해지지는 않을 것이다.
> ▶ 이두근 운동에서 극하근을 최대한 분리시켜 수축하려면 될 수 있는 한 가벼운 손잡이를 사용해보자. 금속으로 된 두꺼운 손잡이를 사용하면 결국 이두근에 경련이 일어날 수도 있다. 풀리에 절반짜리 중량이 있다면 그것을 사용하다가 점차 중량을 올려보자. 기구에 판을 하나 추가하면 극하근이 과도하게 자극될 수도 있다.

장점 이 동작은 극하근을 웜업하거나 강화시키는 데 가장 효과적이다.

단점 극하근 운동이 시간 낭비는 아니지만, 시간을 많이 투자한다고 해서 근육량이 엄청나게 늘어나지는 않는다.

위험성 너무 갑작스럽게 혹은 과도하게 신장하지 않는다면 부상을 입을 가능성은 적다.

⚠ **주의!**
덤벨을 들고 서서 이 동작을 하는 모습을 자주 볼 수 있는데, 아쉽게도 이렇게 하면 아무런 효과가 없다. 왜냐하면 저항은 위에서 아래가 아니라, 측면에서 가해져야 하기 때문이다.

덤벨을 이용한 숄더 로테이션 Dumbbell Shoulder Rotation

특징 이 고립운동은 극하근을 단련시킨다. 반드시 유니래터럴 방식으로 운동해야 한다.

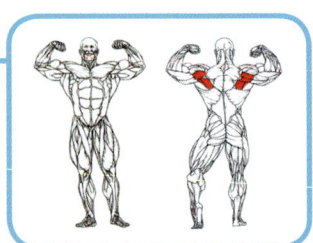

방법 플랫 벤치나 바닥에서 왼쪽 옆으로 눕는다. 오른팔을 90도로 접고 이두근 안쪽 부분이 상체에 닿게 해보자. 손을 뉴트럴 그립으로(엄지손가락이 머리를 향하도록) 놓고 덤벨을 잡는다. 마치 히치하이킹 할 때 팔을 흔들듯이 전완을 회전시켜보자. 전완이 바닥과 수직이 되기 바로 전에 동작을 멈춘다. 그다음 천천히 내려놓는다.

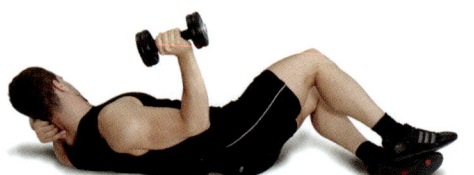

`관찰 포인트` 어떠한 경우에도 중량을 무겁게 해서 동작을 수행해서는 안 된다. 동작을 제대로 수행하면서 극하근의 운동을 느낄 수 있도록 집중해보자. 이것이 그렇게 쉬운 일은 아니다.

`응용 동작`
손의 방향을 바꿔 언더 그립(새끼손가락이 상체를 향한다)이나 오버 그립(엄지손가락이 상체를 향한다)을 취해보면서, 어떤 자세에서 동작을 더 잘 느낄 수 있는지 찾아보자.

> **TIP**
> 리피티션을 최소 20회 반복해보자. 세트를 길게 수행하면서 근육에 번즈가 일어나면 극하근의 운동을 더 잘 느낄 수 있다.

`장점` 아주 이상적인 동작은 아닐 수도 있지만, 아예 안하는 것보다는 낫다. 운동량을 늘리는 것보다는 계속해서 장력을 유지하면서 수축하는 느낌이 잘 들 수 있도록 노력해보자.

`단점` 덤벨 하나에서 얻는 저항이 극하근을 단련하는 데 필요한 운동 강도와 잘 맞지 않을 수 있다. 동작 가동 범위가 작고 장력의 형태도 매우 간헐적이어서 약한 근육에 외상을 입힐 수도 있다.

`위험성` 신장 자세로 급격하게 팔을 너무 많이 내리면 극하근이 손상될 위험이 있다. 부상을 피하려면 천천히 잘 제어해서 동작을 수행해야 한다.

> **NOTE**
> 운동량이 많다면(세트나 세션 횟수가 많다면) 동작의 강도를 약하게 해야 한다.

풀리와 덤벨 중 어떤 것을 사용해야 하는가?

극하근을 단련하는 데는 덤벨보다 풀리가 더 적합하다고 할 수 있다. 그 이유는 다음과 같다:
- ▶ 극하근은 약하기 때문에 상태가 좋지 않을 때 덤벨을 이용해서 운동을 하면 아주 위험할 수가 있다.
- ▶ 덤벨이 제공하는 저항은 극하근의 힘의 구조와 일치하지 않는다.
  - ＞ 회전을 시작하면 저항이 너무 갑작스럽게 증가한다.
  - ＞ 수축 자세(운동의 효과가 가장 큰 자세)에 접근하면 저항이 갑자기 사라져 버린다.
- ▶ 팔이 이완 자세에 있을 때 덤벨이 어깨에 위험을 줄 수도 있다.

이러한 모든 결함이 풀리에서는 많이 나타나지 않는다. 게다가 덤벨은 예를 들어 1kg씩 중량을 올릴 수 있는 반면, 풀리를 사용하면 세트를 수행함에 따라 중량을 아주 점차적으로 올릴 수가 있다.

EX 02 극하근 스트레칭 동작

극하근 스트레칭

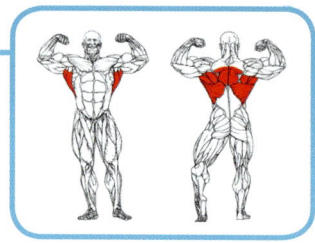

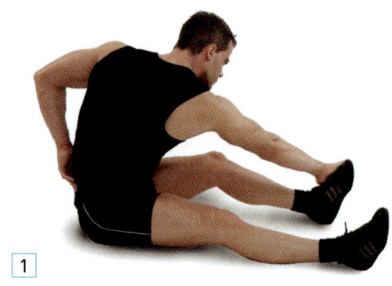

극하근을 유연하게 하려면 다음 세 가지 동작 중 하나를 수행해보자:

1 다리를 반쯤 펴고 바닥에 앉는다. 상체는 90도로 세운다. 오른손으로(엄지손가락이 바닥을 향하도록 놓고) 왼발을 잡아보자. 다리를 접으면 발을 잡는 데 도움이 된다 1 . 그다음 다리를 천천히 뻗으면서 근육을 신장시킨다. 왼팔로도 같은 동작을 반복해보자.

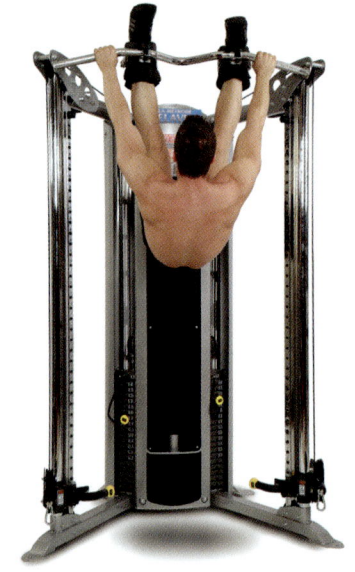

2 발을 풀업 바에 걸고 손으로 바를 붙잡아보자 2 . 소위 '태아 자세'로서(65쪽 참조), 극상근과 극하근을 포함해서 몸만들기를 할 때 강하게 자극되는 관절을 모두 이완시켜 준다. 신장을 강조하려면 한 손을 (조심스럽게) 놓아보자. 그러면 붙잡고 있는 팔에 더 많은 장력이 실리게 된다. 수십 초 후에 다시 양팔로 매달렸다가 다른 팔을 놓아보자.

3 경련이 나거나 통증이 있을 때는 덤벨을 이용해 극하근을 신장해보자. 팔의 장력을 풀고 상체를 지지대에 받친다 3 . 극상근을 신장할 때도 이러한 방법을 사용할 수 있다.

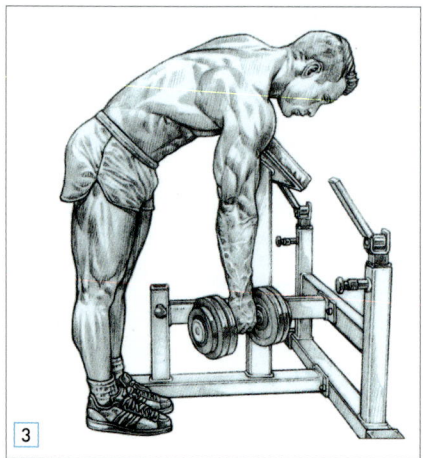

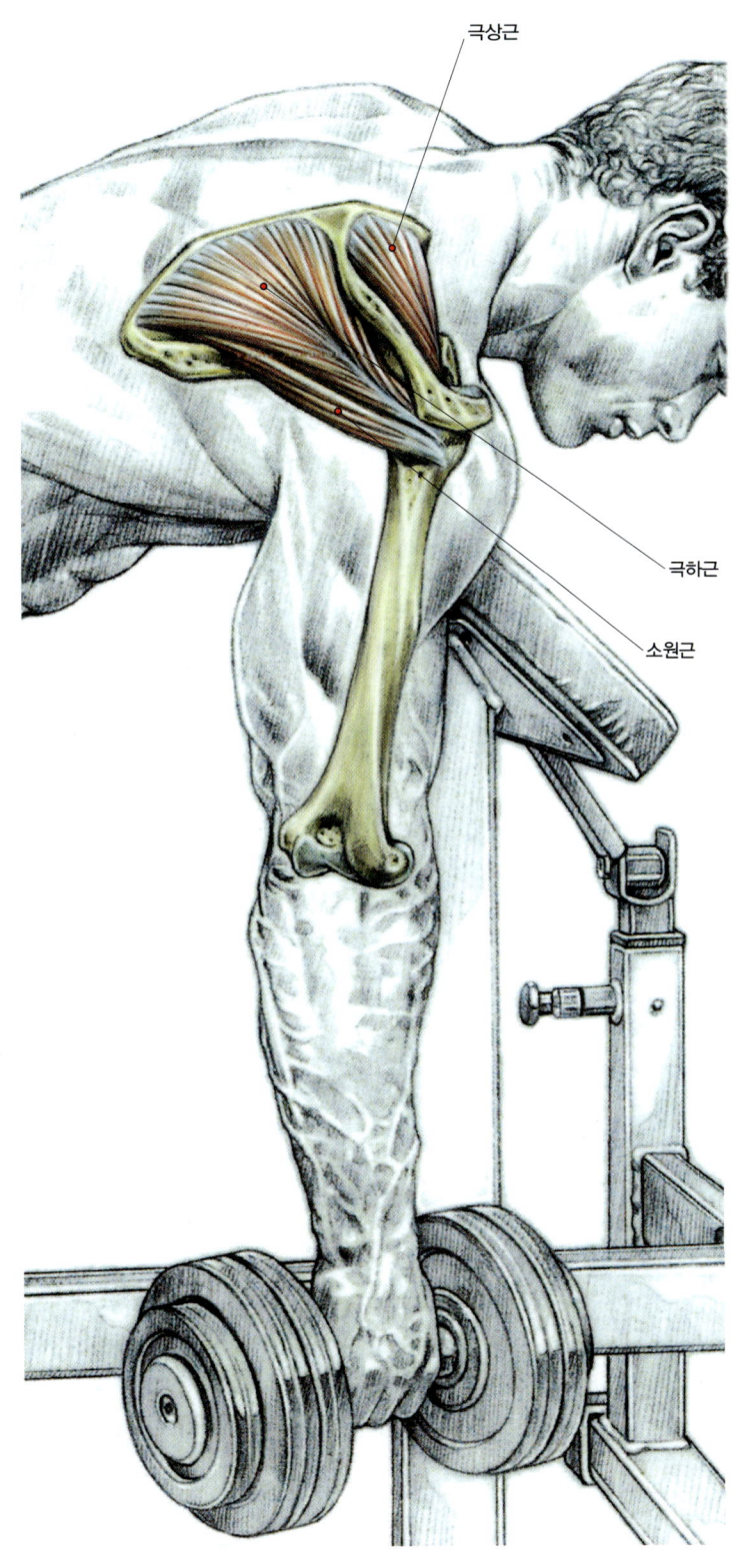

04 멋진 승모근을 만들자

승모근은 세 부분으로 나누어진다:
1 승모근 상부는 어깨를 들어 올려 준다 1.
2 승모근 하부는 어깨를 내려준다. 즉 상부 승모근과 길항작용(상반되는 두 가지 요인이 동시에 작용하여 그 효과를 서로 상쇄시키는 작용)을 한다 2.
3 승모근 중부는 능형근과 함께 견갑골을 양쪽에서 근접시킨다(중부 승모근은 능형근을 부분적으로 덮고 있다) 3.

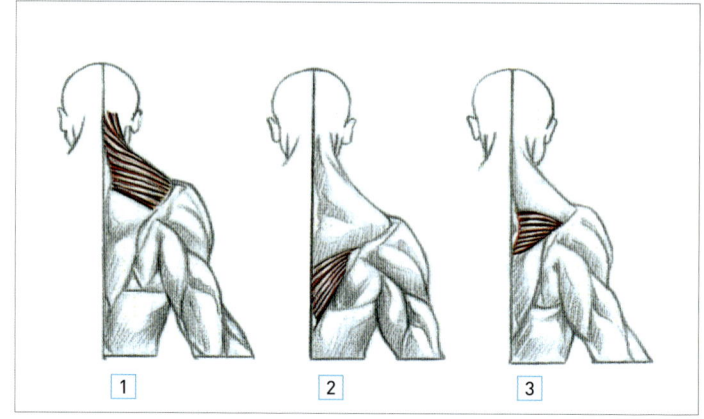

미적으로 볼 때 승모근 상부는 멋진 외형을 만들어주고 옷을 입고 있을 때에도 두드러져 보인다. 하지만 승모근 상부가 과도하게 발달해있으면 어깨가 좁은 보디빌더의 경우에는 좁은 어깨가 더욱 옹색해 보인다. 또한 어깨를 단련하는 동작에서 삼각근을 동원시킴으로써 부정적인 간섭이 일어날 수도 있다. 따라서 각자의 필요에 맞게 승모근 운동을 조절하는 것이 대단히 중요하다.

불균형을 주의하라

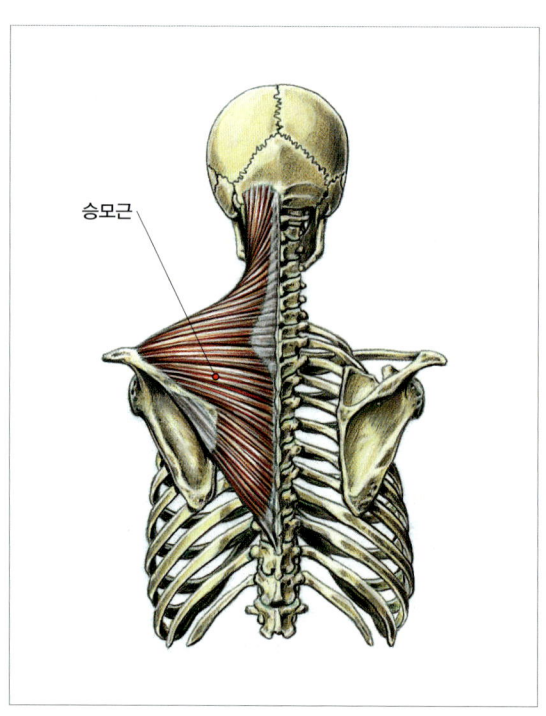

상부 승모근과 하부 승모근 사이에 불균형이 생기지 않도록 주의해야 한다. 승모근 하부를 잘 발달시켜 놓으면 어깨 관절을 안정적으로 보호할 수가 있다. 승모근 하부가 약하거나 상부와 하부가 불균형하면 삼각근의 부상 위험이 높아진다(Smith, 2009). 이러한 점 때문에 승모근 하부를 발달시키는 것이 상부를 발달시키는 것보다 확실히 더 중요하다고 할 수 있다.

어깨 쉬러그 동작을 수행할 때 전형적으로 승모근의 상부가 운동을 한다. 데드리프트(166쪽 참조)는 좀 더 정지된 방식으로 승모근 상부를 자극한다.

승모근을 단련하기 위해 손을 내로우 그립으로 잡고 업라이트 로우를 수행하는 방법도 있다.

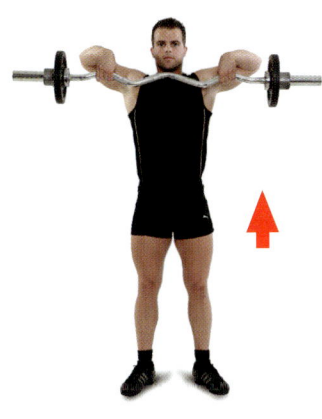

후피로 방식으로 슈퍼세트를 수행하는 방법은 업라이트 로우를 시작하다가 4, 실패 지점에 이르면 즉시 쉬러그를 연속해서 수행하는 것이다.

선피로 방식으로 슈퍼세트를 수행하는 방법은 쉬러그를 수행하고 난 다음, 곧바로 업라이트 로우를 수행하는 것이다.

승모근은 언제 운동해야 할까?

4 업라이트 로우

승모근을 운동에 포함시키는 두 가지 전략이 있다:

1 일반적으로 승모근은 어깨나 등 운동에 포함되어 있다. 무겁게 수행하는 쉬러그는 대단히 훌륭한 증강(42쪽 참조) 동작이기 때문에 승모근을 쉽게 발달시키는 것은 물론 상체 근육을 빠르게 향상시킬 수 있다. 운동을 시작할 때 부분 쉬러그를 아주 무겁게 수행하면 신경 자극이 일시적으로 증폭되면서 어깨, 가슴, 등, 팔의 근력이 커진다. 여기에서 목표는, 동작 가동 범위가 절반으로 줄고 치팅을 약간 사용하게 되더라도 바에 가능한 한 무거운 하중을 싣는 것이다.

따라서 이러한 증강 테크닉은 가장 큰 효과를 낼 수 있다. 하지만 과도하게 웜업된 나머지 승모근이 과열되어 지나치게 펌핑되어 그다음 운동에서 제대로 힘을 내지 못하는 등의 부정적인 간섭이 일어나서는 안 된다. 이러한 이유 때문에 증강 세트는 단 1~2회 수행하는 것으로 만족해야 한다(사전 웜업 세트는 제외).

2 특히 어깨를 운동하는 날에 승모근 동작으로 운동을 시작하는 것이 꺼려진다면 쉬러그를 운동 맨 마지막에 수행할 수도 있다.

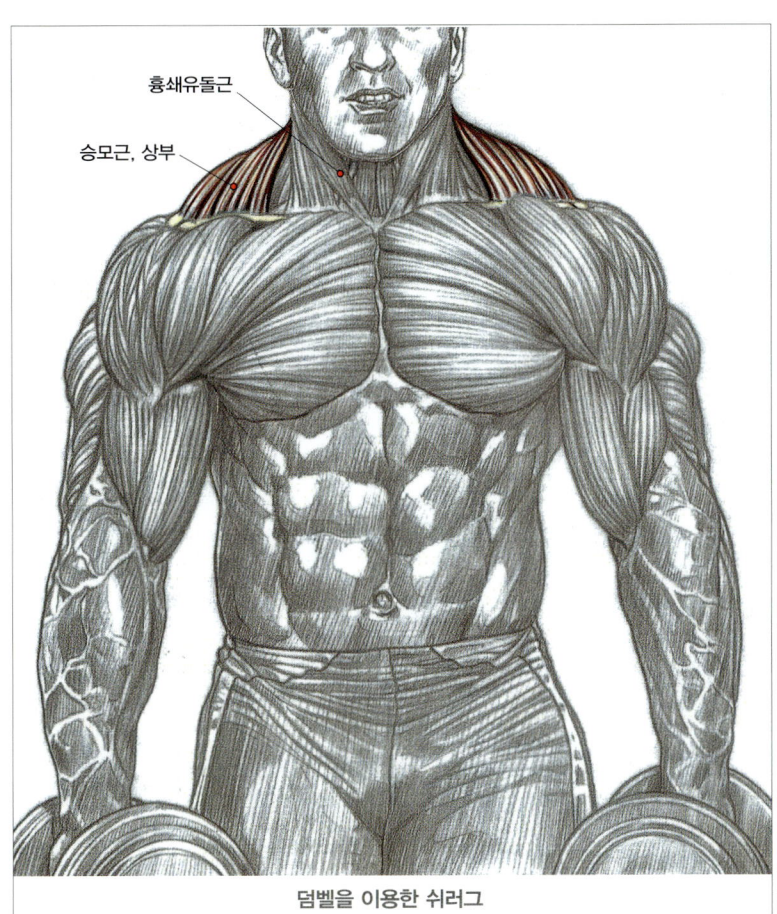

덤벨을 이용한 쉬러그

EX 승모근을 단련하는 운동

쉬러그 Shrug

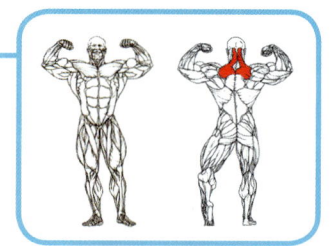

특징 이 고립운동의 목표는 승모근 상부를 단련하는 것이다. 덤벨이나 머신을 이용해서 유니래터럴 방식으로 운동할 수 있다.

방법 몸 옆으로 팔을 쭉 편 채로 선다. 긴 바, 덤벨 두 개 또는 쉬러그 머신을 잡아보자 1. 마치 승모근이 귀에 닿을 듯이 어깨를 가능한 한 높이 들어보자 2. 1초간 수축 자세를 유지한 다음, 어깨를 내린다. 근육을 최대한으로 신장시켜야 하지만, 목 부분에서 '뚝' 하는 소리가 나서는 안 된다(이 소리는 경근이 약간 어긋났다는 것을 뜻한다).

관찰 포인트 동작을 처음 시작할 때 팔을 접어서는 안 된다. 대신 동작이 정점에 있을 때 이두근을 가볍게 당기면 어깨를 좀 더 올릴 수 있다.

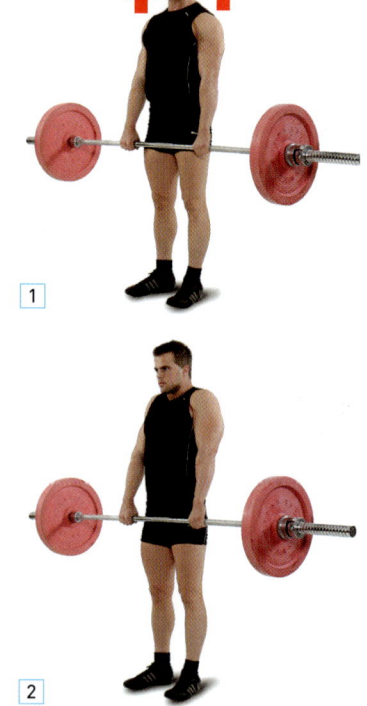

1

2

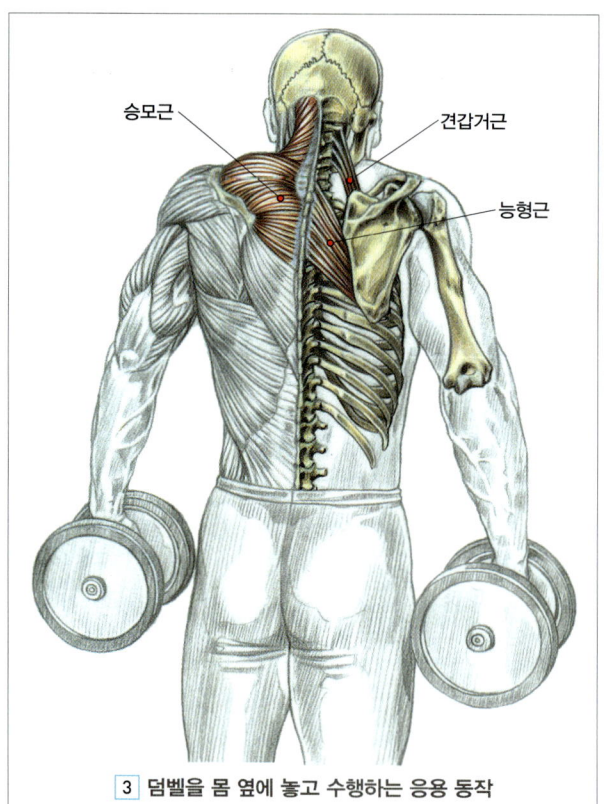

3 덤벨을 몸 옆에 놓고 수행하는 응용 동작

응용 동작

1 덤벨을 앞이나 뒤, 또는 옆에 놓고 동작을 수행하면서 3 승모근의 공략 각도를 바꿔볼 수도 있을 것이다. 다음 동작을 연속으로 수행하면 최대한 짧은 시간에 승모근을 지치게 만들 수 있다. 팔을 약간 뒤로 놓고 동작을 시작해보자. 이때 손은 오버 그립으로(엄지손가락이 서로 마주보도록) 놓는다. 실패 지점에

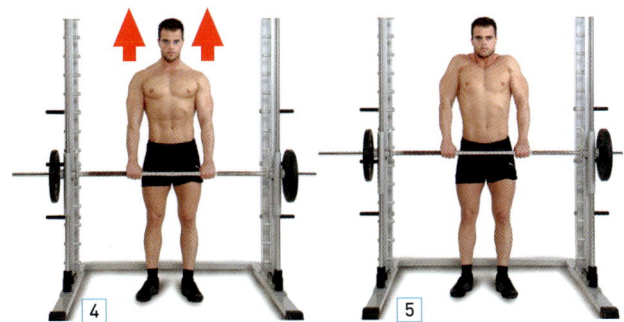

손을 몸 앞으로 놓고 하는 응용 동작

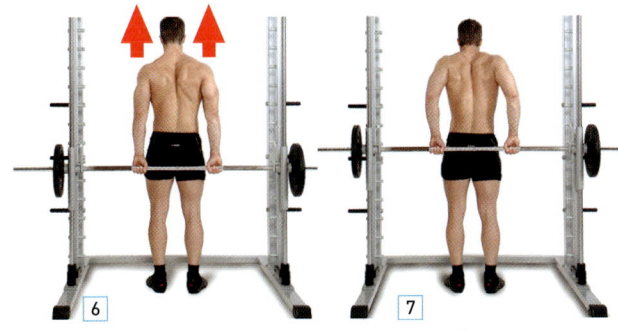

손을 몸 뒤로 놓고 하는 응용 동작

이르면 팔을 옆으로 가져온 다음(뉴트럴 그립), 더 쉬운 방식으로 동작을 계속해보자.

또다시 실패 지점에 이르면 팔을 앞으로 가져온 다음(오버 그립), 가볍게 치팅을 하면서 추가로 리피티션을 몇 회 더 해보자. 승모근 상부 전체가 아주 강하게 번즈되기 시작할 것이다.

2 긴 바를 이용하면 손을 몸 앞이나(오버 그립) 4 5 뒤로(손은 오버 그립이나 언더 그립) 6 7 놓을 수 있다.

3 머신이나 바를 이용할 때 양손을 벌리는 너비를 바꾸면 평상시와는 다른 각도에서 승모근을 공략할 수가 있다:

▶ **내로우 그립**으로 잡으면 신장은 잘 되지만, 수축의 폭이 줄어든다.

▶ **와이드 그립**으로 잡으면 수축은 잘 되지만, 신장의 폭이 줄어든다. 또한 승모근 상부의 좀 더 뒷면을 단련시킬 수 있다.

4 바가 많이 흔들리지 않게 하려면 스미스 머신에서 쉬러그를 수행해볼 수도 있다.

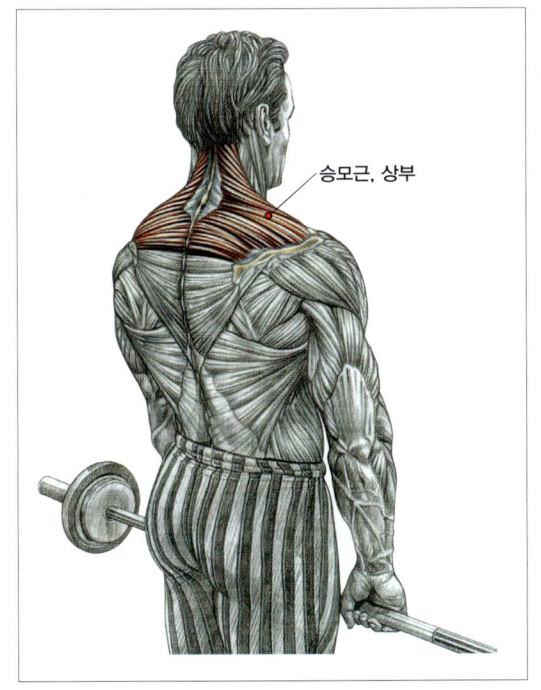

승모근, 상부

[장점] 이 운동은 승모근에 직접 영향을 준다. 아주 무거운 세트를 수행할 때 손을 잘 잡고 있지 않으면 동작에 방해가 될 수 있다. 스트랩을 사용하면 이런 문제가 완전히 해결된다(70쪽 참고).

[단점] 승모근 상부는 비교적 쉽게 발달되는 반면, 승모근 하부는 강화시키기 힘들다. 그 결과, 길항근 사이에 불균형이 생긴다. 승모근 상부 운동에 노력을 기울이는 대신, 하부에 더 많은 시간을 투자하는 것이 좋다.

[위험성] 상부 승모근은 경근과 가까이 있기 때문에 상부 승모근을 반복적으로 수축하면 두통이 생길 수도 있다. 따라서 이 동작을 시작할 때는 아주 주의해야 하며, 턱을 너무 치켜들어 목의 신경이 압박받지 않도록 조심해야 한다. 아주 무겁게 들면 허리가 압축될 위험이 있다. 과도한 중량을 다룰 때는 등에 부상을 입지 않도록 주의하자.

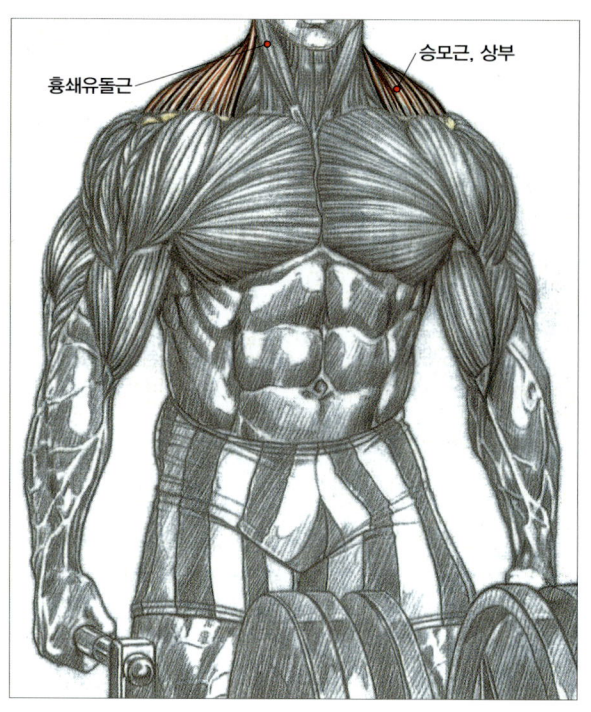

승모근을 단련하는 머신의 장점

쉬러그 머신은 바와 덤벨이 갖고 있는 단점을 배제하고, 이 두 장비의 장점을 동시에 갖추고 있다:

▶ 팔을 몸 옆에 완벽하게 둘 수 있어 승모근이 가장 정확한 축을 따라 운동한다. 긴 바를 이용할 때는 바를 몸 앞이나 뒤로 두어야 한다. 덤벨은 상부 승모근의 선상에서 완벽하게 당길 수 있지만, 덤벨이 넓적다리와 마찰하므로 동작이 불편해질 수 있다.

▶ 아주 무거운 중량을 이용할 수 있다. 바를 이용할 때는 중량이 제한되지 않지만, 덤벨의 경우 아주 무거운 중량을 이용할 수 없어 충분한 저항을 제공하지 못한다.

▶ 손의 방향을 다양하게 바꿀 수 있다. 물론 그 가능성은 덤벨에 비해 제한적이지만, 바를 이용할 때보다는 더욱 다양하게 바꾸는 것이 가능하다.

▶ 사용하기 용이하다. 손잡이가 적당한 높이에 위치한다. 덤벨처럼 바닥에서 중량을 가져올 필요도 없고, 바를 랙에서 꺼낼 때처럼 몸을 뒤로 빼지 않아도 된다.

▶ 하강 동작에서 신장이 더욱 강조돼 가동 범위가 커지고, 상승 동작에서는 머신을 한 점으로 모을 수 있어 수축이 더 잘 된다.

쉬러그 머신을 이용할 수 없다면 가슴을 단련하는 수평 벤치 프레스 장비를 대신 사용할 수 있다. 트랩 바는 덤벨의 단점을 제외한, 그 밖의 많은 장점을 갖추고 있다.

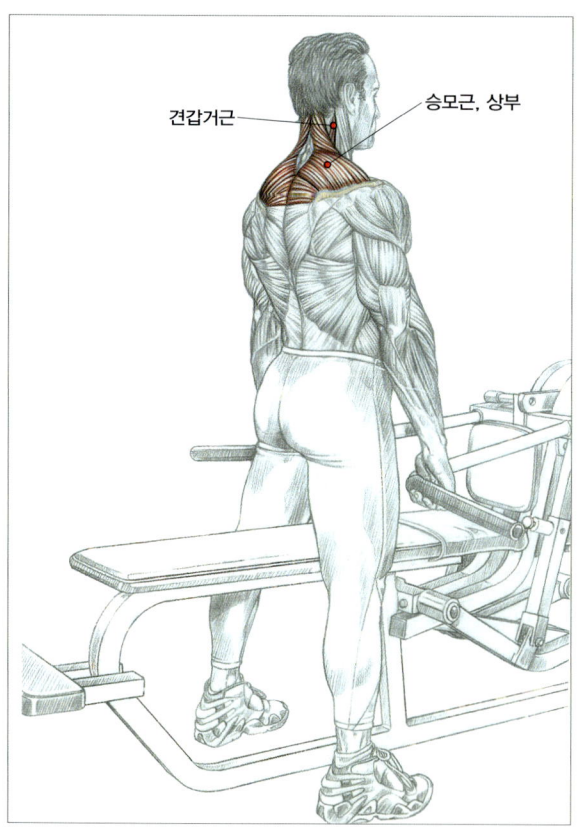

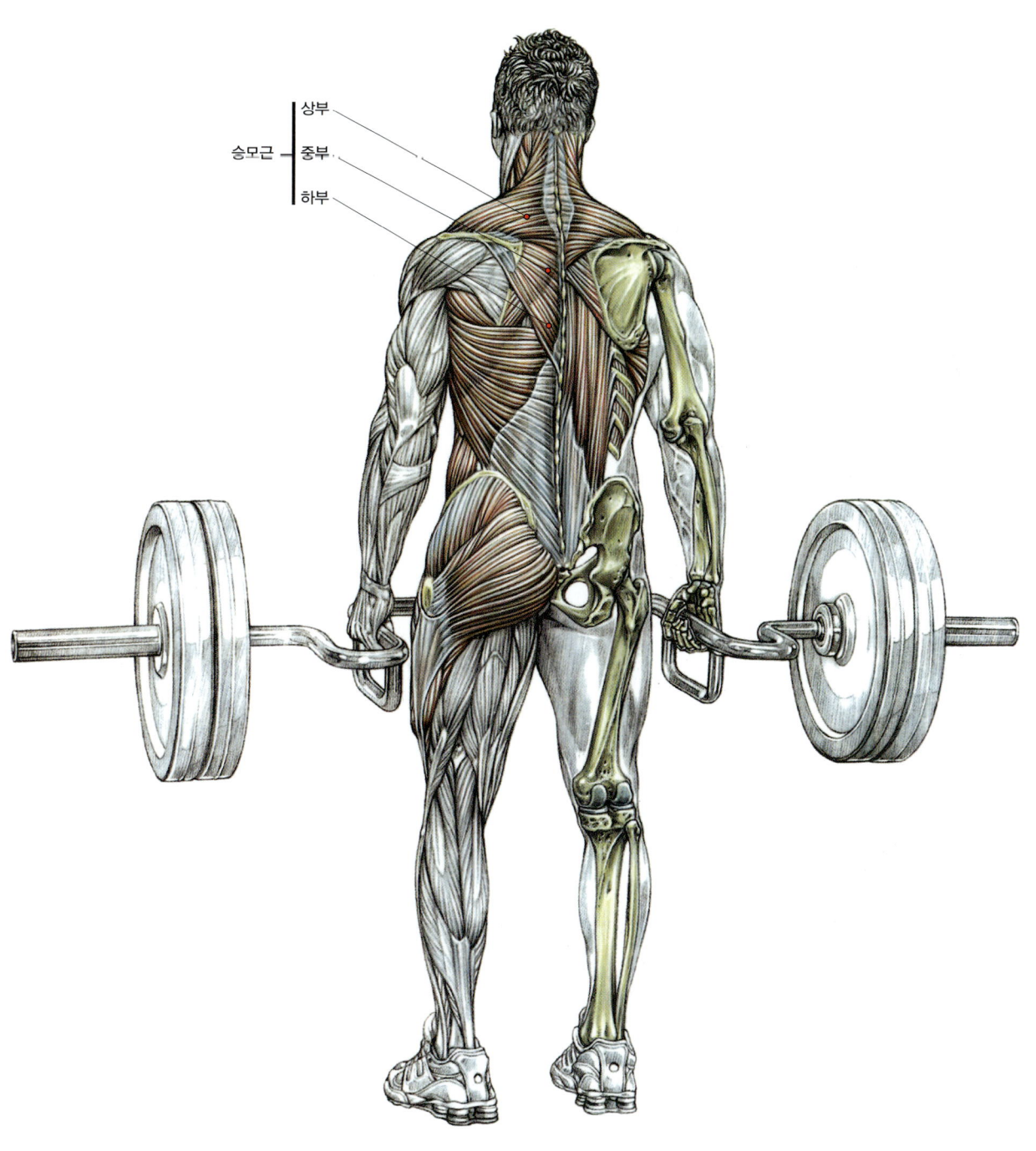

트랩 바

05 강력한 허리 근육을 발달시키자

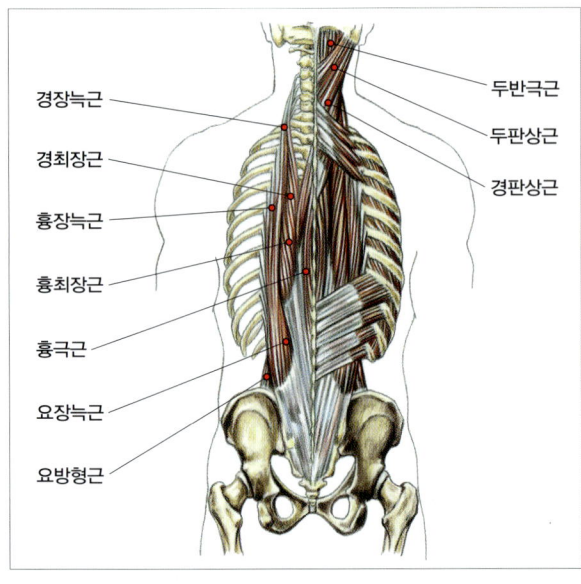

요천추근의 역할

요천추근은 두 가지 역할을 한다:

1 요천추근은 척추의 하부를 지탱한다. 요천추근이 충분히 발달되어 있으면 척추를 대신해서 등에 가해지는 압력을 감당한다.

2 요천추근은 몸을 앞으로 숙였을 때 상체를 다시 일으켜 세운다. 상체를 다시 세울 때 요천추근은 둔근, 햄스트링과 함께 동원된다.

⚠ 유의할 점

뒤늦게 후회하지 않으려면 다음 몇 가지 사항을 유의하는 것이 좋다:

1 척추는 약하다.
2 스포츠를 전혀 해 본 적이 없더라도 등의 통증을 호소하는 사람들이 대단히 많다.
3 몸만들기는 추간판을 과도하게 자극한다.
4 척추는 하나밖에 없다. 척추가 손상되면 운동이 아주 제한될 뿐만 아니라 조금만 움직여도 통증이 생긴다.

복합운동은 허리 디스크를 유발할 수 있다

흔히 스쿼트, 몸을 앞으로 숙이고 하는 로우, 데드리프트, 밀리터리 프레스 등과 같은 복합운동이 근육량을 늘리는 유일한 방법이라는 내용을 책에서 자주 읽어 보았을 것이다. 이 모든 동작을 같은 세션에 전부 수행하는 경우도 간혹 볼 수 있는데, 이런 식으로 운동을 하다가는 언젠가는 반드시 부상을 입을 수밖에 없다. 올바른 수행 테크닉을 유지하기만 한다면 과도하게 운동하더라도 아무런 위험이 없다는 주장도 있지만, 이것은 옳지 않은 생각이다:

▶ 척추가 아주 견고한 보디빌더는 극소수에 불과하다.
▶ 허리를 강화시켰다고 해서 척추에 손상을 입지 않는 것은 아니다.
▶ 복합운동을 편하게 느끼는 선수들도 있지만, 이 동작을 수행하려면 등을 구부려야만 하는 사람들이 많다. 데드리프트나 스쿼트(166, 261쪽 참조)의 예를 통해서 복합운동을 수행하는 데 전혀 적합하지 않은 체형도 있다는 사실을 알게 될 것이다.

▶ 아쉽게도 등이 평평할 때보다는 활처럼 휘었을 때 훨씬 더 많은 힘이 생긴다. 일반적으로 처음에 한 세트를 수행할 때는 척추가 올바른 위치에 있다. 하지만 리피티션을 할수록 근력은 손실되고, 이를 상쇄하고자 우리는 척추를 휘게 한다.

▶ 등을 둥글게 하고 위험한 수행 테크닉을 사용했을 때 우리의 운동 성과는 얼마나 많이 향상되었는가? 등을 평평하게 하고 흠잡을 데 없는 자세를 취했을 때보다는 분명히 많은 향상을 보았을 것이다.

허리 운동은 영리하게 해야 한다

데드리프트가 효과적이라는 것은 부정할 수 없지만, 아주 위험한 동작이기도 하다. 일례로 데드리프드를 리피티션 20회씩 8세트 수행했을 때 추간판이 짓눌리게 되어 다음과 같은 현상이 나타났다:

▶ 벨트를 착용하지 않은 경우 4밀리미터 줄었고,
▶ 벨트를 착용한 경우 2밀리미터 줄었다(Reilly & Davies, 1995).

남의 척추야 어떻게 되든 내 척추만 괜찮으면 된다는 식으로 무책임하게 이 동작의 장점만을 주장하는 것은 옳지 않다! 다른 모든 근육보다 허리부를 운동할 때는 영리함과 절제력이 필요하다. 척추를 손상시키지 않고 허리를 강화하려면 동작을 잘 선택해야 한다.

EX 허리를 단련하는 운동

EX 01 데드리프트를 대체할 수 있는 가장 효과적인 동작

하이퍼익스텐션 벤치에서 백 익스텐션 Back Extention

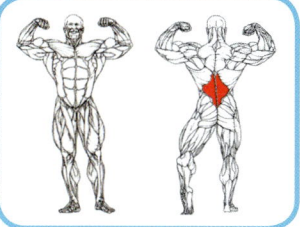

특징 이 고립운동은 척추 근육, 둔근, 햄스트링을 단련시킨다. 한쪽 다리를 가지고 유니래터럴 방식으로 운동할 수 있다.

방법 하이퍼익스텐션 벤치의 푹신한 쿠션 밑에 발목을 고정시키고 자리를 잡는다. 상체에 힘을 빼고 바닥과 수직이 되도록 상체를 내려보자. 그 다음 허리의 힘으로 상체를 들어 올린다. 척추기립근에 힘을 집중하려면 척추를 정확하게 구부렸다 폈다 해야 한다. 이를 위해서 동작을 충분히 천천히 수행해보자.

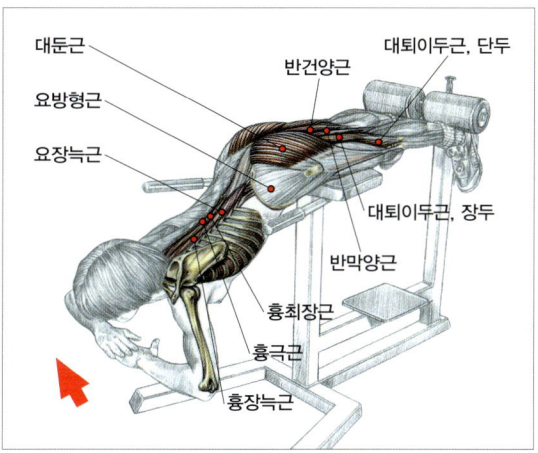

상체를 어디까지 들어 올려야 할까?

상체가 바닥과 수평이 되는 선을 넘지 않는 것이 좋다. 등에 통증이 없거나 동작을 과격하게 수행하지 않는다면 수평을 넘는 것도 문제될 것은 없다. 근육의 수축은 수평을 막 넘어서는 부분에서 가장 효과적으로 일어난다. 이것을 '하이퍼익스텐션(과신전)'이라고 한다. 우리가 서 있을 때는 하이퍼익스텐션을 피해야 하지만, 누워있을 때는 중력이 추간판의 핵을 압박하지 않는다. 그렇다고 해서 바닥과 수직이 될 때까지 상체를 들어 올려야 한다는 의미는 아니다. 우리는 허리 근육이 더 이상 수축할 수 없는 순간을 아주 자연스럽게 감지한다. 이 자세에서 1~2초간 등척성 수축 상태를 유지한 다음, 처음 자세로 되돌아온다.

응용 동작

백 익스텐션 동작은 크게 두 부류로 나눌 수 있다:

1 대부분의 동작은 골반 부위에서 시작한다. 특히 햄스트링이 동작을 수행하고, 둔근은 약간만, 요천추근은 거의 수행하지 않는다. 요천추근이 등척성 수축 상태에 있으면 번즈와 펌핑이 유발되기 때문에 마치 요천추근이 동작을 수행하는 것처럼 보인다.

이러한 형태의 등척성 수축이 꼭 부정적인 것만은 아니다. 왜냐하면 척추기립근은 등척 방식으로 운동하도록 되어 있기 때문이다. 예를 들어 스쿼트를 수행할 때 허리는 세트 중 단 한 순간도 휴식을 취할 여유가 없다. 즉 허리는 항상 등척성 장력 상태를 유지하게 된다.

하지만 우람한 근육을 만들려면 수축과 신장을 연속적으로 수행하는 것은 아무런 소용이 없다. 등척성 운동은 네거티브 단계가 없기 때문에 근육을 비대하게 하는 데 이상적인 방식이라고 할 수 없다.

2 로망 체어에서 허리를 역동적으로 운동하려면 달팽이처럼 등을 구부렸다 폈다 해야 한다. 발을 벤치 뒤쪽으로 놓을수록 쿠션 때문에 골반의 움직임이 더욱 제한되므로 골반이 앞으로 내려가지 못한다. 척추 아랫부분에서 동작이 시작되어 몸을 일으킬수록 척추는 펴지게 된다.

쿠션에 한쪽 다리만 고정시키고 이 동작을 수행할 수도 있다. 다른 발은 허공에 두고 동일한 받침대 위에 얹는다. 이렇게 유니래터럴 방식으로 하이퍼익스텐션을 수행하면 고정된 발목 쪽 다리의 햄스트링과 둔근에 특히 많은 장력이 생긴다. 허리의 운동은 실제로 변한 것이 없다. 따라서 척추보다는 햄스트링을 단련하는 방법이라고 할 수 있다.

장점 하이퍼익스텐션은 척추를 혹사시키지 않고 요천추근을 단련하는 방법이다.

단점 상체의 무게보다 더 무겁게 운동하기 위해 저항을 올리는 것이 쉽지 않다. 일반적으로 머리 뒤나 턱 밑에 무게 원판을 추가하면 무게 중심이 어긋나므로 동작이 불편해지고 허리 근육을 동원하기가 더욱 어려워진다. 상체를 무겁게 하는 가장 좋은 방법은 팔을 바닥을 향해 뻗은 상태로 작은 바나 중량을 잡고 동작을 수행하는 것이다 [1] [2]. 이렇게 하면 역설적으로 동작이 데드리프트와 비슷해진다. 바를 사용하든 사용하지 않든 팔 끝에 바를 잡고 있는 것처럼 하이퍼익스텐션을 수행하는 것이 좋다. 이러한 자세를 취하면 하강 동작에서 신장이 보다 커지고 상승 동작에서는 수축이 더 잘 된다.

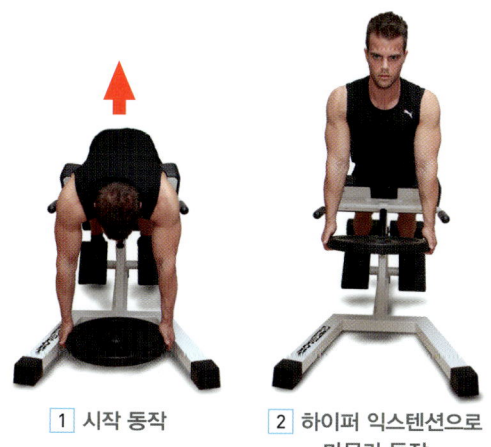

1 시작 동작   2 하이퍼 익스텐션으로 마무리 동작

NOTE
머리의 위치는 매우 중요하다. 척추를 제대로 수축하려면 동작이 정점에 있을 때 머리를 뒤로 기울여야 한다(67쪽 참조). 즉 머리의 이동 폭을 최대한으로 유지해 보자. 상체와 나란히 머리를 움직일 수도 있다. 신장 자세에서 머리를 앞으로 숙이면 허리가 아주 많이 신장된다. 그렇다고 머리를 앞뒤로 움직이면 결국에는 멀미가 생길 수 있다. 수축 자세에서 머리를 숙이는 동작은 절대 해서는 안 된다.

 위험성 하이퍼익스텐션으로 척추를 과격하게 세우는 것은 위험할 수 있다. 따라서 천천히 들어 올려야 한다. 이 테크닉은 천천히 수행해야 역동적이면서도 정적인 수축 방식으로 척추를 운동할 수 있다는 사실을 명심하자.

업라이트 벤치와 45도 인클라인 벤치 중 어느 것을 사용할 것인가?

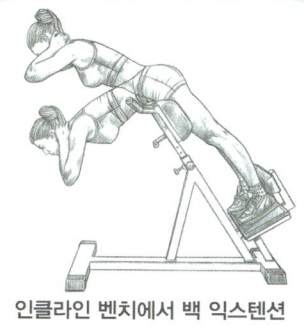

인클라인 벤치에서 백 익스텐션

허리 운동을 위해 일반적으로 사용하는 벤치에는 크게 두 부류가 있다. 업라이트 벤치와 45도로 기울어진 인클라인 벤치이다. 어느 것을 선택할지는 헬스장에서 사용 가능한지 여부와 본인의 취향에 달려있다.

하지만 45도로 기울어진 인클라인 벤치는 하강 동작에서 척추를 효과적으로 신장시키지 못한다는 단점이 있다. 45도 인클라인 벤치는 저항 구조가 특이하기 때문에 허리 운동보다는 햄스트링 운동에 더 적합하다.

EX 02 현대적 동작

허리를 단련하는 새로운 동작이 두 가지 있다. 글루트 햄 레이즈와 리버스 하이퍼익스텐션이 그것이다. 두 동작 모두 특별한 벤치가 필요하다.

글루트 햄 레이즈 GHR: Glute-Ham Raise

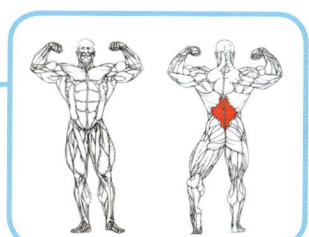

GHR 허리 벤치는 일반 벤치와는 다르다:

1 발바닥이 철제판에 고정되기 때문에 종아리와 햄스트링이 더 많이 동원된다. 전통적인 벤치에서처럼 발이 자유롭게 움직이면 다리 근육을 효과적으로 동원할 수가 없다.

❷ 골반을 지탱하는 패드는 평평하지 않고 낙타의 혹 같이 둥근 모양을 하고 있다. 아랫배가 패드 위에서 쉴 수 있어 더 쉽게 상체의 중심을 잡을 수 있다.

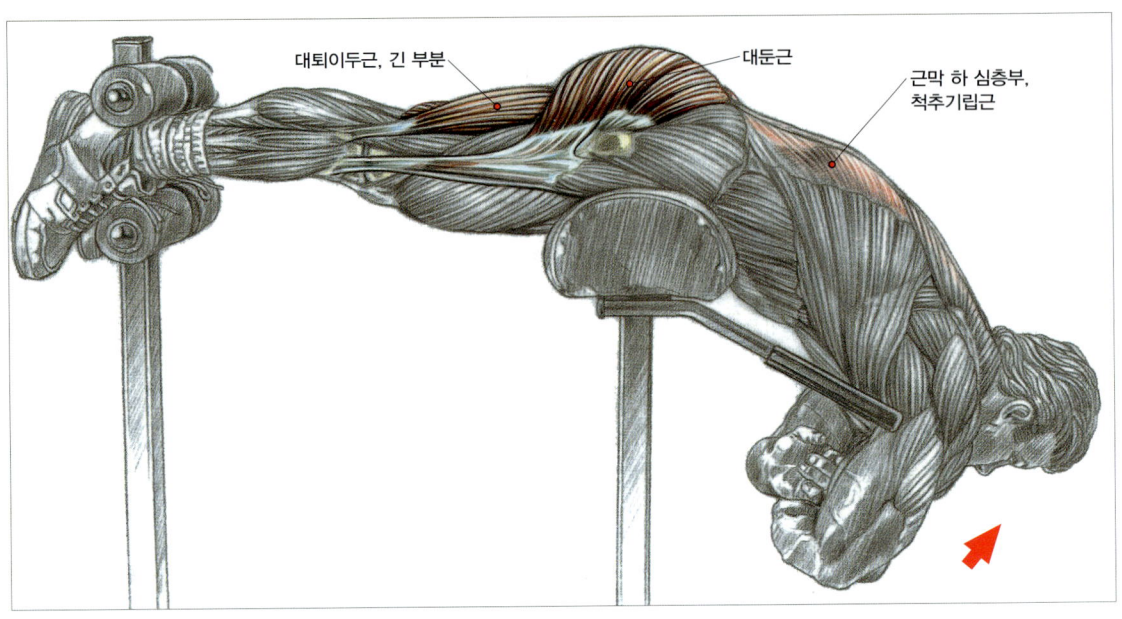

글루트 햄 레이즈는 몸이 수평이 될 때까지 일반적인 백 익스텐션처럼 수행한다. 몸이 수평이 되면 발끝을 세게 밀고 햄스트링의 힘으로 다리를 접으면서 몸을 바닥과 수직이 되도록 들어 올린다. 이 동작은 햄스트링이 아주 잘 운동된다는 점 이외에도 동작 가동 범위가 배가된다는 이점이 있다. 역동적 수축에 등척성 수축이 추가되면서 수축 시간은 더욱 길어진다. GHR은 발과 목 사이에 있는 모든 근육을 동시에 운동시키기 때문에 데드리프트나 스쿼트를 준비하는 데 아주 중요한 동작이다.

리버스 하이퍼익스텐션 Reverse Hyperextention

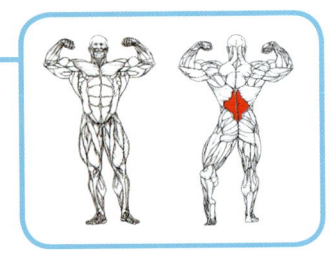

리버스 하이퍼익스텐션은 글루트 햄 레이즈와 정반대이다. 다리를 고정하고 상체를 움직이는 대신, 상체를 고정한 채로 다리를 들어 올린다. 장비 없이 동작을 실시할 수도 있지만, 기구를 이용하면 동작이 훨씬 더 효과적이다. 실제로 중량으로 인해 다리가 적어도 배꼽 밑으로 오기 때문에 척추와 햄스트링이 신장된다. 이러한 사전 신장 자세가 없다면 수축의 강도는 약해진다. 저항이 없이, 즉 사전 신장 상태 없이 동작을 수행하면 근육의 운동을 느끼기 어려울 뿐 아니라 가동 범위도 줄어든다. 기구가 없다면 탄력밴드를 발에 감고 저항으로 이용할 수도 있다.

    리버스 하이퍼익스텐션의 이점은, 특히 훈련 막바지에 허리를 강제로 이완시켜준다는 것이다. 운동을 시작할 때 이렇게 신장하면 척추를 관통하는 신경망에 영향을 주어 머리가 어지러울 수 있으므로 주의해야 한다!

허리 운동기구에 대하여

허리 운동기구 중에는 척추 운동에 잘 맞지 않는 것들이 많이 있는데, 그 이유는 다음과 같다:

▶ 앉은 자세는 요천추근을 수축하는 데 적합하다고 볼 수 없다.
▶ 특히 척추가 긴장되어 있을 때 꼿꼿한 상체를 하이퍼익스텐션(과신전)하는 것은 좋지 않다.
▶ 허리 운동기구는 추골을 압박하는 경향이 있다.
▶ 다리를 너무 많이 접으면 무겁게 운동하기 어려워진다.
▶ 받침점이 없으면 효과가 떨어진다. 그렇다고 해서 좋은 기구가 전혀 없는 것은 아니다.

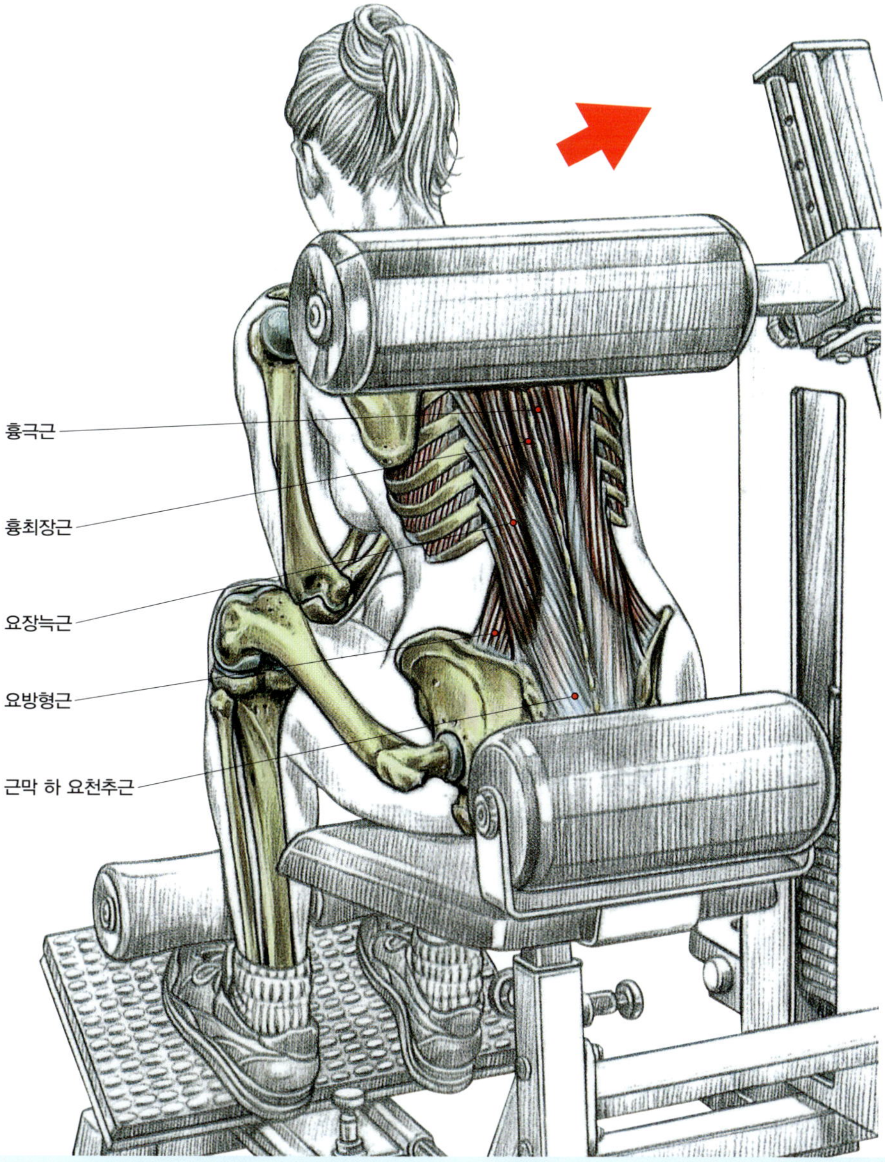

- 흉극근
- 흉최장근
- 요장늑근
- 요방형근
- 근막 하 요천추근

EX 03   요방형근 단련하기

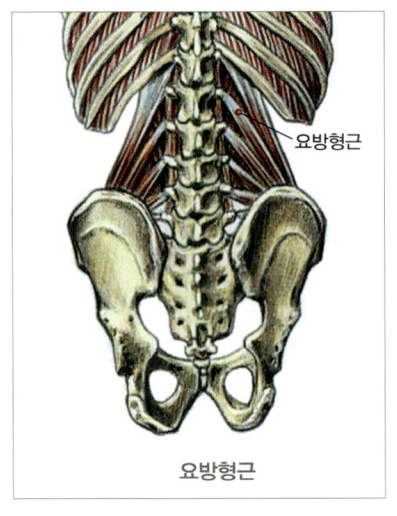
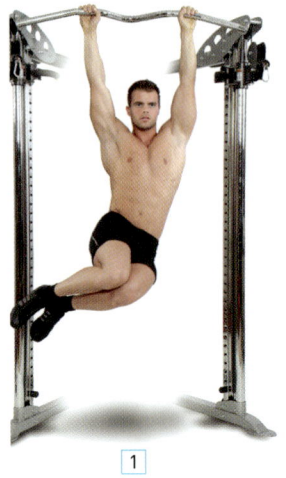

요방형근은 내부에 있어서 보이지 않는 근육군이지만, 척추를 지탱하는 중요한 근육이기 때문에 소홀히 해서는 안 된다. 요방형근을 단련하면서 훈련 막바지에 등을 이완하는 데 가장 좋은 동작은 풀업 바에서 하는 행잉 레그 레이즈이다 1. 풀업 바에 매달려 하복부를 운동할 때처럼 다리를 움츠려 보자. 하지만 무릎을 앞으로 드는 대신, 다리를 옆으로 든다.

데드리프트 Deadlift

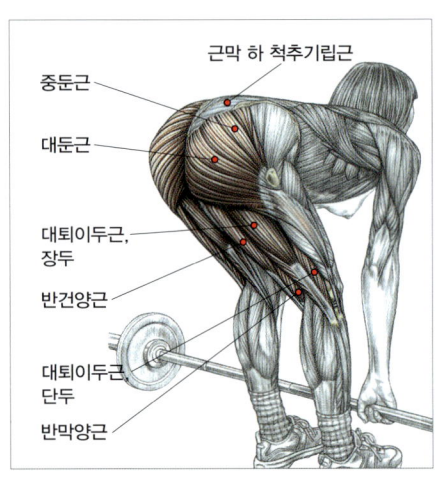
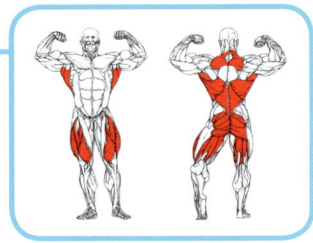

특징 이 복합운동은 허리 근육뿐만 아니라 광배근, 둔근, 넓적다리 근육도 단련시킨다. 한쪽 다리만 가지고 유니래터럴 방식으로 운동할 수는 있지만, 그러려면 약간 곡예와 같은 동작이 필요하다.

방법 양발을 쇄골 너비 정도로 벌리거나 좀 더 좁게 벌리고 쭈그려 앉아 발 옆에 있는 바를 가져온다 2. 등은 평평하게 하고 뒤로 아주 약간 휜 상태를 유지해보자. 다리를 밀고 등을 당기면서 몸을 일으켜 세운다 3. 다리와 등이 가능한 한 동시에 움직이도록 해야 한다. 바는 경골을 지나 넓적다리를 따라 미끄러지듯 움직여야 한다 4. 다리를 먼저 밀고, 그다음에 등을 당겨서는 안 된다. 일단 선 다음 5, 다리를 접으면서 앞으로 몸을 숙이고 처음 자세로 돌아온다.

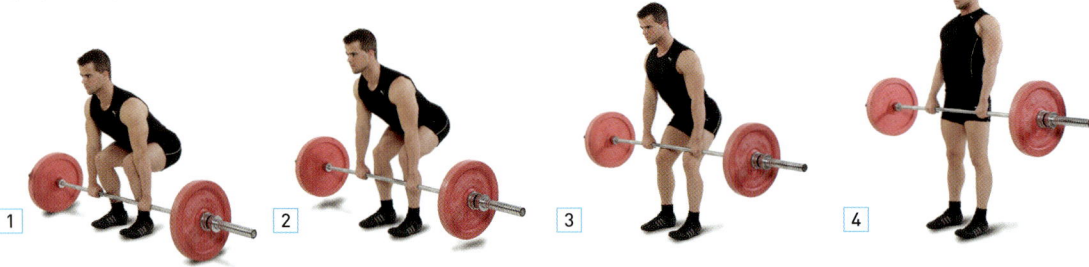

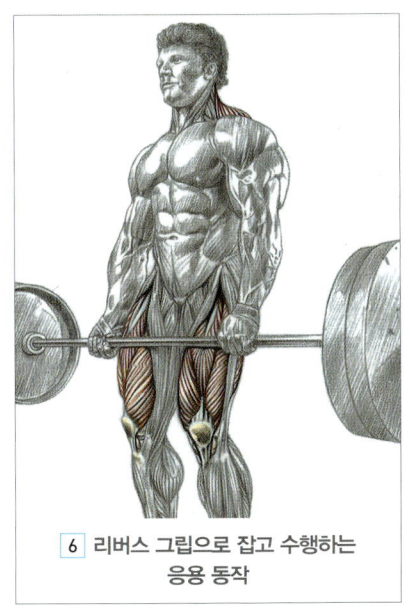

[6] 리버스 그립으로 잡고 수행하는 응용 동작

관찰 포인트 허리 근육이 피로해지면, 등이 자연스럽게 약간 뒤로 휜 자세를 유지하기가 점점 더 어려워진다. 따라서 척추는 구부러지기 시작하는데, 등이 원호를 이루며 구부러지면 동작이 쉬워져 추가로 리피티션을 반복할 수가 있다. 이렇게 등이 위험한 상태에 있는데도 동작을 멈추지 않고 계속 수행하는 보디빌더들이 간혹 있다. 하지만 피로감으로 인해 요추간판이 잘못 놓여 있는 경우에도 동작을 계속 진행하는 것은 좋지 않다. 등이 구부러지기 시작한다고 생각되면 동작을 멈추는 것이 좋다.

응용 동작

❶ 손을 전형적인 리버스 그립으로 잡아보자. 다시 말해 한 손은 언더 그립(엄지손가락이 바깥쪽을 향하도록), 다른 손은 오버 그립(엄지손가락이 안쪽을 향하도록)으로 잡는다 [6]. 이러한 자세를 취하면 바를 꽉 붙잡을 수 있어 바가 돌아가지 않게 된다. 하지만 언더 그립으로 잡은 손의 이두근이 상당히 약한 자세에 놓이게 되므로 열상이 빈번히 발생한다. 양손을 오버 그립으로 잡으면 이두근을 보호할 수는 있지만, 바를 잡기가 더 어려워진다. 스트랩을 이용하면 이러

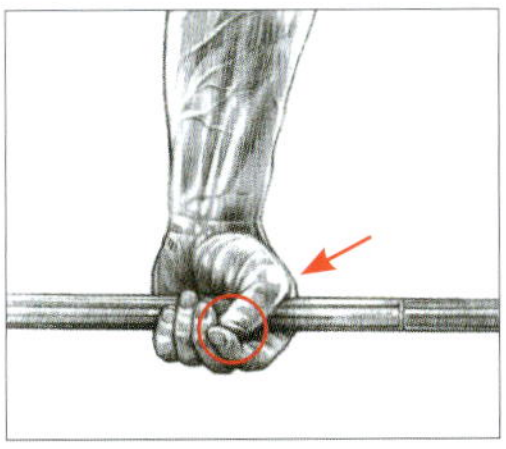

바를 단단히 고정하기 위해 엄지손가락을 검지 밑에 접어넣는 것도 가능하다.

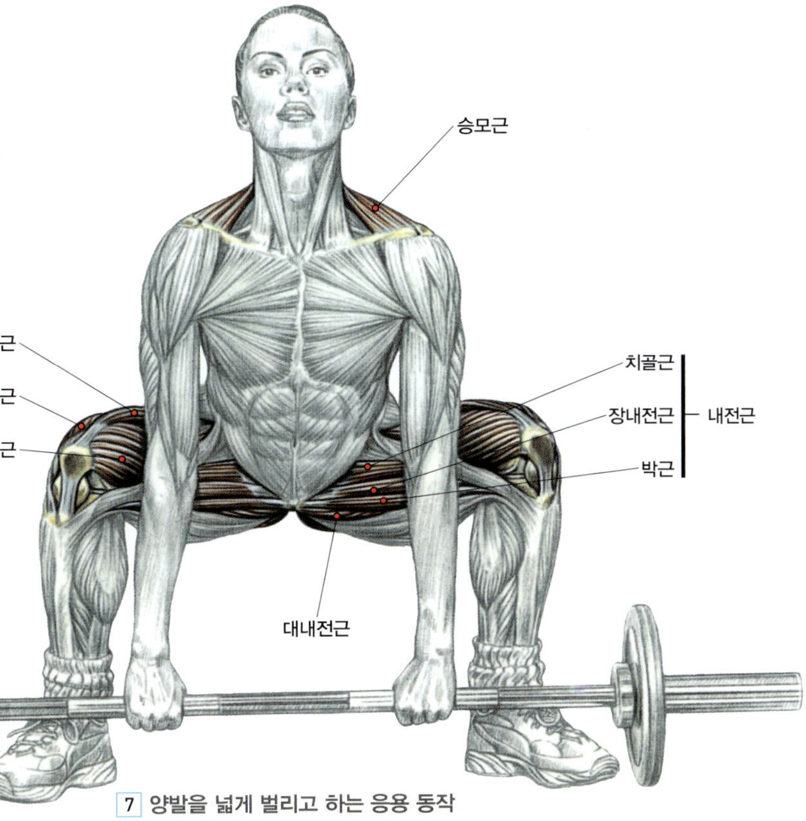

[7] 양발을 넓게 벌리고 하는 응용 동작

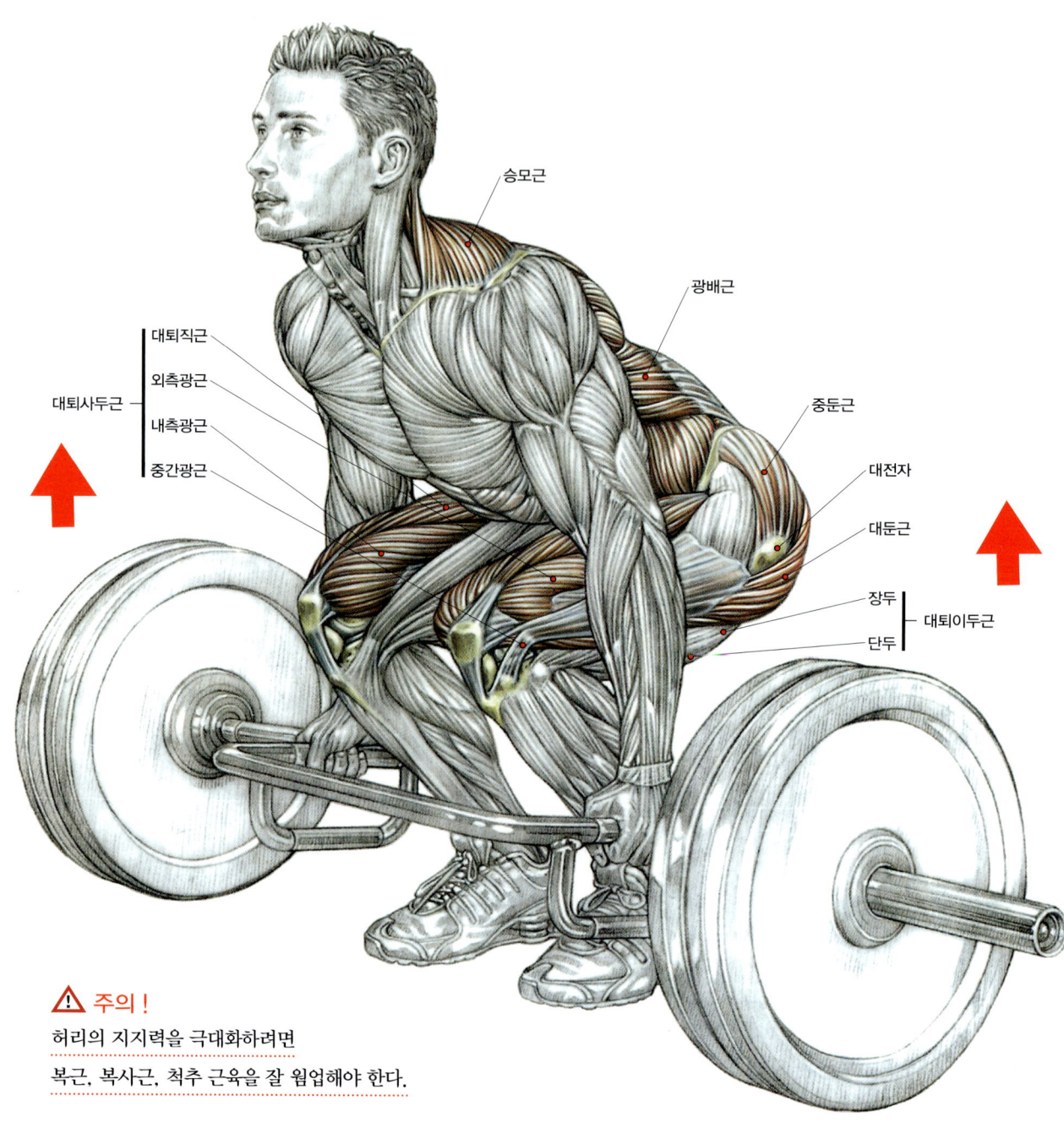

⚠ 주의!
허리의 지지력을 극대화하려면
복근, 복사근, 척추 근육을 잘 웜업해야 한다.

트랩 바를 이용한 응용 동작

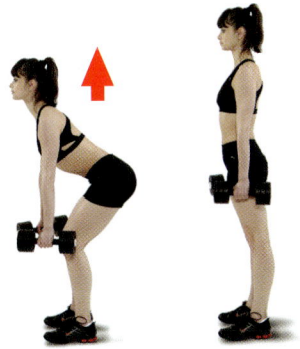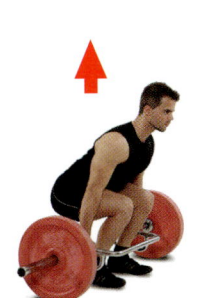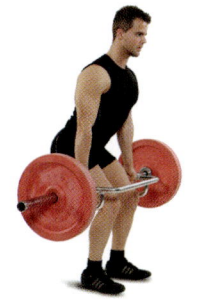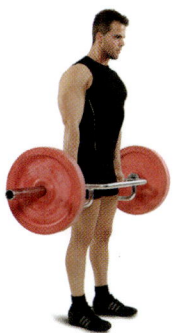

1 덤벨을 이용한 능봉 동작

2 트랩 바를 이용한 능봉 동작

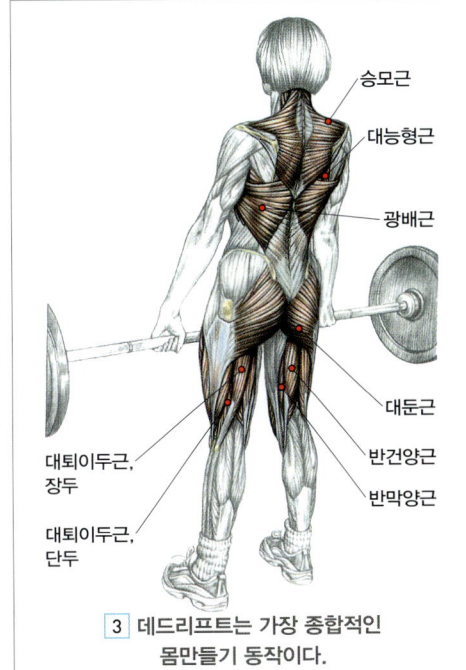

3 데드리프트는 가장 종합적인 몸만들기 동작이다.

한 그립의 문제를 해결할 수 있을 것이다(70쪽 참조).

❷ 양발을 모으거나 아주 넓게 벌리면서 다리의 폭을 조절할 수 있다(167쪽 7 참조).

❸ 바 대신에 덤벨 1 이나 트랩 바 2 를 이용하면 동작을 더욱 자연스럽게 수행할 수 있다. 무게 중심뿐만 아니라 손의 그립도 훨씬 좋아지고, 상체의 기울기가 제한되므로 허리 부상의 위험도 줄어든다.

장점 가장 종합적인 몸만들기 동작이라고 할 수 있다. 아주 짧은 시간에 수많은 근육이 운동된다 3 .

단점 동원되는 근육의 수가 아주 많기 때문에 힘이 많이 소모된다. 더욱이 포지티브 단계로 동작을 시작하므로, 스쿼트처럼 하강 시 근육에 탄성 에너지를 축적할 수가 없다.

위험성 이 운동을 하는 동안 척추가 아주 강하게 자극될 것이다. 특히 등이 제대로 된 위치에 있더라도 추간판이 짓눌릴 위험이 있기 때문에 운동 마지막에 풀업 바에서 길게 스트레칭을 해보자.

> **NOTE**
> 다리가 길고 팔이 짧은 경우, 바를 바닥까지 내려놓으려면 등을 구부려야 할 것이다. 하지만 이것은 좋은 방법이 아니다. 이 경우에 바를 무릎 밑까지만 내리면 동작 가동 범위를 줄일 수 있다 4 .

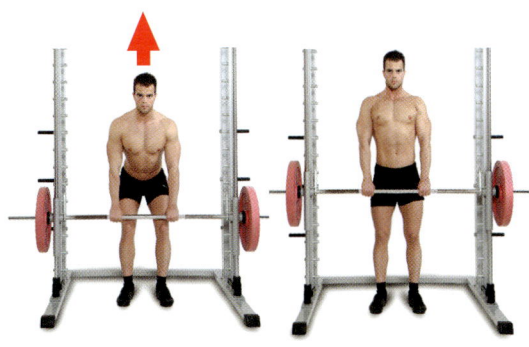

4 스미스 머신에서 동작을 수행하면 등을 너무 많이 구부리지 않아도 된다.

굿 모닝 Good morning

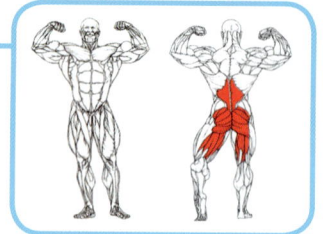

특징 이 복합운동은 허리 근육뿐만 아니라 둔근과 햄스트링도 단련시킨다. 유니래터럴 방식이 가능하지만, 위험한 방법이므로 주의해야 한다.

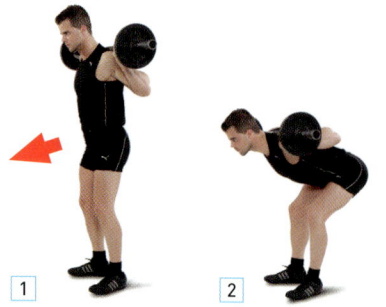

1 2

방법 양발을 쇄골 너비 정도로 벌리고 바를 어깨 뒷부분에 둔다(목 위에 두지 않는다) 1. 등은 평평하게 하고 뒤로 아주 약간 휜 상태를 유지해보자. 한두 발 뒤로 물러나면서 랙에서 빠져나온다. 다리는 약간 접는다. 등을 가능한 한 꼿꼿하게 편 채로 몸을 앞으로 숙여보자. 단, 신장 자세가 편하게 느껴질 정도로 숙여야 한다 2. 처음에는 동작 가동 범위를 15센티미터 정도로 한다. 운동을 진행함에 따라 가동 범위도 빠르게 증가할 것이다. 일단 신장 자세에 이르렀으면 허리의 힘으로 몸을 일으켜 세워보자. 계속해서 장력을 유지하려면 상체를 완전히 들어서는 안 된다.

관찰 포인트 등을 구부리면 동작은 쉬워지지만, 추간판이 위험해질 수도 있다.

응용 동작

1 다리를 반쯤 편 상태로 유지할 수도 있다. 이렇게 하면 요천추근이 더 많이 자극될 것이다.

2 양발을 모으거나 3 (등에 힘이 더 많이 집중된다) 아주 넓게 벌리면서 4 (햄스트링과 대내전근이 더 많이 동원된다) 넓적다리를 벌리는 폭을 조절할 수 있다.

3 상체의 기울기를 다양하게 바꿀 수도 있다. 상체를 덜 숙일수록 더 무거운 중량을 들 수 있다. 다리를 편 상태에서는, 다리를 반쯤 펴고 하는 방식 5 에서와 같이 몸을 숙여서는 안 된다. 그렇지 않으면 등이 구부러질 우려가 있다.

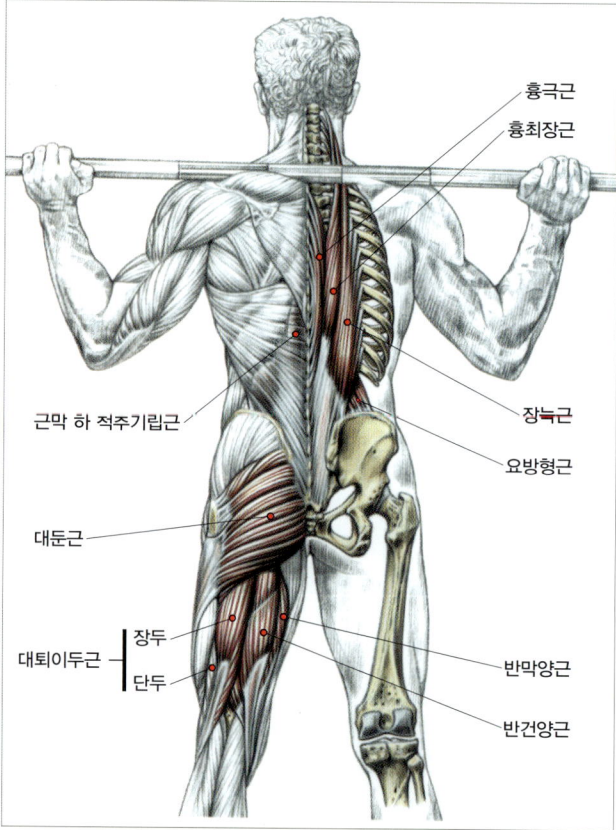

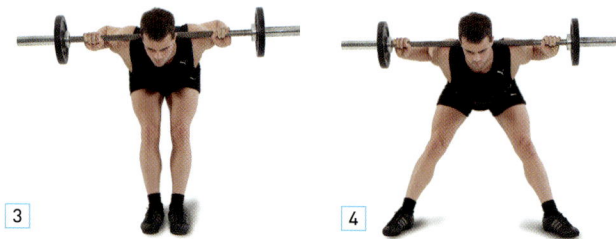

3 4

장점 스쿼트와 데드리프트를 위한 아주 훌륭한 준비 동작이라고 할 수 있다. 아주 짧은 시간에 수많은 근육이 운동된다.

단점 굿 모닝을 수행할 때 균형이 불안정해진다. 운동 궤적에서 조금만 벗어나도 균형을 잃고 부상을 당할 수도 있다.

위험성 이 운동으로 척추가 아주 강하게 자극될 것이다. 추간판이 짓눌릴 위험이 아주 크기 때문에 운동 마지막에 풀업 바에서 길게 스트레칭을 해보자.

> **NOTE**
> 굿 모닝을 처음 수행할 때 동작을 익히려면 빈 바를 이용해야 한다. 바는 충분한 저항을 제공해서 운동을 더욱 편안하게 할 수 있다.

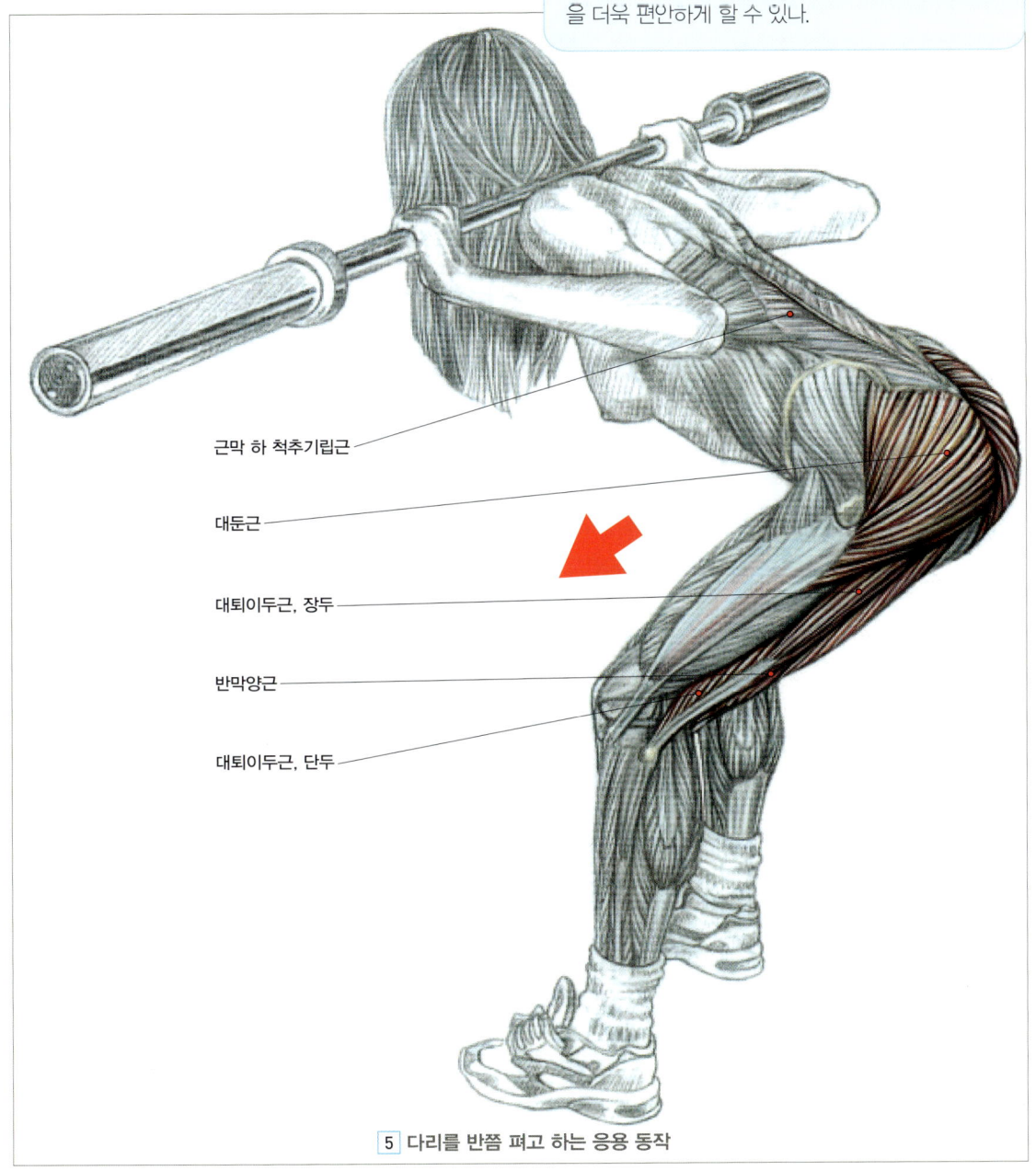

5 다리를 반쯤 펴고 하는 응용 동작

06 가슴의 균형을 되찾자

해부학적 고려 사항

대흉근은 여러 개의 다발속.束로 나누어진 근육 덩어리로 구성되어 있다:
- ▶ 가슴 상부에 해당하는 쇄골속
- ▶ 가슴의 중앙부에 해당하는 흉골부
- ▶ 가슴의 하부에 해당하는 복부 다발

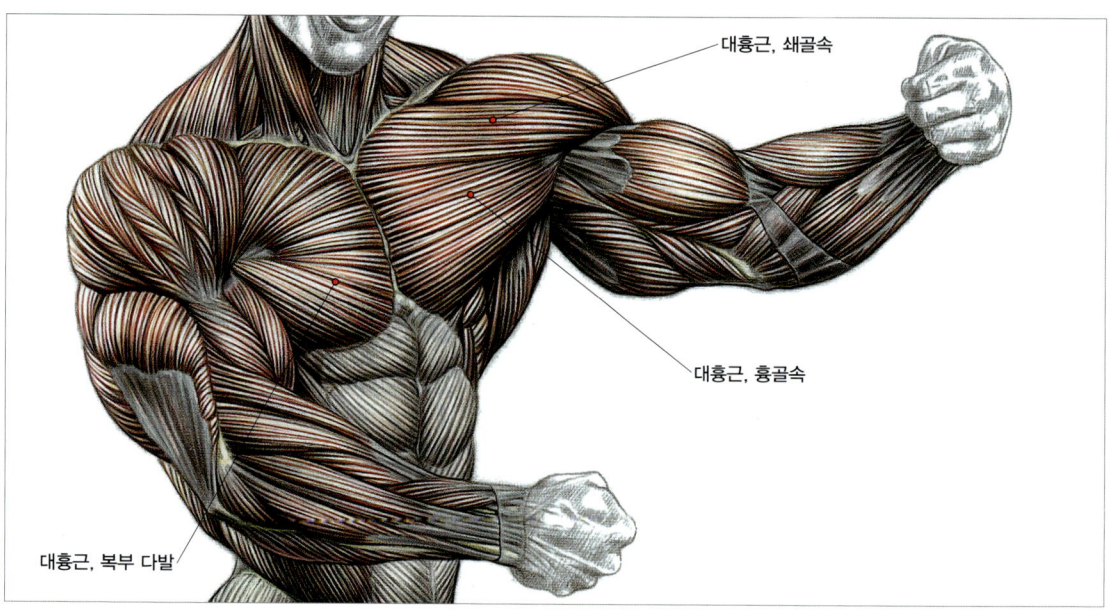

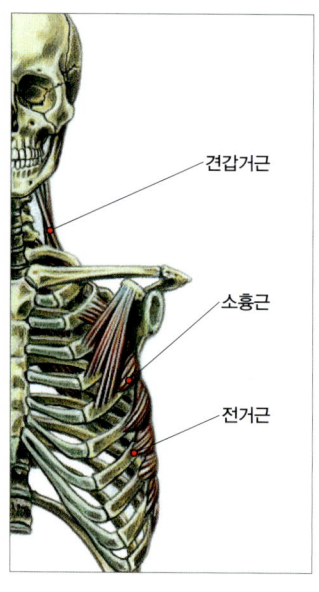

대흉근 밑에는 소흉근이 숨어 있다. 소흉근은 어깨를 안정시키는 역할을 한다. 소흉근은 근육량이 많지 않기 때문에 보디빌더의 관심 밖에 있다. 하지만 소흉근의 통증은 벤치 프레스 애호가들한테 자주 나타난다 (Bhatia, 2007). 소흉근에 생긴 건염腱炎은 어깨 통증과 쉽게 혼동될 수 있으므로 문제를 정확히 진단하려면 그 위치를 정확히 파악하는 것이 중요하다. 손으로 눌렀을 때 아프다면 염증이 생겼다는 것을 의미하므로 휴식을 취하거나 가슴 운동을 자제할 필요가 있다.

가슴 근육의 역할

가슴 근육은 껴안는 동작에서 팔을 앞으로 내밀 수 있도록 해준다. 가슴 상부는 어깨의 앞부분과 공조해서 팔을 공중으로 들어 올리는 데도 사용된다.

체형적 특성: 대흉근은 각이 있는 근육이다

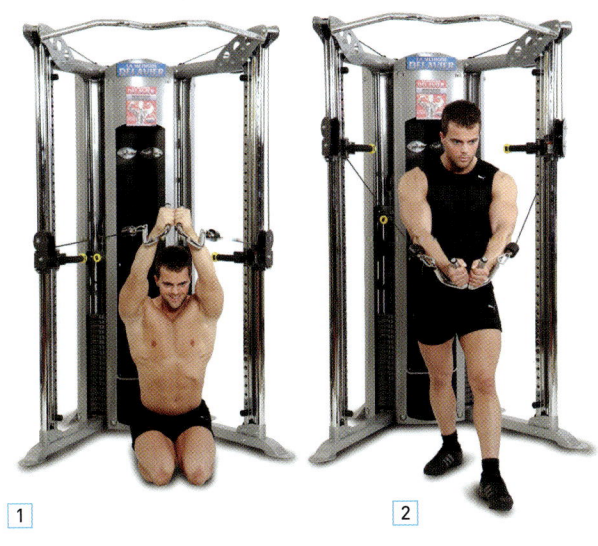

가슴 근육은 부채 모양의 각이 있는 근육이다. 가슴 근육은 팔 위의 한 점에 부착되어 있다. 가슴 근육은 원래 6번 늑골에서 흉골 전체를 지나 쇄골까지 수많은 점에 매달려 있다.

따라서 가슴 근육을 단련하려면 수많은 공략 각도를 활용할 필요가 있다. 팔이 도달하는 위치에 따라 어느 다발이 동원되는지가 결정된다.

팔이 머리 위에 있으면 가슴 상부가 단련되고 1, 손이 넓적다리를 스치면 가슴 하부가 단련된다 2. 한 각도에서만 운동하면 가슴 상부, 중부, 하부 중에 발달되지 않는 부위가 생길 수 있다.

체형적 딜레마: 벤치 프레스는 가슴을 단련하는 데 가장 좋은 운동인가?

학설 벤치 프레스는 가슴을 단련하는 최고의 동작이다. 이러한 근육을 비대하게 하려면 벤치 프레스를 점점 더 무겁게 수행하면 된다.

현실 벤치 프레스를 수행하면 실제로 아주 특별한 가슴을 만들 수 있다. 하지만 벤치 프레스를 수행했는데 가슴은 발달되지 않고 어깨에 심한 부상을 입는 보디빌더들도 있다. 사실 벤치 프레스가 모든 사람에게 적합한 동작이라고 할 수는 없다. 벤치 프레스를 수행할 때 나타나는 이러한 근육 동원의 개인차는 여러 과학 논문에도 그대로 반영되고 있다. 예를 들어 로샤 주니어에 따르면, 벤치 프레스에서 대흉근은 어깨 앞부분보다 30%가 더 많이 운동된다고 한다(Rocha Júnior, 2007). 반면 웰시의 측정 결과에서는 삼각근이 대흉근보다 약간 더 활성화된 것으로 나타났다(Welsch, 2005).

물론 대흉근이 제대로 동원되지 못한 이유는 위치 선정이 잘못되었기 때문일 수도 있다. 하지만 이 동작을 수행할 때 근육의 감각을 제대로 느끼지 못하는 이유는, 본인의 체형이 벤치 프레스에 적합하지 않기 때문인 경우도 있다.

선천적으로 벤치 프레스와 맞지 않다면 다음 방법 중 하나를 선택해야 한다:
1 모터 재교육 단계를 거쳐야 한다. 이 단계를 거치면 가슴의 동원이 개선되어 벤치 프레스의 이점을 최대한 활용하는 법을 배울 수 있을 것이다.
2 본인의 체형에 더욱 적합한 대체 동작을 찾아야 한다.

가슴을 발달시키기 어려운 네 가지 이유

근육량의 부족

가슴 근육은 일상생활에서 거의 쓰이지 않는다. 그렇기 때문에 초보자들은 다음과 같은 어려움을 겪는다:

▶ 대흉근이 더디게 발달하는 경우가 많다.

▶ 가슴의 운동을 느끼기도 어렵다.

어깨와 팔이 아주 많이 발달되어 있으면 여러 가지 프레스를 수행할 때 가슴 근육을 제대로 동원하기가 어려울 수 있다. 가슴 근육을 목표로 하기 어려운데 항상 벤치 프레스를 더욱 무겁게 수행하려고 하면, 문제가 해결되기는커녕 악화되고 말 것이다. 실제로 바에 하중을 많이 실으면 동작이 흐트러져 가슴 대신에 어깨와 팔이 운동에 개입하게 된다. 이러한 운동 수행 스타일을 고수한다면 부상을 입을 수도 있다.

가슴 근육을 잘 느끼는 방법을 배우려면 고립 운동을 통해 감각을 예민하게 만들어야 한다. 컨버전트 머신을 이용해 특히 유니래터럴 방식으로 운동을 하면 가슴 근육을 더 잘 느낄 수 있다.

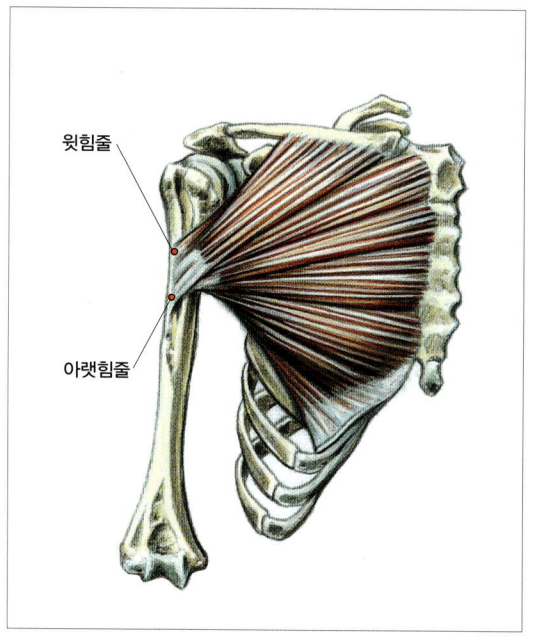

윗힘줄

아랫힘줄

근육의 감각을 제대로 느끼게 되면 이 감각을 벤치 프레스에 이전시켜보자. 대흉근에 최대한 장력을 주려면 적당한 중량을 이용해야 한다.

이와 더불어 실패 지점에 대한 개념을 바꿀 필요도 있다. 바를 가슴에서 더 이상 들어 올리지 못하게 되었을 때가 아니라 가슴의 수축을 충분히 느끼지 못할 때 세트를 중단해야 한다. **감각의 실패는 근육의 실패**보다 훨씬 먼저 발생한다. 실제로 피로감 때문에 프레스 수행 자세가 흐트러지면, 가슴 근육이 동작에 점점 참여하지 못하게 되어 운동에 역효과가 나타난다. 시간이 지나면 감각의 실패와 근육의 실패는 서로 근접하게 될 것이다. 감각의 실패와 근육의 실패가 일치하는 순간, 여러분은 모터 학습의 중요 단계를 넘어 설 수 있는 것이다.

앞에서 이미 살펴보았던 것처럼(46쪽 참조), 젊었을 때 심도 있게 수행했던 강한 트레이닝은 나중에 보디빌딩을 시작할 때 근육을 발달시키는 데 도움을 준다. 즉 젊어서 푸시업을 많이 하지 않았다면 스포츠에서 가슴 근육을 거의 동원하지 못한다. 1세트 100회를 거의 매일같이 수행하면 이러한 기본 운동의 결핍을 메울 수 있다. 여기에서 가장 좋은 동작은 케이블 크로스오버 머신을 이용한 케이블 스탠딩 플라이다. 물론 어깨의 힘으로 동작을 수행한다면 문제를 절대 해결할 수 없을 것이다.

가슴 상부 근육의 부족

가슴 상부는 빈약한데 반해 가슴 하부는 잘 발달된 보디빌더가 있다. 이렇게 비대칭이 생기는 원인은 근육 동원의 분산 현상 때문이다. 이론적으로 보면 대흉근은 부분이 아니라 전체가 수축하도록 되어 있다. 하지만 일반적으로 가슴 상부가 결핍되어 있는 것을 보면 이 이론이 맞지 않다는 것을 알 수 있다. 즉 대흉근 상부를 수축하지 않고 하부를 동원하는 것이 가능한 것이다.

가슴 상부가 결핍되기 가장 쉬운 보디빌더는 대흉근의 힘줄이 팔의 아주 위쪽에 위치한 사람들이다. 힘줄이 어깨와 아주 가까이 있기 때문에 가슴 상부를 이완하기가 어려운 것이다. 쇄골속이 사전에 이완되지 않으면, 프레스를 수행할 때 가슴 하부나 어깨가 우선으로 동원된다. 게다가 지렛대를 활용할 수 없으므로 무거운 중량을 편하게 다루기 어려워진다. 대신 가슴 상부를 강하게 이완시킬 수는 없기 때문에 이 부위에 열상을 입을 가능성은 줄어든다.

대흉근의 힘줄이 팔의 아주 밑에 위치한 보디빌더는 지렛대를 잘 활용할 수 있어 벤치 프레스에서 더 큰 힘을 낼 수 있다. 또한 상부의 사전 이완 상태가 더욱 강조되므로 이 근육 부위를 어렵지 않게 동원할 수 있다. 하지만 근력이 세진 데다가 이완이 잘 이루어지면 가슴 상부에 열상을 입을 가능성도 커지고 보디빌딩에서 부상도 빈번히 발생한다. 이러한 해부학적 차이에서 다음과 같은 결론을 도출할 수 있다. 인클라인 벤치에서 운동한다고 해서 가슴 상부가 자동으로 단련되는 것은 아니라는 사실이다. 이것은 벤치 기울기의 문제라기보다는 힘줄의 부착 문제라고 할 수 있다. 힘줄이 아주 높이 있으면 복합운동으로 쇄골 부분을 동원하는 것은 거의 불가능하다. 이렇듯 인클라인 벤치 프레스의 효과에 차이가 나는 이유를 여러 의학 논문의 결과를 통해 완벽하게 설명할 수 있다. 어떤 연구 결과는 기울어진 자세에서 가슴 상부가 더 많이 동원된다고 주장한다. 그러나 대다수의 논문에서는 그와는 반대로, 인클라인 벤치 프레스는 가슴 상부를 동원하지 못한다고 한다. 대흉근의 쇄골 부분을 대신해서 어깨가 운동을 수행하기 때문이다. 바네트(Barnett, 1995)에 따르면, 벤치 프레스에 비해 40도로 기울어진 벤치에서 인클라인 벤치 프레스를 수행했을 때 다음과 같은 현상이 나타났다:

▶ 근력이 10% 줄었고,
▶ 대흉근의 활성화가 30% 감소했으며,
▶ 삼각근 전방속의 동원이 75% 증가했다.

가슴 상부가 반응하지 않는데도 인클라인 벤치 프레스를 열심히 수행하면 다음과 같은 부작용이 생긴다:

▶ 가슴 상부의 발달이 지체되고,
▶ 어깨에 비해 대흉근 전체가 더디게 발달한다.

인클라인 벤치 프레스로 가슴 상부를 단련시킬 수 있다는 학설을 맹목적으로 따른다면 이처럼 두 가지의 부정적인 결과를 초래할 수도 있다.

가슴 상부의 또 다른 기능은 팔을 공중으로 들어 올리는 것이다. 이러한 역할은 힘줄이 어깨에서 멀리 위치할 때 완벽하게 발휘될 수 있다. 힘줄

가슴 상부를 분리하기 위한 유니래터럴 방식

모든 취약 부위에 대해서도 그렇듯이, 유니래터럴 방식은 가슴, 특히 가슴 상부를 분리시키는 데 효과적인 테크닉이다. 반면, 바이래터럴 방식을 사용하면 삼각근이 앞으로 튀어나오게 된다. 그러면 어떠한 동작을 수행하더라도 어깨가 가슴보다 우위에 있게 된다. 일반적으로 가슴 상부의 발달이 지체되는 경우가 많은데, 그 이유는 바로 바이래터럴 방식으로 운동을 수행했기 때문이다. 유니래터럴 방식을 사용하면 어깨를 쑥 들어가게 할 수 있어 대흉근을 동원하기가 쉬워진다.

이 어깨를 스치면 팔을 들어 올리는 데 가슴 상부가 거의 개입하지 못한다. 가슴 상부가 결핍되면 삼각근이 가슴 상부의 역할을 대신 수행하므로 동작 수행 횟수가 자연스레 줄어든다.

동작 설명 부분에서 보겠지만, 가슴 상부 발달에 가장 효과적인 동작은 케이블 크로스오버 머신에서 수행하는 동작이다.

가슴 내부가 평평하다

또 다른 일반적인 문제는 가슴의 바깥 윤곽은 잘 형성된 반면, 중앙부로 갈수록 근육량이 부실하다는 것이다. 이런 문제는 주로 앞에 설명한 문제점과 동시에 나타난다. 가슴 상부뿐만 아니라 쇄골의 안쪽 부위가 부족하면, 가슴 내부는 피골이 상접할 정도로 마르게 된다. 이 문제의 원인 역시 근육의 동원이 분산되었기 때문이라고 할 수 있다. 대흉근 외부의 섬유는 맨 먼저 동원되지만, 내부의 섬유는 수동적으로 작용한다. 생리학 이론 서적이 옳다고 가정하면 이러한 현상이 일어나서는 안 되지만, 현실적으로 이런 현상이 대다수의 보디빌더에게 영향을 미치는 것이 사실이다.

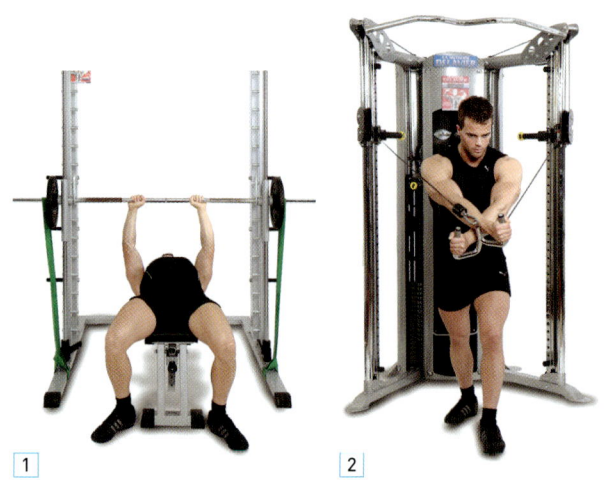

이처럼 가슴 내부가 평평해지는 원인은, 와이드 그립으로 프레스를 수행하면 대흉근의 외부에 위치한 섬유가 우선으로 단련되기 때문이다. 수축을 할수록 가슴 중앙부가 더 많이 동원된다. 문제는 일반적인 동작으로는 양손의 간격을 최대한 좁힐 수 없어서 이 근육의 내부를 만족스럽게 단련시키지 못한다는 것이다. 벤치 프레스 1 나 인클라인 벤치 프레스에서는 손이 고정되기 때문에 근육의 중앙부가 수축되기도 전에 동작이 멈춘다. 플라이에서는 두 번째 수축 단계에서 저항이 없기 때문에 내부가 동원되지 못한다. 케이블 크로스오버나 덤벨 프레스에서는 두 손이 너무 일찍 맞닿으므로 문제를 해결할 수 없다.

가슴 내부를 목표로 운동하려면, 컨버전트 머신의 경우에는 내로우 그립을 사용해야 한다. 케이블 풀리를 이용한다면 한 번에 한 팔만 운동하거나 두 손을 교차하면서 운동하면 2 동작의 가동 범위가 커져 중앙부를 발달시키는 데 도움이 된다. 가슴 내부를 단련하는 슈퍼세트 방식은 다음과 같다:

▶ **선피로 방식**: 풀리 케이블 크로스오버 + 내로우 그립으로 벤치 프레스
▶ **후피로 방식**: 내로우 그립으로 벤치 프레스 + 풀리 케이블 크로스오버

대흉근의 열상

U 자의 아주 특이한 형태 때문에 대흉근의 힘줄은 팔에 비교적 약하게 붙어있다.

▶ 쇄골속束에 부착된 부위는 몸의 바깥쪽으로 돌아가 있고,
▶ 가슴 하부에 부착된 부위는 좀 더 내부에 있어, 가슴 상부의 부착 부위에 덮여 있다.

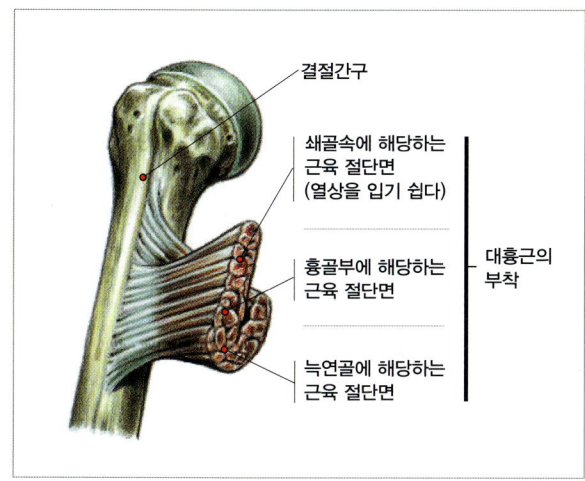

벤치 프레스나 인클라인 벤치 프레스에서 가장 많이 신장되는 부분은 힘줄의 가장 바깥쪽 (즉, 가슴의 상부)이다.

따라서 열상을 입기 가장 쉬운 곳도 바로 이 부분이다. 인클라인 벤치 프레스에서는 보통의 벤치 프레스보다 가슴 상부가 더 많이 신장되므로 열상도 더 자주 발생한다. 이 두 동작은 가슴의 쇄골 부위를 강력히게 신장시킴으로써 심하게 자극하기 때문에 열상을 입을 가능성도 커진다.

열상을 입었다고 해서 가슴 상부가 완전히 절단된 것은 아니다. 그러나 부분적인 열상도 점차적으로 커질 수가 있다. 이 두 경우는 가슴, 어깨, 팔 근육의 향상을 방해하게 된다.

앞서 설명한 것처럼, 힘줄이 어깨와 아주 가까이 붙어있는 보디빌더들은 위험에 처할 가능성이 훨씬 적지만, 가슴 상부를 발달시키기는 매우 어렵다는 점을 감수해야만 한다. 더군다나 팔이 길고 흉곽이 두껍지 않은 사람은 벤치 프레스에서 팔꿈치를 더 밑으로 내릴 수 있기 때문에 대흉근이 강도 높게 신장되어 부상의 위험도 높아진다.

⚠️ 벤치 프레스가 어깨에 미치는 병리적 영향

여러 종류의 프레스 동작은 삼각근을 안정시키는 몇몇 근육과 견봉 사이에서 마찰을 유발한다. 이러한 평삭 작용이 과도하게 반복되면 염증과 열상이 발생할 수도 있다.

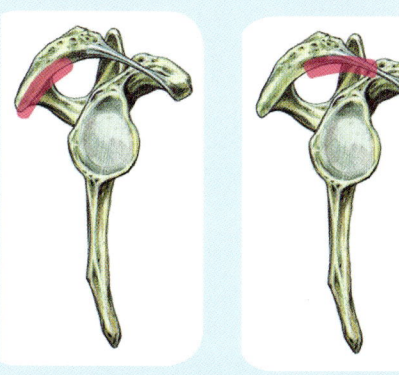

극상근과 견봉의 마찰면   극하근과 견봉의 마찰면

1 벤치 프레스의 병리적 영향:
벤치 프레스나 디클라인 프레스처럼 상완골이 내전된 상태로 팔을 펴면서 기구를 밀 때 극하근은 견봉과 마찰한다.

2 인클라인 벤치 프레스의 병리적 영향:
인클라인 프레스나 숄더 프레스처럼 상완골이 외전된 상태로 팔을 들어 올릴 때 극상근은 견봉과 마찰한다.

각 동작이 회전근개 근육에 서로 다른 외상을 입히기 때문에,
▶ 극하근에 통증이 있는 보디빌더는 인클라인 프레스를,
▶ 극상근에 통증이 있는 보디빌더는 벤치 프레스를 수행할 수 있을 것이다.

⚠ 가슴 운동이 이두근에 미치는 병리적 영향

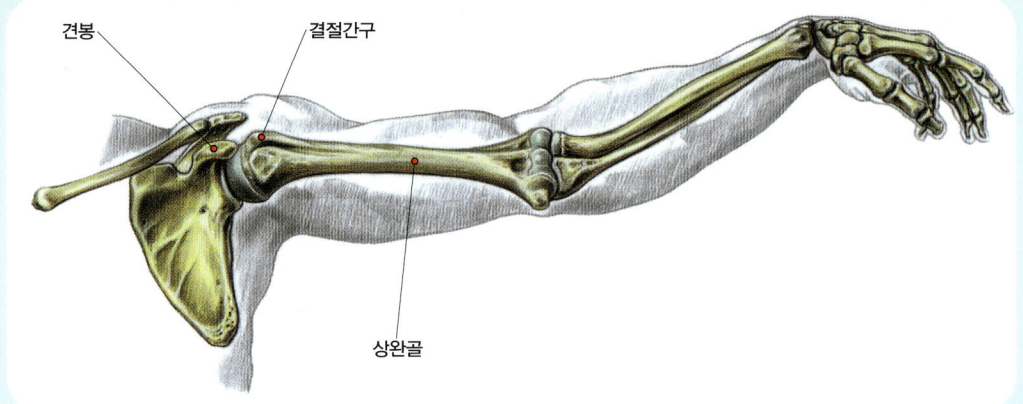

가슴 운동 중에 신장 단계에서 이두근 장두의 힘줄은 이두근의 고랑(결절간구)에 붙는다. 팔꿈치가 바깥쪽을 향할수록 이러한 압박은 더욱 커진다. 그 결과 발생하는 마찰로 인해 힘줄이 손상될 수 있다(205쪽 참조). 이 힘줄의 역학적 저항과 윤활 작용을 개선하기 위해 이두근을 잘 웜업해야 한다. 이때는 해머 그립으로 다이내믹하게 운동 1 + 가벼운 스트레칭 2 을 수행한다.

어깨 앞부분의 통증이 잦다면, 바나 덤벨을 많이 내리지 말고 가슴 운동을 수행해보자. 가동 범위가 줄어들면 찰과상을 예방할 수 있다.

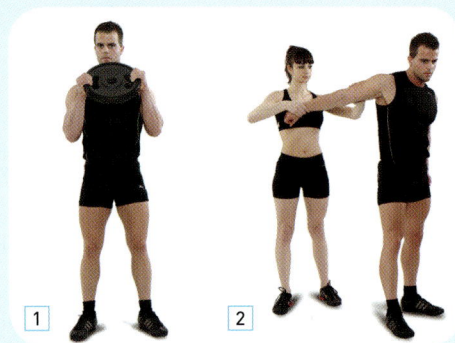

EX 가슴을 단련하는 운동

⚠ **주의!**

가슴 운동을 할 때는 이두근, 삼두근, 극하근, 배근이 강하게 자극된다. 가슴을 운동하기 전에 이 근육들을 제대로 웜업해야 한다는 사실을 잊지 말자.

TIP

가슴을 단련하는 복합운동에서 힘을 빠르게 얻는 방법은, 프레스나 딥스 세트를 2회 수행하는 사이에 이두근 단련 세트를 힘을 많이 들이지 않고 1회 수행해보는 것이다. 이두근을 적당하게 운동하면 삼두근이 일찍 피로해지지 않고 삼두근을 빠르게 회복시킬 수 있다.

EX 01 가슴 복합운동

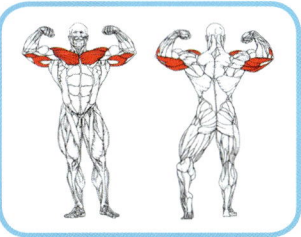

벤치 프레스 Bench Press

특징 이 복합운동의 목표는 가슴, 어깨, 삼두근을 단련하는 것이다. 머신을 이용하면 유니래터럴 방식으로 운동할 수 있다.

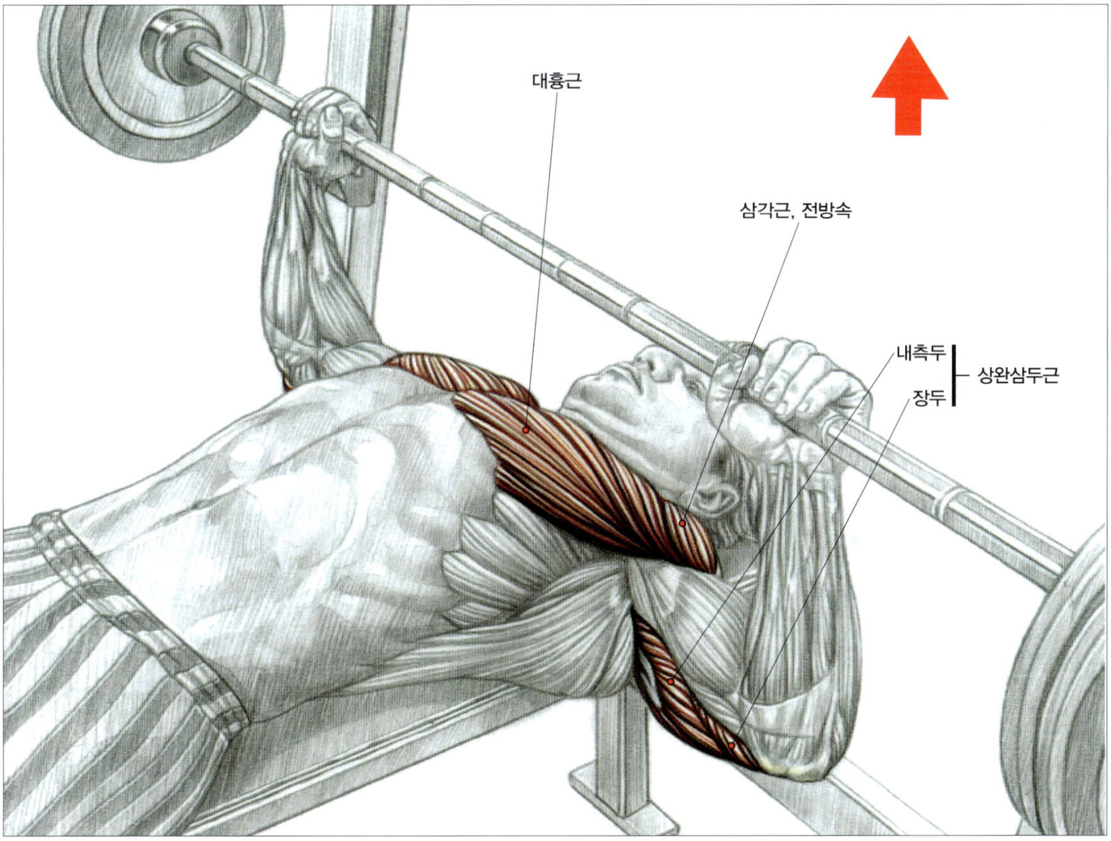

방법 벤치에 등을 대고 눕고 발은 바닥에 놓는다. 그리고 본인 위에 있는 바를 잡아보자. 이때 손은 오버 그립(엄지손가락이 서로 마주보도록)을 취한다. 가능하다면 파트너의 도움을 받아 바를 빼내어 가슴 위로 가져온다. 그 다음 가슴의 힘을 이용해서 팔을 쭉 펴 보자.

바, 덤벨, 머신 또는 스미스 머신?

가슴을 단련하는 프레스에서는 바, 덤벨, 머신 또는 스미스 머신을 이용할 수 있다. 각각의 장단점을 분석한 후 장비를 선택해야 본인에게 필요한 가장 적합한 응용 동작을 정할 수 있을 것이다.

바를 이용한 프레스

거의 모든 헬스장이나 집에서 바를 이용한 벤치 프레스를 수행할 수 있다. 바의 장점은 어디서든 사용할 수 있는 장비라는 것이다. 하지만 장점보다는 단점이 더 많다:

- ▶ 팔의 길이와 흉곽의 사이즈에 따라 동작의 가동 범위가 정해진다. 이것이 가슴을 단련하기에 가장 적합한 가동 범위와 반드시 일치하는 것은 아니다.
- ▶ 손이 바 위에 고정되기 때문에, 덤벨이나 컨버전트 머신처럼 수축하는 순간에 양손을 모을 수 없다. 이렇게 수축 폭이 제한되면 가슴 중앙부를 제대로 발달시킬 수 없다.
- ▶ 바를 빼내거나 다시 거는 자세는 위험하다. 그러므로 무거운 중량을 들 때는 파트너의 도움이 필요하다.

덤벨을 이용한 프레스

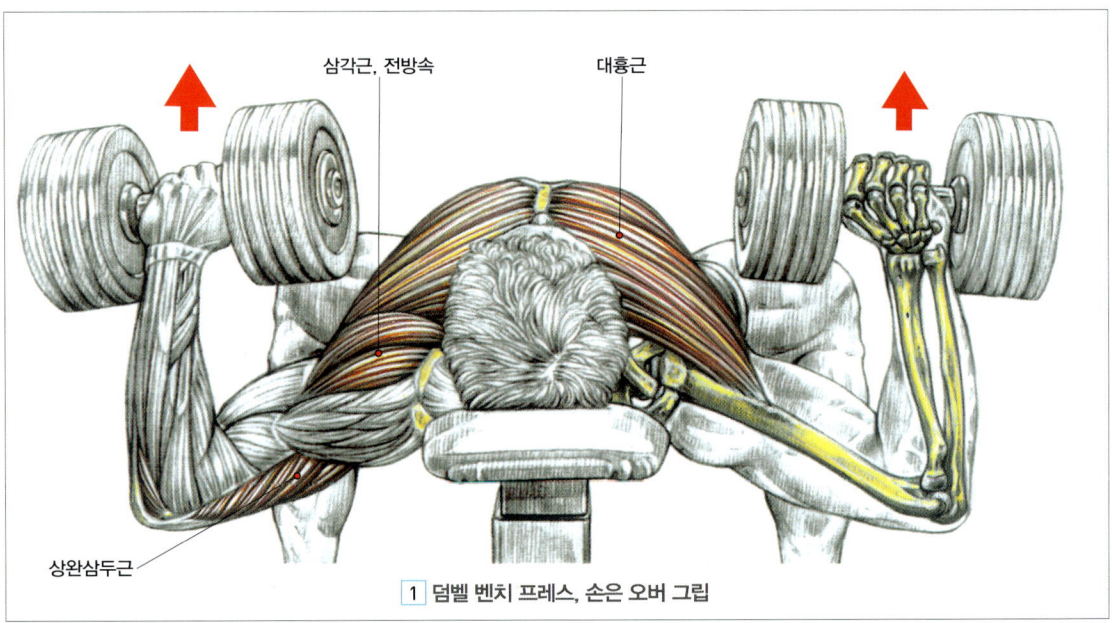

1 덤벨 벤치 프레스, 손은 오버 그립

바에 비해서 덤벨은 많은 장점이 있다:

- ▶ 동작이 정점에 있을 때 양손을 근접시킬 수 있기 때문에 수축이 더 잘 이루어진다.
- ▶ 하강 시 덤벨을 방해하는 요소가 없기 때문에 신장의 폭 역시 더욱 커질 수 있다. 하지만 이러한 신장은 양날의 검과 같아서, 어깨는 물론 가슴과 이두근의 힘줄 부착 부위를 혹사시킬 수 있으므로 남용해서는 안 된다.
- ▶ 손과 팔꿈치 방향을 완전히 자유롭게 정할 수 있다. 이렇게 다양한 그립을 취할 수 있는 것은 덤벨을 이용할 때에만 가능하다.

1 가장 자연스러운 자세는 엄지손가락을 패러럴 그립 자세로(엄지손가락을 머리 방향으로 약간 돌려) 1 놓는 것이다.

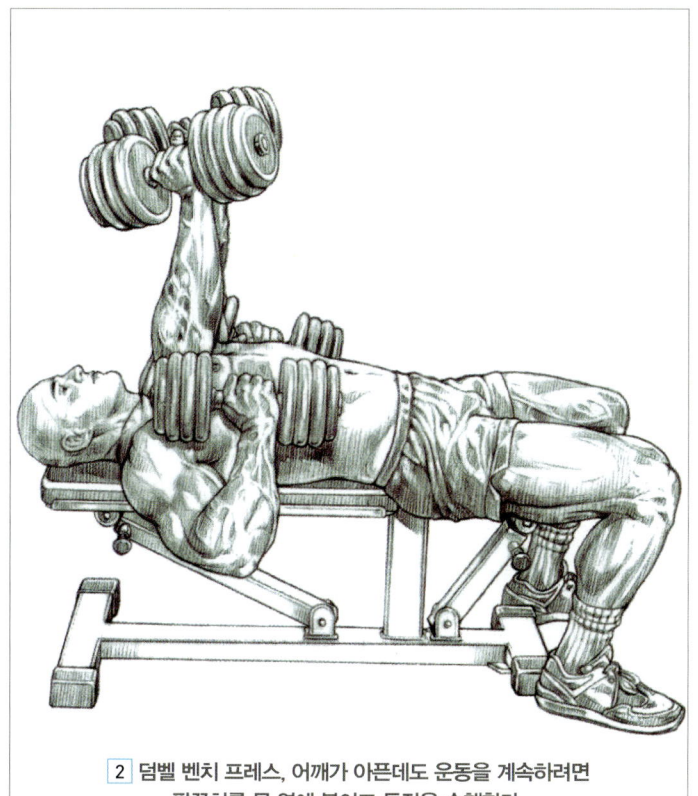

[2] 덤벨 벤치 프레스, 어깨가 아픈데도 운동을 계속하려면 팔꿈치를 몸 옆에 붙이고 동작을 수행한다.

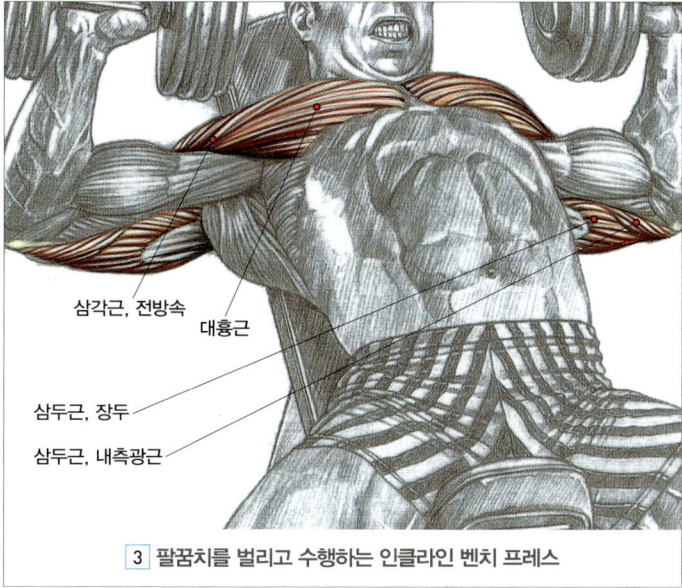

삼각근, 전방속
대흉근
삼두근, 장두
삼두근, 내측광근

[3] 팔꿈치를 벌리고 수행하는 인클라인 벤치 프레스

[2] 팔꿈치를 몸 옆에 붙이고 손을 뉴트럴 그립(엄지손가락이 머리를 향하도록)으로 잡으면 [2] 대흉근이 덜 신장되고 삼각근이 더 많이 운동한다. 이 응용 동작을 이용하면 어깨가 아플 때에도 가슴 운동을 계속할 수 있다.

[3] 팔꿈치를 최대한으로 벌리고 오버그립을 취하면(엄지손가락이 서로 마주 보도록) [3] 하강 동작에서 가슴이 아주 많이 신장된다. 이렇게 하면 가슴 근육을 더 많이 동원할 수는 있지만, 열상의 위험은 높아진다.

덤벨에는 다음과 같은 문제점이 내재되어 있다:

▶ 충분히 무거운 모델을 사용해야 한다.
▶ 바닥에서 덤벨을 들어 올려 운동 위치에 놓거나 다시 내려놓는 자세를 취할 때 중량이 무거우면 위험하다.
▶ 팔이 흔들리지 않도록 각별히 주의해야 한다. 무거운 중량을 두 개나 들고 팔을 머리 위로 뻗는 자세는 위험하기 때문이다. 피로감으로 인해 마지막 리피티션에서 균형감을 잃는 경우가 간혹 발생한다.
▶ 양팔이 서로 독립적으로 움직이므로 불필요하게 동작의 난이도가 높아진다. 몇몇 초보자는 균형감을 익히기 어려울 수도 있다.
▶ 중량이 무거워질수록 가동 범위가 작아진다. 덤벨이 무거우면 수축뿐만 아니라 신장도 방해받기 때문이다.

덤벨을 들어 올리는 방법

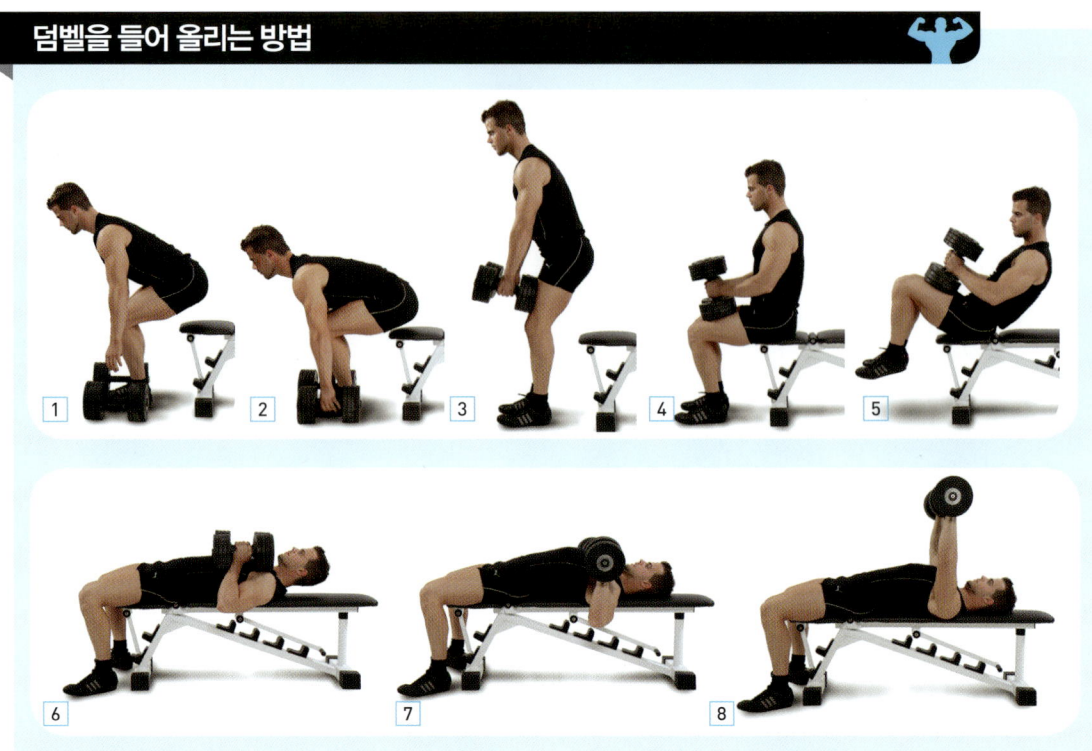

덤벨을 내려놓는 테크닉

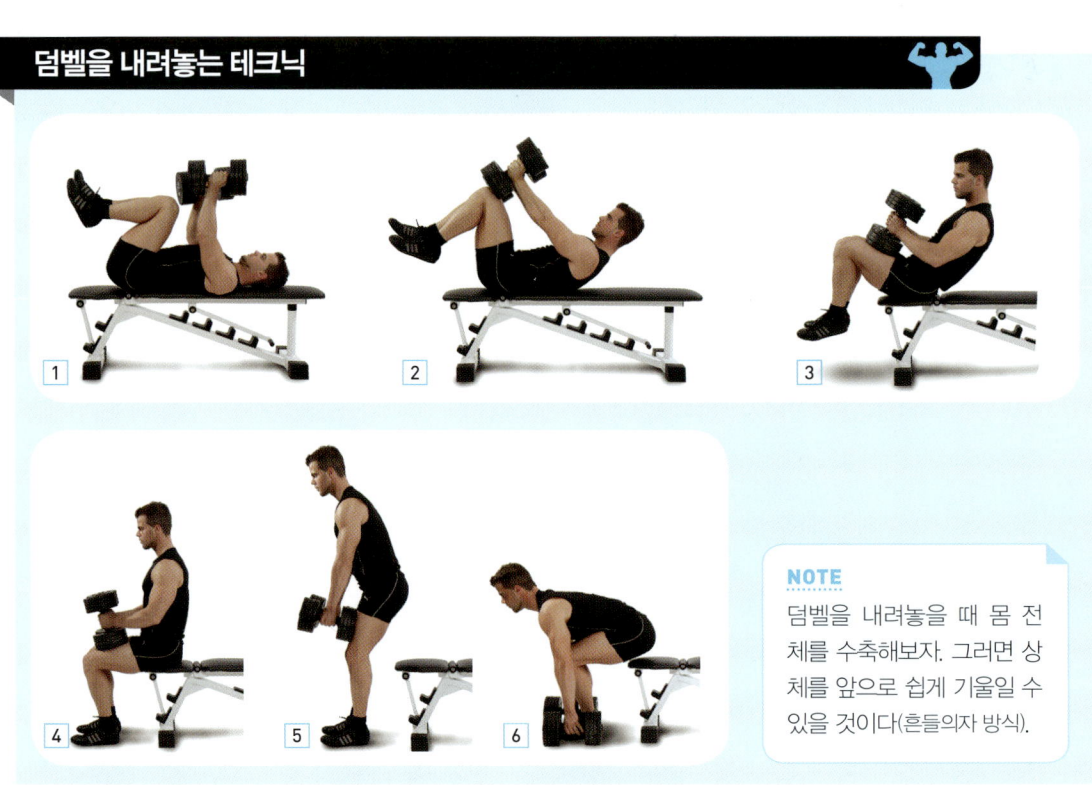

> **NOTE**
> 덤벨을 내려놓을 때 몸 전체를 수축해보자. 그러면 상체를 앞으로 쉽게 기울일 수 있을 것이다(흔들의자 방식).

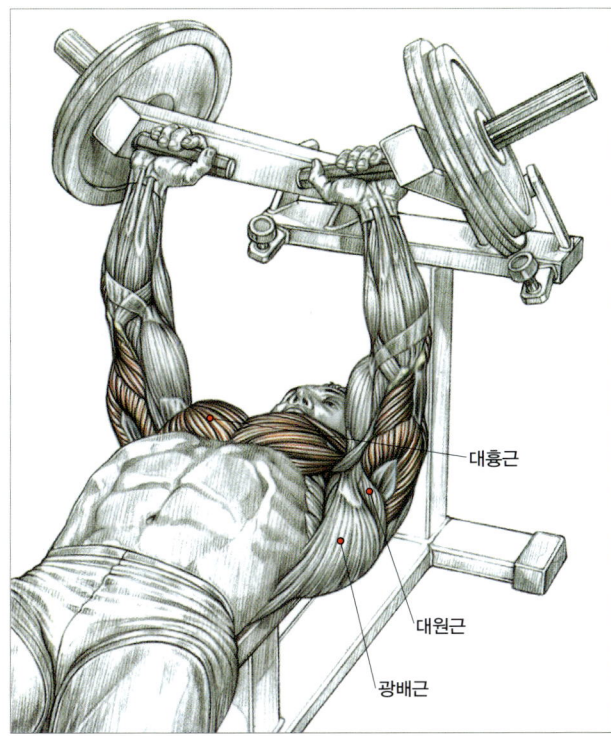

기구를 이용한 프레스

컨버전트 프레스 머신을 사용하는 것이 좋은 이유는 다음과 같다:

- ▶ 손잡이를 잡거나 다시 내려놓기 위해 조작할 필요가 거의 없다.
- ▶ 덤벨의 가동 범위를 그대로 재현한다. 중량이 무거워진다고 가동 범위가 제한되지는 않는다.
- ▶ 일반적으로 (좋은 머신의 경우) 근육을 올바른 궤적에 둘 수 있다.
- ▶ 균형감을 항상 유지할 수 있다.
- ▶ 덤벨을 사용할 때는 중량이 제한되지만, 머신을 사용할 때는 제한되지 않는다.

하지만 머신이 완벽한 것만은 아니다:

- ▶ 아쉽게도 잘 고안된 머신은 드문 반면, 잘못된 머신은 너무 많다.
- ▶ 바를 이용할 때처럼 동작이 네거티브로 시작되는 것이 아니라, 포지티브 단계로 시작되기 때문에 첫 리피티션을 수행하기가 더욱 어렵다.
- ▶ 동작의 궤적이 완전히 유도되기 때문에 머신을 선호하지 않는 사람들도 있지만, 오히려 이러한 머신의 특징은, 바나 덤벨을 이용할 때 생길 수 있는 부상과 외상을 예방해주는 역할을 한다.

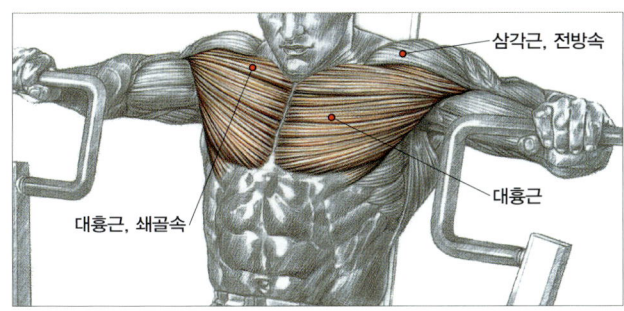

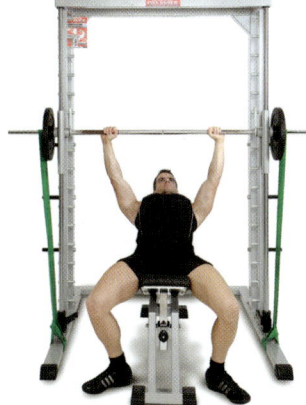

① 인클라인 벤치 위에서 하는 응용 동작

스미스 머신에서 하는 프레스

좋은 머신을 이용할 수 없는 경우라면 바와 컨버전트 머신 사이의 타협점으로 스미스 머신 ① 을 사용할 수 있다. 스미스 머신의 장점은 파트너가 필요하지 않다는 것이다. 그밖에 다른 장점도 있다:

- ▶ 바를 잡거나 내려놓기가 더욱 수월하다.
- ▶ 피로해졌을 때 바 밑에 깔리는 것을 대비해서 바를 내려놓을 수 있는 안전장치가 있다.

스미스 머신의 단점은 다음과 같다:

- ▶ 동작이 원호가 아니라 직선으로 움직이므로 어깨에 불편을 줄 수 있다.
- ▶ 잘못 고안된 머신은 근육이 피로해졌을 때 미끄러지듯 움직이지 않거나 떨리기 시작한다.

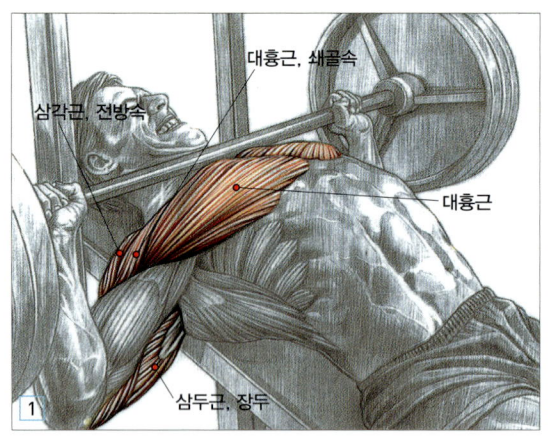

응용 동작

다음과 같은 벤치에서 프레스를 실행할 수 있다:

▶ 플랫 벤치: 대흉근 전체를 운동하고자 할 때
▶ 인클라인 벤치: 가슴 상부를 목표로 운동하고자 할 때 ①
▶ 디클라인 벤치: 가슴 하부를 목표로 운동하고자 할 때 ②

일반 벤치 프레스보다 디클라인 프레스에서 좀 더 큰 힘을 낼 수 있는 이유는 디클라인 자세에서 동작 가동 범위가 더욱 줄어들기 때문이다. 반면, 인클라인 자세에서는 힘이 가장 약해지는데, 그 이유는:

▶ 가슴의 공략 각도가 적합하지 않고,
▶ 삼두근이 많이 동원되지 못하기 때문이다(Barnett, 1995).

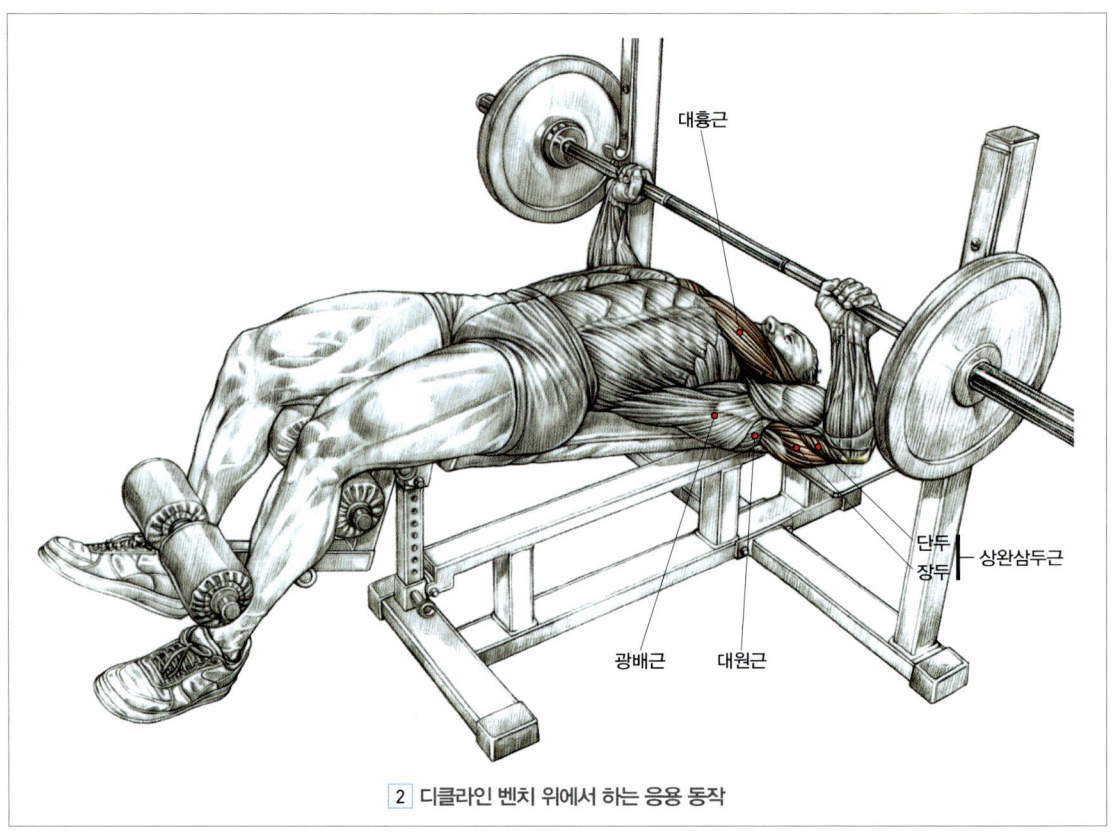

② 디클라인 벤치 위에서 하는 응용 동작

프레스의 가동 범위를 상대화하라

벤치 프레스는 어깨, 이두근, 가슴 근육 손상의 위험이 가장 큰 동작 중에 하나이다. 동작의 가동 범위를 잘못 선택하게 되는 이유는 이러한 부상 때문이다. 이론적으로 보면 바를 가슴까지 내렸다가 들어 올리면서 팔을 펴야 하지만, 이렇게 간단한 설명의 이면에는 우리가 간과하고 있는 문제점들이 있다.

최고의 파워리프터는 팔이 짧고 흉곽이 크다. 이들은 벤치 프레스를 수행할 때 가동 범위를 20센티미터 미만으로 줄일 수 있다. 팔이 아주 긴 보디빌더는 동작 폭이 최소 두 배나 더 크다. 벤치 프레스의 가동 범위는 흉곽을 팽창시킬 수 있는 능력 이외에도 팔뚝의 길이에 따라 달라진다. 하지만 가동 범위가 클수록 부상의 위험은 증가한다. 따라서 벤치 프레스 수행 시 난이도와 위험성은 보디빌더에 따라 개인차가 존재한다. 팔뚝이 긴 보디빌더들은 특히 무거운 중량으로 최대한의 가동 범위에서 운동할 때 조심해야만 한다. 이 경우, 가동 범위를 줄인다고 해서 창피해할 필요는 전혀 없다. 수건을 여러 번 접어 가슴 위에 받쳐놓으면 동작이 끝나기 전에 바가 멈출 것이다. 그래도 평균보다는 큰 가동 범위를 얻을 수 있기 때문에 동작의 효과가 줄어들지는 않는다. 위험을 줄이는 또 다른 전략은 바를 잡을 때 좁은 그립을 사용하는 것이다.

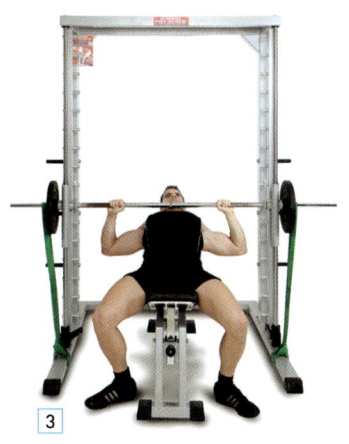
3

이러한 주의사항은 인클라인 프레스에도 그대로 적용된다. 인클라인 프레스에서 가동 범위를 줄이기 위해서 가슴 상부보다는 턱 위로 바를 내려 동작을 멈추는 방법도 가능할 것이다. 이렇게 가동 범위가 줄어들면 부상의 위험이 감소할 뿐만 아니라 가슴 상부에 장력을 잘 유지할 수 있다. 가동 범위가 너무 크면 종종 장력을 잃는 경우가 발생한다.

견갑골 이동성의 차이

어깨가 좁은 몇몇 보디빌더는 견갑골이 상대적으로 고정되어 있다. 이렇게 견갑골이 경직되어 있으면 벤치 프레스 같은 동작을 안정적으로 수행할 수 있다. 견갑골이 거의 움직이지 않으면 다음과 같은 장점이 있다:

▶ 동작의 가동 범위를 줄여 흉곽을 높이 유지할 수 있다.
▶ 동원이 잘 되는 각도에서 가슴을 공략할 수 있다.
▶ 어깨를 움츠려 가슴 운동에 어깨가 개입하지 못하도록 막을 수 있다.

반면 이 보디빌더들은 숄더 프레스에서 바를 목덜미 뒤로 잘 내려놓지 못한다. 이들은 가슴을 잘 발달시킬 수는 있겠지만, 어깨를 발달시키는 데는 여러 가지 어려움을 겪을 수 있다.

견갑골이 아주 잘 움직이는 보디빌더들은 벤치 프레스를 안정적으로 수행할 수 없다. 하지만 팔이 너무 일찍 견봉에 부딪힐 가능성은 작다. 이렇게 동작이 자유로워지면 삼각근을 단련하는 비하인드 넥 프레스를 더욱 쉽게 할 수가 있다. 이들은 어깨를 잘 발달시킬 수 있을지는 몰라도, 가슴을 발달시키는 데는 여러 가지 어려움을 겪을 수 있다.

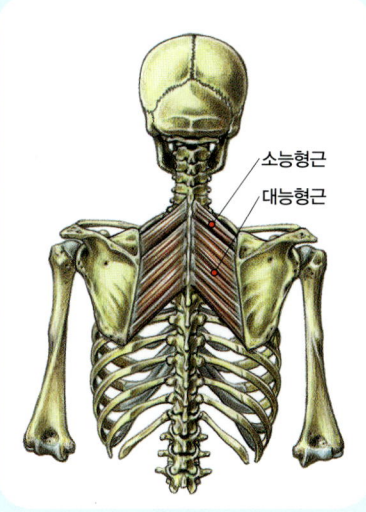

소능형근
대능형근

브리징의 역할

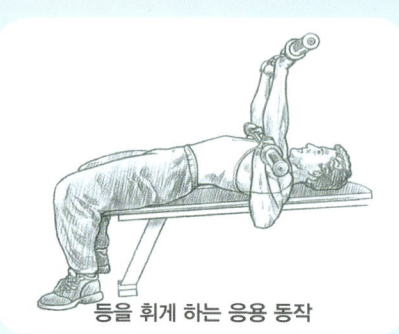
등을 휘게 하는 응용 동작

프레스 동작의 가동 범위를 줄이기 위해 허리를 활 모양으로 휘게 하고 엉덩이와 등의 윗부분만 벤치에 닿게 하는, 일명 '브리징Bridging' 자세를 취한다. 디클라인 프레스와 유사한 이 자세는 가슴 하부에 더 많은 장력을 가한다. 등을 휘게 하는 것은 분명히 척추에 위험하기 때문에 허리에 문제가 있다면 이 응용 동작을 수행하지 않는 것이 좋다. 브리징을 할 때 벤치 프레스용 벨트가 필요할 수도 있다.

인클라인 프레스에서 브리징을 하려면 벤치의 기울기를 낮춰야 한다. 브리징을 하면 확실히 더 무거운 중량을 들 수는 있지만, 가슴 상부의 장력이 하부로 이전되기 때문에 역효과가 날 수도 있다. 브리징은 벤치 프레스보다 훨씬 더 위험하다. 왜냐하면 기울어진 자세에서는 척추에 더 많은 장력이 가해지기 때문이다. 브리징을 하는 경우에 강력한 벨트를 사용하면 추간판의 압력 일부를 제거할 수 있다. 하지만 가능하면 벤치의 기울기를 줄이고 척추를 등받이 쿠션에 붙이는 것이 좋다!

발은 어디에 두어야 할까? 바닥, 벤치, 혹은 공중에?

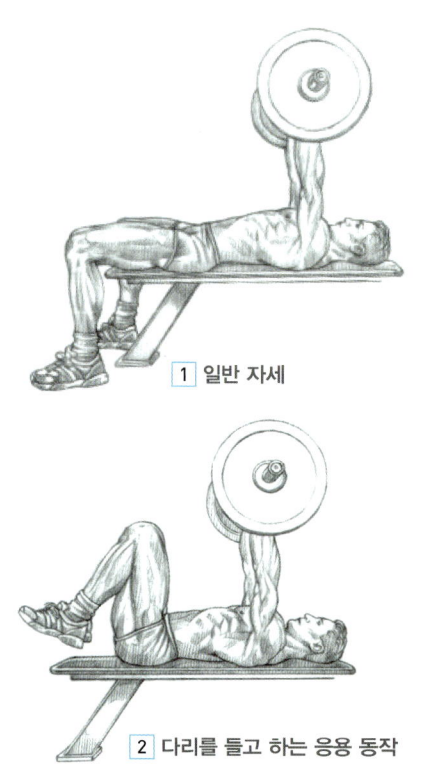
1 일반 자세

2 다리를 들고 하는 응용 동작

벤치 프레스에서 발의 위치는 자세를 안정시키는 중요한 역할을 한다.

▶ 발을 바닥에 두면 1 동작 수행이 좋아진다. 덤벨을 이용할 때는 반드시 이 자세를 취해야 한다. 벤치가 너무 높은 경우 발이 바닥에 닿으려면 브리징을 해야 할 수도 있다.

▶ 발을 벤치 위에 놓으면 척추가 감당해야 하는 장력을 줄일 수 있다. 이 자세는 안정적이지 않지만, 등과 벤치가 잘 맞닿아 있도록 해준다.

▶ 다리를 교차한 채로 발을 공중에 들어 올릴 수도 있다 2.
이 자세는 불안정하지만, 발이 벤치 위에 있을 때보다 허리에 많은 하중이 실리지 않는다. 보기에는 화려하나 실속 없는 동작으로, 헬스장에서 신발로 벤치의 쿠션을 훼손하지 않으려면 이 자세를 반드시 취해야 하는 경우도 있다.

하강 시 동작을 멈춰야 할까?

바가 가슴에 도달했을 때 선택할 수 있는 방법이 세 가지가 있다:

가슴 위에서 바를 튕겨 올린다

특히 세트 마지막에 근육의 힘만으로 바를 들어 올리기 힘들 경우에 수행하는 가장 인기 있는 테크닉이다. 바를 가슴 위로 빠르게 내리면 비의도적인 힘의 동원이 극대화된다. 이때 흉곽을 함께 튕겨 올리면 몇 센티미터를 더 들어 올릴 수 있다(몇 센티미터 더 들어 올리는 것이 가장 어렵다). 이 방법을 사용할 때 바를 잘 제어하지 못하면 늑골에 금이 가고 연골이 손상되거나 척추에서 늑골이 탈골할 위험이 있다.

가슴 위에서 동작을 잠시 멈춘다

정반대의 전략이라고 할 수 있다. 바를 흉곽 위에 놓고 잠시 정지하면서, 네거티브 단계 동안 근육에 축적된 탄성력의 일부를 제거하는 것이다. 이렇게 하면 다시 들어 올리기가 더욱 어려워지기 때문에 바를 튕겨 올릴 때보다 가벼운 중량을 사용해야 한다. 대신 동작을 잠시 멈추면 동작의 난이도가 높아지므로 가슴 근육을 동원하는 데 도움이 될 수 있다.

흉곽을 살짝 스친다

바가 일단 가슴에 닿으면 튕겨 올리거나 멈추지 말고 바를 즉시 들어 올려보자.

다음과 같은 전략도 가능하다. 세트를 시작할 때 흉곽에서 1초간 잠시 정지한다. 힘이 빠지면 정지하지 말고 바로 들어 올린다. 가볍게 스치는 것으로는 운동이 충분치 않을 때 튕겨 올리기를 이용해(절제해서 이용한다) 추가로 몇 회 더 반복해보자.

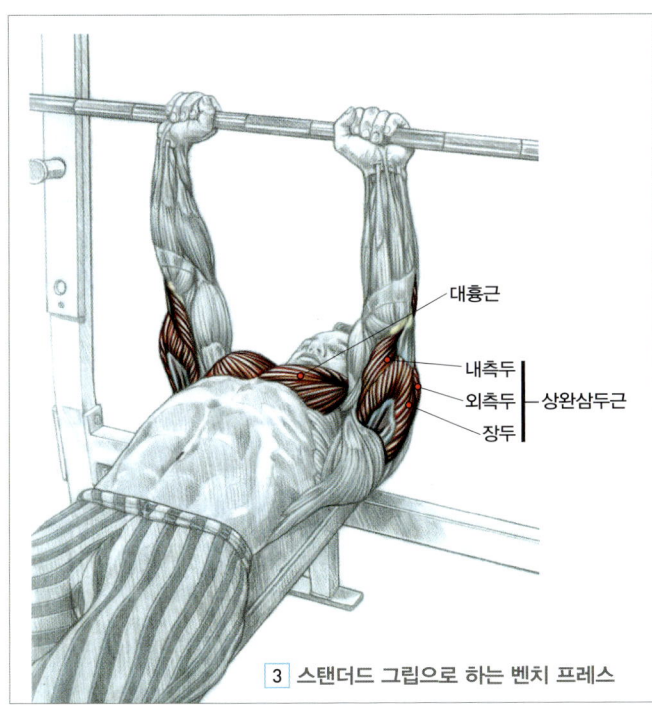

3 스탠더드 그립으로 하는 벤치 프레스

양손 벌리기의 역할

손의 위치는 가슴 근육과 삼두근 사이에서 힘을 재분배하는 데 중요한 역할을 한다. 쇄골의 두 배 너비로 잡는 와이드 그립과 비교했을 때, 스탠더드 그립 3 (쇄골 너비와 동일하게 잡는다)은 다음과 같은 효과가 있다:

▶ 대흉근의 동원을 20% 감소시키고,
▶ 삼두근의 동원을 60% 증가시킨다(Lehman, 2005).

와이드 그립에 비해 내로우 그립(양손의 간격이 10센티미터 정도)은 다음과 같은 효과가 있다:
▶ 대흉근의 동원을 30% 감소시키고,
▶ 삼두근의 동원을 두 배로 증가시킨다.

세트마다 손의 위치를 바꾸면서 동작의 공략 각도에 변화를 줄 필요가 있다. 그렇다고 자세를 매번 바꾸면 신경적인 변형이 생겨 운동 수행에 지장을 줄 수 있다. 이러한 변형을 잘 감당하는 보디빌더가 있는가 하면, 그 역효과로 갑자기 힘이 빠지는 사람들도 있다.

바를 내려놓는 위치

바를 가슴에 내려놓는 위치를 다양하게 바꿀 수 있다. 일반적으로 바는 유두 약간 위에 도달한다.
▶ 바가 복부 쪽으로 내려갈수록 동작의 가동 범위는 줄어든다. 가슴 하부 근육에 더 많은 장력이 가해진다.
▶ 바가 목에 가까워질수록 가동 범위는 커진다. 가슴 상부나 어깨 근육이 더 많이 긴장되므로 가슴과 어깨가 다칠 위험이 있다.

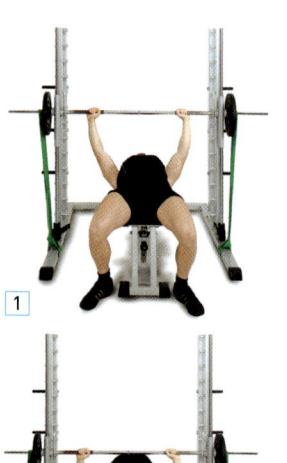

탄력밴드의 장점

바를 이용한 프레스에서는 중량과 탄력밴드를 함께 사용하는 것이 유리하다 1. 일례로 보디빌더들이 7주 동안 벤치 프레스를 주 3회씩 실시했다. 이들의 벤치 프레스 최고 기록은 다음과 같은 차이가 있었다:
▶ 프리웨이트 저항을 이용했을 때 4% 높아졌고,
▶ 저항의 20%가 탄력밴드에서 나왔을 때 두 배나 높아졌다(Anderson, 2008).

중량과 밴드를 결합하는 방법이 우월한 이유는 네거티브 단계를 강조하기 때문이다 2. 모든 동작이 마찬가지이지만, 포지티브 단계와 같은 중량으로 네거티브 단계를 수행하면 가슴 근육은 이 단계에서 운동을 하지 않고 휴식을 취한다. 다수의 연구에 따르면, 대흉근은 포지티브보다 네거티브에서 30% 덜 활성화된다고 한다(Glass & Armstrong, 1997).

딥스 Dips

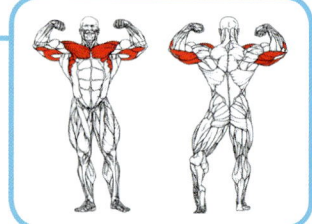

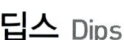 이 복합운동의 목표는 가슴, 삼두근, 어깨 근육을 단련하는 것이다. 유니래터럴 방식은 기구를 이용할 때에만 가능하다.

방법 양손을 뉴트럴 그립으로(엄지손가락이 앞을 향하도록) 놓고 수평 바 위에 올린다. 다리는 뒤로 접어보자. 팔을 접어 바닥을 향해 몸을 내린 다음, 가슴 근육의 힘으로 다시 들어 올린다.

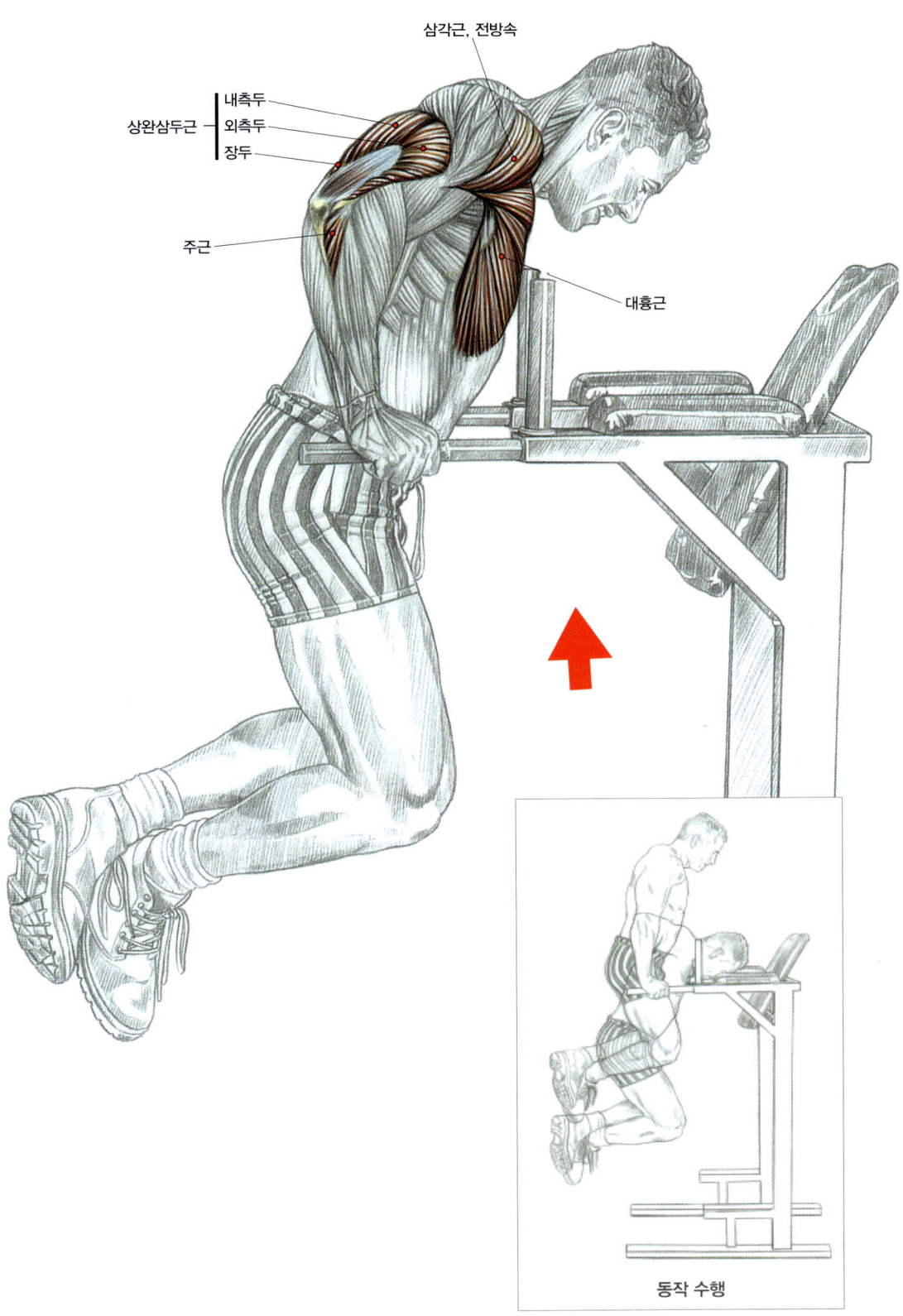

동작 수행

관찰 포인트 이 동작에서 머리 위치는 아주 중요한 역할을 한다. 턱을 가슴 위에 붙여보자. 몸이 앞으로 기울어지는 이 자세는 가슴 근육의 동원을 극대화하고 삼두근의 개입을 최소화한다. 이 자세를 취하면 일반적으로 나타나는 손 저림도 피할 수 있다(191쪽 참조).

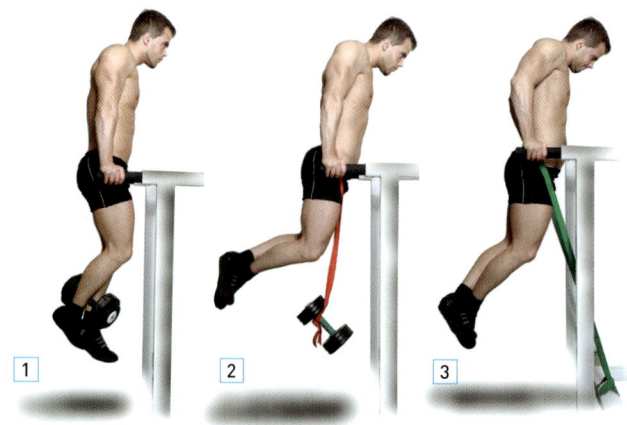

방법 저항을 높이려면 종아리 사이에 덤벨 한 개를 끼우거나 1 벨트(격투기용 벨트)로 덤벨을 묶어보자 2. 허리 주위에 탄력밴드를 고정시켜 동작의 난이도를 높일 수도 있다 3. 실패 지점에 이르면 중량이나 탄력밴드를 빼고서 추가로 리피티션을 몇 회 더 해보자.

응용 동작

1 V자로 벌어진 수평 바를 이용하면 손의 간격을 조절할 수 있다. 그립을 더 넓게 할수록 삼두근보다는 가슴 근육이 더 많이 운동될 것이다. 반면 가슴 근육이 아주 크게 신장되기 때문에 근육의 열상 위험은 증가한다.

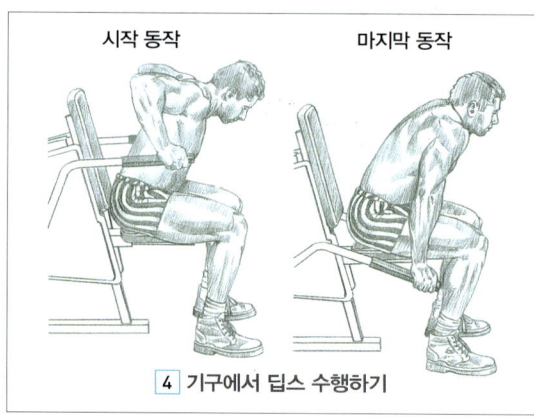

시작 동작 마지막 동작

4 기구에서 딥스 수행하기

2 팔을 많이 펼수록 가슴 근육 대신 삼두근이 더 많이 자극될 것이다. 팔을 완전히 펴지 말고 가슴 근육의 장력을 계속 유지하는 것이 좋다. 실패 지점에 도달하면 팔을 펴고 근육을 약간 쉬게 해보자. 그러고 나면 추가로 리피티션을 몇 회 더 할 수 있을 것이다.

3 딥스 머신이 시중에 나와 있다. 이 기구의 장점은 저항의 강도를 완전히 자유롭게 조절할 수 있다는 것이다. 하지만 문제점도 있다. 무거운 중량을 사용하는 경우 몸이 기구에서 빠져나오려 하기 때문에 앉아 있기가 어렵다는 것이다 4. 따라서 기구에서는 유니래터럴 방식을 사용하는 것이 좋다.

4 세트 마지막에 몸을 들어 올리지 못하거나 강제 리피티션을 몇 번 더 하고자 한다면 발로 바닥이나 벤치를 밀면서 몸을 가볍게 할 수도 있다.

5 팔을 편 채로 목을 승모근 안으로 밀어 넣었다가 5 소흉근의 힘으로 목을 다시 빼내는 짧은 동작을 수행할 수도 있다 6.

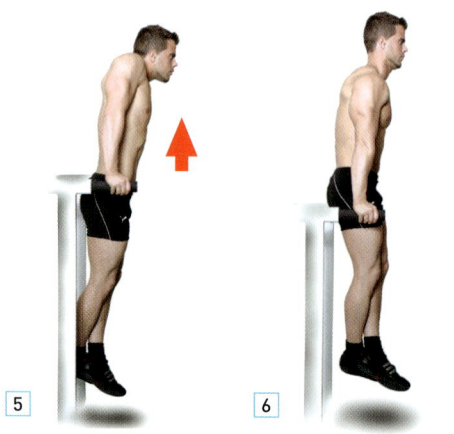

[장점] 딥스를 수행하면 비일상적인 신장이 일어나기 때문에 가슴 근육을 쉽게 펌핑시킬 수 있다.

[단점] 삼두근과 어깨 근육이 동작에 간섭할 수도 있기 때문에 정확히 가슴 근육을 목표로 운동할 수가 없다.

[위험성] 과도한 중량이 동작에 가해지면 딥스는 위험해질 수 있다. 너무 급하게 내리거나 너무 밑으로 내리면 떨어질 수도 있으니 주의할 것. 동작을 잘 제어해서 수행하지 않으면 가슴 근육에 열상을 입거나 팔꿈치나 어깨에 통증이 생길 수도 있다.

⚠ 팔 저림을 피하는 방법

상체를 단련하는 몇몇 동작은 팔이나 손가락에 따끔거림, 저림, 무감각을 유발한다. 특히 딥스를 수행하는 경우에 이 같은 현상이 발생한다. 이렇게 불쾌한 느낌이 드는 이유는 대개 머리가 취하는 자세 때문이다. 딥스를 수행할 때 머리를 허공에 두면 7 상완 신경총(상완 부위와 어깨 부위를 통과하는 비교적 큰 신경 네트워크)의 신경 흐름을 방해할 위험이 있다. 이 신경들은 팔 전체를 관통하기 때문에 통증이 팔, 팔꿈치, 손까지 퍼져나갈 수 있다.

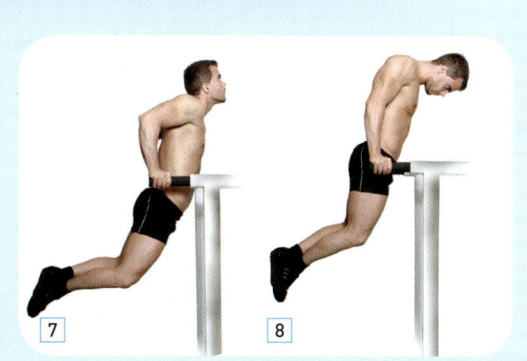

신경의 흐름을 방해하지 않으려면 일반적으로 턱을 가슴 쪽으로 내리기만 하면 된다 8. 이 방법은 팔을 저리게 하는 다른 동작들에도(예를 들면 앉아서 어깨 뒷부분을 운동하는 기구를 사용할 때) 적용할 수 있다.

흉골의 통증을 이해하기

흉골은 단지 흉곽 중앙에 있는 뼈가 아니다. 흉골은 늑골과 함께 실질적인 관절을 이룬다. 가볍게 움직이는 이 관절은 호흡을 하는 데 반드시 필요하다. 모든 관절처럼 흉골에도 통증이 생길 수 있다. 벤치 프레스를 수행하면서 바를 가지고 흉곽을 너무 심하게 부딪치면 흉골에 통증이 나타날 수 있다. 하지만 통증이 가장 빈번히 나타나는 것은 딥스를 수행할 때이다. 이러한 통증을 예방하려면 흉곽 확장 호흡 동작으로 흉골을 웜업해보자 9 10. 통증이 지속되는 경우에는 흉골에 통증을 일으키는 동작을 피하는 것이 좋다.

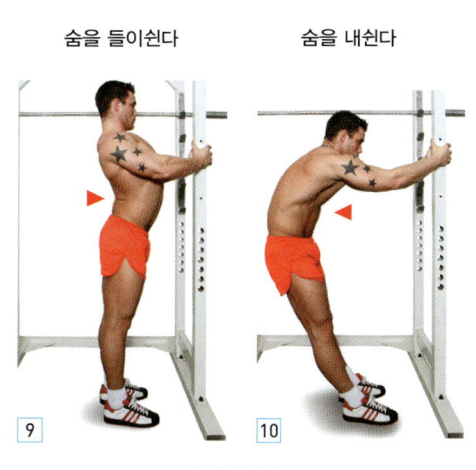

흉곽 신장하기

푸시업 Push-Up

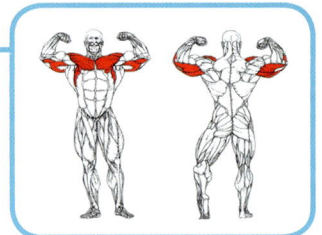

특징 이 복합운동의 목표는 가슴, 어깨, 삼두근을 단련하는 것이다. 유니래터럴 방식으로 운동하는 것도 가능하지만, 그러려면 몸이 아주 가벼워야 할 것이다.

방법 양손을 바닥에 대고 땅을 보고 엎드린다. 양손은 적어도 어깨너비만큼 벌려야 한다. 팔을 쭉 펴면서 가슴의 힘을 최대한 이용해서 몸을 들어 올린다. 일단 팔을 쭉 펴고 나서 천천히 몸을 내려놓는다.

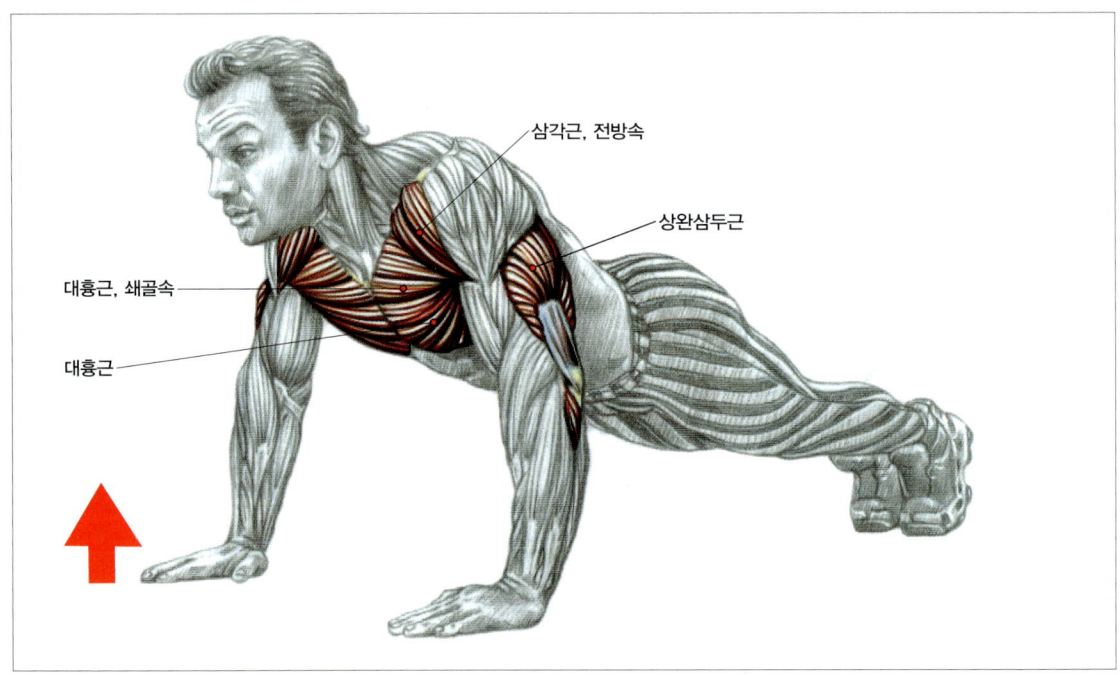

관찰 포인트 손을 바닥에 둘 때 본인에게 가장 자연스러운 방향으로 두자. 가슴 근육을 단련하려면 손이 앞으로 향하거나 바깥쪽으로 향하는 게 일반적이다. 안쪽으로 향하면 삼두근을 동원하는 데 도움이 된다. 발은 최대한 본인에게 편안한 너비로 벌려보자.

응용 동작

❶ 양손을 넓게 벌릴수록 가슴은 더욱 이완된다. 와이드 그립에서는 가슴 바깥쪽이 더 많이 수축된다.
❷ 반대로 양손을 좁게 벌릴수록 가슴은 많이 신장되지 않는다. 내로우 그립에서는 가슴 안쪽이 더 많이 수축된다. 우려되는 것은, 내로우 그립에서는 삼두근이 더 자극되기 때문에 가슴 운동의 일부분을 삼두근이 대신한다는 점이다.
❸ 상체와 팔이 이루는 각도를 다양하게 바꿀 수 있다. 어깨를 축으로 손을 두는 방법이나 가슴을 축으로 손을 두는 방법 중에 본인에게 가장 편한 자세를 취해보자.

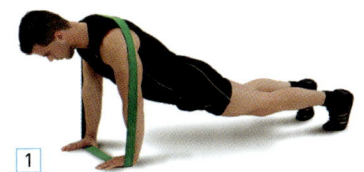

4 탄력밴드를 이용하면 저항을 추가할 수가 있다. 등에 탄력밴드를 걸치고 양손으로 잡아보자. 처음 시작할 때는 탄력밴드의 한 줄만 등에 걸친다 1. 힘이 생겼으면 탄력밴드 두 줄을 등에 걸치고 동작을 수행해보자 2.

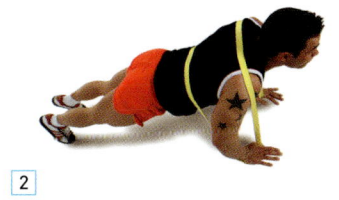

장점 저항의 강도를 쉽게 바꿀 수 있다. 몸무게가 아주 많이 나간다면 발 대신 무릎으로 몸을 지탱하고 푸시업을 시작해보자. 그러면 힘을 더 많이 낼 수 있을 것이다. 같은 방식으로, 일반적인 푸시업을 하면서 세트 막판에 힘이 빠져버렸을 때 무릎을 대고 동작을 계속하면 리피티션을 더 많이 할 수 있다. 결국, 견갑골을 흉곽에 고정시킨 채 전방거근이 강하게 자극된다.

단점 푸시업으로 가슴 근육을 제대로 단련하기는 쉽지 않다. 더욱이 푸시업이 모든 보디빌더의 신체구조와 꼭 맞는 것도 아니다. 팔이 긴 사람들은 동작을 수행하는 데 힘만 들고 효과를 전혀 볼 수가 없다. 푸시업 자체가 목적은 아니다. 몸만들기가 푸시업을 하는 사람들만의 전유물은 아니며, 마치 서커스처럼 별난 형태로 푸시업을 해야 되는 것도 아니다.

위험성 등을 활처럼 휘게 하면 동작이 쉬워지는 것은 분명하지만, 허리에 불필요한 압력이 가해진다. 모든 사람의 손목이 90도로 꺾이는 것은 아니다. 스포츠용품점에서 파는 푸시업을 위해 특별히 제작된 핸들 푸시업 바를 이용하면 팔뚝을 불필요하게 혹사시키지 않아도 된다. 이러한 도구를 이용하면 동작의 가동 범위가 커질 뿐만 아니라 손목이 부자연스럽게 너무 많이 비틀어지는 것을 막을 수 있다.

EX 02 가슴 고립운동

덤벨 체스트 플라이 Dumbbell Chest Fly

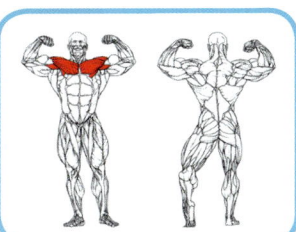

특징 이 고립운동의 목표는 가슴과 어깨 근육을 단련하는 것이다. 유니래터럴 방식으로 운동하는 것이 가능하지만, 불안정한 방식이므로 기구에서만 해야 한다.

방법 벤치에 앉아 덤벨 두 개를 넓적다리 위에 놓는다. 등을 대고 누우면서 팔을 편 채로 덤벨을 어깨와 나란히 가져온다. 이때 손은 뉴트럴 그립으로(엄지손가락이 뒤를 향하도록) 잡는다 3. 일단 자세를 취하고 나면 팔을 반쯤 편 상태를 유지하면서 열십자로 내려놓는다. 가슴 근육의 신장을 잘 느낄 때까지 내려보자(그렇다고 과도하게 신장해서는 안 된다) 4. 가슴 근육의 힘을 이용해서 덤벨 두 개가 서로 마주보도록 들어 올린다.

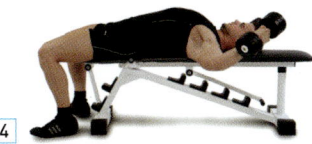

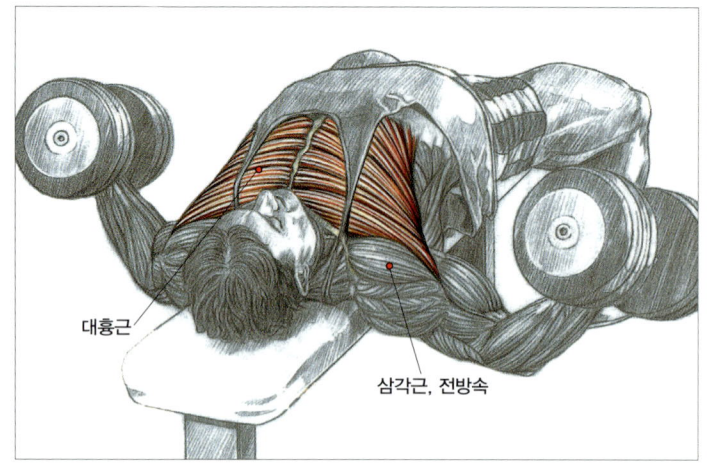

대흉근
삼각근, 전방속

관찰 포인트 동작이 정점에 있을 때 덤벨이 꼭 맞닿아야 할 필요는 없다. 사실 동작이 최고조에 이르렀을 때는 저항은 거의 없어진다. 연구에 따르면, 동작의 25% 이상에서 가슴에 가해지는 저항은 의미가 없다고 추산된다(Welsch, 2005). 가슴 근육을 계속해서 수축하려면 동작을 완전히 끝내는 것보다 동작의 4분의 3 정도에서 멈추는 것이 좋다.

응용 동작

1 다음과 같은 종류의 벤치에서 체스트 플라이를 실행할 수 있다:
▶ 플랫 벤치: 대흉근 전체를 운동하고자 할 때
▶ 인클라인 벤치: 가슴 상부를 목표로 운동하고자 할 때
▶ 디클라인 벤치: 가슴 하부를 목표로 운동하고자 할 때

2 두 가지 형태로 손목을 회전시키면 가슴 근육을 더욱 수축할 수 있다. 양손을 모을 때에는:
▶ 손목을 돌려 새끼손가락이 서로 마주보도록 하면 가슴 하부를 목표로 운동할 수 있다 1.
▶ 손목을 돌려 엄지손가락이 서로 마주보도록 하면 가슴 상부의 운동을 강조할 수 있다 2.

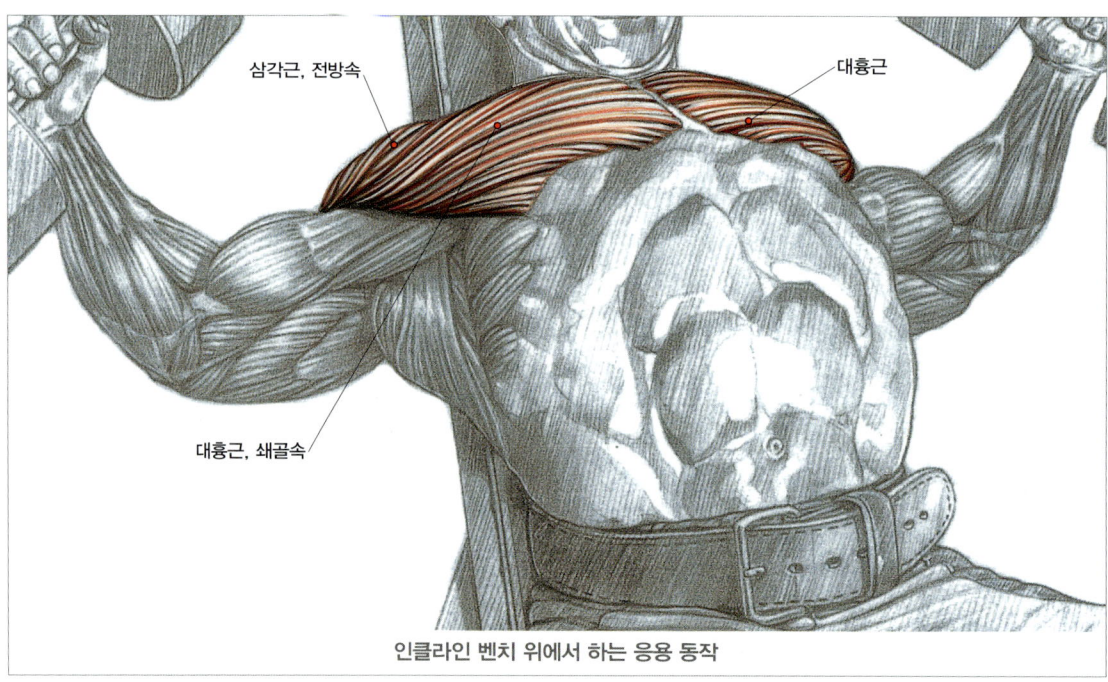

삼각근, 전방속
대흉근
대흉근, 쇄골속

인클라인 벤치 위에서 하는 응용 동작

3️⃣ 팔을 완전히 옆으로 내리는 대신에 머리 쪽으로 더 올려 V자로 내리는 방법도 가능하다 3. 플라이와 풀오버가 혼합된 동작이라고 할 수 있다. 이 동작을 더욱 잘 느끼는 사람이 있을 것이다. 대신에 동작이 더 어렵고 열상의 위험이 커서 중량을 아주 많이 가볍게 해야 한다.

4️⃣ 덤벨을 사용하는 대신에, 기구나 로우 케이블 풀리 크로스오버 머신에서 플라이를 실행할 수도 있다. 덤벨을 사용하는 경우에는 동작의 가동 범위가 절반에 지나지 않지만, 이러한 기구에서는 최대한의 가동 범위에서 저항을 얻을 수 있다는 장점이 있다. 유니래터럴 방식으로 운동하기도 쉬워진다.

[장점] 플라이 동작을 수행하면 가슴 근육이 잘 신장된다. 프레스와는 달리, 삼두근이 동작에 개입하지 않기 때문에 삼두근이 가슴 근육보다 먼저 피로해져 세트가 중단되는 일은 없다.

[단점] 어깨 근육보다 가슴 근육을 목표로 운동하는 것이 어려울 때가 종종 있다. 더욱이 동작이 최고조에 있을 때 저항이 거의 제로에 가깝기 때문에 가슴 근육의 수축을 잘 느끼지 못하는 문제가 생긴다.

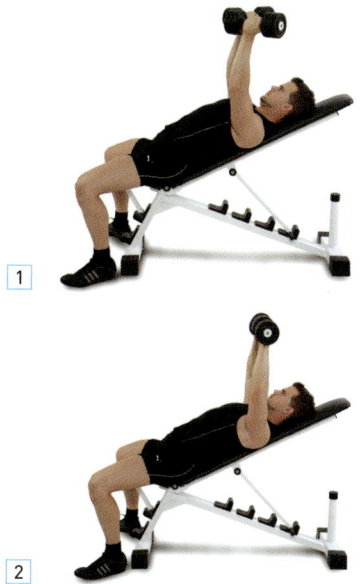

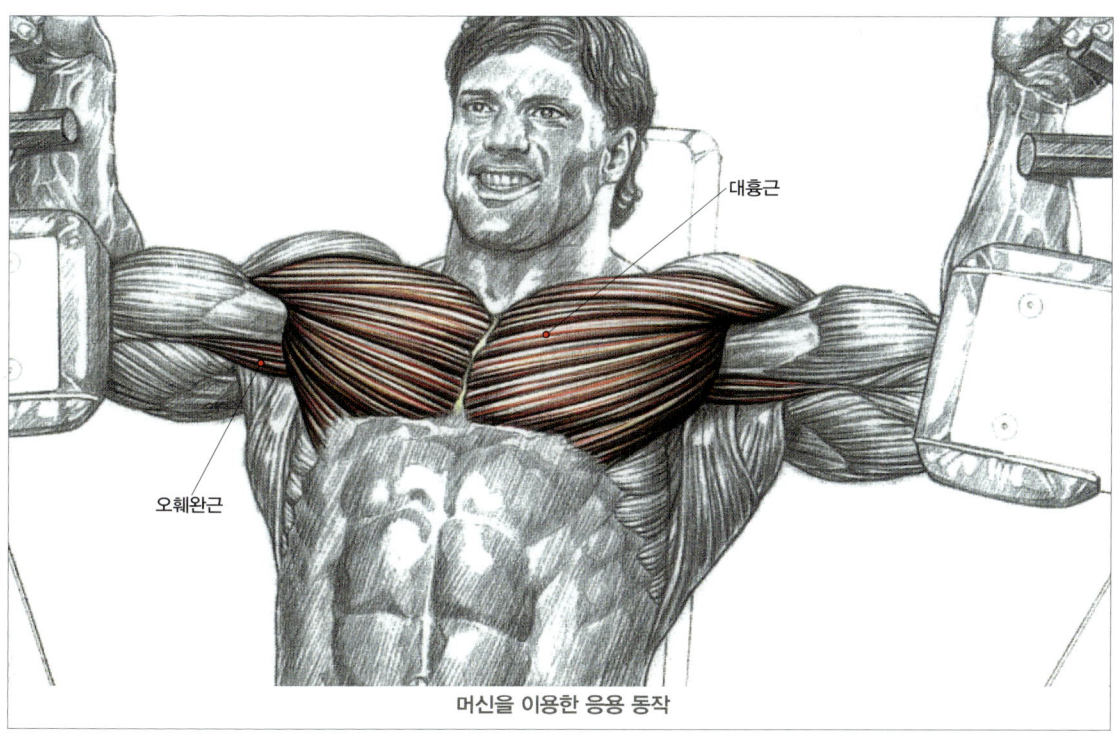

머신을 이용한 응용 동작

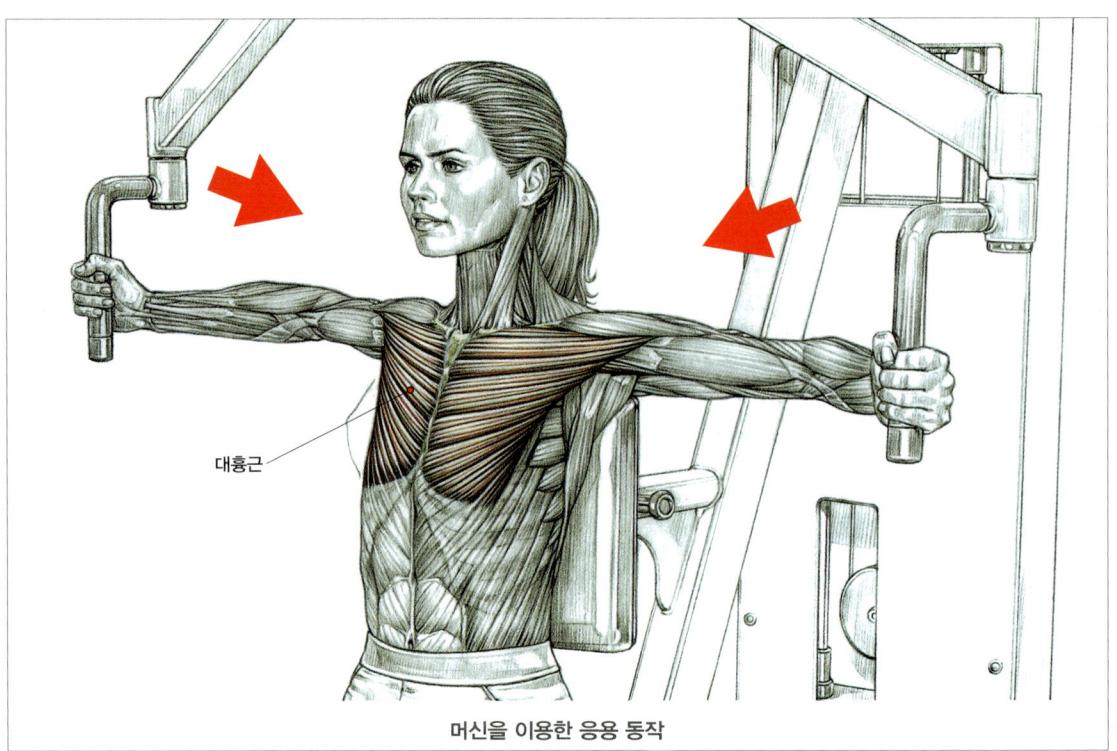

머신을 이용한 응용 동작

위험성 동작을 수행하는 도중에 절대로 팔을 완전히 펴서는 안 된다. 마찬가지로 덤벨을 잡거나 내려놓을 때도 절대로 팔을 펴서는 안 된다. 왜냐하면 이두근에 열상을 입을 수 있기 때문이다. 부상을 예방하려면 플라이를 천천히 수행해야 한다. 폭발적인 방식으로 수행해서는 안 된다.

> **NOTE**
> 동작을 연속해서 수행하는 방법은, 플라이로 동작을 시행하다가 실패하면 점점 팔을 접으면서 덤벨 벤치 프레스 동작으로 바꿔보는 것이다. 이렇게 하면 리피티션을 더 많이 할 수 있다.

케이블 크로스오버 플라이 Cable Crossover Fly

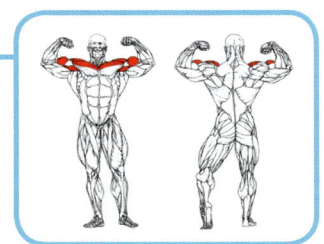

특징 이 고립운동의 목표는 가슴과 어깨 근육을 단련하는 것이다. 유니래터럴 방식으로 운동할 수 있다.

방법 서서 하이 풀리의 손잡이를 잡아보자. 이때 손은 뉴트럴 그립으로(엄지손가락이 앞을 향하도록) 잡는다 1. 팔을 거의 쭉 뻗은 상태를 유지하면서 가슴의 힘으로 양손을 본인 앞으로 가져온다. 두 개의 손잡이가 서로 만날 때까지 당겨보자 2. 수축 자세를 1초간 유지한 후 처음 자세로 돌아온다.

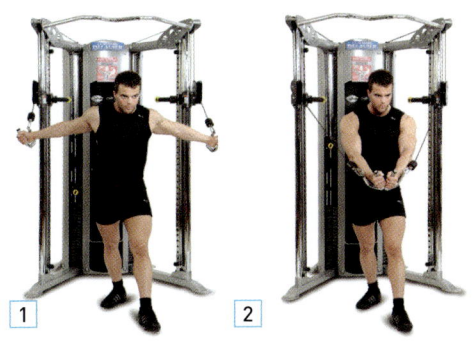

관찰 포인트 계속적으로 장력을 유지하면서 동작을 천천히 수행해야 가슴 근육을 잘 단련할 수 있다. 팔을 접으면 동작이 확실히 더 쉬워지지만, 가슴 근육을 제대로 분리할 수 없기 때문에 팔은 거의 편 상태를 유지해야 한다. 실패했을 때 팔을 약간 접으면 추가로 리피티션을 몇 회 더 할 수가 있다.

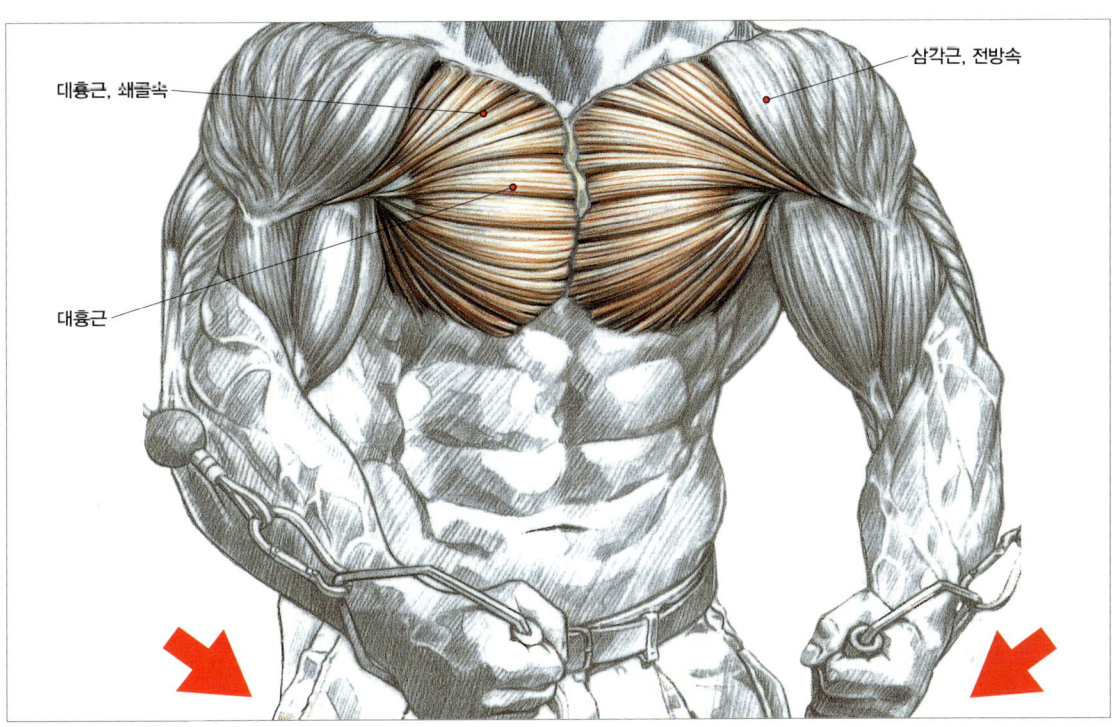

응용 동작

❶ 가동 범위를 크게 하려면 양손이 만날 때 동작을 멈추지 말고 본인 앞에서 양손을 교차시켜보자 ③. 오른팔을 왼팔 위로 지나가게 하면서 매 세트를 수행하거나(제일 간편한 방법) 첫 리피티션에서는 오른팔이 왼팔 위로, 그다음 리피티션에서는 왼팔이 오른팔 위로 지나가도록 번갈아가며 수행할 수도 있다(더욱 복잡한 방법).

❷ 가슴의 운동 각도를 바꾸려면 아랫배와 머리 위 사이의 아무 곳으로 팔을 가져올 수도 있다. 손이 높이 있을수록 가슴 상부를 동원할 가능

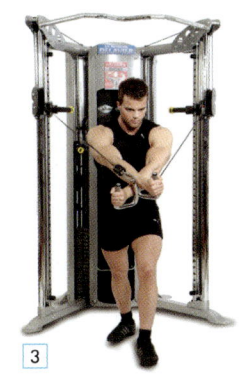
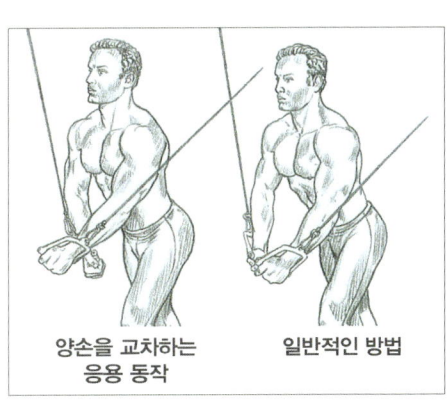

양손을 교차하는 응용 동작 | 일반적인 방법

197

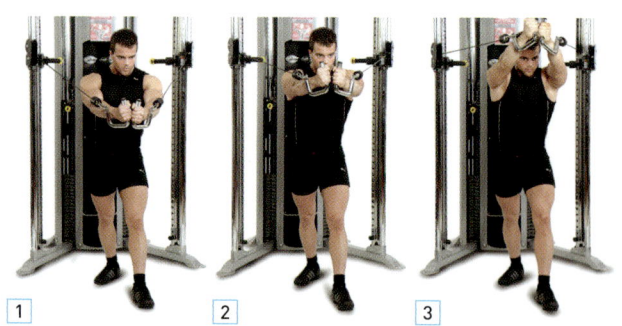

성이 커진다 2 3. 손이 밑에 있을수록 가슴의 하부가 자극된다 1. 가슴 상부를 더 많이 운동하려면 무릎을 꿇고 동작을 수행해보자 4 5.

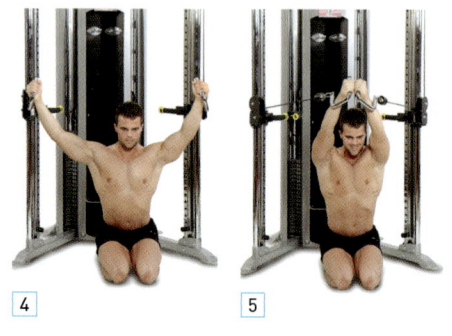

3 팔 위의 힘줄 부착 부위가 어깨와 멀리 떨어져 있다면 로우 풀리에서 케이블 크로스오버 플라이를 수행해보자 6. 양손을 서로 모으면서 머리 방향으로 팔을 올리면 가슴 상부가 단련된다 7. 힘줄이 위에 있다면 이 응용 동작은 특히 삼각근을 자극할 것이다.

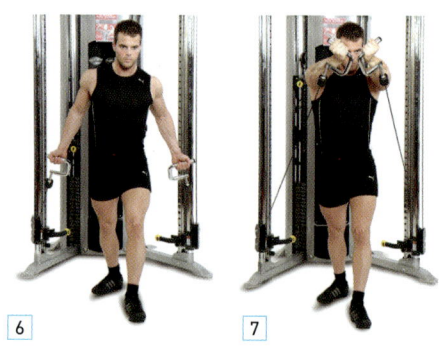

4 유니래터럴 방식으로 하이 풀리의 손잡이를 잡아보자. 이때 손은 뉴트럴 그립으로(엄지손가락이 위를 향하도록) 잡는다 8. 아니면 손을 언더 그립으로(손바닥이 천장을 향하도록) 놓고 기구의 케이블을 직접 잡아보자. 팔을 항상 어깨 높이로 유지하면서 본인 앞으로 가져온다 9. 이때 손을 반대편으로 가능한 한 멀리 가져가야 한다 10. 적어도 2초간 수축 자세를 유지한 다음, 신장 자세로 돌아온다. 운동하지 않는 손의 손가락 끝으로 운동 중인 가슴 상부를 살짝 만지면 근육의 운동을 더 잘 느낄 수 있을 것이다.

장점 이 동작은 체스트 플라이와 매우 비슷하다. 덤벨을 사용하는 경우 동작의 가동 범위가 절반에 지나지 않지만, 케이블을 이용할 때는 최대한의 가동 범위에서 저항을 얻을 수 있다. 케이블 플라이는 1세트 100회 방식으로 가슴을 운동하기에 적합한 동작이다.

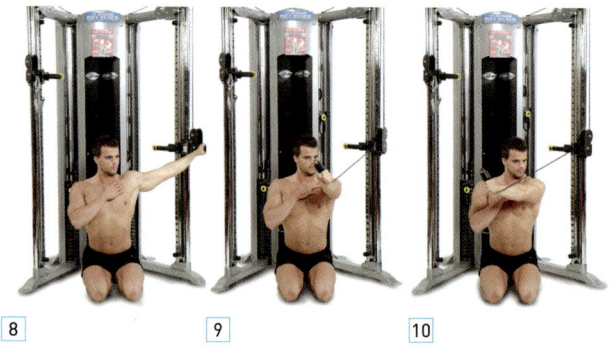

단점 때로는 가슴 근육을 거의 사용하지 않고 어깨의 힘으로 이 동작을 수행할 수도 있다. 어깨가 너무 많이 운동된다고 느껴진다면 양팔 대신, 한 번에 한 팔씩 케이블 플라이를 수행해보자.

위험성 특히 신장 자세에서 팔을 완전히 펴서는 안 된다. 그러지 않으면 이두근에 열상을 입을 수도 있기 때문이다. 그렇다고 팔을 너무 많이 접으면 가슴의 운동을 잘 느끼지 못할 수도 있다. 풀리가 너무 높이 있는 경우에 팔을 너무 많이 들면 가슴 근육이 손상될 수 있으므로 주의할 것.

> **NOTE**
> 근육의 운동을 잘 느끼지 못하는 경우에 케이블을 이용하면 가슴 근육을 수축하는 법을 배울 수가 있다. 풀리를 이용해서 몇 주간 매일같이 가볍게 운동하고 나면 다른 가슴 단련 동작에서 더 좋은 근육의 감각(마인드-머슬 커넥션)을 얻을 수 있을 것이다.

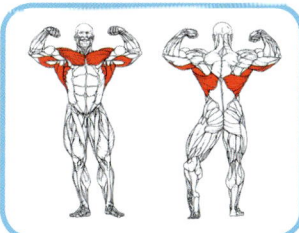

풀오버 Pullover

특징 이 고립운동의 목표는 특히 가슴을 단련하는 것이다. 등과 삼두근은 거의 단련되지 않는다. 유니래터럴 방식으로 운동할 수 있다.

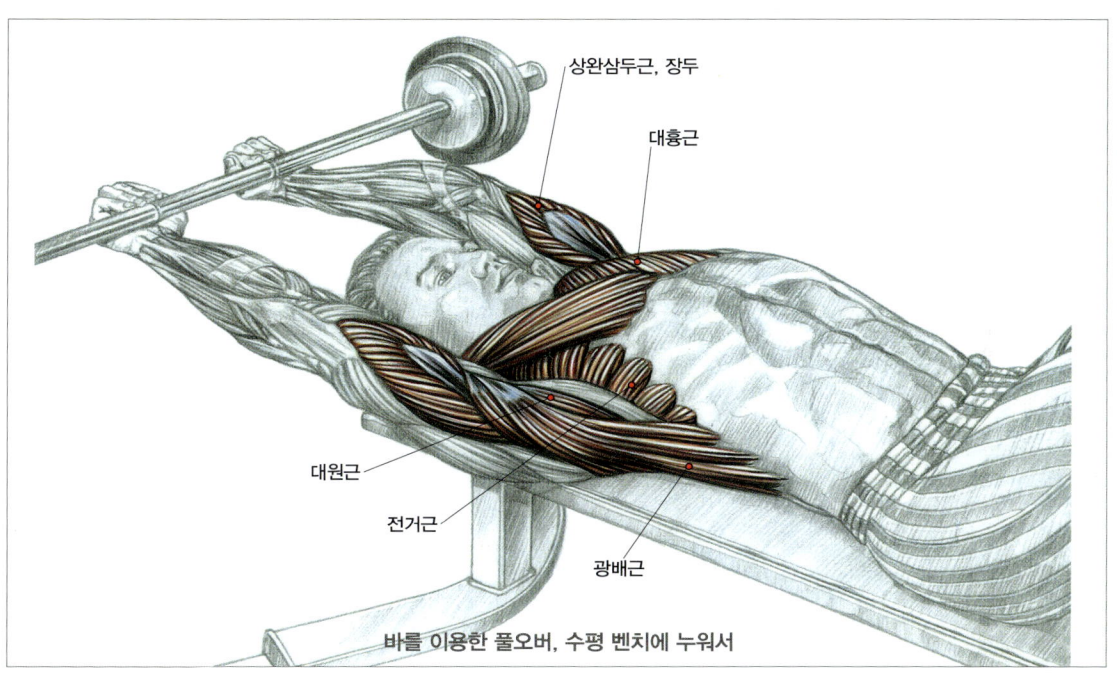

상완삼두근, 장두
대흉근
대원근
전거근
광배근

바를 이용한 풀오버, 수평 벤치에 누워서

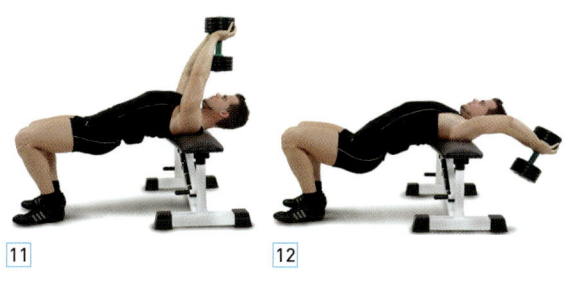

11   12

방법 등과 벤치가 교차되도록 누워보자. 이렇게 하면 벤치를 따라 쭉 펴고 누웠을 때보다 신장이 잘 이루어진다. 덤벨 한 개를 두 손으로 잡아보자. 이때 손은 뉴트럴 그립으로(엄지손가락이 바닥을 향하도록) 잡고 팔을 머리 위로 뻗는다 11. 팔을 반쯤 편 채로 머리 뒤로 내려보자 12. 팔이 몸의 연장선상에 위치하도록 한 다음, 가슴 근육의 힘으로 팔을 다시 들어 올린다. 덤벨이 눈 위쪽에 오면 동작을 멈추고 덤벨을 다시 내려놓는다.

관찰 포인트 신장이 잘 이루어지도록 하려면 팔을 아주 약간만 접고 동작을 수행해볼 수 있다. 하지만 팔을 너무 접으면 가슴 근육보다 등 근육에 더 많은 힘이 실리게 된다.

응용 동작
덤벨 대신에 다음과 같은 두 가지를 이용할 수 있다:
1 스트레이트 바를 사용하면 손의 그립이 바뀐다.
2 로우 풀리의 케이블을 사용하면 특히 수축 자세에서 동작의 가동 범위가 커진다.

장점 가슴과 어깨 근육은 보디빌딩을 하는 과정에서 유연성을 잃기 쉽다. 이 동작을 수행하면 가슴과 어깨의 근육을 동시에 신장시킬 수 있다.

단점 이 동작을 수행할 때 가슴 근육의 운동을 잘 느끼지 못하는 사람이 있을 것이다. 그것은 운동의 대부분을 등 근육이나 삼두근이 수행하기 때문이다.

위험성 팔을 펴고 풀오버 동작을 수행하면 어깨 관절이 상대적으로 불안정한 상태에 놓인다. 따라서 너무 무겁게 운동을 해서는 안 된다. 중량보다는 리피티션 횟수를 마음껏 올려보자. 덤벨을 사용할 때 중량이 머리 위에서 떨어지지 않으려면 중량을 잘 잡고 있어야 한다는 사실을 명심하자. 또한 이 동작은 어깨에 인접해 있는 삼두근의 장두나 팔꿈치에 부착된 부위를 심각하게 손상시킬 수 있다. 따라서 하강 동작에서 팔을 과도하게 펴지 않도록 주의해야 한다. 조금이라도 통증이 의심되면 동작을 멈춰야 한다.

EX 03 가슴 스트레칭 동작

가슴 스트레칭

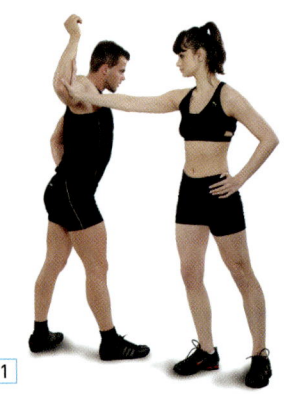

운동 기구의 뒷면이나 벽에 손을 가져다 댄다. 몸을 앞으로 숙이면서 신장을 강조해보자 2.

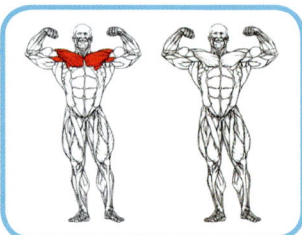

응용 동작
팔을 90도로 접고 선다. 파트너에게 여러분의 팔을 천천히 뒤로 밀어달라고 한다. 그러면서 가슴 근육을 신장시켜보자 1.

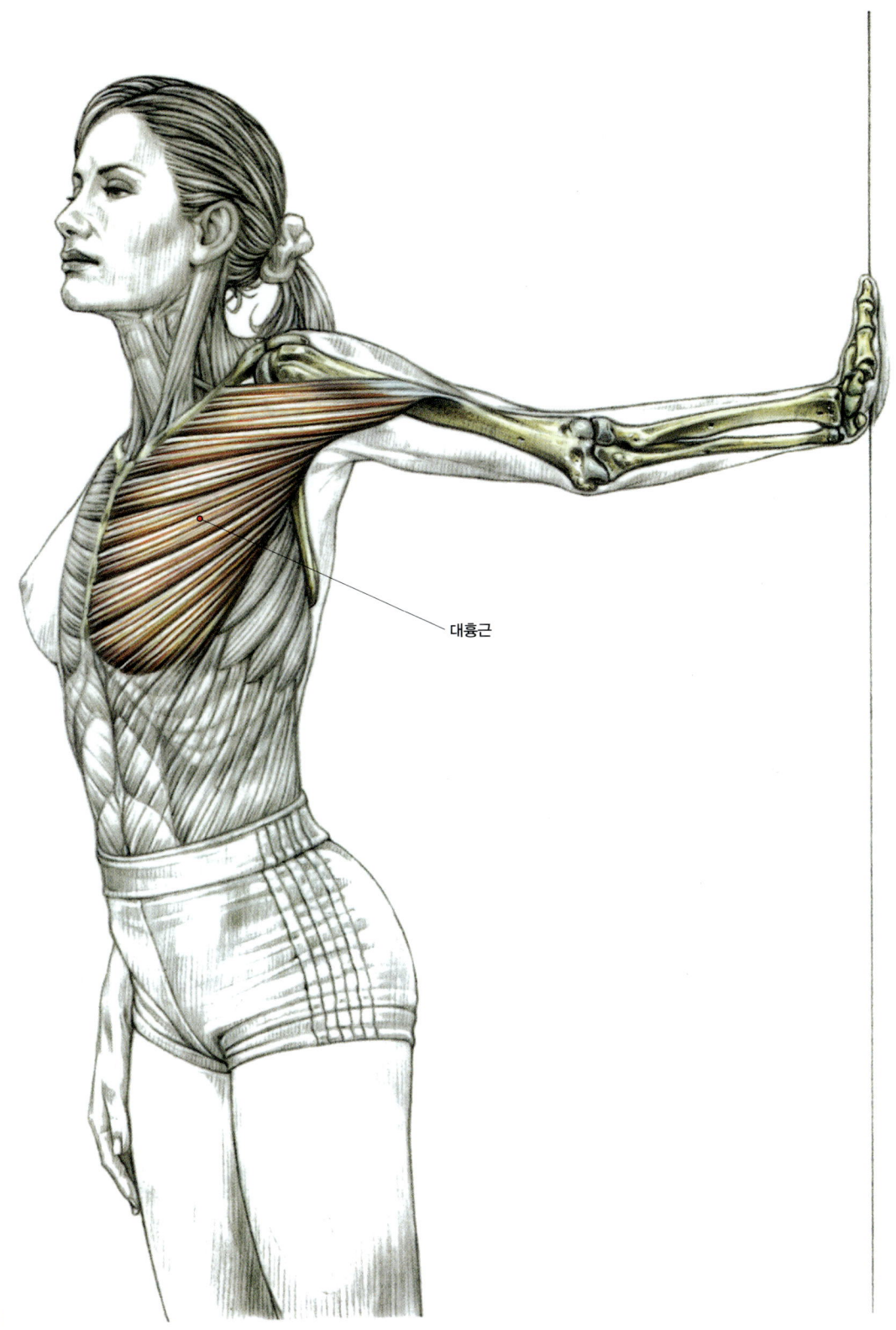
대흉근

07 빠르게 이두근을 만들자

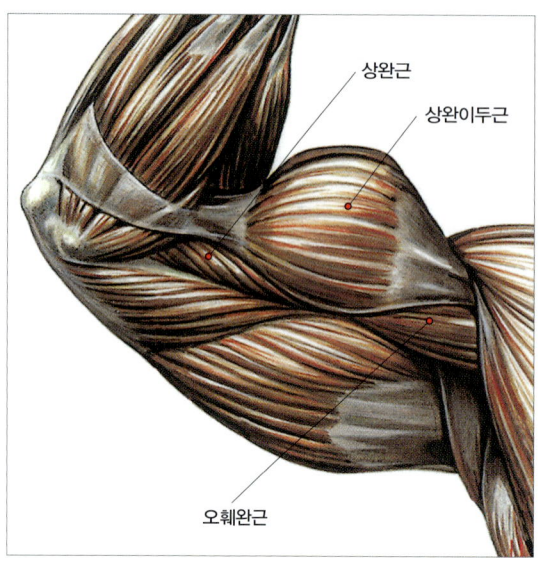

상완근
상완이두근
오훼완근

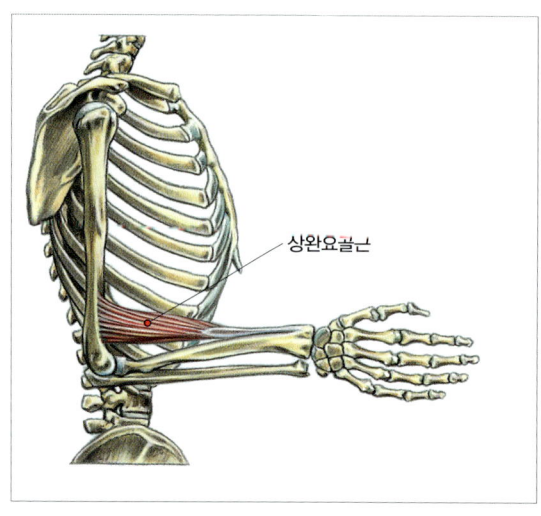

상완요골근

해부학적 고려 사항

이두근은 두 개의 머리頭로 구성되어 있다:
1 장두(바깥쪽 부분)는 가장 잘 보인다.
2 단두(안쪽 부분)는 대개 가슴에 가려져 있다.
  이두근은 손을 팔 쪽으로 가져오면서 전완(팔뚝)을 구부려주는 역할을 주로 한다.

굵은 이두근의 비밀

팔을 빠르게 발달시켜 우람하게 만들려면, 이두근은 혼자서 움직이는 근육이 아니라는 사실을 알고 있어야 한다. 이두근은 다른 두 개의 근육이 보조한다.
▶ **상완근**: 이두근 밑에 위치하고 있다. 어떤 측면에서 보면 제2의 이두근이라고 할 수 있다.
▶ **상완요골근**: 기술적인 측면에서 보면 전완에 속하는 근육이다. 상완요골근은 팔을 두껍게 만들어준다.

이두근의 발달을 방해하는 다섯 가지 요인

이두근의 부족

이것은 많은 사람들을 좌절하게 만드는 첫 번째 요인이라고 할 수 있다. 이두근은 아무리 발달시켜도 늘 부족한 근육이다. 어떤 이들의 팔을 보면 성장할 기미가 전혀 보이지 않는다. 시각적인 측면에서 어깨가 우람하면 이두근은 더 빈약해 보인다. 하지만 이러한 문제에 희망이 없는 것은 아니다. 흔히 잘 모르고 넘어가는 경우가 많지만, 이두근을 빠르게 발달시킬 수 있는 혁신적인 공략법이 있다.

이두근이 너무 짧다

짧은 이두근은 전완의 아주 위쪽에서 끝나 있다. 이것은 대개 근육이 잘못 발달되었기 때문이다. 반면, 이두근이 아주 길어 팔뚝 깊숙이 내려와 있으면 근육을 비대하게 만들기 쉽다.

짧은 이두근의 유일한 장점은 아주 멋진 봉우리(이두근이 수축했을 때 생기는 꼭대기의 둥근 곡선)를 만들어준다는 것이다. 이두근이 길면 이 봉우리가 선명하게 드러나지 않는다.

그러나 아쉽게도 이두근을 길게 늘이는 것은 불가능하다. 이두근을 전완 쪽으로 내려가게 할 수 없다면, 반대로 상완요골근(이두근과 전완 사이에 있는 접합 근육)을 발달시켜서 전완을 이두근 방향으로 올라가게 할 수는 있을 것이다.

장두와 단두의 불균형

장두와 단두가 항상 균형을 이루는 것은 아니다. 이두근을 양쪽에서 수축할 때 이러한 비대칭이 나타난다.
▶ 앞에서 보았을 때 봉우리의 퉁근 윤곽이 없다면 단두가 부족하다는 뜻이다.
▶ 뒤에서 보았을 때 둥근 윤곽이 없는 것은 장두가 부족하기 때문이다.

이러한 문제를 해결하려면 발달이 지체된 부분을 분리해서 운동해야 한다.

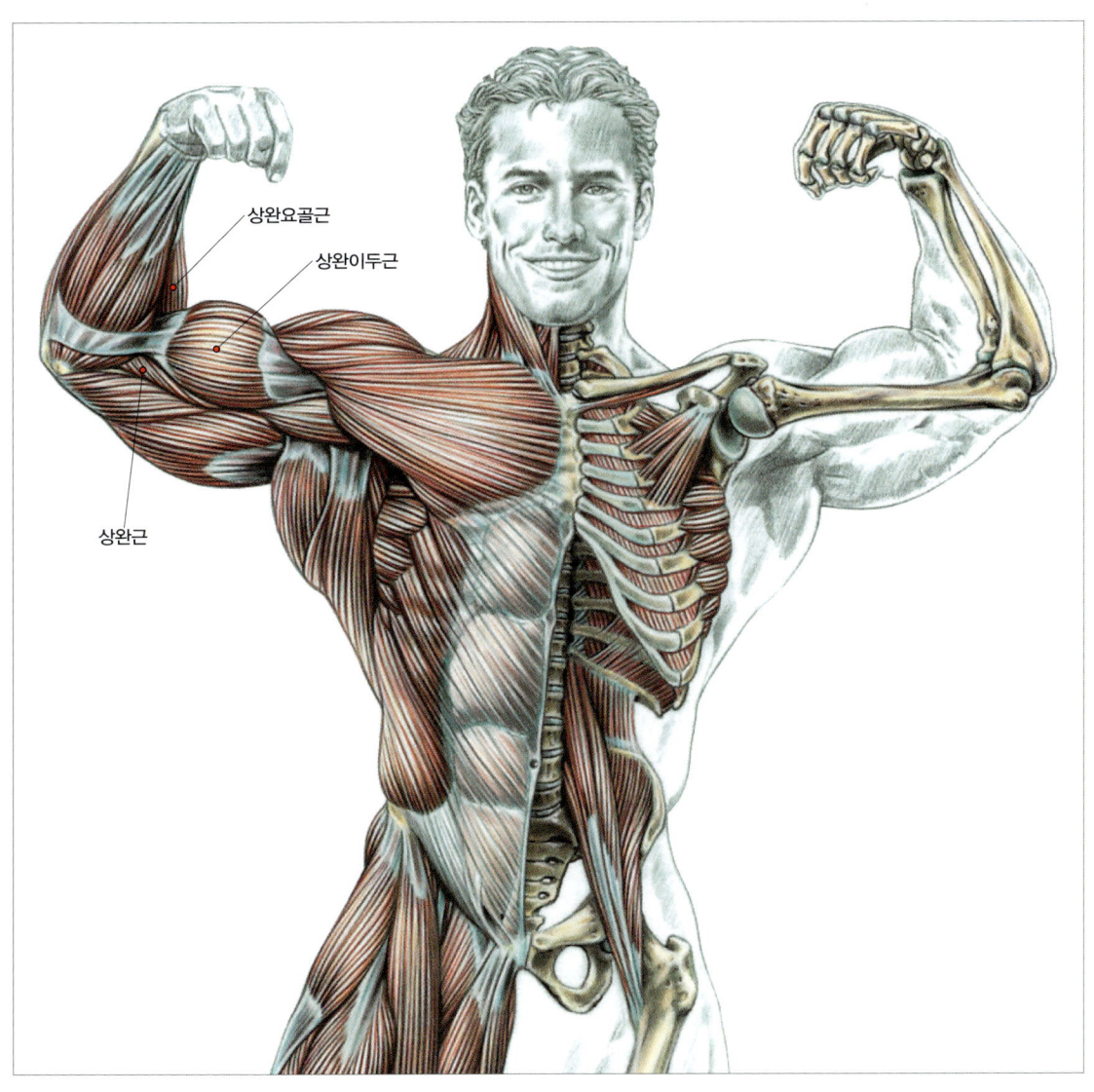

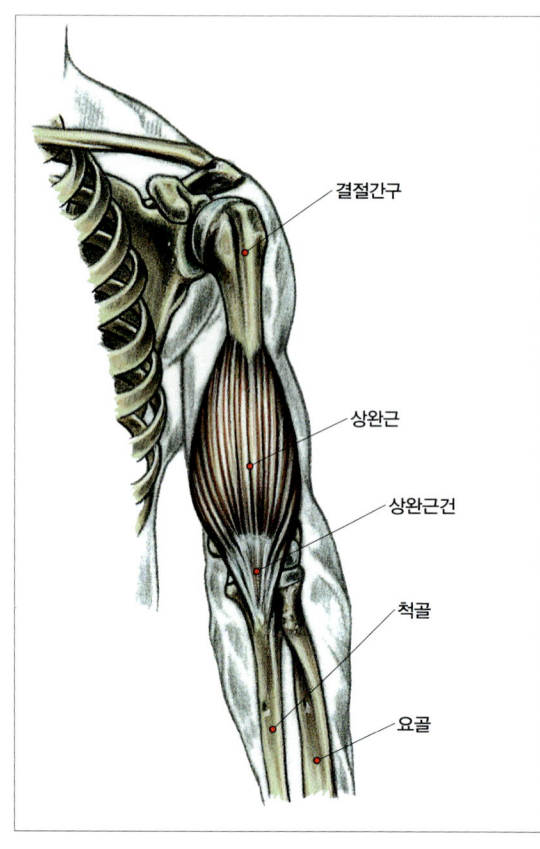

상완근의 부족

상완근도 이두근만큼 굵게 만들 수 있다. 하지만 실제로는 상완근이 발달되지 않은 경우가 너무나 많아서 몇 센티미터 정도를 늘리는 것은 어렵지 않다. 미적인 측면에서 상완근은 또 다른 문제를 내포하고 있다:

▶ 한쪽 팔이 다른 쪽 팔보다 굵은 경우처럼 사이즈에 차이가 나는 이유는 오른쪽 상완근과 왼쪽 상완근이 균등하게 발달되지 않았기 때문이다.

▶ 이두근의 형태는 상당 부분 유전적 요인에 의해 결정된다. 하지만 상완근을 굵게 만들면, 이두근이 위로 밀려 올라가 봉우리를 돋보이게 할 수 있다.

상완근에 문제가 생기는 원인은, 발달시키기 어렵기 때문이 아니라 모터 동원에 결함이 있기 때문이다. 상완근을 단련하기 위해 동작을 끊임없이 반복해보지만, 상완근이 동작에 개입하지 않는 경우가 무수히 많다. 상완근을 발달시키려면 특정 운동을 통해 근육을 수축하는 법을 배워야 한다.

이두근의 통증

전완과 더불어 이두근은 통증이 자주 발생하는 부위이다. 팔뿐만 아니라 상체 근육의 발달이 더딘 것은 바로 이러한 부상 때문이다.

이렇게 이두근에 병리적 증상이 자주 발생하는 원인은 다음과 같다:

▶ 이두근, 등, 가슴 근육을 단련하는 동작을 수행할 때 언더 그립 자세로 팔을 쭉 편다.

▶ 팔꿈치가 전반된 보디빌더가 팔꿈치를 뒤로 더욱 젖힌다(45쪽 참조). 이두근이 짧은 사람은, 다른 사람들처럼 팔을 너무 많이 펴려고 노력하더라도 가동 범위가 평균보다 제한된다.

▶ 자신의 팔이 외반되거나 과도하게 내전(과회내)되어 있다는 사실을 고려하지 않고 운동을 수행한다(208~211쪽 참조).

▶ 이두근은 취약한 근육이지만 상체 단련 동작에서 자주 자극되기 때문에 회복할 시간이 거의 없다.

▶ 등, 어깨, 가슴 근육을 운동하기 전에 웜업하는 시간이 너무 짧다.

▶ 팔뚝이 튼튼하지 않다.

▶ 팔뚝의 굴근(관절 양쪽에 있는 뼈 사이의 각도를 줄이는 근육)과 신근(관절을 펴는 작용을 하는 근육)이 균형 있게 발달되어 있지 않다.

- 상완요골근이 짧거나 잘 발달되지 않은 보디빌더는 다른 사람들에 비해 이두근에 부상을 입을 가능성이 훨씬 크다.
- 이두근 장두의 건염으로 어깨 앞부분에 통증이 생기는 경우가 있다. 흔히 어깨나 가슴 운동을 할 때 통증을 느끼면 삼각근에 문제가 생겼다고 생각한다.

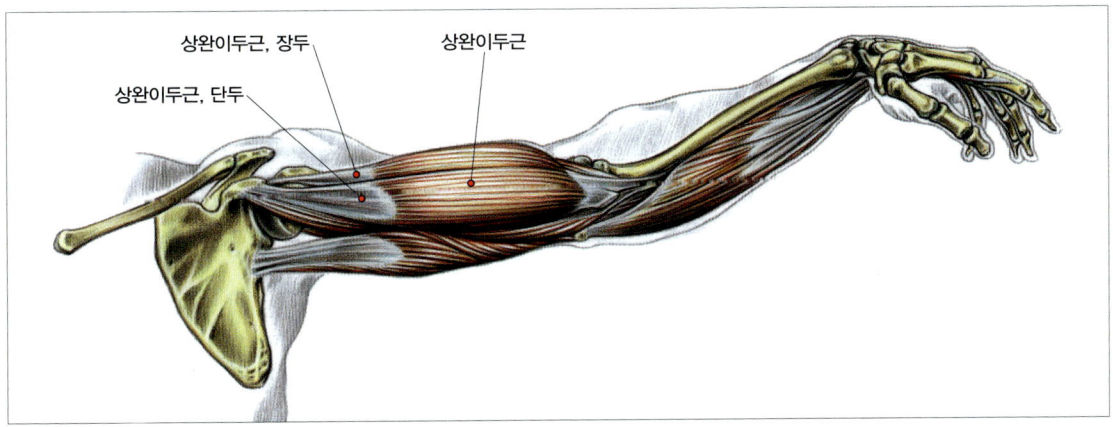

⚠ 결절간구의 이상

평균적으로 결절간구의 깊이는 4~6밀리미터이다. 하지만 이 고랑의 깊이가 3밀리미터 미만인 사람이 20%나 된다. 이렇게 고랑이 좁으면 이두근 힘줄이 더욱 강하게 마찰되어, 이두근에 건염이나 염좌가 생길 확률이 비정상적으로 높아진다. 결절간구가 좁으면,

- 상체 운동 후 어깨 앞부분에 자주 통증이 일어나거나,
- 팔, 어깨, 가슴, 등 운동을 수행할 때 어깨 앞부분에서 부딪히는 소리가 들릴 수 있다.

이러한 경우에 이두근의 힘줄이 마모되는 것을 막으려면, 비하인드 넥 프레스, 인클라인 컬, 그리고 모든 종류의 가슴 동작을 수행할 때 반드시 가동 범위를 줄여야 한다.

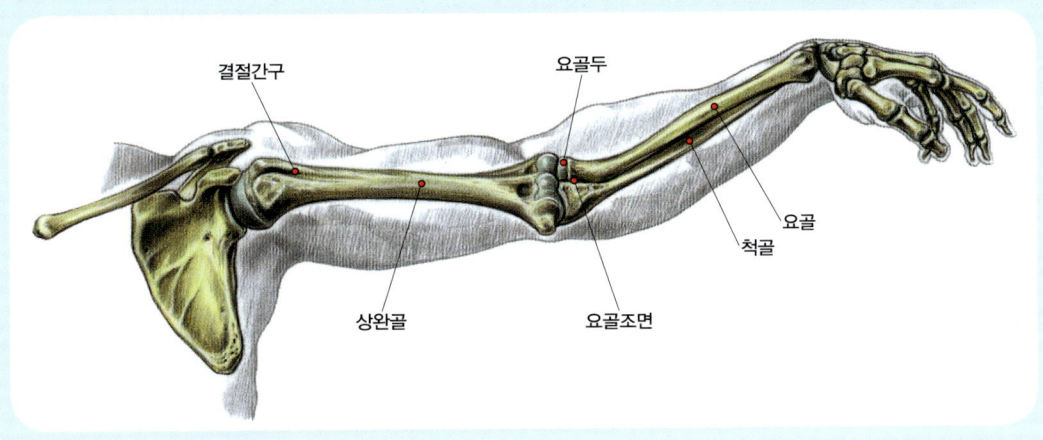

어떻게 하면 이두근을 발달시킬 수 있을까?

이두근은 여러 가지 측면에서 종아리와 유사하다. 이두근이 쉽게 발달되는 보디빌더가 있는가 하면, 팔이 성장할 기미가 전혀 보이지 않는 사람도 있다. 하지만 이러한 문제를 해결할 수 있는 방법이 없는 것은 아니다. 이두근에 대한 오해를 바로잡음으로써 향상을 더디게 하는 장애물을 제거할 수 있을 것이다.

해부학적 딜레마: 이두근을 발달시키려면 모든 각도에서 운동해야 한다

학설 여러 각도에서 이두근을 운동하기만 하면 멋진 팔을 만들 수 있다. 따라서 운동을 실시할 때마다 가능한 한 많은 종류의 동작을 수행해야 한다.

현실 가슴 근육이나 광배근처럼 각이 있는 근육들은 많이 있다. 하지만 이두근은 각이 있는 근육이라고 할 수 없다. 이두근을 서로 다른 각도에서 단련하기 위해 다양한 동작을 수행하려는 것은 이 근육에 대한 이해가 부족하기 때문이다. 10여 개의 각이 있는 가슴 근육과는 달리, 이두근에는 두 개의 각밖에 없다. 다른 것들은 가짜 각이다.

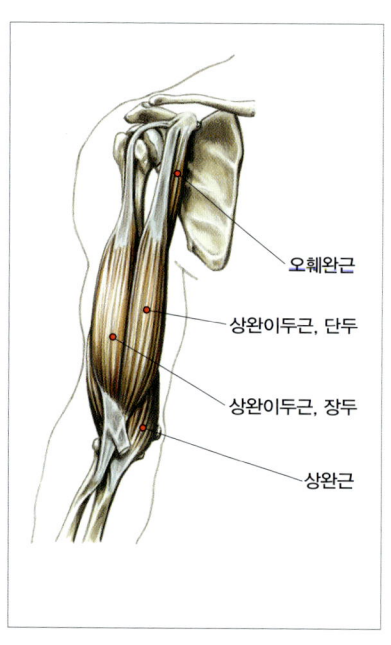

오훼완근
상완이두근, 단두
상완이두근, 장두
상완근

이두근의 진짜 각은 두 개뿐이다

1 팔꿈치를 어느 위치에 두느냐에 따라 이두근의 두 머리(장두와 단두)에 가해지는 장력을 조절할 수 있다:
▶ 팔꿈치를 상체 뒤로 두면, 장두가 먼저 개입한다.
▶ 팔꿈치를 상체 앞으로 두면, 단두가 더 많이 자극된다.

2 모든 근육과 마찬가지로, 이두근도 모든 길이에서 일정하게 동원되는 것은 아니다. 같은 머리 중에서도 더 많이 수축되는 영역이 있다. 우리는 이것을 '구획화' 또는 '분산화'라고 부른다. 동작 말고도 리피티션 횟수를 조절함으로써 어느 부위를 수축할지 정할 수 있다. 인간의 경우, Type Ⅱ 섬유(근력 섬유)는 근육의 주변에 있고, Type Ⅰ 섬유(지구력 섬유)는 근육의 중앙에 위치한다. 따라서 리피티션 횟수를 많거나 적게 조절함으로써 근육의 서로 다른 부위를 동원할 수 있는 것이다.

이두근의 가짜 각도

손을 어떤 자세로 놓느냐에 따라 이두근의 수축을 도울 수도 있고 방해할 수도 있다:
▶ 언더 그립(새끼손가락을 돌려 서로 마주보도록 놓은)에서 이두근의 운동 효과가 가장 높다.
▶ 뉴트럴 그립(엄지손가락이 위를 향하는)은 이두근의 수축을 방해한다. 이때 상완근은 상완요골근의 도움으로 이 같은 이두근의 근력 손실을 보완해준다.

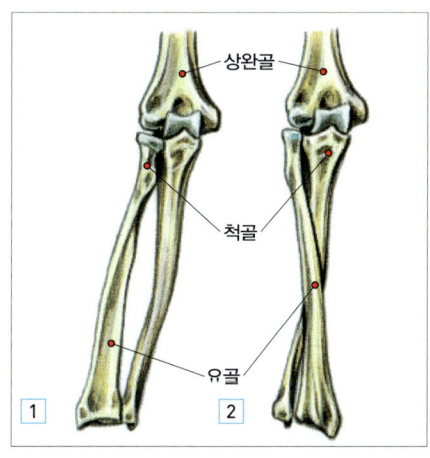

▶ 오버 그립(엄지손가락이 서로 마주보도록 놓은) 자세는 이두근의 수축을 더욱 방해한다. 대신 상완요골근이 상당히 큰 힘을 제공한다. 여기에서 근육의 수축을 방해하는 것은 이두근을 공략하는 각도의 문제라기보다는 역학적인 제약의 문제이다.

이러한 여러 가지 현상이 나타나는 원인이 실은 각도의 문제 때문이 아니라는 사실을 알아야 한다. 그래야만 각 동작이 어떻게 팔의 굴근에 다른 방식으로 영향을 주는지 잘 이해할 수 있을 것이다.

1 언더 그립(수피네이션) 자세
2 오버 그립(프로네이션) 자세

어떻게 하면 팔씨름에서 이길 수 있을까?

팔씨름에서 상대방을 이길 수 있는 확실한 테크닉이 있다: 상대방의 손목을 비틀어 손이 뉴트럴 그립에서 언더 그립 자세로 놓이도록 하는 것이다. 그러면 상대방을 꼼짝 못하게 만들 수 있다. 왜냐하면 뉴트럴 그립을 취하면 팔의 힘이 세지지만, 언더 그립 자세에서는 팔의 힘이 약해지기 때문이다.

팔은 뉴트럴 그립에서 가장 강력해지기 때문에 일반 컬보다 해머 컬에서 더 무거운 중량을 들 수 있는 것이다. 오버 그립 자세에서는 이두근이 가장 약해지기 때문에 일반 컬에 비해 리버스 컬을 수행할 때는 무거운 중량을 들 수가 없다.

체형적 딜레마: 컬을 수행할 때 팔을 펴야 할까?

학설 바를 이용한 컬을 수행할 때 팔을 쭉 펴면 다음과 같은 효과가 있다:
▶ 가동 범위를 크게 할 수 있고,
▶ 근육을 더 많이 신장시킬 수 있으며,
▶ 동작의 효과를 높일 수 있다.

현실 하지만 실전에서는 다르다. 언더 그립 자세로 팔이 펴 있는 상태에서 팔을 접으려 할 때 이두근을 구성하는 섬유는 거의 작동하지 않는다. 이두근은 팔뚝을 팔 안으로 박히게 하기 때문에 팔꿈치 부위의 힘줄에 의도하지 않았던 장력이 가해진다. 팔이 펴 있을 때 이두근의 아주 일부분만이 팔을 굽히는 동작을 수행하는데, 다행히 상완요골근 상완근이 이를 보조한다.

언더 그립 자세로 팔을 폈을 때 이두근은 아주 약한 상태가 된다. 데드리프트를 수행할 때 언더 그립 자세에서 이두근에 열상을 입는 이유도 바로 이 때문이다. 처음에는 힘줄이 손상된다. 염좌가 생기지 않는다면 원인을 알 수 없는 염증(건염)이 발생한다. 컬을 비롯해서 손을 언더 그립 자세로 놓고 하는 모든 동작에서는 절대로 팔을 너무 많이 펴서는 안 된다. 특히 무겁게 동작을 수행할 때는 계속해서 장력을 유지해야 한다.

자신이 외반주인지 분석하라

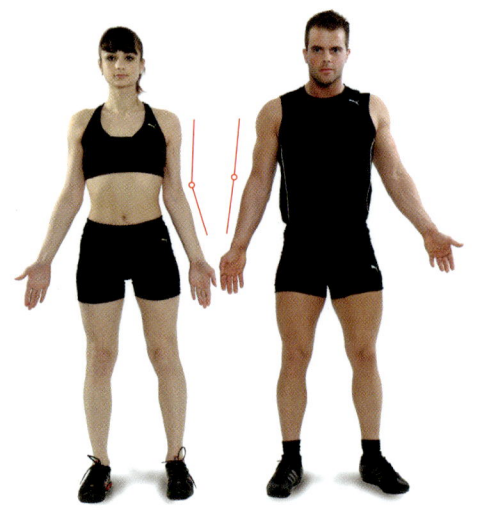

외반주는 사진의 여성 모델에게서 아주 두드러지게 나타난다. 남녀 모델의 좌우 외반주가 얼마나 비대칭적인지 주의해서 살펴보자.

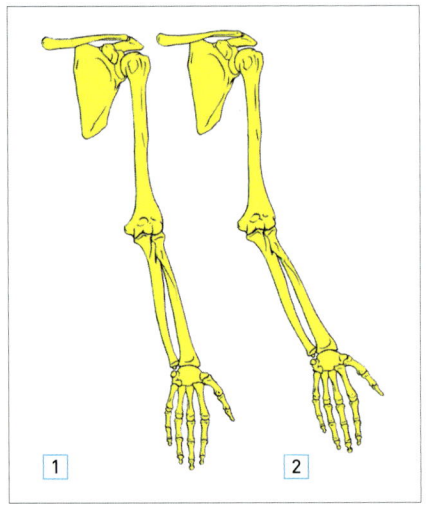

몸만들기를 시작하기 전에 본인의 체형에 맞는 이두근 동작을 선택하려면 우선 자신의 팔꿈치가 얼마나 외반되어 있는지 알아야 한다. 완벽하게 곧은 팔을 가진 사람은 아무도 없다. 평면거울 앞에 서보면 알 수 있다. 엄지손가락을 최대한 바깥쪽으로 하고 팔을 펴보자. 본인의 어깨에서 시작해서 팔꿈치 가운데를 지나 손으로 이어지는 직선이 있다고 가정해보자:

▶ 직선이 손의 가운데를 지나면 비교적 곧은 팔을 갖고 있다고 할 수 있다.

▶ 직선이 소지(새끼손가락), 즉 손의 바깥쪽으로 내려가면 팔꿈치는 아주 많이 외반되어 있는 것이다. 팔이 전혀 곧지 않다는 것을 의미한다.

체형에 따라 팔의 이동 궤적이 모두 다 같을 수는 없다. 외반주外反肘(팔을 곧게 폈을 때 아래팔이 바깥쪽으로 굽은 상태)는 이러한 사실을 명확히 나타내는 하나의 예라고 할 수 있다. 여러분이 컬을 수행할 때 어떤 일이 벌어지는지 관찰해보자(이두근을 운동할 때처럼 팔뚝을 팔 위로 굽혀보자). 항상 엄지손가락을 최대한 바깥쪽으로 향하게 한 채로, 팔꿈치는 움직이지 말고 손만 자연스럽게 올려보자. 팔이 곧은 사람은 손이 어깨에 도달하겠지만, 그렇지 않은 사람은 손이 바깥쪽, 즉 어깨의 아주 바깥쪽으로 가 있을 것이다.

[1] 팔꿈치에 각이 거의 없는 팔
[2] 팔꿈치가 외반되어 각이 나타나있는 팔 (여성에게서 더 자주 볼 수 있다)

해부학적 대립

팔이 굽은 보디빌더가 스트레이트 바를 이용해 이두근을 운동하면 해부학적 대립이 일어난다. 관절은 손을 바깥쪽으로 자연스럽게 가져오려고 하는 반면, 바는 손이 일직선으로 움직이지 못하도록 막는다. 바가 손의 움직임을 방해하기 때문에 관절, 근육, 힘줄에는 손상을 입게 된다. 수축을 시작할 때 팔꿈치가 부딪히는 증상도 나타날 수 있다.

실전에서는 특히 수축 자세에 있을 때 바를 손으로 잡고 있기 어려워진다. 수축 자세를 끊임없이 바로 잡아야 할 것이다. 이러한 현상은 '과회내'인 사람에게 더욱 많이 나타난다.

당신은 과회외와 과회내 중 어디에 해당되는가?

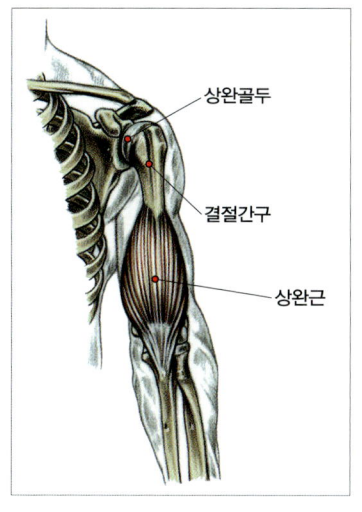

요골의 상부는 나선 형태를 띠고 있다. 이러한 형태 때문에 손을 오버 그립 자세로 놓을 때 요골과 척골이 잘 겹쳐지게 된다.

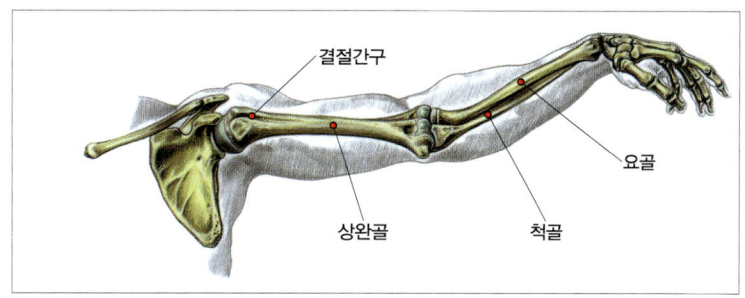

요골의 곡률은 사람마다 다르기 때문에 결과적으로 아주 중요한 차이가 생긴다. 보디빌더를 다음과 같이 두 부류로 구분할 수 있다:

과회외인 사람(하이퍼수피네이터)

요골의 곡률이 크지 않으면 언더 그립 자세에서 엄지손가락을 뒤로 완전히 돌릴 수가 있다. 그러므로 과회외인 사람은 오버 그립 자세에서 엄지손가락을 뒤로 돌리기 어렵다.

과회내인 사람(하이퍼프로네이터)

요골의 곡률이 크면 언더 그립 자세에서 엄지손가락을 뒤로 완전히 돌릴 수가 없다. 그러므로 과회내인 사람은 오버 그립 자세에서 엄지손가락을 뒤로 편하게 돌릴 수 있다.

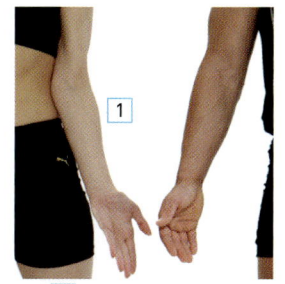

1 하이퍼수피네이터

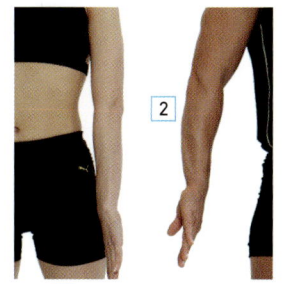

2 하이퍼프로네이터

이러한 차이점은 강도 높은 트레이닝을 할 때 다음과 같은 방식으로 영향을 미친다:

1 과회외인 사람은 컬을 수행할 때 스트레이트 바를 쉽게 사용할 수 있다. 팔이 비교적 곧은(팔꿈치가 외반되지 않은) 경우에는 특히 그렇다. 마찬가지로 언더 그립 자세로 풀업이나 바를 이용한 컬을 수행할 때 내로우 그립을 취하기가 훨씬 수월해진다.

2 과회내인 사람은 손을 충분히 돌릴 수 없기 때문에 컬에서 스트레이트 바를 사용하기가 어렵다. 팔꿈치가 많이 외반된 경우에는 손을 돌리기 더욱 어려워질 것이다. 또한 언더 그립 자세로 풀업이나 컬을 수행할 때 내로우 그립을 취하기도 불편해진다. 이 두 동작의 병리학적 영향을 제한하려면 자신의 체형에 맞는 이지 바나 덤벨을 사용할 필요가 있다. 하지만 과회내인 사람은 스트레이트 바로 리버스 컬을 보다 쉽게 수행할 수 있다.

본인의 체형에 맞는 동작을 수행하자

본인의 해부학적 구조에 맞지 않는 스트레이트 바로 컬을 열심히 수행한다면, 손목, 팔꿈치, 전완, 이두근, 어깨의 통증과 같은 병리적 증상이 생길 수 있다. 이러한 통증은 천천히 퍼져 나가기 때문에 무엇 때문에 통증이 생기는지 정확히 알 수는 없을 것이다. 그래서 스트레이트 바 이외의 다른 것에서 그 원인을 찾기도 한다. 팔이 굽어있거나 과도하게 내전되어 있는데, 고정된 자세로 계속 운동을 진행한다면 통증은 사라지지 않고 지속될 것이다.

한쪽 팔이 다른 쪽 팔에 비해 더 외반되거나 내전된 경우를 자주 볼 수 있다. 이것은 우리의 몸이 대칭을 이루지 않는다는 것을 의미한다. 즉 두 팔이 같은 궤적을 따라 움직이지 않는 것이다. 따라서 바(스트레이트 바나 이지 바)를 가지고 이두근 운동을 하는 것은 병리적 현상을 초래할 위험이 있다 (208~209쪽 참조).

실전에 적용하기

팔이 약간 외반된 보디빌더나 과회내인 사람에게는 스트레이트 바보다는 이지 바가 더 적합하다. 하지만 구부러진 바를 사용한다고 해서 팔을 충분히 자유롭게 움직일 수 있는 것은 아니다. 팔이 아주 많이 굽어있거나 대칭을 이루지 않는 사람은 덤벨이나 케이블을 이용할 때만 팔을 자유롭게 움직일 수 있다. 하지만 풀리의 손잡이는 너무 곧기 때문에 과회내인 사람에게 적합하지 않을 수도 있다. 손이 과도하게 비틀리지 않으려면, 이지 바가 제공하는 각도를 모방하는 방식으로 손잡이를 다는 것도 시도해볼 수 있다. 머신을 이용할 때에도

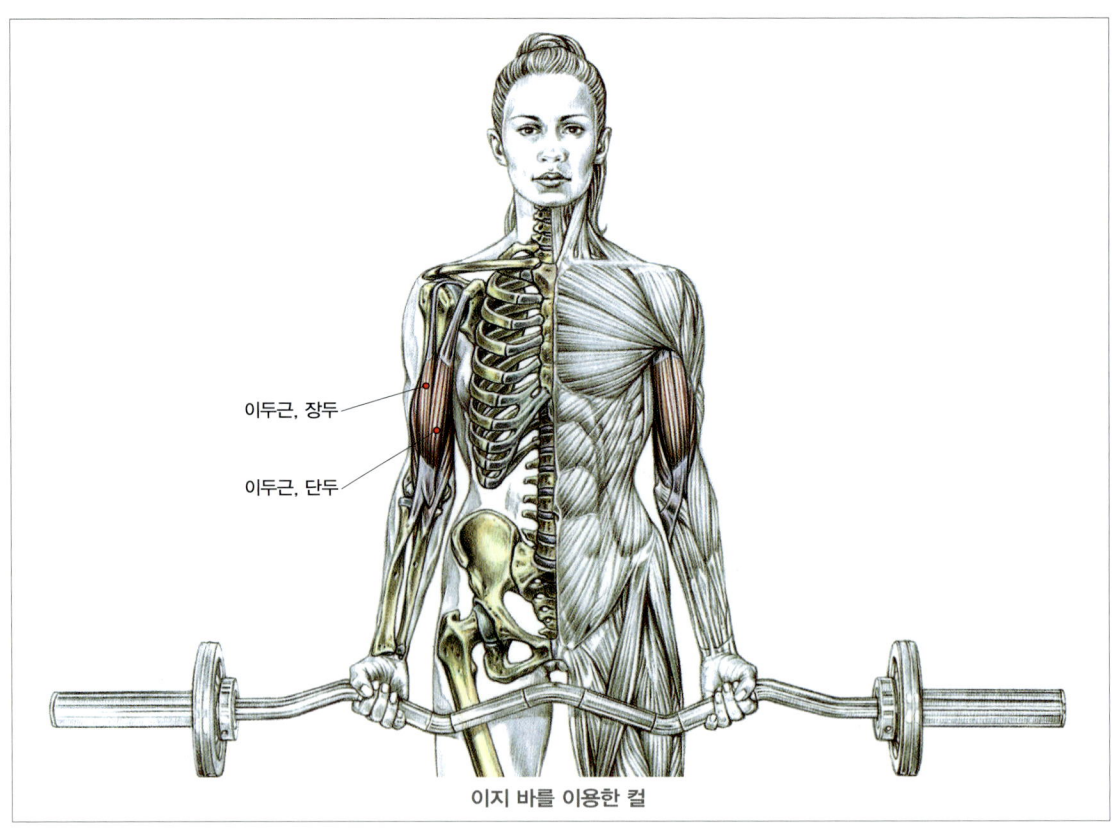

이지 바를 이용한 컬

이런 문제가 나타날 수 있다. 머신에서 팔을 펼 때 우리가 의도하지 않은 방향으로 팔뚝이 움직이는 경우가 있다. 머신이 어색하게 느껴지고, 머신에서 자세를 잘못 잡은 것은 아닌지, 장비를 제대로 사용할 줄 모르는 건 아닌지 의심하게 된다. 실제로 팔꿈치가 많이 외반되어 있는 보디빌더나 과회내인 사람의 팔뚝 궤적에 적합하게 설계된 머신은 거의 없다고 할 수 있다. 따라서 머신을 맹신해서는 안 된다. 잘 고안된 머신은 프리웨이트보다 장점이 더 많지만, 팔이 곧지 않거나 손이 유연하지 않은 경우에 이두근 운동 기구가 더 낫다고 말할 수는 없다.

결론 팔의 곡률과 손목의 유연성을 고려해 동작을 선택하면 체형에 적합하지 않은 많은 동작을 제외할 수 있다. 알맞지 않은 동작들을 빼고 나면 이두근을 단련하는 동작의 선택 폭이 상당히 한정되어 있다는 사실을 알게 될 것이다.

> **NOTE**
> 스트레이트 바는 이두근 동작은 물론 삼두근 단련 동작에서도 많은 문제를 일으킨다.

생체역학적 딜레마: 컬은 이두근을 단련하는 복합운동인가?

학설 이두근을 발달시키려면 이 근육을 단련하는 복합운동을 수행해야 한다. 바를 이용한 컬은 복합운동이기 때문에 이두근을 단련하는 데 가장 적합하다.

현실 근육을 발달시키고 근력을 얻고자 할 때 일반적으로 복합운동이 가장 효과적이다. 그러나 이러한 전략으로 좋은 결과를 얻지 못한다면 노력만 할 게 아니라 다른 방법을 찾아보아야 한다. 사실 일반 컬은 복합운동이 아니라 이두근을 위한 고립운동이기 때문이다.

복합운동은 다음과 같은 세 가지 특징이 있다:

❶ 두 개의 관절을 동원한다. 하지만 컬에서는 팔꿈치 한 관절만 움직인다.
❷ 이두근은 다관절 근육이다. 다시 말해 근육이 두 개의 관절(어깨와 팔꿈치)에 걸쳐 있다. 복합운동을 수행하면 다관절 근육의 한쪽 끝은 수축하고, 동시에 다른 쪽 끝에서는 신장한다. 따라서 동작 수행 시 근육의 길이는 많이 변하지 않는다. 컬을 수행할 때 이두근은 팔꿈치 부분에서 줄어든다. 팔꿈치를 조금 들면 어깨 부분에서도 줄어들 것이다. 이렇게 다관절 근육이 양쪽 끝에서 줄어드는 것은 고립운동이라고 할 수 있다.
❸ 복합운동의 궤적은 거의 직선을 그리는 반면, 고립운동은 (컬의 경우) 원호를 이루며 움직인다.

일반 컬로 좋은 결과를 기대할 수 없다면 어떻게 해야 할까?

일반 컬로 굵은 이두근을 만들 수 있었다면 아무것도 바꿀 필요가 없다! 그렇지만 일반 컬로 좋은 결과를 기대할 수 없다면 그 이유를 찾아내 조정할 수 있다. 일반 컬로는 이두근을 최적으로 운동시키지 못한다. 양관절 근육을 최대한 빨리 발달시키려면 그 근육을 최적의 길이에서 운동시켜야 한다(212쪽 참조).

손을 언더 그립으로 놓고 바를 이용해 로우를 수행할 때 이두근이 어떻게 운동하는지 살펴보자. 바를 상체 쪽으로 당길수록 이두근은 팔꿈치 부분에서 줄어들지만, 어깨 부분에서는 늘어난다. 최적의 길이에 근접한 길이를 유지하면 이두근은 최대한의 가동 범위에서 더 큰 힘을 낼 수 있다.

최적의 길이를 찾아서

일반적인 동작으로 이두근이 반응을 하지 않는다면 이두근을 운동하는 길이에 변화를 주어야 한다. 바를 이용한 컬을 수행할 때처럼 근육이 최적의 길이에서 멀어지도록 하는 것이 아니라, 최적의 길이에 근접하도록 하는 것을 목표로 삼아야 한다. 이두근을 동원하는 방식도 완전히 바꾸어야 한다. 이를 위해서 팔꿈치를 본인 앞이 아니라 뒤로 놓고 동작을 수행해보자. 팔꿈치를 몸 뒤로 놓고 할 수 있는 두 가지 다른 동작이 있다:

거의 평평한 벤치 위에서 하는 컬

인클라인 벤치에서 이두근을 운동하는 보디빌더는 있지만, 플랫 벤치에서 하는 경우는 드물다. 하지만 벤치가 평평하면 팔꿈치를 허공에 둘 수 있어 이두근이 어깨 부분에서 신장된다. 일반적인 이두근 단련 동작에서는 이러한 신장이 전혀 일어나지 않는다.

가장 좋은 방법은 기울기가 조절되는 벤치를 이용해 아주 약간만 기울이고 동작을 수행하는 것이다 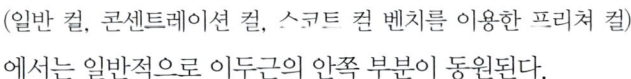. 완전히 평평한 벤치보다 약간 경사진 벤치에서 동작을 수행하기가 더 쉽다. 벤치 끝 쪽으로 최대한 높이 누우면 팔을 완전히 펴더라도 덤벨이 바닥에 닿지 않는다. 팔꿈치를 몸 뒤로 두면 극심한 신장이 일어나기 때문에 긴 세트로 가볍게 운동을 시작해야 근섬유를 적응시킬 수 있다. 매일같이 아주 무겁게 동작을 수행하면 삼각근 부분에 있는 이두근 장두의 힘줄에 염증이 생겨 어깨에 통증이 나타날지도 모른다. 이두근이 완전히 다른 방식으로 동원되는 것 말고도, 장두가 더욱 심하게 번즈되는 것을 느낄 것이다. 장두는 이두근의 바깥쪽에 있기 때문에 시각적으로 아주 중요한 부분이다. 팔꿈치를 상체 앞으로 두고 하는 동작(일반 컬, 콘센트레이션 컬, 스코트 컬 벤치를 이용한 프리쳐 컬)에서는 일반적으로 이두근의 안쪽 부분이 동원된다.

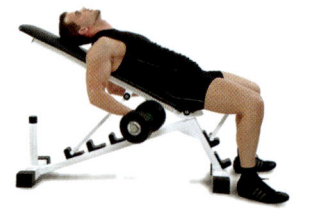

⚠️ **주의 !**
어깨 앞부분에 통증을 느낀다면 이 응용 동작을 해서는 안 된다.

케이블 스트레치 컬

보통 케이블 풀리를 사용할 때에는 기구를 마주보고 동작을 수행한다. 그와는 반대로 풀리 쪽으로 등을 돌리고 서서, 특히 유니래터럴 방식으로 동작을 수행하면 이두근이 자동으로 더욱 신장될 것이다 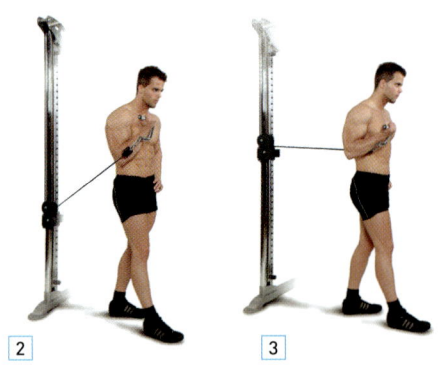. 높이 조절이 가능한 풀리를 중간 높이로 설치하면 이두근을 훨씬 더 신장시킬 수 있다. 동작에 익숙해지려면 로우 풀리로 시작해서 각각의 세트를 진행할 때마다 높이를 올려보자. 풀리가 머리 높이에 있을 때 신장이 가장 극심하게 일어날 것이다.

EX 이두근을 단련하는 운동

EX 01 주로 이두근을 목표로 하는 동작

언더 그립 컬 Under Grip Curl

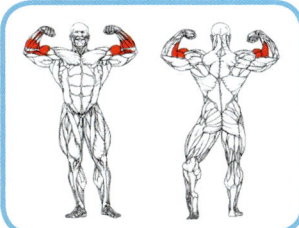

특징 이 동작의 목표는 특히 이두근을 단련하는 것이지만, 상완근과 상완요골근도 어느 정도 단련할 수 있다. 이 동작은 고립운동에 해당한다. 굵은 이두근 만들기가 첫 번째 목표라면 유니래터럴 방식으로 운동하는 것이 좋다.

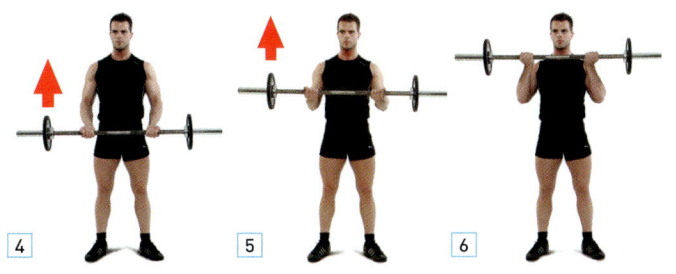

방법

1 바를 이용해서: 언더 그립으로 바(스트레이트 바, 이지 바, 케이블 풀리나 머신의 손잡이)를 잡아보자 4 . 이두근의 힘으로 팔을 접으면서 5 바를 가능한 한 높이 들어 올린다 6 . 전완을 이두근에 최대한 힘주어 밀착시킨 채로 1초간 수축 자세를 유지해보자. 그다음 처음 위치로 천천히 내려놓는다. 이때 신장 자세로 팔을 너무 펴지 않도록 한다.

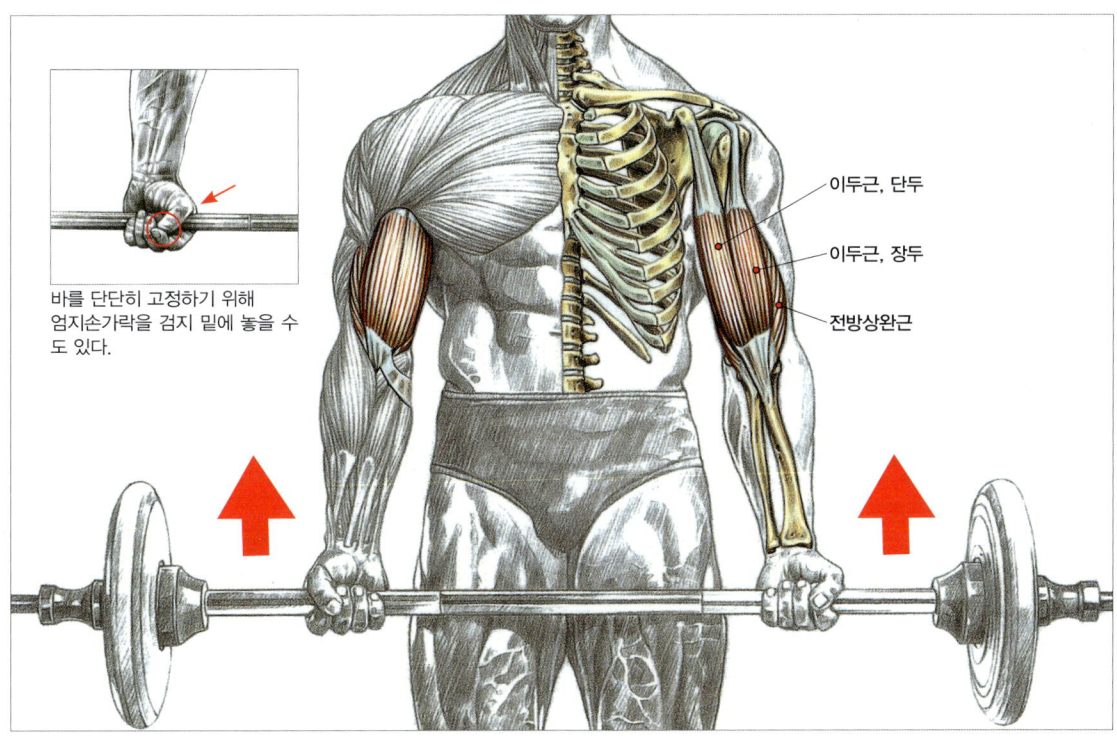

바를 단단히 고정하기 위해 엄지손가락을 검지 밑에 놓을 수도 있다.

이두근, 단두
이두근, 장두
전방상완근

213

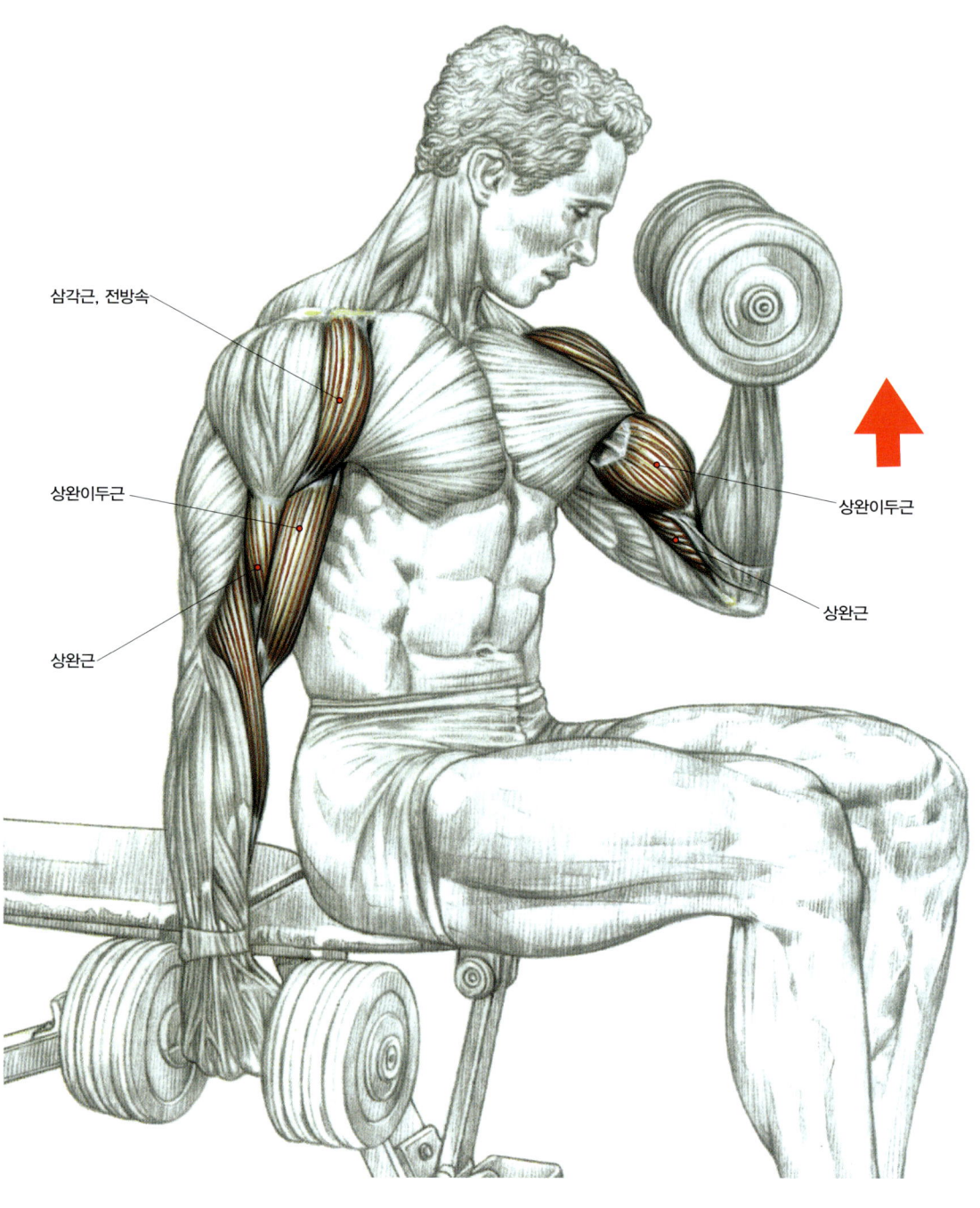

앉아서 하는 응용 동작

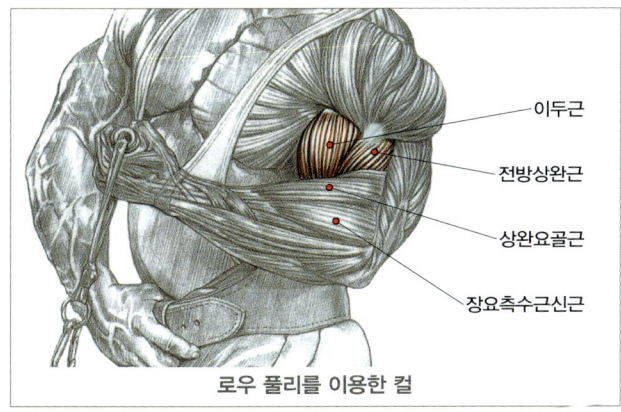

로우 풀리를 이용한 컬

❷ 덤벨을 이용해서: 손을 중립 자세로 놓고 덤벨을 잡아보자. 손목을 회전시켜 엄지손가락이 밖을 향하게 하면서 이두근의 힘으로 팔을 접는다. 덤벨을 가능한 한 높이 올려보자. 이때 팔꿈치를 가볍게 들어주면 덤벨을 최대한 높이 끌어올릴 수 있다. 그렇다고 팔꿈치를 과도하게 움직여서는 안 된다. 1초간 수축 자세를 유지한 다음, 처음 위치에 천천히 내려놓는다.

응용 동작

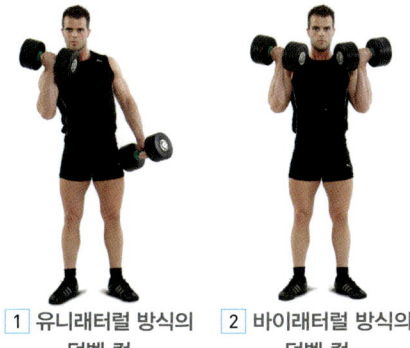

❶ 덤벨을 이용한 컬은 앉거나 서서 수행할 수 있다. 앉은 자세로 운동을 시작하면 동작을 아주 엄격하게 수행할 수가 있다. 실패 지점에 도달하면 일어서서 치팅을 약간 사용해 동작을 수행하면 추가로 리피티션을 몇 회 더 할 수 있다.

❷ 덤벨 1 2 이나 머신 또는 풀리 3 4 를 이용하면 한 번에 한쪽 팔만 운동할지 양팔을 동시에 운동할지 선택할 수 있다. 유니래터럴 방식을 이용하면 가장 큰 힘을 낼 수 있을 것이다.

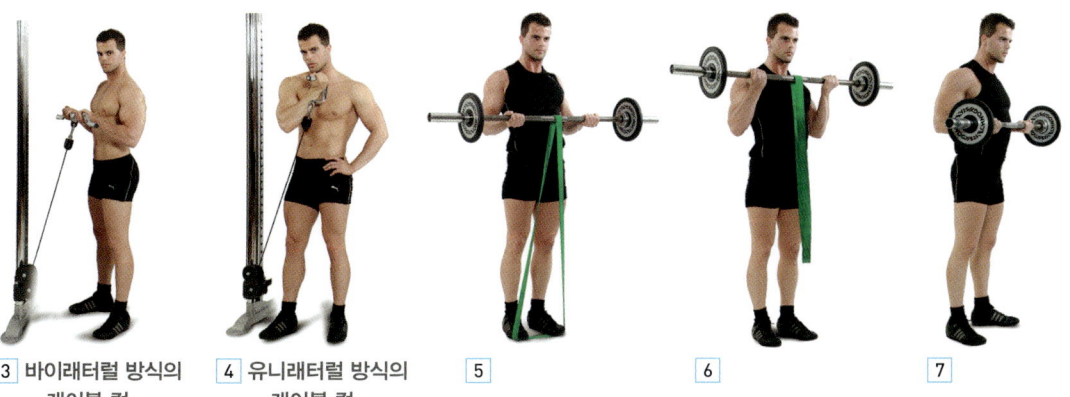

❸ 일반 중량과 탄력밴드를 함께 사용해보자 5 . 실패 지점에 이르면 탄력밴드를 빼고 추가로 리피티션을 몇 회 더 해보자 6 .

❹ 바를 이용한 드래그 컬: 이 동작의 원칙은 바가 올라감에 따라 팔꿈치를 점점 뒤로 빼는 것이다. 그러면 바가 계속해서 상체를 스치며 지나갈 수 있다 7 . 이 응용 동작의 장점은 이두근 아랫부분이 수축됨과 동시에 윗부분도 가볍게 신장된다는 것이다. 따라서 복합운동에 가깝다고 할 수 있다. 팔뚝이 길어 컬을 수행하는 데 어려움을 겪는 보디빌더에게 적합한 동작이다. 드래그 컬에서 팔꿈치를 뒤로 빼면 이러한 장애 요인을 제거할 수 있기 때문이다.

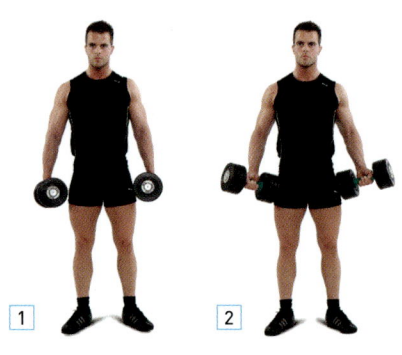

⚠ 주의!

리피티션마다 손목에 회전을 줄 수도 있고 1 손을 언더 그립 자세로 유지할 수도 있다 2. 본인에게 가장 자연스러운 자세를 선택해보자. 언더 그립 자세를 유지하기로 결정했다면 절대로 팔을 끝까지 펴서는 안 된다. 무거운 중량으로 운동을 할 때는 더더욱 그렇다. 팔을 끝까지 뻗으면 이두근에 열상을 입을 수도 있기 때문이다. 신장 자세에서 손을 뉴트럴 그립으로 두면 문제가 되지 않는다.

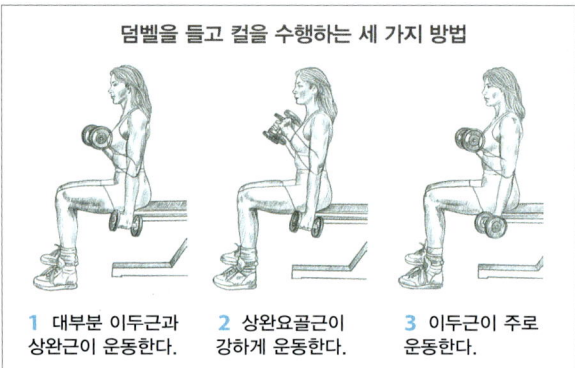

덤벨을 들고 컬을 수행하는 세 가지 방법
1 대부분 이두근과 상완근이 운동한다.
2 상완요골근이 강하게 운동한다.
3 이두근이 주로 운동한다.

장점 이두근을 분리해서 운동하기에 좋은 방식이다. 덤벨을 이용하면 손목을 자유롭게 움직일 수가 있어 스트레이트 바나 기구를 사용할 때 생기는 부상을 피할 수 있다.

단점 이 동작은 길이-장력 관계를 활용할 수가 없다. 다른 동작들에 비해서 이 동작을 수행할 때 치팅을 하고 싶은 유혹이 많이 생길 것이다. 치팅을 이용해 동작을 수행하면 이두근을 잘 단련시킬 수가 없고 오히려 역효과를 초래할 수 있다. 치팅으로 반복 수행하는 것보다는 강제 리피티션을 수행하는 것이 덜 위험하다 3.

위험성 중량을 더 올리거나, 추가로 몇 회 더 반복하기 위해 상체를 앞뒤로 흔들면서 치팅을 하면 등에 부상을 당할 위험이 있다. 스트레이트 바는 위험하므로 너무 많이 사용해서는 안 된다.

> **TIP**
> 세트와 세트 사이에 반대쪽 손으로 양쪽 이두근을 흔들며 장력을 풀어보자. 근육이 이완되어 회복이 빨라질 것이다.

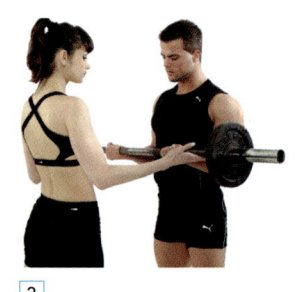

인클라인 컬 Incline Curl

특징 이 고립운동은 팔을 신장시켜 특히 이두근 바깥쪽을 단련시킨다. 유니래터럴 방식으로 컬을 수행할 수 있다.

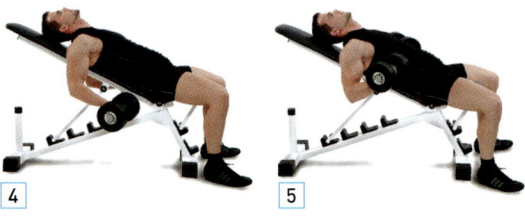

방법 덤벨을 손에 쥐고 최대한 수평이 되게 인클라인 벤치 위에 누워보자 4. 이두근의 힘으로 팔뚝을 팔 쪽으로 가져온다 5. 팔꿈치를 아주 약간 든 다음에 다시 내려보자.

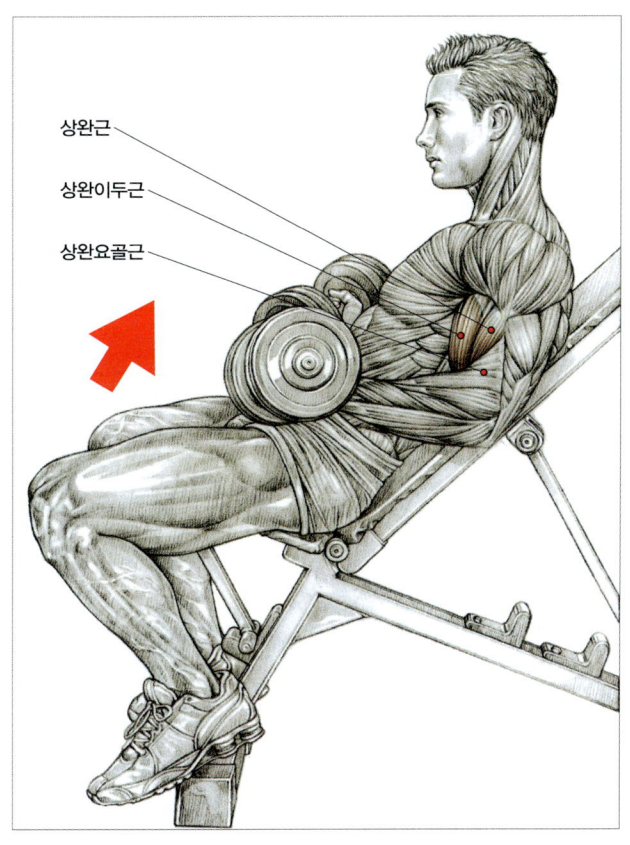

상완근
상완이두근
상완요골근

관찰 포인트 초반에는 벤치 위에서 자세를 잡거나 덤벨을 내려놓기가 까다로울 수도 있다. 부상을 입지 않으려면 언더 그립 자세에서 팔을 절대 펴서는 안 된다.

이 동작으로 이두근을 신장시키면 특이하게도 번즈가 빨리 일어난다. 이러한 특성을 활용하기 위해 리피티션을 최소 12회 수행해보자. 일단 번즈되기 시작하면 최대한 오랫동안 지속되도록 해보자.

응용 동작

1️⃣ 리피티션마다 손목에 회전을 줄 수도 있고 손을 언더 그립 자세로 유지할 수도 있다.
2️⃣ 해머 그립으로 동작을 실시해보자 6.
3️⃣ 덤벨 두 개를 동시에 올리거나 한 개씩 번갈아가며 올려보자.
4️⃣ 유니래터럴 방식으로 한 번에 한 팔만 운동한다. 이 경우, 놀고 있는 손으로 벤치를 붙잡고 균형을 잘 잡아야 한다.

장점 이 동작을 수행하면 아주 특이하게도 어깨 부분이 신장된다. 이두근 아랫부분은 수축되고 윗부분은 신장되기 때문에 다른 형태의 컬보다 길이-장력 관계의 장점을 잘 활용할 수 있다. 따라서 동작의 효과도 커진다.

단점 평소와는 다른 신장이 일어난다는 것은 곧 부상의 위험도 높아진다는 말이다. 결절간구가 좁아 힘줄이 고랑에서 움직일 수 있으므로 너무 평평한 벤치를 사용해서는 안 된다(205쪽 참조).

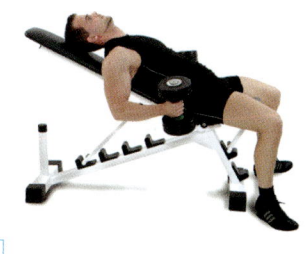

6

위험성 다른 컬을 수행할 때보다도, 손이 언더 그립 자세에 있을 때 신장 상태로 팔을 완전히 펴서는 절대 안 된다. 어깨를 과도하게 신장시키지 않으려면 동작을 엄격하게 수행해야 한다.

NOTE
이두근 세트 마지막에 근육이 웜업되어 있고 이미 피로해졌을 때 이 동작을 도입해보자. 동작이 익숙해질 때까지는 이 동작으로 이두근 운동을 시작해서는 안 된다.

클로즈 그립 풀업 Close-Grip Pull-Up

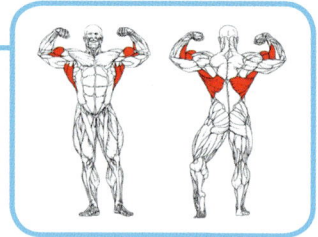

특징 이 동작은 이두근뿐만 아니라 등 근육도 단련시킨다. 이두근 단련을 위해 가장 일반적으로 사용하는 유일한 복합운동이다. 유니래터럴 방식으로 운동하기는 거의 불가능하지만, 하이 풀리를 사용하면 가능하다.

방법 손을 언더 그립으로(새끼손가락이 서로 마주보도록) 놓고 바를 잡는다. 양손의 간격은 쇄골의 너비 정도로 벌려야 한다. 양손을 벌렸을 때 손목에 경련이 일어나지 않으면 간격을 더 좁혀서 잡을 수도 있다 1. 양손의 간격이 좁을수록 이두근이 더 많이 운동된다. 이두근의 힘으로 몸을 들어 올려보자 2. 바에 닿을 필요까지는 없다. 이두근이 팔뚝에 붙으면 동작이 정점에 이르게 된다. 1초간 자세를 유지한 다음, 천천히 몸을 내려놓는다.

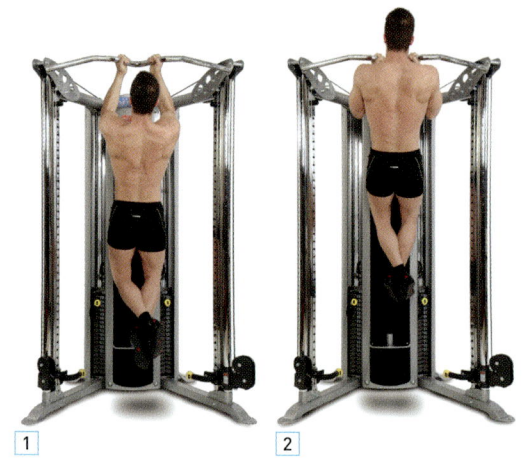

관찰 포인트 등을 단련하기 위해 이 동작을 수행할 때는 이두근을 될 수 있는 한 적게 운동하려고 해야 하지만, 이 동작에서는 이두근을 가능한 한 많이 동원하는 것이 목표이다. 반면 등을 많이 수축할 필요는 없다. 이를 위해 몸을 뒤로 가볍게 흔들면서 바에 목을 최대한 가까이 가져오도록 해보자.

응용 동작

1 상완요골근을 운동시키려면 오버 그립(엄지손가락이 서로 마주보도록)을 취해볼 수도 있다.

2 패러럴 그립(엄지손가락이 머리를 향하도록)을 취하면 상완근을 더욱 단련할 수가 있다.

3 하이 풀리에서 동작을 실시하면 몸의 중량을 들어 올릴 필요가 없다.

장점 풀업은 이두근을 단련하기 위해 가장 일반적으로 수행하는 유일한 복합운동이다. 이두근이 팔꿈치 부분에서 수축하는 동안, 동시에 어깨 부분에서는 신장된다. 풀업은 길이-장력 관계를 완

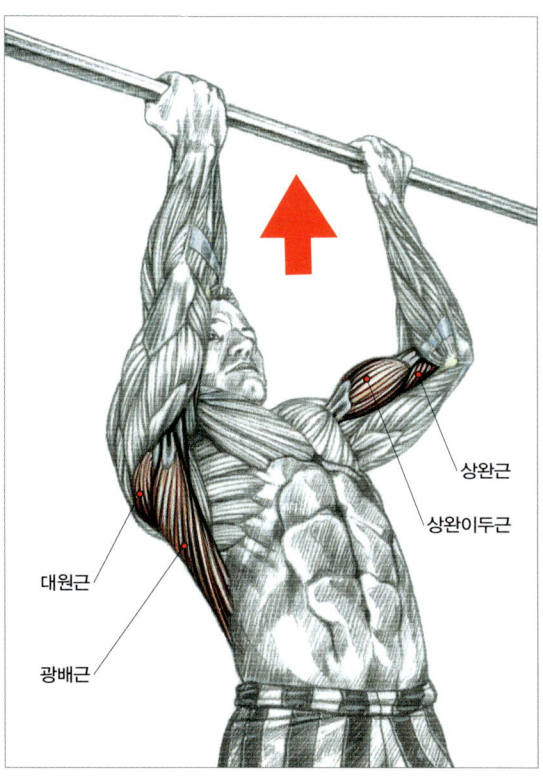

218

벽하게 활용하기 때문에 팔을 빨리 단련하기에 더 없이 좋은 동작이다.

단점 스트레이트 풀업 바가 모든 보디빌더에게 적합한 것은 아니다. 특히 팔꿈치가 외반되어 있는 사람이나 과회내인 사람에게는 잘 맞지 않다. 다행히 구부러진 풀업 바가 시중에 점점 더 많아지고 있다.

위험성 컬 운동이 모두 그렇듯이, 어깨 인대가 취약한 상태가 되지 않으려면 절대로 팔을 완전히 펴서는 안 된다(205쪽 참조).

EX 02 이두근 – 상완근 혼합 동작

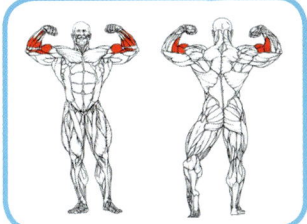

프리쳐 벤치를 이용한 **프리쳐 컬** Preacher Curl

특징 이 고립운동은 일반 컬에 비해 상완근을 좀 더 단련할 수 있지만, 이두근을 많이 단련하지는 못한다. 보통 유니래터럴 방식으로 수행한다.

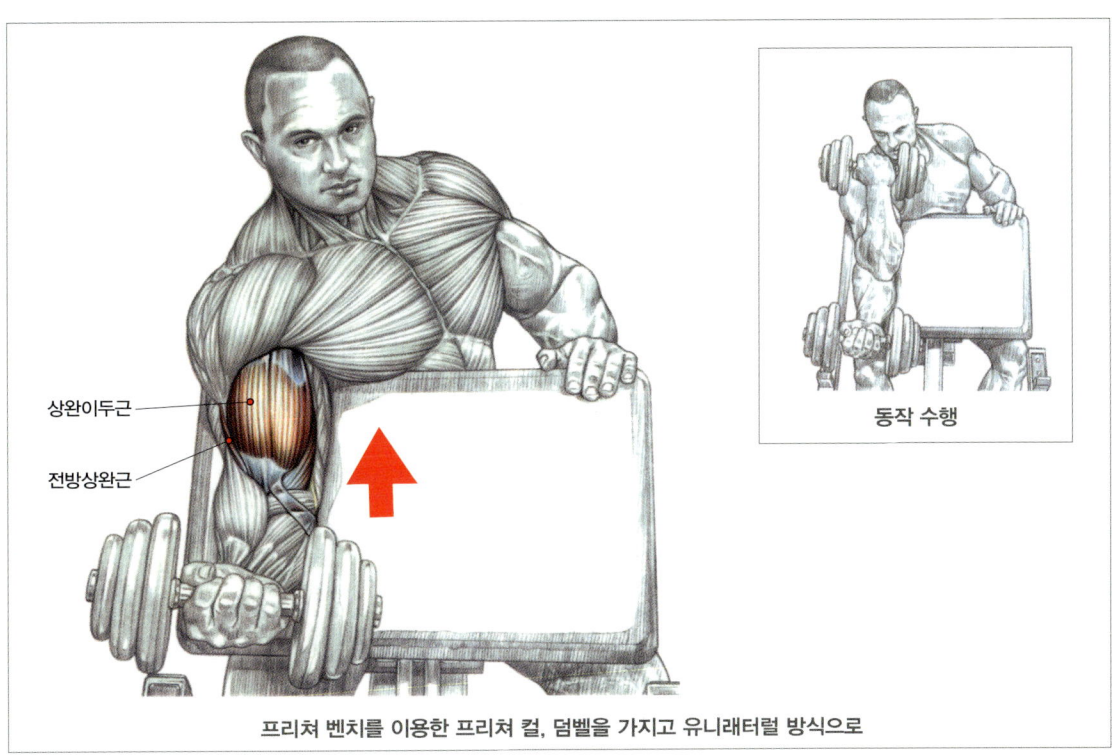

프리쳐 벤치를 이용한 프리쳐 컬, 덤벨을 가지고 유니래터럴 방식으로

방법 프리쳐 벤치에 앉아서 바나 덤벨을 잡는다. 손을 언더 그립으로(엄지손가락이 밖을 향하도록) 놓고 팔을 받침대 위에 올린다. 이두근의 힘으로 중량을 올려보자. 1초간 수축 자세를 유지한 다음, 처음 위치로 천천히 내려놓는다.

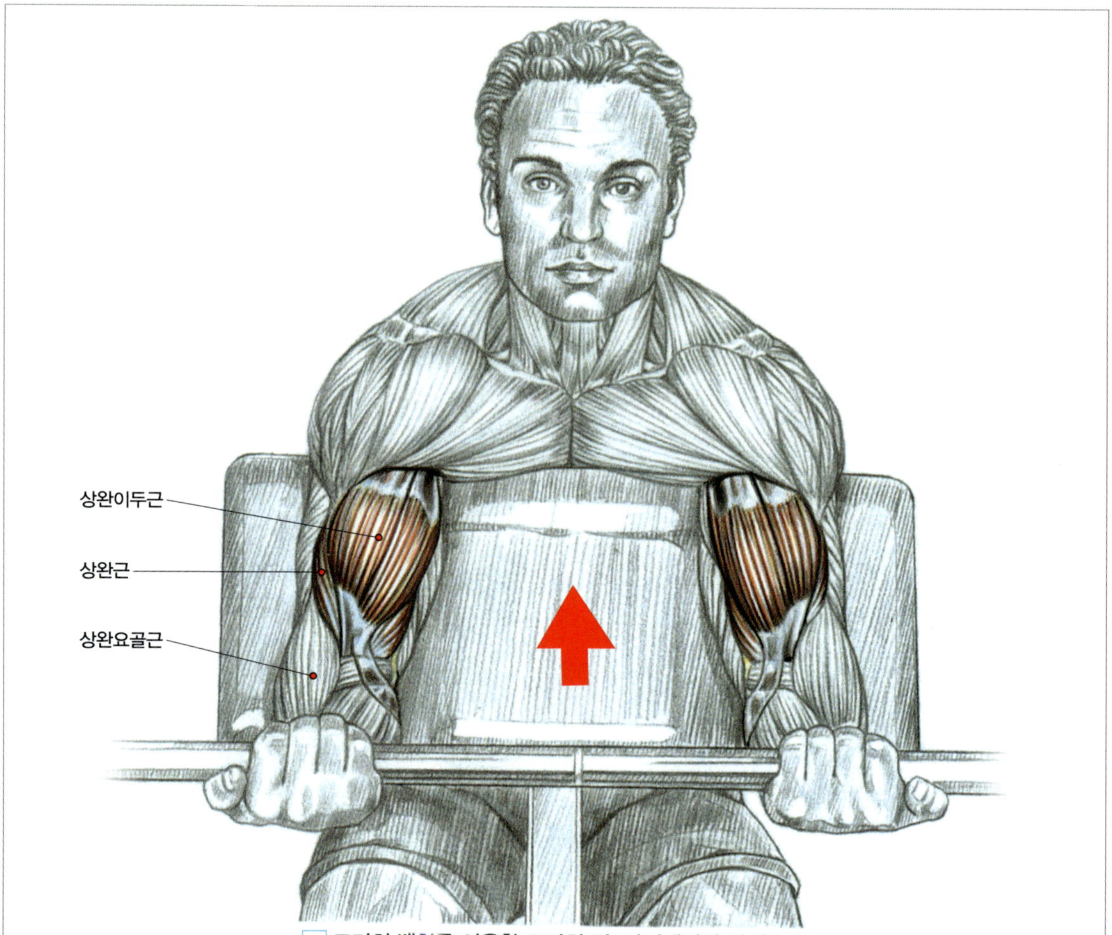

상완이두근
상완근
상완요골근

1 프리쳐 벤치를 이용한 프리쳐 컬, 바이래터럴 방식으로

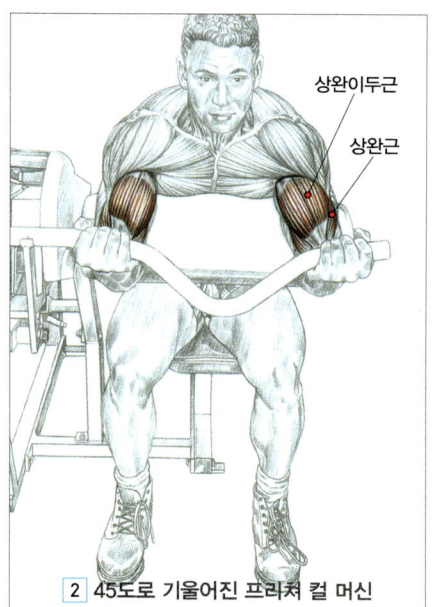

상완이두근
상완근

2 45도로 기울어진 프리쳐 컬 머신

관찰 포인트 | 잘 고안된 프리쳐 벤치는 둥글고 바닥과 수직을 이루어야 하지만 1, 헬스장에 있는 대부분의 벤치는 그렇지 않다. 45도로 기울어진 인클라인 벤치 2 는 이두근에 위험할 뿐만 아니라 다음과 같은 역효과가 생길 수도 있다:

▶ 신장이 아주 위험하게 일어난다.
▶ 동작이 너무 격렬하게 시작된다.
▶ 마무리 동작에서는 저항이 부족하다.

바닥과 수직을 이루는 받침대를 사용하면 이러한 불편함이 사라진다.

응용 동작

45도로 기울어진 인클라인 벤치를 로우 풀리에서 사용할 수 있다. 케이블이나 기구가 특별한 저항을 제공하기 때문에 위와 같은 단점이 없어진다. 풀리에서는 수직 벤치가 적합하지 않다.

장점 팔꿈치가 상체 앞으로 나가 있으면 일반 컬보다 이두근 단두와 상완근이 더 잘 동원된다.

단점 엉터리로 고안된 벤치가 많아서 제대로 된 프리쳐 컬 벤치는 찾기 힘들다.

위험성 45도로 기울어진 벤치에서 프리쳐 컬을 실시하고자 한다면 팔을 절대 완전히 펴서는 안 된다. 신장 자세가 되지 않도록 계속해서 장력을 유지해보자. 신장된 자세를 취하면 이두근의 힘줄이 손상되고 팔뚝에 통증이 발생할 위험이 있다.

> **NOTE**
> 벤치가 없는 경우, 체조용 안마를 사용하면 이 컬을 완벽하게 수행할 수 있다. 초창기의 보디빌더들은 프리쳐 컬을 하기 위해 실제로 안마를 사용했다. 좋은 벤치는 안마의 경사와 곡률을 재현한 것에 불과하다.

콘센트레이션 컬 Concentration Curl

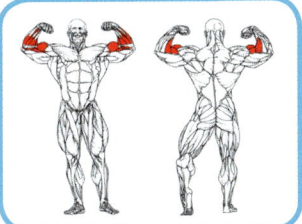

특징 이 고립운동은 일반 컬에 비해 상완근을 좀 더 단련할 수 있지만, 이두근을 많이 단련하지는 못한다. 동작은 반드시 유니래터럴 방식으로 수행한다.

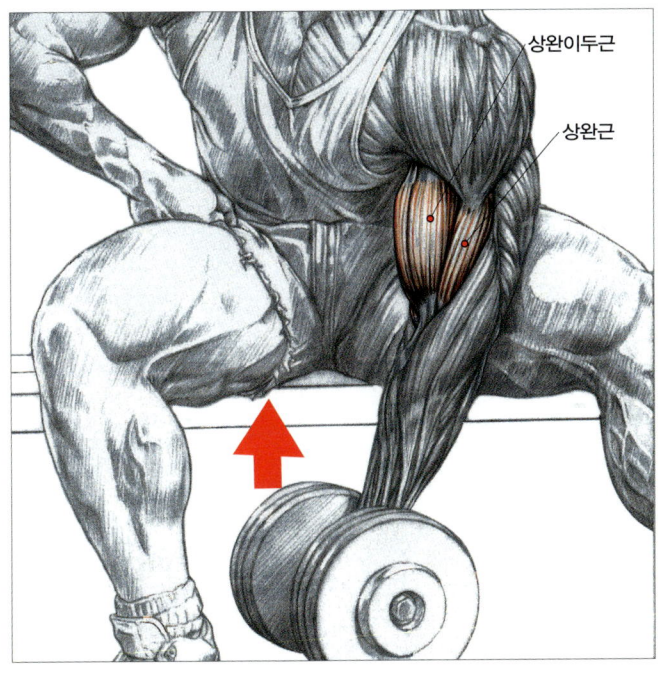

상완이두근
상완근

방법 손을 언더 그립으로(엄지손가락이 밖을 향하도록) 놓고, 앉아서 한 손으로 덤벨을 잡는다. 삼두근을 넓적다리 안쪽에 붙여보자 ③. 이두근의 힘을 이용해 팔을 접는다. 팔꿈치를 들지 말고 덤벨을 가능한 한 높이 올려보자 ④. 1초간 수축 자세를 유지한 다음, 처음 위치로 천천히 내려놓는다.

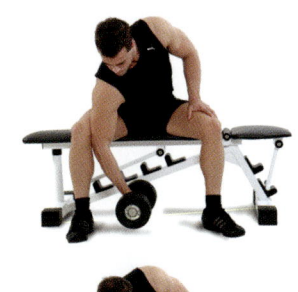
③

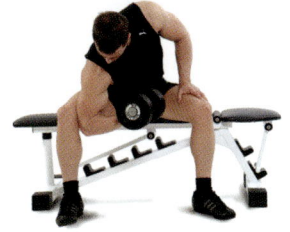
④

관찰 포인트 이 동작은 이두근의 단두와 상완근을 동원함으로써 이두근의 가장 꼭대기(봉우리) 부분을 운동시켜주기 때문에 이두근을 보다 둥근 형태로 만들 수 있다.

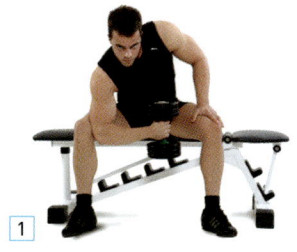

응용 동작

▶ 언더 그립이나

▶ 해머 그립(엄지손가락이 위를 향하는) 1 중에 선택할 수가 있다. 해머 그립을 취하면 상완근의 운동이 더욱 강조된다.

장점 콘센트레이션 컬은 일반 컬에 비해 상완근을 좀 더 동원하기 때문에 이두근에 비해 상완근이 균형 있게 발달할 수 있도록 도와준다.

단점 이 동작은 우람한 근육을 만드는 데 가장 좋은 방법은 아니다. 하지만 동작을 수행하기가 비교적 쉽기 때문에 아주 인기 있는 동작이다. 유니래터럴 방식으로 동작을 수행하므로 시간이 낭비될 수 있다.

위험성 팔을 넓적다리에 기대기 위해서 몸을 아주 밑으로 내리면 등이 구부러져 위험한 상태가 된다. 등을 보호하기 위해서는 놀고 있는 손으로 넓적다리 위를 받치고 척추의 압력을 덜어보자.

> **NOTE**
> 콘센트레이션 컬로(언더 그립이나 뉴트럴 그립으로) 세트를 시작해보자. 실패하면 일반 컬로 넘어가서 리피티션을 추가로 몇 회 더 해보자.

EX 03 주로 상완근을 목표로 하는 동작

해머 컬 Hammer Curl

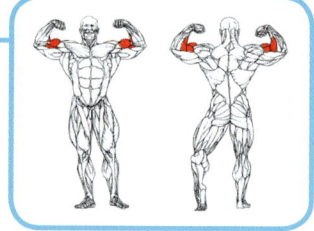

특징 이 고립운동의 목표는 주로 상완근과 상완요골근을 단련하는 것이다. 오버 그립으로 하는 리버스 컬 동작에 비해 이두근을 잘 운동시키지는 못한다. 유니래터럴 방식으로 운동할 수 있다.

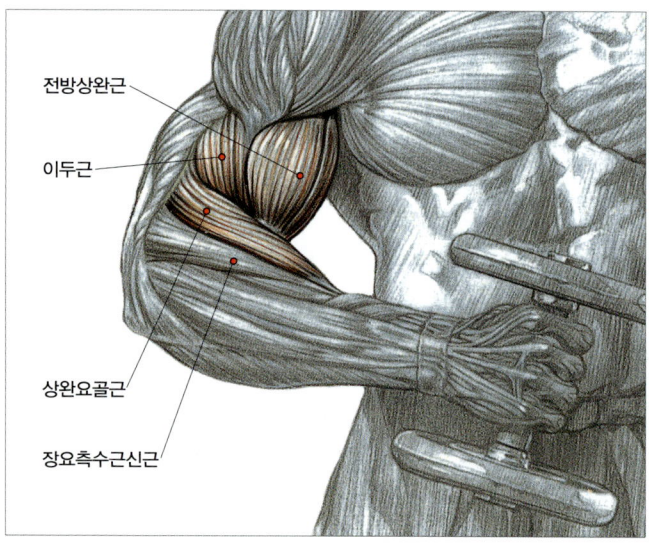

전방상완근
이두근
상완요골근
장요측수근신근

> **NOTE**
> 이 동작의 효과는 상완근의 사이즈에 따라 달리 나타난다. 상완근과 이두근의 사이즈가 동일하다면 이 동작의 효과는 전혀 없다. 이두근에 비해 상완근이 덜 발달되어 있다면 해머 컬이 효과를 발휘하게 된다. 팔뚝이 어느 정도 발달할 때까지 일반 컬 대신 해머 컬을 수행해 볼 수 있을 것이다.

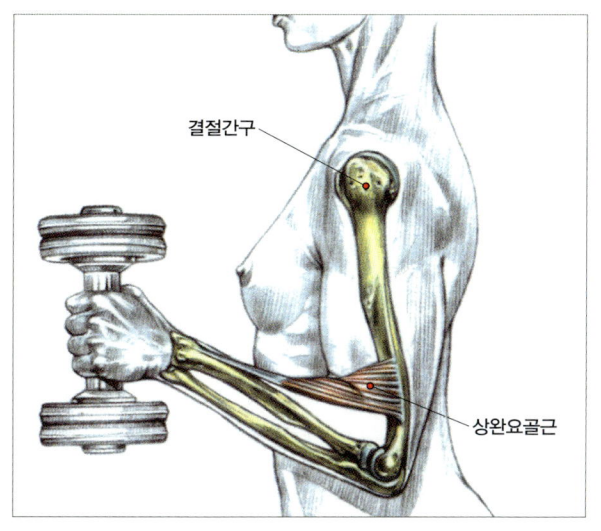

결절간구
상완요골근

방법 손을 뉴트럴 그립(엄지손가락이 위를 향하게 잡는다. 망치를 잡는 모습이라고 하여 해머 그립이라고 불린다)으로 잡고 덤벨을 한 손으로 잡는다. 엄지손가락은 항상 위를 향한 상태에서 팔을 접으며, 덤벨을 가능한 한 높이 올려보자. 팔꿈치를 약간 뒤로 빼면 덤벨을 최대한 높이 끌어 올릴 수 있다. 이때 팔꿈치가 과도하게 움직이지 않도록 주의해야 한다. 1초간 수축 자세를 유지한 다음, 처음 위치로 천천히 내려놓는다. 뉴트럴 그립에서는 팔을 펴도 문제될 것은 없다.

관찰 포인트 팔은 언더 그립보다 뉴트럴 그립에 있을 때 더 큰 힘을 낸다. 따라서 일반 컬보다 해머 컬에서 중량을 좀 더 올리는 것이 가능해진다. 이때 지나치게 중량을 올림으로써 동작 가동 범위가 너무 줄어들지 않도록 주의해야 한다.

응용 동작

1 이 동작은 앉거나 서서 실시할 수 있다. 앉은 자세로 운동을 시도해보고, 실패할 경우에 일어서서 치팅을 약간 사용하면 추가로 리피티션을 몇 회 더 할 수가 있다.
2 덤벨 두 개를 동시에 드는 방법 2 과 한 팔씩 번갈아가며 들어 올리는 방법 중에 선택할 수 있다. 한 팔씩 덤벨을 교대로 들어주는 방식을 사용하면 더욱 큰 힘을 낼 수 있다. 원판을 이용해서 운동할 수도 있다 3 .
3 풀리에서 케이블을 이용해 유니래터럴 방식 4 이나 바이래터럴 방식 5 으로 해머 컬을 수행할 수 있다.
4 앉거나 6 프리쳐 벤치에서 7 콘센트레이션 컬을 수행하면 상완근 운동이 이중으로 촉진된다.

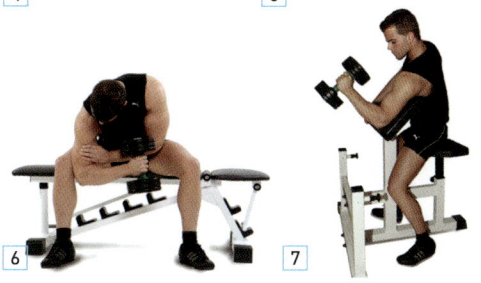

장점 해머 컬로 팔뚝을 단련시켜 놓으면 몸만들기 과정에서 빈번히 찾아오는 통증을 예방하는 데 도움이 된다. 유니래터럴 방식으로 수행하는 컬 동작이 모두 그렇듯이, 운동하지 않는 손을 이용해 강제 반복해서 수행할 수도 있을 것이다.

단점 일반 컬과 등 운동을 통해서도 상완근을 단련시킬 수 있기 때문에 몸만들기 프로그램에서 해머 컬이 꼭 필요한 것은 아니다.

위험성 아주 무거운 중량으로 운동을 시도하는 경우 등과 손목에 무리가 가지 않도록 조심할 것.

상완근 컬 Brachialis Curl

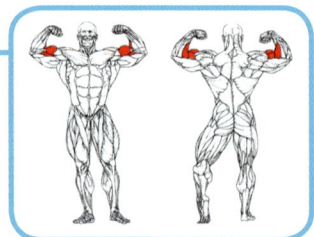

특징 이 고립운동의 목표는 특히 상완근을 단련하는 것이다. 어떤 응용 동작에서는 반드시 유니래터럴 방식을 사용해야 한다. 특히 부족한 상완근을 보완하는 것이 목표라면 유니래터럴 방식이 가장 좋다.

> **NOTE**
> 팔꿈치를 머리 높이로 둔 상태로 팔뚝의 굴근을 단련시키는 상완근 운동 기구가 있다. 이러한 기구들이 현재 유행하고 있지만, 아직까지는 드문 것이 사실이다. 이 기구는 일반 이두근 운동 기구와 같은 단점을 가지고 있다. 팔꿈치가 외반된 보디빌더나 과회내인 사람의 경우, 의도하지 않은 방향으로 팔뚝이 움직인다.

관찰 포인트 팔꿈치를 머리 위에 두면 이두근보다 상완근의 분리가 잘 이루어진다. 이두근은 양 관절 근육이기 때문에 팔꿈치를 많이 들수록 근육이 매우 유연해져 동작에 효과적으로 개입할 수가 없다.

로우 풀리를 이용한 상완근 컬

몸이 풀리와 연장선상에 있도록 매트 위에 오른쪽 옆으로 누워보자. 이때 머리는 기구를 향하도록 한다. 그다음 오른팔을 풀리 방향으로 펴보자. 그렇다고 몸의 연장선상으로 너무 쭉 뻗으면 어깨에 무리를 줄 수 있으니 조심해야 한다. 그리고 풀리의 손잡이를 잡아보자 1. 팔을 구부려 손을 목 부근으로 가져온다 2. 1초간 수축 자세를 유지한 다음, 처음 위치로 천천히 돌아온다.

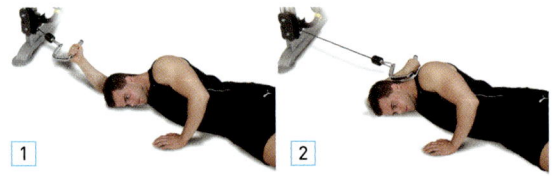

하이 풀리를 이용한 상완근 컬

기구를 자신의 오른쪽에 두고 선다. 본인의 키에 따라 서거나 무릎을 꿇을 수도 있다. 그다음 팔을 머리 위로 뻗어 하이 풀리의 손잡이를 잡아보자 3. 그리고 팔을 구부려 손을 목 부근으로 가져온다 4. 1초간 수축 자세를 유지한 다음, 처음 위치로 천천히 들어 올린다.

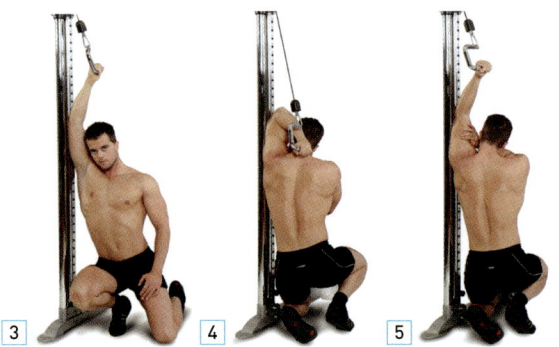

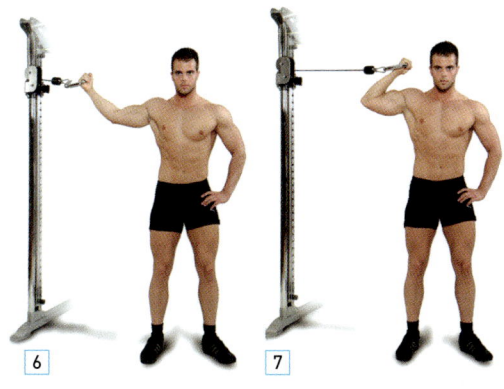

> **TIP**
> 손가락 끝으로 오른쪽 상완근을 가볍게 만지면 수축을 더 잘 느낄 수 있을 것이다 5.

응용 동작

이 동작은 서서 하거나 6 7, 케이블 크로스오버 머신에서 팔을 열십자로 놓고 8 실시할 수도 있다. 팔꿈치가 중간 높이에 있기 때문에 이두근과 상완근에 운동이 분산된다. 상완근을 동원하기 힘들어 하는 보디빌더에게는 이 자세가 만족스럽지 못할 것이다.

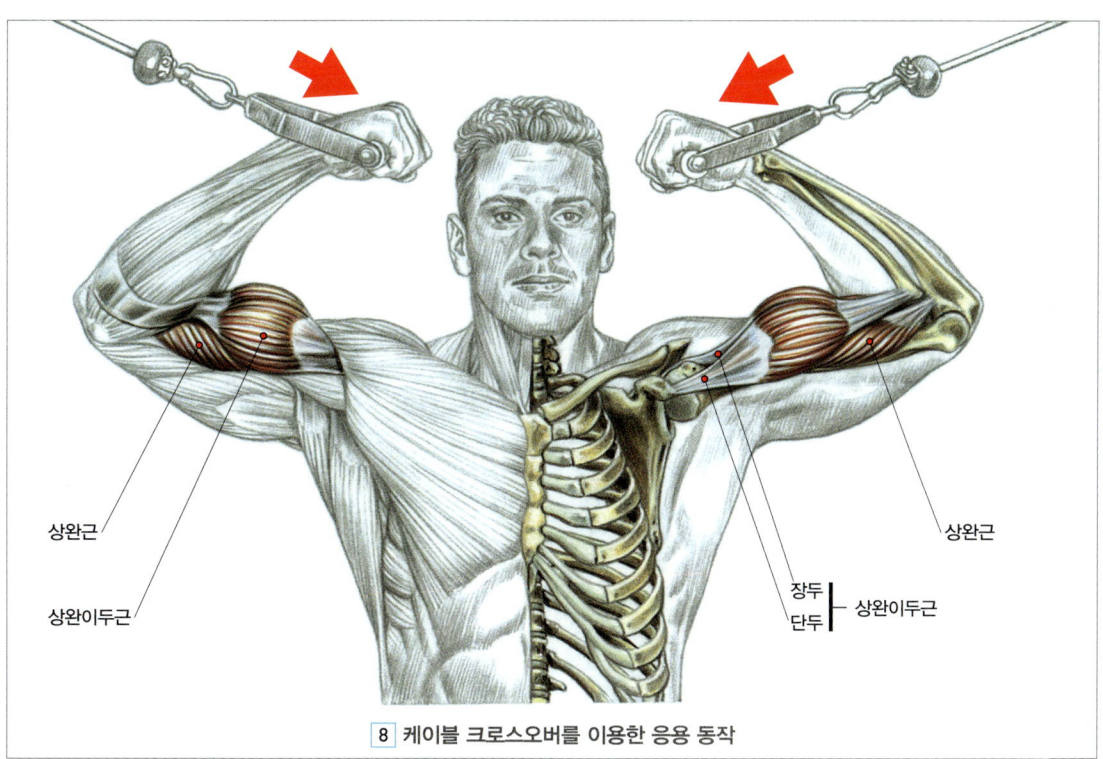

8 케이블 크로스오버를 이용한 응용 동작

장점 이두근이 좀 더 운동하게 된다. 또한 상완근이 상완골 위로 미끄러지듯 움직이는 것(상완근이 강력하게 수축한다는 신호)을 완벽하게 느낄 수 있다.

단점 일반 컬과 등 운동을 통해서도 상완근을 단련시킬 수 있기 때문에 몸만들기 프로그램에서 상완근 컬이 꼭 필요한 것은 아니다.

위험성 동작을 시작하거나 몇 센티미터 더 수축하기 위해 어깨를 사용하지 않도록 주의해야 한다. 왜냐하면 팔이 머리 위에 있으면 어깨가 약한 상태가 되기 때문이다.

EX 04 이두근 스트레칭 동작

이두근 스트레칭

이두근을 충분히 신장하기 위해 90도 벤치의 등받이나 의자의 등받이에 손을 올려놓고, 등을 벤치 쪽으로 아주 천천히 돌려보자 1. 이두근을 구성하는 단두와 장두를 충분히 신장하려면 손목을 위에서 아래로, 아래에서 위로 회전시켜야 한다 2. 몸을 급작스럽게 움직이면 근육이 아주 위험한 상태가 되므로 주의해야 한다.

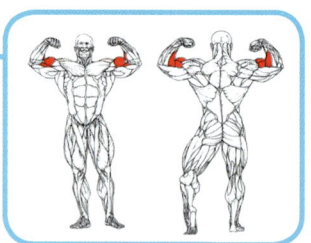

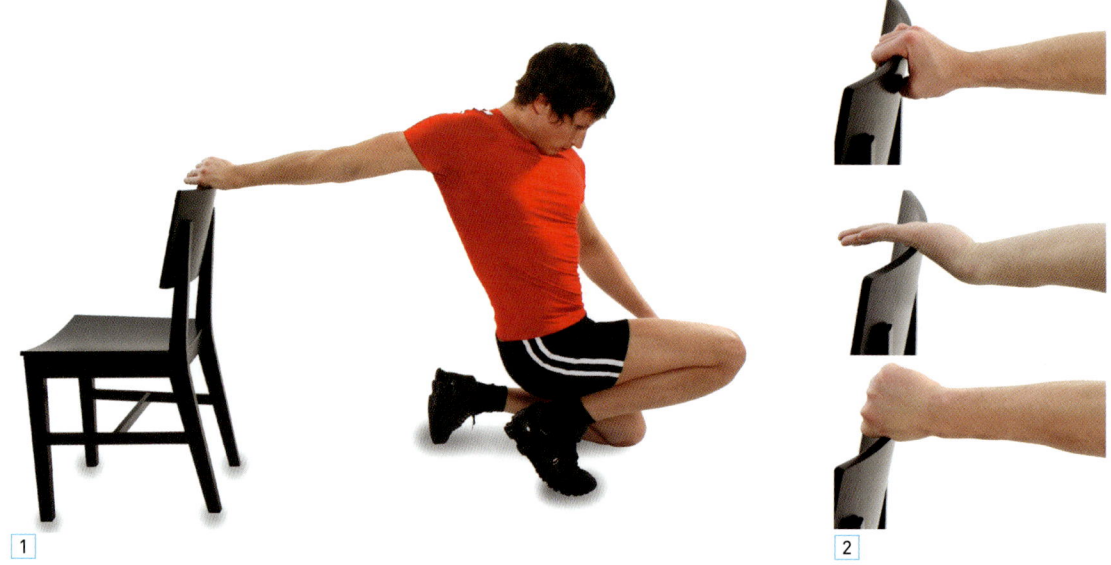

1

2

응용 동작

이 동작을 파트너와 함께 서서 실시할 수도 있다. 파트너가 한 손으로 본인의 손목을 잡고 다른 손으로 이두근을 비틀며 신장시켜 준다 3.

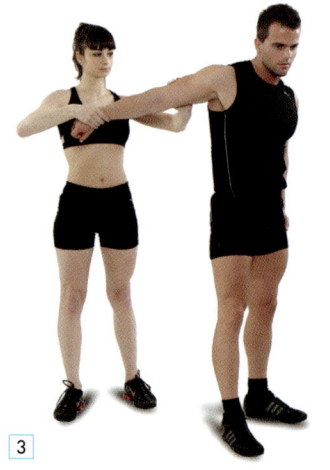

3

08 전완을 더욱 발달시키자

해부학적 고려 사항

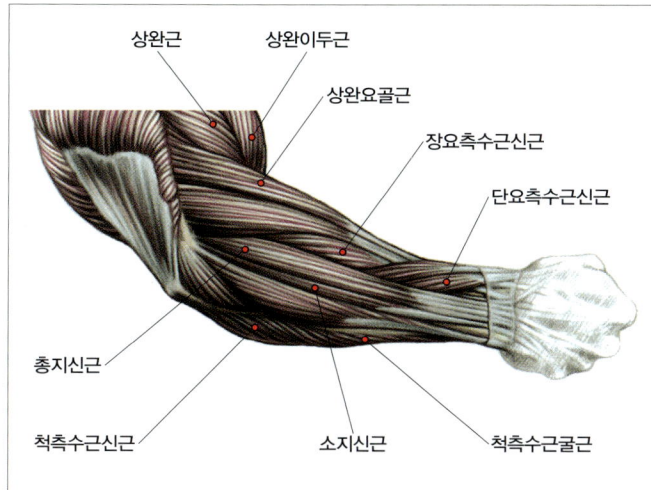

전완근은 아주 많고 복잡하다. 전완의 대부분은 다관절 근육이다.

우리가 특히 관심을 기울여야 하는 근육은 다음과 같다:

▶ **상완요골근**: 손이 오버 그립에 있을 때 팔을 구부려준다.
▶ **손목 굴근**: 손이 오버 그립에 있을 때 손을 들어 올린다.
▶ **손목 신근**: 손이 언더 그립에 있을 때 손을 들어 올린다.

실용적 관측: 전완, 극단적인 상황이 공존하는 근육

전완에는 많은 모순점이 있다:
▶ 같은 몸만들기를 하는데도 유독 거대한 전완을 가진 사람이 있다.
▶ 아무리 노력해도 전완의 근육량이 많이 늘지 않는 사람도 있다.
▶ 근육량은 아주 적은데, 못을 쉽게 휘게 할 정도로 손의 힘이 굉장히 센 사람도 있다.

전완은 종아리와 함께 이러한 극단적인 상황이 공존하는 유일한 근육이라고 할 수 있다. 전완의 발달 여부는 전완근의 길이와 밀접한 연관이 있다:
▶ 전완근의 길이가 길수록(즉 힘줄이 짧을수록) 발달시키기가 쉽다.
▶ 근육의 길이가 짧을수록 비대해지기는 어렵다.

전완을 발달시키기 어려운 다섯 가지 이유

전완이 너무 작다

불과 얼마 전까지만 해도 전완을 발달시키지 않는 것이 이두근을 돋보이게 만들기 위한 전략이었다. 그러나 이러한 전략은 유행이 지났다고 할 수 있다. 오히려 상완요골근을 발달시킴으로써 우람한 전완을 가진 보디빌딩 챔피언들이 늘어났기 때문이다. 전완은 무시할 수 없는 주요 근육군으로 간주되고 있다.

전완이 너무 넓다

전완이 우람하다면 이두근도 그에 맞추어 우람해져야 한다. 전완은 굵은데 이두근이 빈약하면 멋져 보이지 않는 게 사실이다. 더욱이 전완이 빠르게 발달할 때 이두근의 발달은 지체되는 경향이 있다. 전완이 굵으면 이두근을 효과적으로 운동하기 어려울 수도 있다. 이두근이 효과적으로 운동에 개입하지 못하고, 전완이 모든 운동을 수행함으로써 근육이 펌핑되고 경직된다면 세트를 반드시 중단해야 한다.

굵은 전완이 반드시 이두근의 발달을 방해하는 장애물은 아니다. 전완이 잘 발달되어 있으면 더욱 멋진 이두근을 만들 수 있다. 하지만 이두근이 굵지 않은데 전완만 너무 굵다면 이두근이 발달되지 못한다.

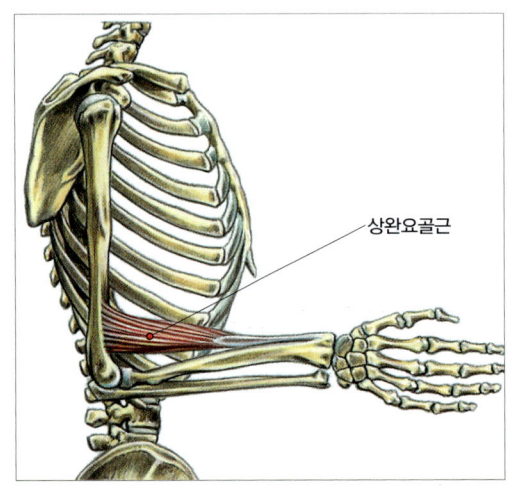

상완요골근이 없다

상완요골근은 소홀하기 쉬운 근육이다. 하지만 상완요골근은 이두근 주위를 두껍게 만들어서 훨씬 더 멋져 보이게 한다. 최악의 경우는 상완요골근이 너무 짧아 팔이나 전완 쪽으로 올라가 있지 않는 것이다. 상완요골근이 없으면 전완이 알아보기 힘들 정도로 작아 보인다.

상완요골근을 특정해서 운동하면 이 근육을 발달시킬 수 있다. 미적인 측면 이외에도, 잘 발달된 상완요골근은 이두근을 열상으로부터 보호한다. 반대로 불균형하게 발달하면 부상만 늘어날 것이다.

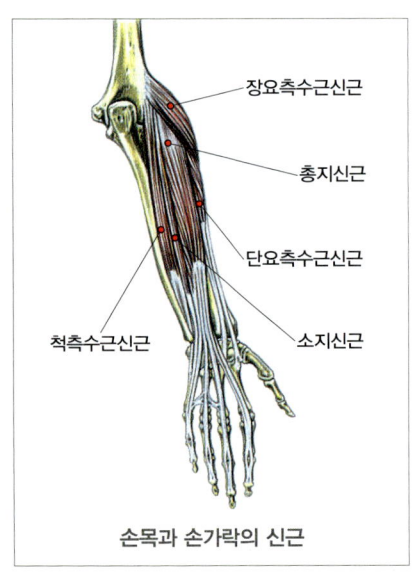

손목과 손가락의 신근

굴근과 신근의 불균형

컬을 수행하거나 등을 운동할 때 전완의 굴근은 간접적으로 많은 자극을 받는 반면, 신근은 거의 운동되지 않는다. 그 결과 근육은 불균형하게 발달된다. 길항근 사이에 이렇게 비대칭이 생기면 미관상 좋지 않을 뿐만 아니라 부상의 위험도 높아진다. 신근을 특정해서 운동함으로써 근육군을 균형 있게 발달시키면 전완의 통증을 어느 정도 사라지게 할 수 있다.

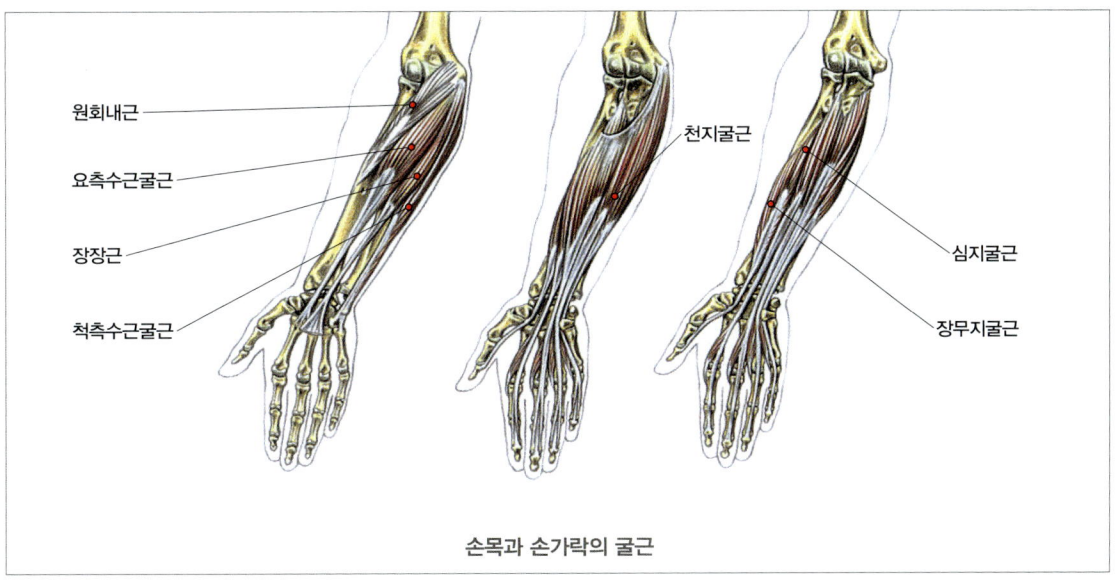

손목과 손가락의 굴근

전완의 통증

노련한 보디빌더들은 팔을 발달시키기가 그리 어렵지 않다. 그렇지만 그 과정에서 전완이나 손목에는 통증을 겪는 경우가 많다. 이러한 부상은 과연 운이 나빠서 생기는 것일까? 부상의 원인을 살펴보면 다음과 같다:

1 해부학적 요인으로는,
▶ 팔꿈치가 크게 외반되어 있다.
▶ 과도하게 내전되어 있다(하이퍼프로네이션).
▶ 상완요골근이 부족하다.
▶ 전완은 길지만, 전완을 구성하는 근육들이 짧다.

2 몇 가지 간단한 규칙을 따르지 않은 경우 부상이 발생하기도 하였다.
▶ 이두근, 등, 가슴 근육 단련 동작에서 언더 그립 자세로 팔을 폈다.
▶ 특정 운동으로 전완을 강화시키지 않았다.
▶ 전완의 굴근과 신근 사이에 힘의 불균형이 생기도록 방치했다.
▶ 운동하기 전에 전완을 충분히 웜업하지 않았다.
▶ 거의 모든 몸만들기 동작에서 자극되는 근육에 충분한 재생 시간을 주지 않았다.
▶ 벤치 프레스나 컬에서 밴드를 이용해 손목을 보호하지 않았다(70~71쪽 참조).

EX 전완을 단련하는 운동

⚠ 주의!
전완은 팔과 상체(복부는 제외) 근육을 강화하는 모든 동작에 개입한다.
전완에 힘이 없으면 수많은 동작 수행이 제한된다. 전완이 약하다면 강화시켜야만 한다.

EX 01 주로 전완을 목표로 하는 동작

리버스 컬 Reverse Curl

특징 이 고립운동의 목표는 특히 상완요골근을 단련하는 것이다. 상완근은 거의 단련되지 않지만, 이두근을 조금 단련할 수는 있다. 유니래터럴 방식으로 운동할 수 있다.

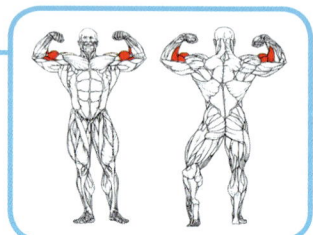

> **NOTE**
> 이 동작의 효과는 상완요골근의 근육량에 따라 달라진다. 상완요골근이 이미 발달되어 있다면 이 동작을 해봤자 아무런 이득이 없다.

방법 손을 오버 그립으로(엄지손가락이 서로 마주보도록) 놓고 이지 바 1 나 덤벨 한 쌍을 잡는다. 팔을 접어 가능한 한 높이 올려보자 2 . 다른 컬과는 반대로, 이 동작에서는 팔꿈치를 들어서는 안 된다. 팔꿈치를 들지 말고 상완요골근이 잘 수축할 수 있도록 해보자. 1초간 수축 자세를 유지한 다음, 처음 위치로 천천히 내려놓는다.

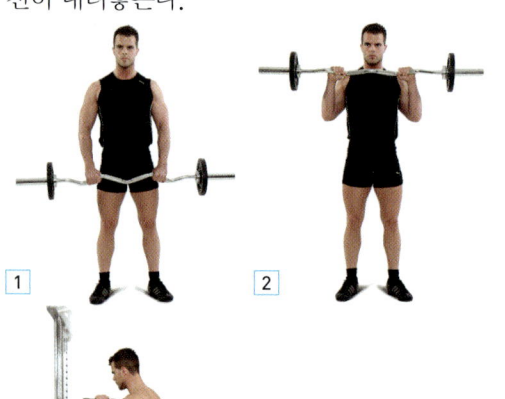

관찰 포인트
- ▶ 과회내인 사람이 아니라면, 스트레이트 바는 손목에 불편을 줄 것이다.
- ▶ 일반적으로 이지 바를 사용하면 스트레이트 바보다 동작을 편하게 수행할 수 있다.
- ▶ 팔꿈치가 크게 외반되어 있거나, 과도하게 외전된 보디빌더는 이지 바를 사용하더라도 동작을 수행하기가 불편할 수 있다. 이 경우에는 덤벨이 가장 적합하다.

응용 동작
이 동작을 로우 풀리에서 유니래터럴 방식으로 실시할 수 있다 3 . 이 경우에 손을 바깥쪽으로 보내야 동작이 정점에 있을 때 수축이 가장 잘 이루어질 수 있다.

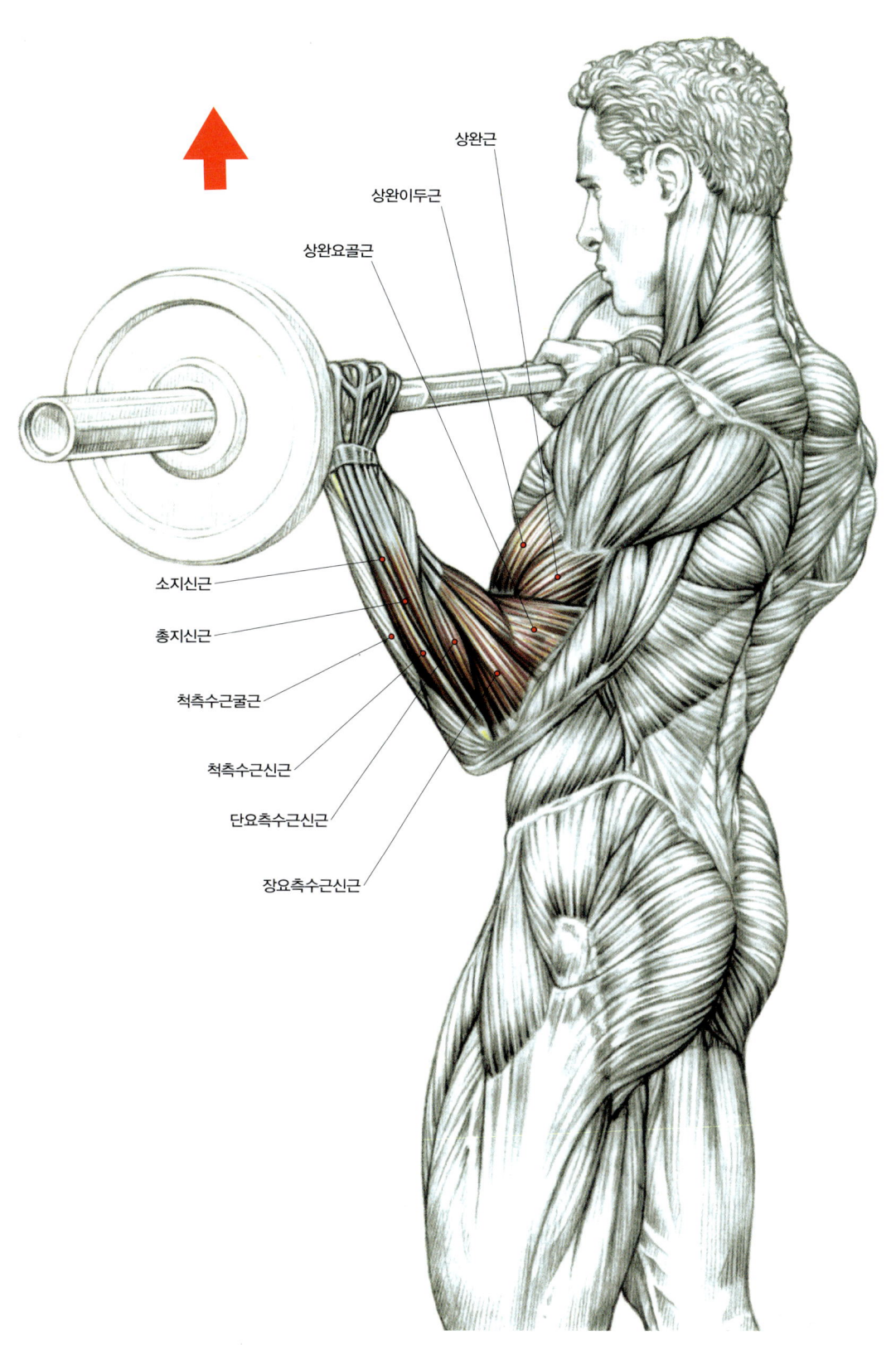

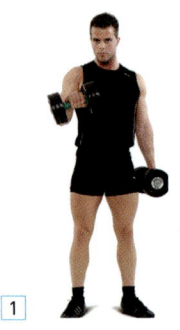

장점 스트레이트 바를 이용할 때보다 덤벨 1 이나 이지 바를 이용하면 손목의 뒤틀림이 확실히 줄어들어, 엄격한 오버 그립으로 동작을 수행할 때 생길 수 있는 부상을 예방할 수가 있다.

단점 팔이 상대적으로 약한 상태에 있다. 일반 컬 동작을 할 때보다 리버스 컬을 수행할 때는 중량을 확실히 줄여야 한다.

위험성 손목을 주의할 것. 항상 엄지손가락이 새끼손가락보다 좀 더 높이 있도록 해야 전완이 너무 많이 뒤틀리는 것을 막을 수 있다. 스트레이트 바를 사용하지 않는 것이 좋은 이유도 바로 이 때문이다.

> **NOTE**
> 덤벨을 이용해서 리버스 컬로 동작을 시작해보자. 그러다가 실패하면 손목을 약간 돌려 해머 컬로 동작을 바꾼 다음, 운동을 마무리하자.

리스트 컬 Wrist Curl

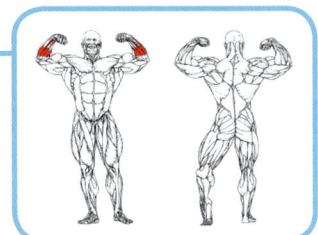

특징 이 고립운동의 목표는 전완의 안쪽 부분을 단련하는 것이다. 유니래터럴 방식으로 운동할 수도 있다.

방법 앉아서 스트레이트 바를 잡아보자. 이때 손은 언더 그립 자세로(엄지손가락이 밖을 향하도록) 놓는다 2. 전완을 넓적다리 위에 올려놓고, 양손은 허공에 늘어뜨린다. 그다음 전완의 힘으로 양손을 가능한 한 높이 올려보자 3. 수축 자세를 1초간 유지한 다음, 천천히 내려놓는다.

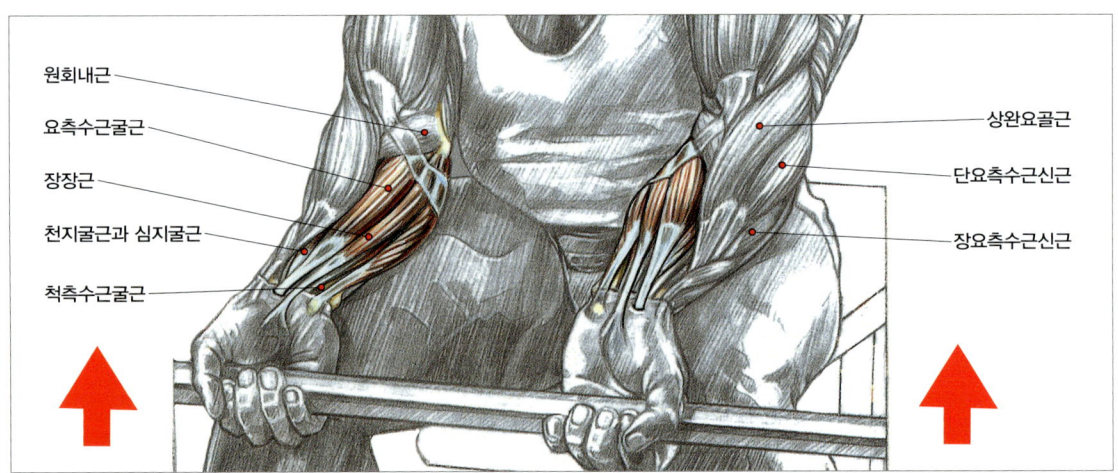

원회내근 / 요측수근굴근 / 장장근 / 천지굴근과 심지굴근 / 척측수근굴근 / 상완요골근 / 단요측수근신근 / 장요측수근신근

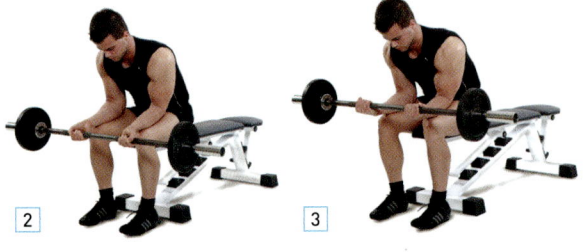

관찰 포인트 팔을 많이 굽히고 동작을 수행할수록 더 큰 힘이 생길 것이다. 하지만 동작을 폭발적인 방식으로 강하게 수행해서는 안 된다. 전완의 근육들은 지속적으로 힘을 내도록 되어 있다. 따라서 동작을 천천히 수행해보자.

응용 동작

1 덤벨을 가지고 유니래터럴 방식으로 운동하는 것도 가능하지만, 손목이 잘 휘어지기 때문에 위험할 수가 있다. 손목은 신장 자세에서 약간 불안정한 상태에 놓인다. 따라서 덤벨을 내릴 때 동작 폭을 너무 크게 해서는 안 된다.

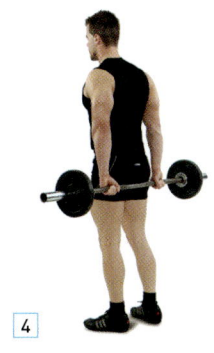

2 등 뒤에 바를 놓고 서서 리스트 컬을 수행할 수도 있다. 이때 손은 오버 그립으로 놓는다 **4**. 이 응용 동작에서는 손목이 덜 위험해지기 때문에 훨씬 더 무거운 중량을 다룰 수 있을 것이다.

장점 리스트 컬을 수행하면 이두근과 등 운동을 할 때 더 큰 힘이 생길 것이다.
단점 과회내인 사람은 스트레이트 바를 잡기가 힘들 것이다. 리스트 컬 동작은 이두근과 등을 단련하는 동작과 중복되는 경우가 대부분이다.

위험성 손목은 약한 관절인데다가 자극을 많이 받기도 한다. 그렇기 때문에 아주 무거운 중량으로 리피티션을 적게 수행하는 것보다는 가벼운 중량으로 리피티션을 더 많이(15~25회) 수행하는 것이 좋다.

리스트 익스텐션 Wrist Extension

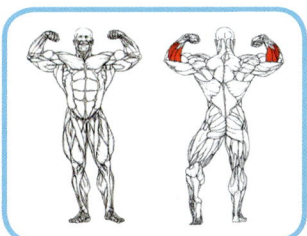

특징 이 고립운동의 목표는 전완의 바깥 부분을 단련하는 것이다. 유니래터럴 방식으로 운동할 수도 있지만, 반드시 좋은 방법은 아니다.

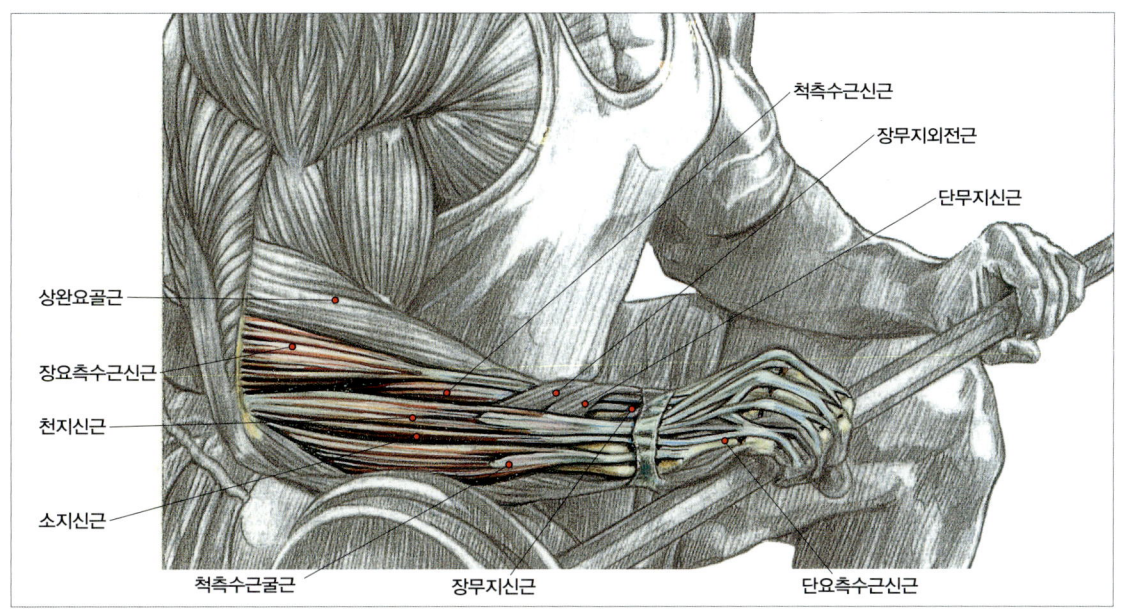

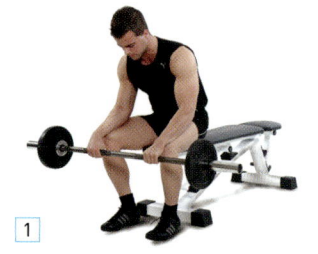

방법 앉아서 스트레이트 바나 이지 바를 잡아보자. 이때 손은 오버 그립으로(엄지손가락을 돌려 서로 마주보도록) 놓는다. 팔뚝을 넓적다리 위에 올려놓고, 양손은 허공에 늘어뜨린다 1. 그다음 팔뚝의 힘으로 양손을 가능한 한 높이 올려보자 2. 수축 자세를 1초간 유지한 다음, 천천히 내려놓는다.

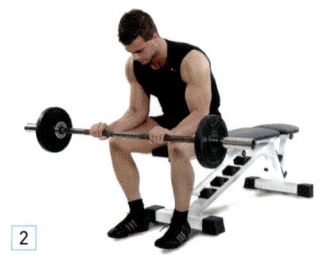

관찰 포인트 스트레이트 바를 이용할 때는 손을 가능한 한 자연스럽게 잡아야 한다. 손목 부위에 경련이 일어난다면 망설이지 말고 스트레이트 바 대신 이지 바를 사용해보자 3. 그러면 엄지손가락이 서로 마주보지 않고 약간 위를 향하도록 할 수 있다.

응용 동작

팔을 약 90도로 접고 동작을 시작해보자. 실패하면 팔을 펴고 리피티션을 몇 번 더 한다. 팔을 많이 펼수록 더 큰 힘이 생길 것이다.

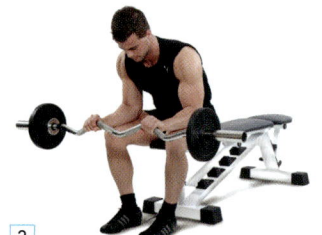

장점 이두근, 삼두근, 등을 단련하는 동작은 손목의 굴근(리스트 컬을 수행할 때 운동하는 근육)을 많이 자극한다. 반면 신근은 거의 자극되지 않는다. 리스트 익스텐션은 근육 발달의 균형을 잡아주는 역할을 한다는 점에서 리스트 컬보다 더욱 유용한 동작이라고 할 수 있다.

단점 리버스 컬을 이미 많이 수행했다면 리스트 익스텐션은 하지 않아도 된다.

위험성 과회외인 사람(하이퍼수피네이터)은 스트레이트 바를 잡기가 힘들 것이다. 다른 사람들처럼 손목에 무리를 주며 운동해서는 안 된다.

> **NOTE**
> 선피로 방식으로 슈퍼세트를 실시하면 시간을 절약할 수 있다. 리스트 컬로 동작을 시행하다가 실패하면 일어서서 리버스 컬을 연속으로 수행하면서 전완을 피로하게 만들어보자.

EX 02 전완 스트레칭 동작

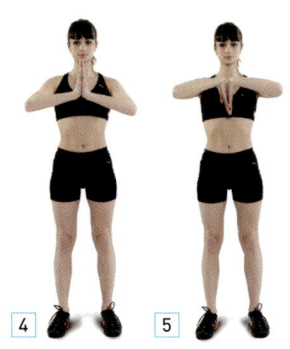

전완 스트레칭

다음 두 가지 방식으로 양손을 맞대어보자:
▶ 손가락을 위로 향하게 하고 손바닥을 맞댄 채 굴근을 스트레칭 한다 4.
▶ 손가락을 아래로 향하게 하고 손등을 맞댄 채 신근을 스트레칭 한다 5.

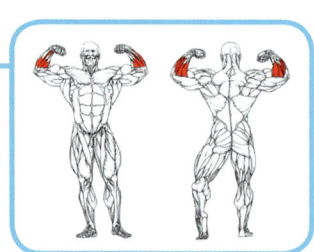

09 멋진 삼두근을 만들자

해부학적 고려 사항

삼두근은 세 개의 머리로 구성되어 있다:
1. 팔 바깥쪽에 있는 외측두는 눈에 가장 잘 띄는 부분이다.
2. 팔 안쪽에 있는 장두는 유일한 다관절 근육으로서, 어깨와 연결되어 있다.
3. 내측두는 대부분 장두와 건판에 가려져 있다.

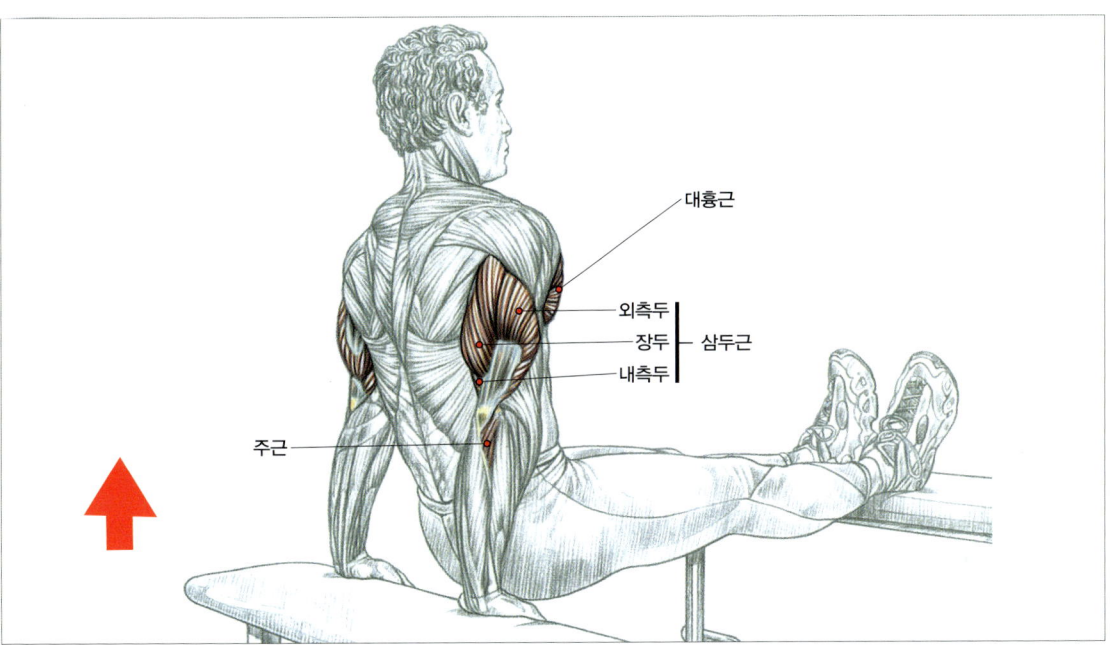

삼두근의 역할

1. 삼두근은 팔을 펴게 한다. 이러한 기능은 삼두근은 이두근, 상완요골근, 상완근의 운동과 길항작용을 한다.
2. 삼두근의 장두는 등 근육, 어깨 뒷부분과 공조해서 팔을 몸 쪽으로 가져오는 역할을 한다.

삼두근을 발달시키기 어려운 세 가지 이유

삼두근의 부족

이두근과 상완근을 합친 것보다 삼두근의 근육량이 좀 더 많은 것이 이상적이다. 따라서 삼두근을 더욱 우람하게 만들어야 하지만, 아쉽게도 삼두근이 발달한 사람은 많지 않다. 삼두근이 발달하지 않는 두 가

지 이유는 다음과 같다:
- ▶ 삼두근은 운동 감각을 느끼기 어려운 근육이다. 감각을 잘 느끼지 못한다는 것은 비대해지기도 어렵다는 뜻이다.
- ▶ 삼두근은 짧다. 삼두근은 어깨에서 시작되어(삼각근 – 삼두근의 경계를 가린다) 팔의 아주 위쪽에서 끝난다.

반대로 삼두근이 길면 팔꿈치 아주 밑까지 내려간다. 이 경우, 삼두근을 느끼고 발달시키기가 훨씬 더 쉬워진다. 불행히도 삼두근을 길게 늘이거나 짧은 삼두근을 가리는 것은 불가능하다(반면, 이두근은 가릴 수가 있다). 유일한 해결책은 삼두근을 최대한 비대하게 만들어 하부를 가능한 한 많이 드러내는 것이다.

삼두근을 구성하는 세 부분 중에서 외측두(바깥쪽에 있는 부분)는 눈에 가장 잘 띈다. 내측두와 장두는 대체로 가슴에 가려져 있다. 따라서 아주 둥근 팔을 빠르게 만들려면 외측두를 먼저 발달시켜야 한다.

세 부분 사이의 불균형

삼두근은 세 가지의 두(외측두, 장두, 내측두)로 구성되어 있고, 각 부분 사이에는 불균형이 흔하게 일어난다. 부분 간 동원 경쟁으로 인해 내부가 아주 발달하면 외부는 지체되고 만다.

이러한 모터 동원의 경쟁이 장두에 유리한 이유는 바깥 부분에 있는 외측두가 짧기 때문이다. 장두가 길고 외측두가 짧은 조합에서는 삼두근 바깥 부분이 운동을 하지 못한다.

정반대로 삼두근의 바깥 부분이 더 발달한 경우는 드물게 나타난다. 하지만 외측두가 아주 발달해 있으면 다음과 같은 두 가지 이점이 있다:

1 몸을 넓게 만들어준다. 외측두가 아주 비대하면 그 부분이 삼각근을 넘어선다. 이때 보디빌더의 몸을 넓게 만드는 것은 어깨가 아니라 외측두이다. 만약에 쇄골이 좁다면 외측두를 발달시키도록 노력해야 한다.

2 외측두는 팔에 굴곡 있는 라인을 만들고 특성을 부여함으로써 삼각근 – 삼두근의 경계를 또렷하게 드러낸다.

삼두근의 균형을 회복하는 방법은 모터 동원의 잘못된 논리를 뒤바꾸는 것이다. 삼두근의 장두는 유일한 양관절 근육이므로 모터 동원을 재구성하기가 쉽다. 양관절 근육을 최적의 방식으로 동원하려면, 한쪽 끝에서는 신장하고 다른 쪽 끝에서는 수축해야 한다는 것은 이미 설명한 바 있다. 벤치 프레스에서 삼두근의 장두는 바로 이러한 방식으로 운동한다: 팔을 뻗으면 삼두근은 팔꿈치 부분에서 줄어들지만, 어깨 부분에서는 늘어난다. 그밖에 팔꿈치와 손을 두는 여러 가지 방법을 이용하면 삼두근의 균형을 되찾는 데 도움이 될 것이다.

팔꿈치의 위치는 삼두근의 동원에 영향을 미친다

- ▶ 몸 옆으로 팔을 길게 늘어뜨린 상태로 삼두근을 단련하는 동작을 수행하면 장두가 너무 유연해져 동원이 잘 되지 못한다. 역학적으로 보면 외측두의 동원이 더욱 촉진된다.
- ▶ 반면 팔꿈치를 머리 높이 들고 하는 동작은 장두를 신장시켜 장두가 동원되도록 돕는다. 이렇게 장두를 활용하는 방법은 외측두의 운동에 나쁜 영향을 끼친다.

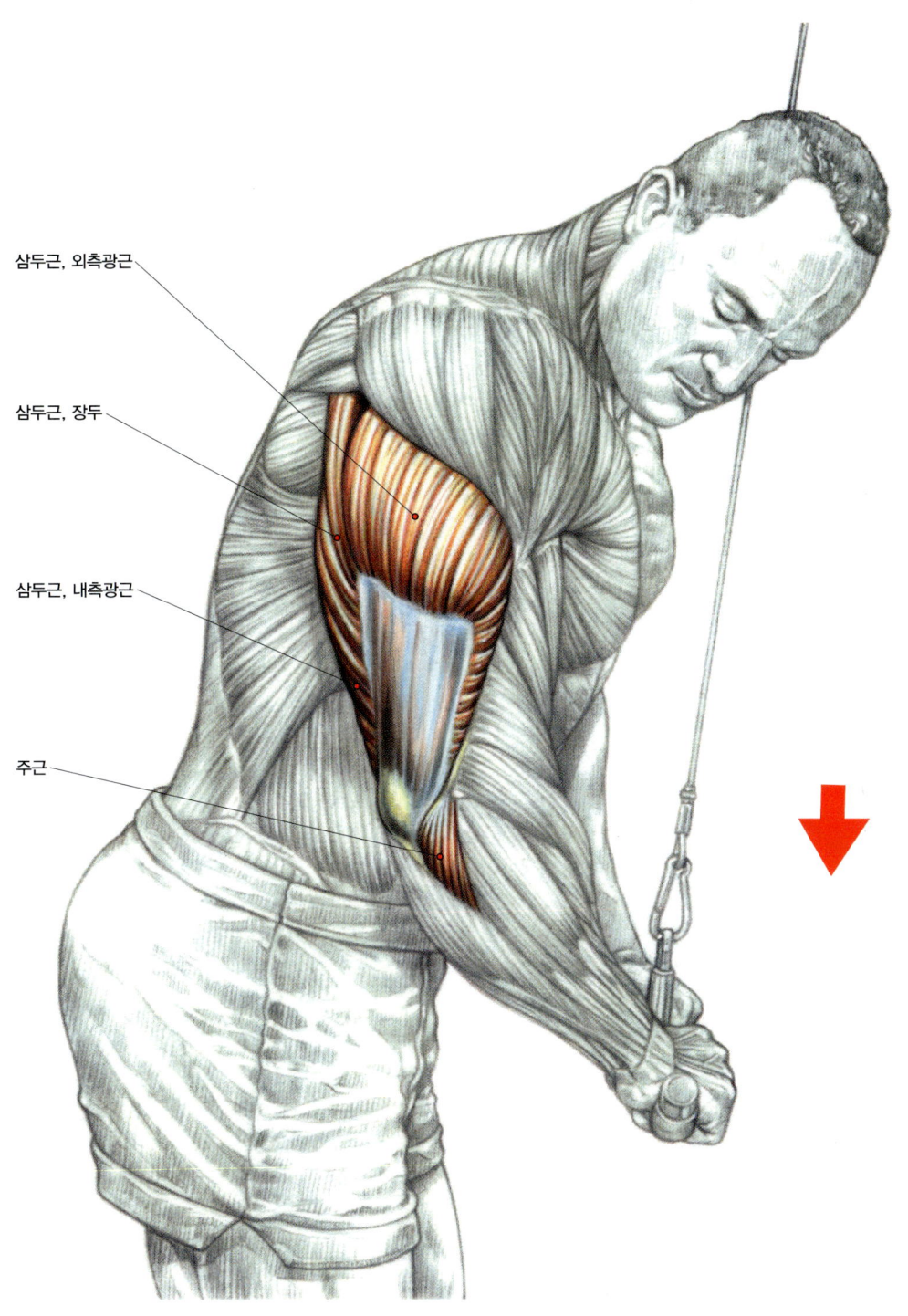

케이블 푸시 다운

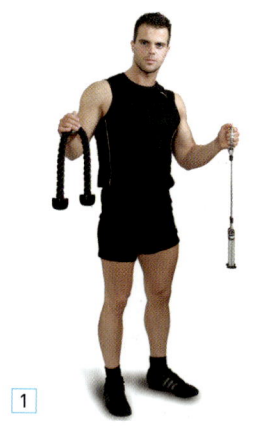

손의 위치를 바꾸면 발달시키고자 하는 삼두근 부위를 정확하게 운동할 수 있다

▶ 수축 시 손을 바깥쪽으로 둘수록 외측두가 더 잘 동원된다. 가장 이상적인 방법은 손목을 바깥쪽으로 회전해서 새끼손가락을 최대한 위쪽 약간 앞으로 올리는 것이다. 케이블 풀리에서 사용하는 비교적 긴 줄은 이렇게 회전하는 데 가장 적합한 장비라고 할 수 있다 1.

덤벨을 이용하면 손목을 아주 자유롭게 움직일 수 있다. 여러 종류의 바(풀리 용 바는 물론, 프리웨이트 형태로 되어 있는 바)는 손을 고정시키므로 외측두를 정확하게 목표로 운동할 수 없다.

▶ 모든 동작에서 삼두근 바깥 부분이 잘 동원되도록 하려면 손을 바깥쪽으로(손이 움직이지 않더라도) 밀어내야 한다는 사실을 기억하자.

삼두근의 통증

삼두근은 이두근보다 약한 근육이 아니다. 하지만 삼두근의 장두는 등과 어깨 뒷부분을 단련하는 모든 동작에 동원된다는 사실을 잊어서는 안 된다. 따라서 이 두 근육군을 운동하기 전에 삼두근을 잘 웜업해야 부상을 피할 수 있다. 또 과도하게 치팅을 하거나 등을 단련하는 풀업에서 팔을 쭉 펴면, 삼두근 장두와 견갑골을 연결하는 힘줄에 열상을 입을 위험이 있다 2.

운동을 방해하는 여러 가지 부상이 더 자주 생기는 곳은 팔꿈치 부분이다 3.

팔꿈치는 아주 많이 노출되어 있는 관절이다. 삼두근 운동 이외에도 가슴과 어깨를 단련하는 프레스나 모든 종류의 등 운동은 팔꿈치를 자극한다. 따라서 두 번의 운동 사이에 팔꿈치가 회복할 시간이 거의 없다. 팔꿈치에 여러 가지 문제가 생기는 원인 중에 하나는 자신이 외반주라는 사실을 고려하지 않고 운동을 수행했기 때문이다. 외반주는 이두근은 물론 그 길항근이 수축할 때도 동작의 궤적에 영향을 준다. 삼두근 동작에서 스트레이트 바를 사용하면 손을 자유롭게 둘 수 없기 때문에 팔꿈치가 위험한 위치에 놓일 우려가 있다. 따라서 이지 바나 덤벨을 사용하거나 케이블 풀리에서 유니래터럴 방식으로 운동하는 것이 좋다.

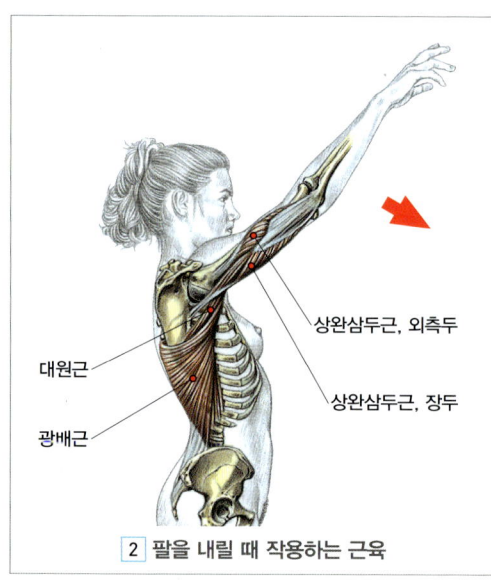

2 팔을 내릴 때 작용하는 근육

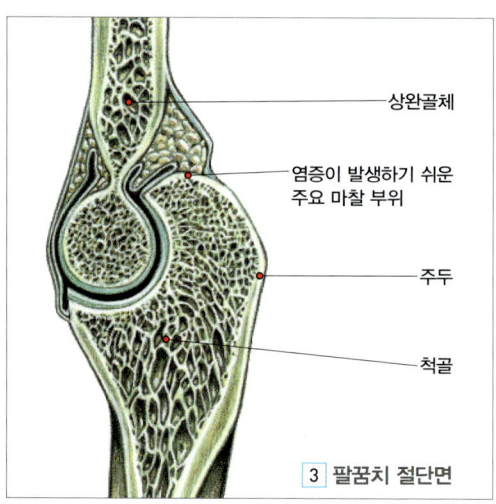

3 팔꿈치 절단면

EX 삼두근을 단련하는 운동

EX 01 삼두근 복합운동

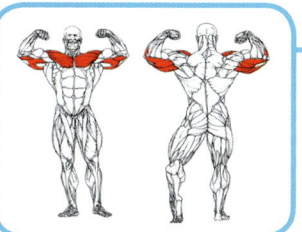

내로우 그립 벤치 프레스 Narrow-Grip Bench Press

특징 이 복합운동의 목표는 삼두근, 어깨, 가슴 근육을 단련하는 것이다. 유니래터럴 방식으로 운동하기는 어렵다.

방법 벤치 프레스용 벤치나 스미스 머신 위에 누워보자. 이때 손은 오버 그립 자세로 놓고 쇄골 너비만큼 벌린다. 바를 가슴까지 내렸다가 [4] 삼두근의 힘을 최대한으로 이용해서 다시 들어 올려보자 [5].

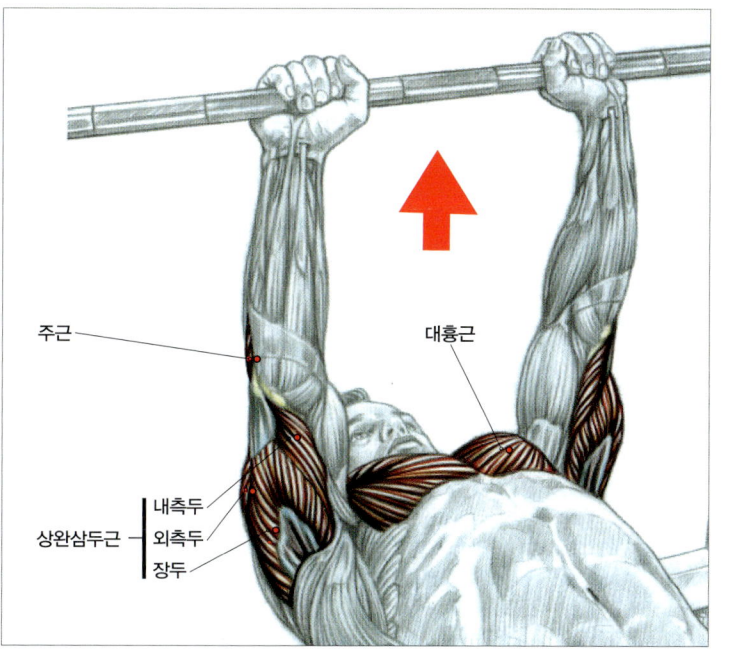

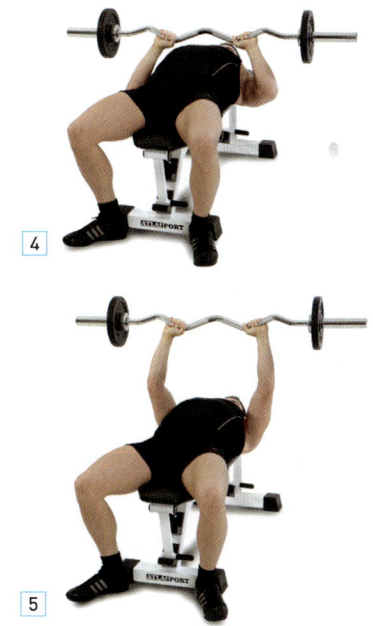

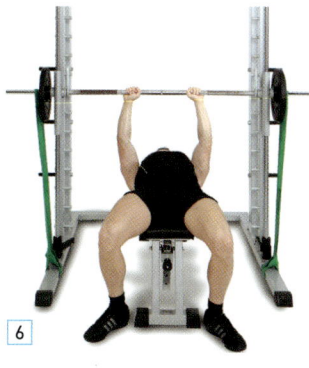

관찰 포인트 양손을 좁게 벌릴수록 삼두근이 더 많이 자극된다. 손목에 경련이 일어나지 않는다면 양손의 간격을 더 좁혀서 잡을 수도 있다. 양손을 넓게 벌리면 가슴 근육의 역할이 커지므로 더 큰 힘을 낼 수 있다.

응용 동작

1 바에 탄력밴드를 매고 하면 [6] 삼두근의 운동이 강조된다. 팔을 올릴수록 저항이 커지기 때문이다. 팔을 펼수록 삼두근의 역할은 증가하지

만, 가슴 근육의 역할은 감소한다.

2 가슴 위에 바를 올려놓고 동작을 멈추면 삼두근의 동원이 증가하는데, 이는 1~2초간 정지로 제거된 운동 에너지의 일부를 보완해준다.

장점 양손을 좁게 벌리고 수행하는 프레스는 장두의 길이 – 장력 관계를 최적으로 활용하는 몇 안 되는 삼두근 동작 중에 하나이다.

단점 정확히 삼두근을 목표로 해서 운동할 수 없다. 운동 각도를 조절하기 힘들어 가슴과 어깨 근육도 함께 운동하기 때문이다.

위험성 모든 사람의 손목이 내로우 그립 벤치 프레스 동작에 적합한 것은 아니다. 손목에 무리를 주지 않으려면 스트레이트 바보다는 구부러진 이지 바를 사용해보자.

> **NOTE**
> 실패 지점에 이르렀을 때 동작을 중단하는 대신, 양손을 좁게 벌리고 푸시업을 연속으로 수행하면 추가로 리피티션을 몇 회 더 할 수 있다.

딥스 Dips

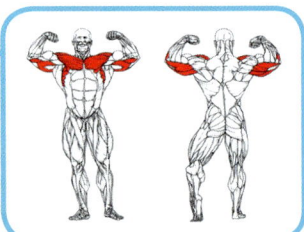

특징 이 복합운동의 목표는 삼두근, 가슴, 어깨 근육을 단련하는 것이다. 유니래터럴 방식은 기구를 이용할 때에만 가능하다.

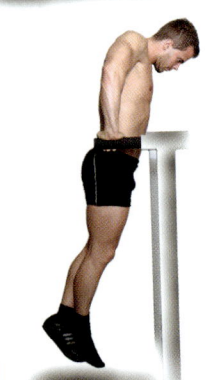

방법 양손을 뉴트럴 그립으로(엄지손가락이 앞을 향하도록) 놓고 수평 바 위에 올린다. 다리는 뒤로 접어보자. 팔을 접어 바닥을 향해 몸을 내린 다음 **1**, 삼두근의 힘으로 다시 들어 올린다 **2**.

관찰 포인트 이 동작에서 머리 위치는 아주 중요한 역할을 한다. 머리를 곧게 세우고 눈으로 천장 쪽을 약간 바라보면 상체를 똑바로 세울 수 있다. 이 자세는 삼두근의 동원을 극대화하고 가슴 근육의 개입을 최소화한다. 한 손이나 양손이 저린다면 반대로 턱을 가슴 위에 붙여보자(191쪽 참조).

> **NOTE**
> 하강 동작보다는 특히 상승 동작에서 삼두근이 운동한다. 따라서 몸을 너무 밑으로 내리지 말고 동작이 정점에 있을 때 팔을 쭉 펴서 한다. 저항을 높이려면 종아리나 넓적다리 사이에 덤벨 한 개를 끼워보자. 같은 방식으로 바닥과 허리 주위를 탄력밴드로 고정시키고 삼두근이 아주 잘 동원될 수 있도록 저항을 조절할 수도 있다. 실패에 이르면 중량이나 밴드를 빼고서 추가로 리피티션을 몇 회 더 반복해보자. 실패 지점에 이르렀다고 동작을 중단하지 말고 발로 바닥이나 벤치를 밀면서 리피티션을 몇 회 더 반복해보자.

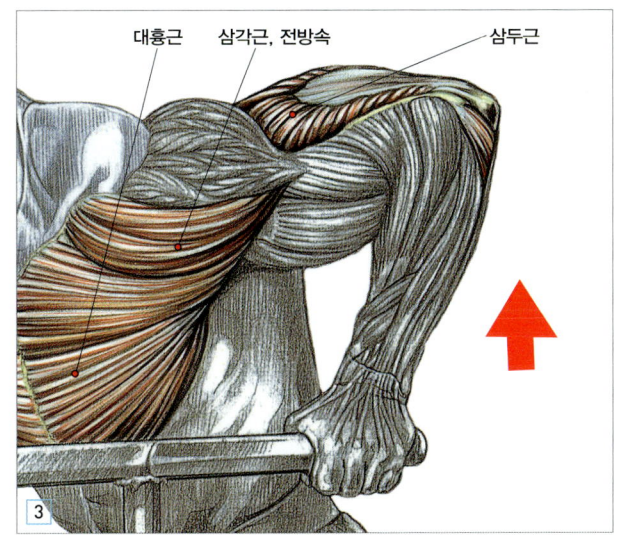

응용 동작

1 수평 바가 충분히 크다면 손을 패러럴 그립으로(엄지손가락이 상체를 향하도록) 놓고 동작을 수행할 수도 있다 ③. 이 자세를 취하는 것은 어렵지만, 삼두근을 훨씬 많이 동원할 수 있다. 반면, 삼두근이 더 크게 신장되기 때문에 팔꿈치에 외상을 입을 위험이 높아진다. 따라서 이 응용 동작을 처음 실시할 때는 주의를 기울여야 한다.

2 발을 벤치 위에 올려놓고 하는 리버스 딥스는 다리 무게의 일부가 제거되기 때문에 동작을 수행하기가 훨씬 더 쉽다 ④. 딥스를 잘 제어하지 못하는 보디빌더는 이 같은 방법으로 힘을 내는 법을 익힐 수 있을 것이다.

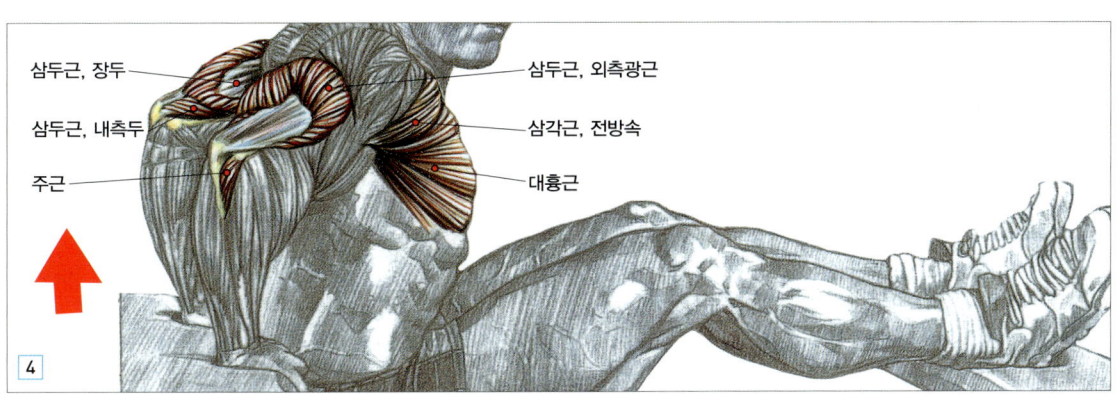

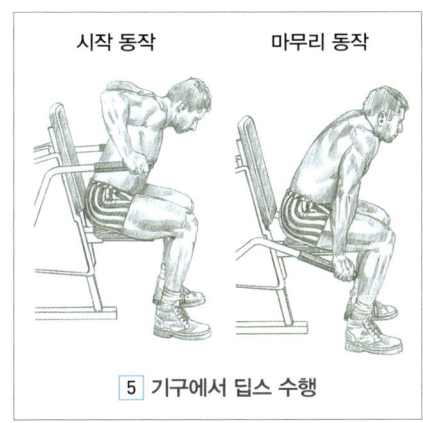

⑤ 기구에서 딥스 수행

3 딥스 머신은 저항 강도를 얼마든지 자유롭게 조절할 수 있기 때문에 유용하다 ⑤. 하지만 문제점도 있다. 무거운 중량을 사용하는 경우 몸이 기구에서 빠져나오려 하기 때문에 앉아 있기가 어렵다는 것이다. 이럴 때는 유니래터럴 방식으로 동작을 시도해보자.

장점 딥스는 삼두근을 단련하는 몇 안 되는 복합운동 중의 하나이다.

단점 어깨와 가슴 근육이 동작에 간섭할 수도 있기 때문에 정확히 삼두근을 목표로 운동하기가 쉽지 않다.

위험성 너무 빠르게 몸을 내리면 떨어질 수도 있으니 주의할 것. 동작을 잘 제어해서 수행하지 않으면, 가슴 근육에 열상을 입거나 팔꿈치에 통증이 생길 수도 있다.

EX 02 삼두근 고립운동

라잉 트라이셉스 익스텐션 Lying Triceps Extension

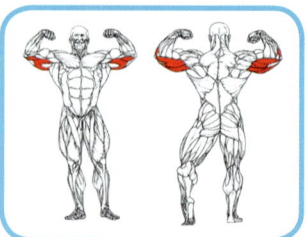

특징 이 고립운동의 목표는 삼두근을 단련하는 것이다. 유니래터럴 방식으로 운동할 수 있다.

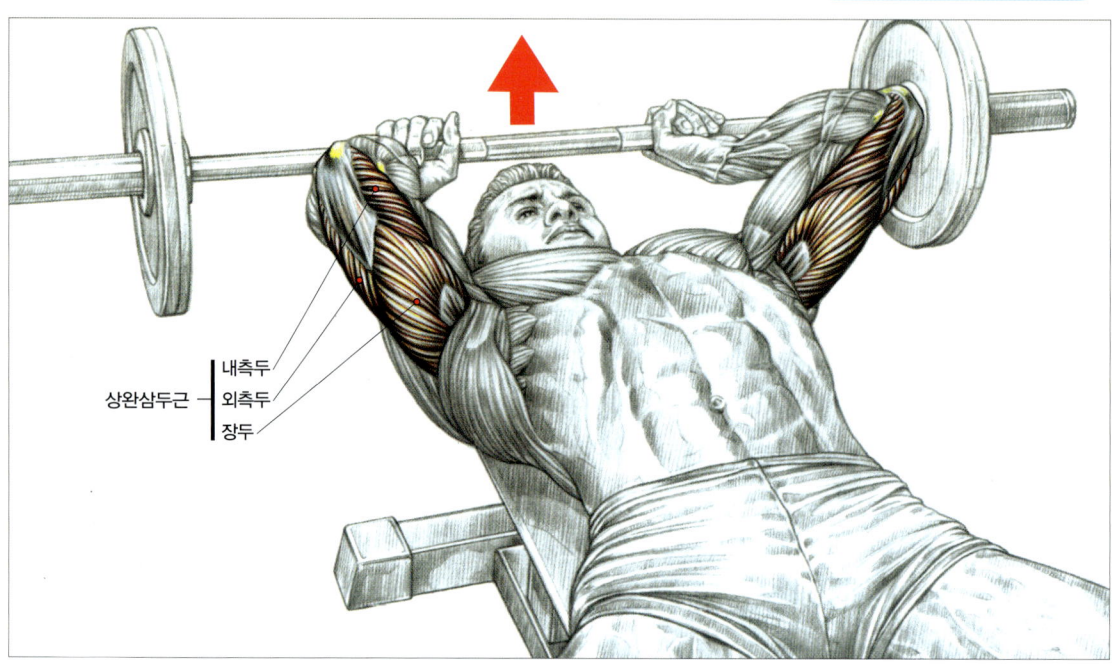

상완삼두근 — 내측두 / 외측두 / 장두

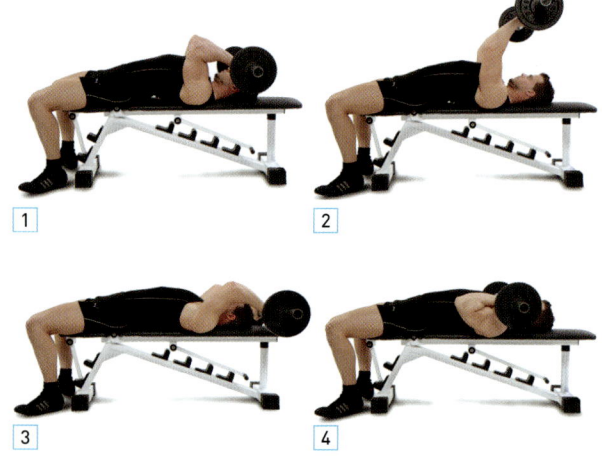

방법 플랫 벤치에 누워서 바(이지 바 또는 스트레이트 바)나 덤벨을 손으로 잡는다 1. 그 다음 머리 위로 중량을 들어보자 2. 팔꿈치와 (가능하다면) 새끼손가락이 천장을 향하도록 해야 한다. 손을 이마를 향해 내린 다음, 팔을 거의 편 채로 다시 들어 올린다.

응용 동작

1 손을 머리 뒤나 3 가슴 부근으로 4 내리면서 신장 위치를 폭넓게 선택할 수 있다. 손을 가슴 부근으로 내리는 방법은 익스텐션과 내로우 그립 벤치 프레스의 혼합 동작이라고 할 수 있다. 팔꿈치가 가장 자연스럽게 움직이는 곳을 손이 도달하는 위치로 우선 정해보자.

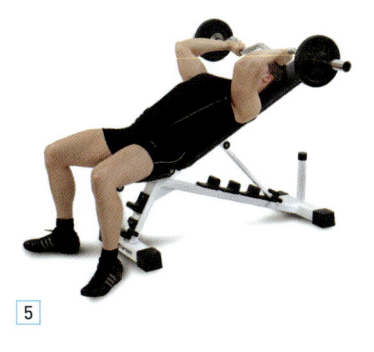

❷ 플랫 벤치 대신에 인클라인이나 디클라인 벤치에서 동작을 수행하면 삼두근에 가해지는 저항의 구조를 바꿀 수 있다 5.

❸ 팔꿈치를 머리 앞으로 두고 앉아서 하는 기구는 익스텐션의 궤적을 그대로 재현한다 6. 몇몇 기구들은 동작을 시작할 때 작동이 매끄럽지 않아 관절에 무리가 갈 수 있으니 조심해야 한다.

❹ 덤벨을 이용하면 바이래터럴이나 유니래터럴 방식으로 운동할 수 있다. 손의 방향을 자유롭게 바꿀 수 있으므로 다양한 그립을 선택할 수 있다.

5

장점 누운 자세를 취하면 등을 잘 보호할 수 있다. 서거나 앉아서 익스텐션을 할 때보다 동작을 더욱 엄격하게 수행할 수가 있다. 신장으로 인해 삼두근의 장두가 더 많이 운동된다.

단점 팔꿈치에 심한 자극을 받는다. 팔꿈치에 심각한 외상을 입지 않으려면 동작을 잘 제어해야 한다. 이 동작은 길이-장력 관계를 활용하지 않기 때문에 운동의 효과를 극대화하지는 못한다. 시티드(또는 스탠딩) 트라이셉스 익스텐션보다는 신장이 작게 일어난다(244쪽 참조).

위험성

웨이트를 할 때 중량에 머리나 코를 부딪치지 않도록 주의할 것. 피로해져서 동작의 궤적을 잘 제어할 수 없을 때에는 특히 주의해야 한다. 손목과 팔꿈치를 너무 혹사시키지 않으려면 스트레이트 바 대신 구부러진 이지 바나 덤벨을 선택해보자. 또한 무거운 중량으로 이 동작을 수행하면 팔꿈치 부근의 삼두근에 열상을 입을 위험이 있다. 조금이라도 통증이 의심되면 동작을 중단해야 한다.

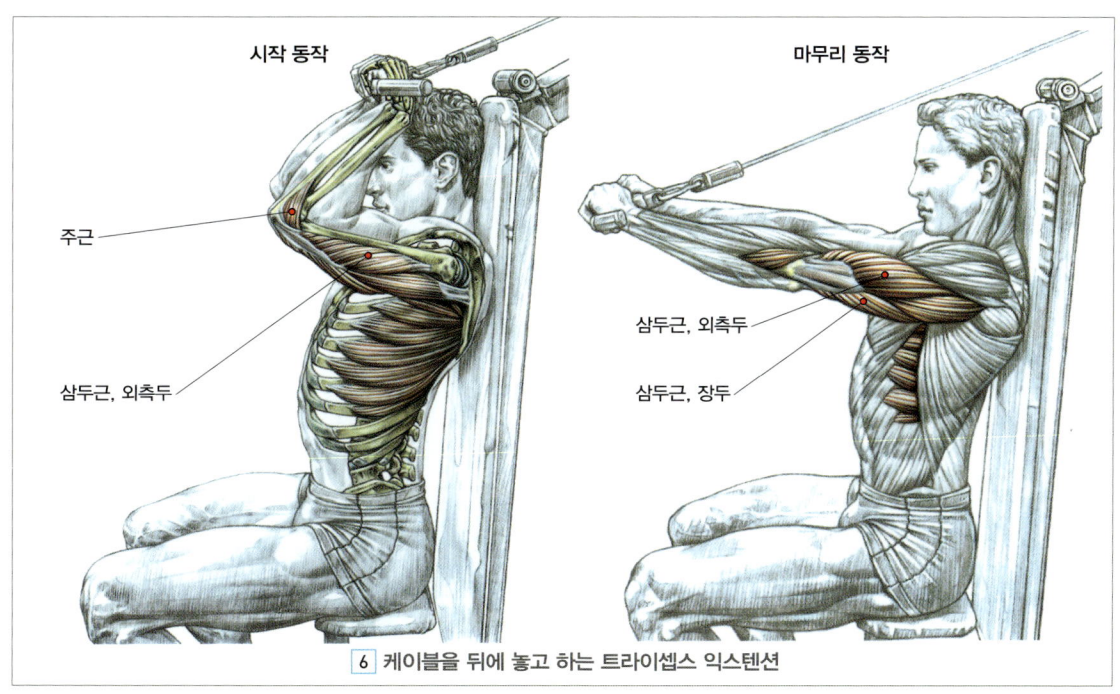

6 케이블을 뒤에 놓고 하는 트라이셉스 익스텐션

관찰 포인트 이 동작을 풀오버와 혼동해서는 안 된다. 이 동작에서 팔은 항상 바닥과 거의 수직을 유지해야 한다. 계속해서 장력을 유지하려면 다음과 같은 방법을 사용해보자:

▶ 팔꿈치가 완전히 천장을 향하도록 하지 말고 약간 뒤로 향하게 하고,

▶ 팔을 펴지 않는다.

실패 지점에 도달하면 팔을 펴고 삼두근을 몇 초간 쉬게 한 다음, 추가로 리피티션을 몇 회 더 반복해보자.

시티드 / 스탠딩 트라이셉스 익스텐션 Seated / Standing Triceps Extention

특징 이 고립운동의 목표는 삼두근을 단련하는 것이다. 유니래터럴 방식으로 운동할 수 있다.

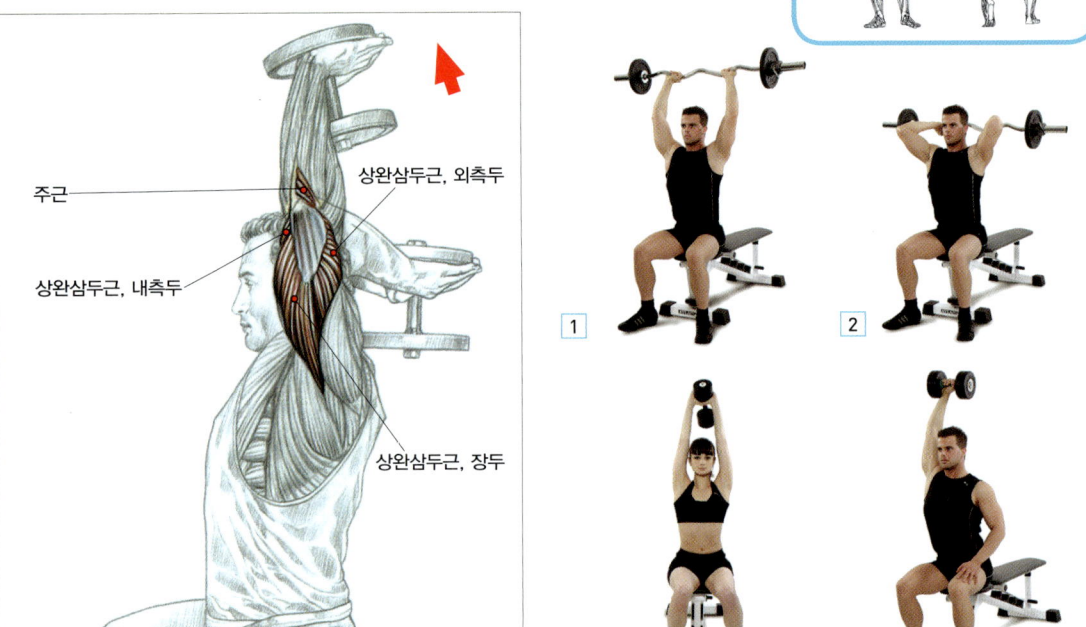

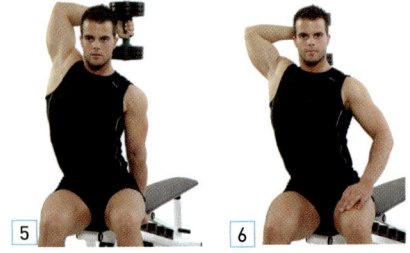

방법 앉거나 서서, 양손(바이래터럴 방식으로 운동할 때) 3 또는 한 손(유니래터럴 방식으로 운동할 때) 4 으로 바(구부러진 바나 스트레이트 바) 1 나 덤벨을 잡아보자. 그다음 손을 머리 뒤로 내린다 2. 이때 팔꿈치와 (가능하다면) 새끼손가락이 천장을 향하도록 해야 한다. 삼두근의 힘으로 팔을 편 다음, 다시 내린다.

관찰 포인트 바이래터럴 방식에 비해 유니래터럴 방식으로 운동할 때 동작의 가동 범위가 훨씬 더 커진다. 유니래터럴 방식을 사용하면 신장이 잘 일어나고 수축이 더욱 강조되기 때문이다. 팔꿈치가 완전하게

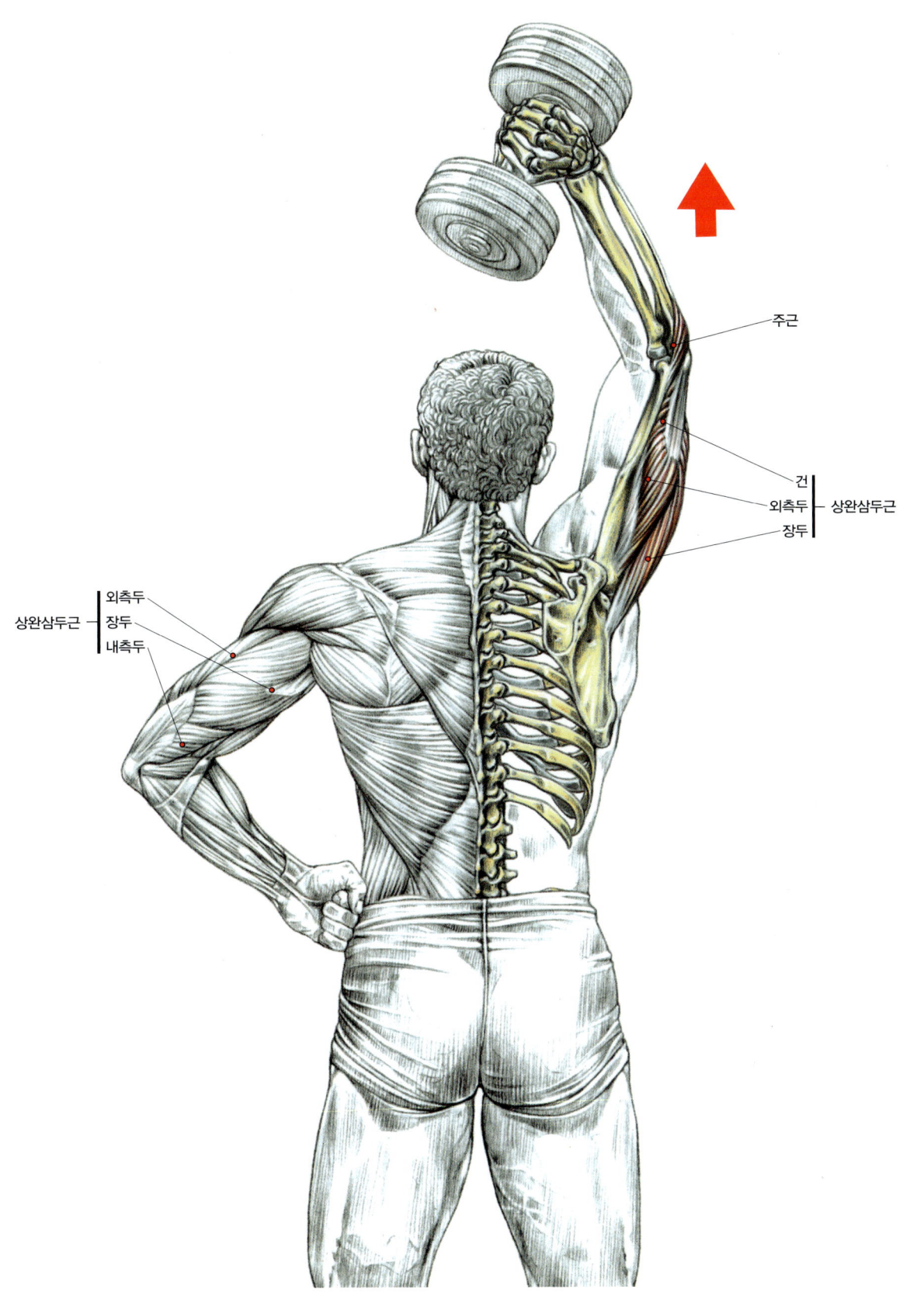

천장을 향하도록 할 수 있는 보디빌더가 있는가 하면 5, 그렇게 하지 못하는 사람도 있다 6.

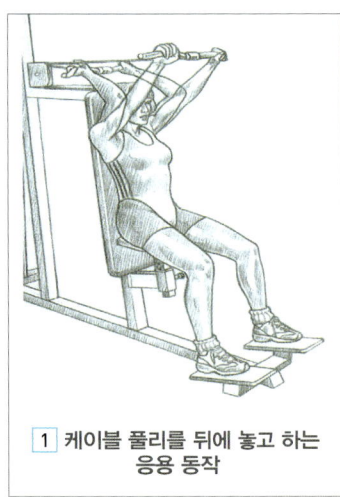

1 케이블 풀리를 뒤에 놓고 하는 응용 동작

응용 동작

1 바이래터럴 방식으로 운동할 때는 계속해서 장력을 유지하는 것이 좋다. 말하자면 팔을 완전히 펴지 않는 것이다. 반면 유니래터럴 방식에서는 삼두근을 잘 수축하기 위해 팔을 펴는 것이 가능하다.

2 서서 동작을 수행하면 치팅하기가 쉽기 때문에 더 큰 힘을 낼 수 있다. 하지만 삼두근을 제대로 분리하려면 앉아서 동작을 수행하는 것이 낫다.

3 팔꿈치를 머리 위로 들고 앉아서 하는 머신의 경우, 덤벨이나 바를 가지고 수행하는 시티드 트라이셉스 익스텐션의 궤적을 그대로 재현한다 1. 하지만 몇몇 기구들은 작동이 매끄럽지 않아 팔꿈치에 무리가 갈 수 있고, 덤벨처럼 손을 자유롭게 회전시킬 수도 없다.

4 90도로 기울어진 작은 벤치에 앉아서 동작을 수행하면 등을 더욱 잘 보호할 수 있다 2.

장점 이 동작은 상당히 독특한 방식으로 삼두근을 신장한다. 이러한 신장으로 말미암아 보다 정확히 장두를 목표로 운동할 수 있다.

단점 팔꿈치가 심하게 자극된다. 안 좋은 상태에 있는 어깨에 견디기 힘든 압력이 가해지기도 한다. 따라서 동작을 잘 제어해서 수행해야 관절에 외상을 입지 않을 수 있다. 이 동작은 삼두근의 길이-장력 관계를 잘 활용하지 못한다.

위험성 특히 서서 동작을 수행할 때는 등이 휘어지기 쉽다. 선 자세에서는 분명히 더 큰 힘을 낼 수 있지만, 척추가 짓눌릴 위험을 감수해야 한다. 손목과 팔꿈치를 너무 혹사시키지 않으려면 스트레이트 바 대신 구부러진 이지 바나 덤벨을 선택해보자.

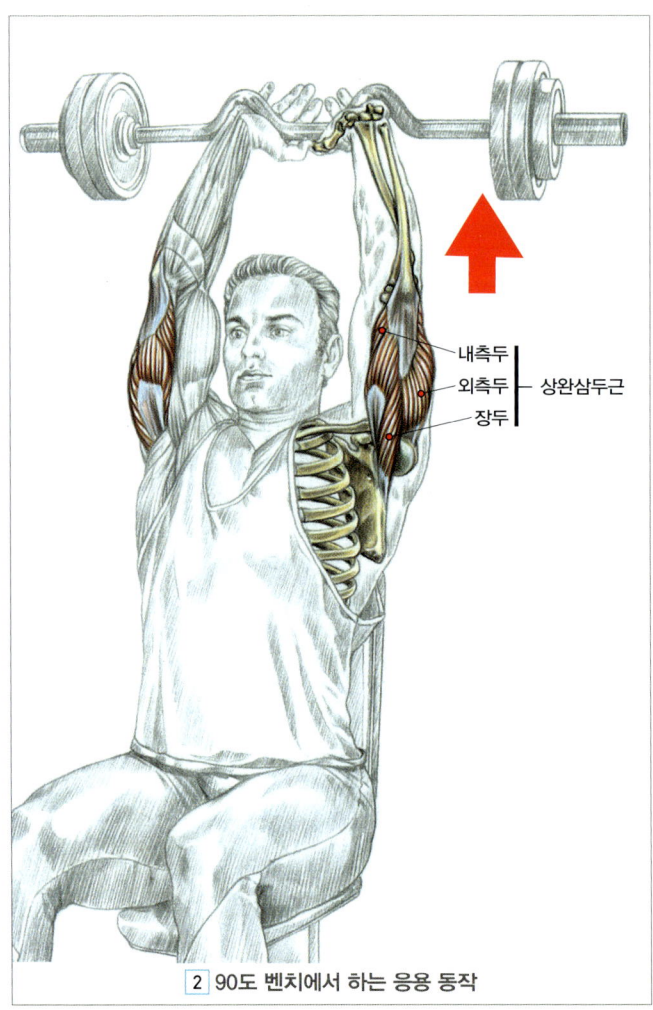

2 90도 벤치에서 하는 응용 동작

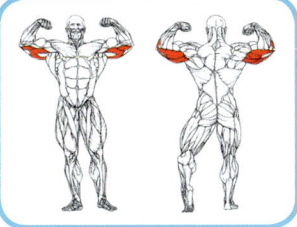

킥 백 Kickback

특징 이 고립운동의 목표는 삼두근을 단련하는 것이다. 유니래터럴 방식으로 운동하는 것이 좋다.

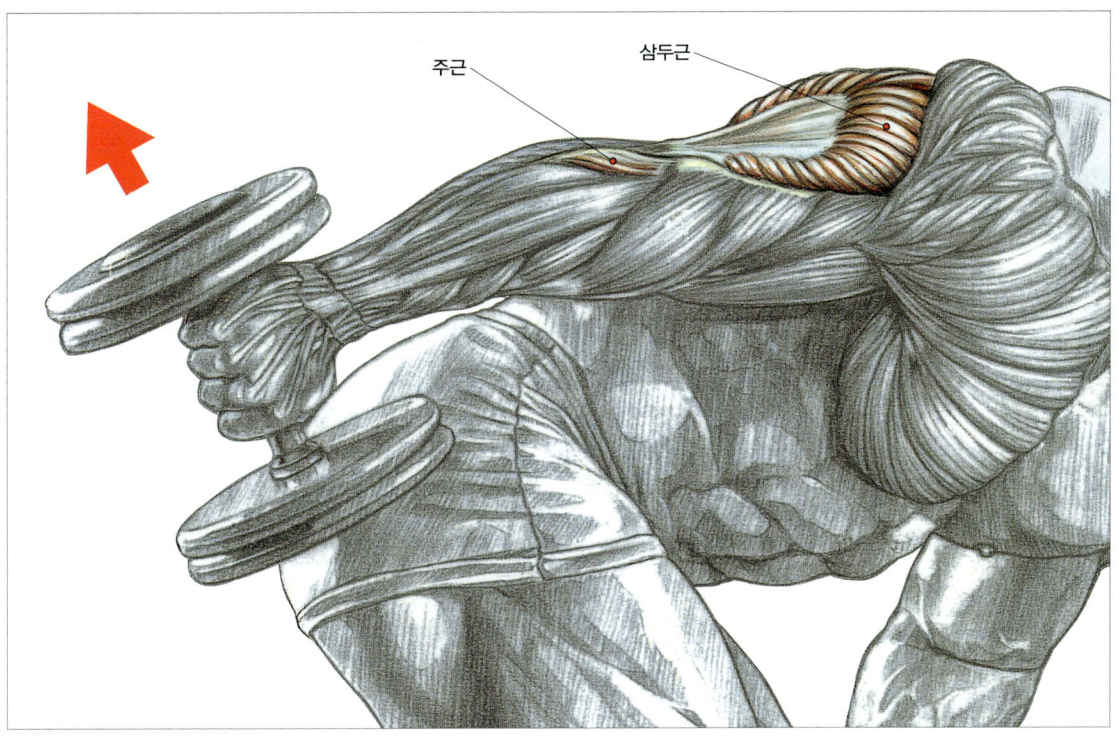

주근   삼두근

방법 몸을 앞으로 숙이고 덤벨을 잡는다. 이때 손은 뉴트럴 그립으로(엄지손가락이 앞을 향하도록) 놓는다. 팔을 몸에 붙인 채로 바닥과 평행하게 뻗고 팔뚝은 90도로 접는다. 그다음 삼두근의 힘으로 팔을 펴보자. 최소 1초간 수축 자세를 유지한 다음, 덤벨을 다시 내린다.

관찰 포인트 쭉 뻗은 상태로 삼두근을 가능한 한 오랫동안 수축해보자. 삼두근을 단련하는 다른 동작과 달리, 이 동작에서 팔을 쭉 뻗은 자세를 유지하려면 근육에 더 많은 장력을 가해야 한다. 이러한 동작의 특성을 최대한으로 이용해보자.

> **NOTE**
> 수축 자세에서 새끼손가락을 가볍게 밖으로 돌리면 삼두근 바깥쪽을 잘 단련시킬 수 있다.

응용 동작

❶ 팔꿈치를 뒤쪽을 향하게 하거나 천장을 향해 약간 들 수도 있다. 어떤 보디빌더들은 팔꿈치를 천장을 향해 들면 삼두근의 운동을 더 잘 느낄 수 있다.
❷ 삼두근의 운동을 더욱 강조하려면 디클라인 벤치에 (머리를 벤치의 가장 아랫부분 옆으로) 기대어보자. 그러면 팔꿈치를 천장을 향해 더 많이 들 수 있을 것이다.

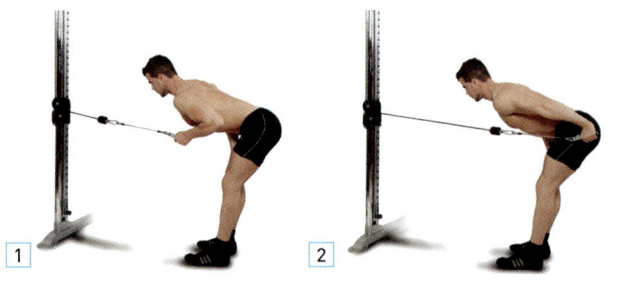

3 케이블로 운동하면 동작의 가동 범위가 커진다 1 2.

장점 삼두근을 단련하는 운동 중 가장 쉬운 동작에 속한다. 다른 동작을 수행할 때 팔꿈치가 아프다면, 이 동작으로 삼두근을 운동할 수 있을 것이다. 하지만 통증을 느낄 때에는 팔꿈치를 쉬게 하는 것이 가장 좋다!

단점 이 동작은 근육의 길이 – 장력 관계를 활용하지 않는다. 이 동작에서는 신장이 거의 일어나지 않기 때문에 동작을 잘 느끼지 못하는 사람도 있을 것이다.

위험성 바이래터럴 방식으로 운동을 하면 등의 아랫부분이 자극된다. 반면, 유니래터럴 방식으로 동작을 수행할 때 운동하지 않는 팔로 넓적다리나 벤치를 받치면 척추를 지탱할 수가 있다.

케이블 푸시다운 Cable Push-Down

특징 이 고립운동의 목표는 삼두근을 단련하는 것이다. 유니래터럴 방식으로 운동할 수 있다.

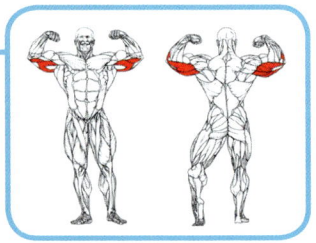

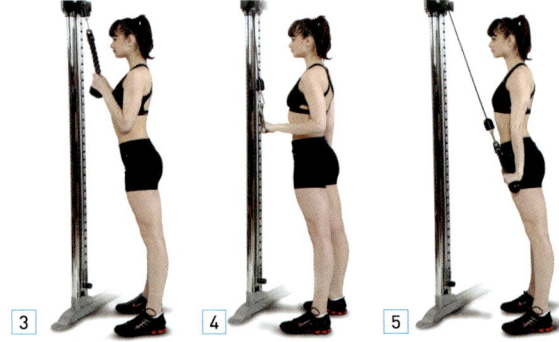

방법 하이 풀리에 트라이셉스 바, 줄 3 또는 손잡이 4 를 건다. 기구를 마주보고 삼두근의 힘으로 이 바를 내리눌러보자 5. 1초간 수축 자세를 유지한 다음, 처음 위치로 돌아온다.

관찰 포인트 줄은 손목을 자유롭게 움직일 수 있기 때문에 아주 많이 사용된다. 손잡이나 스트레이트 바를 사용하면 손을 오버 그립(엄지손가락이 서로 마주보도록)이나 언더 그립 자세로 놓을 수 있다. 이러한 기본적인 그립을 선호하는 보디빌더가 있다. 삼두근이 가장 잘 수축할 수 있는 자세를 선택해보자.

바가 두꺼울수록 더 큰 힘을 낼 수 있고 팔꿈치에 무리가 가지 않는다.

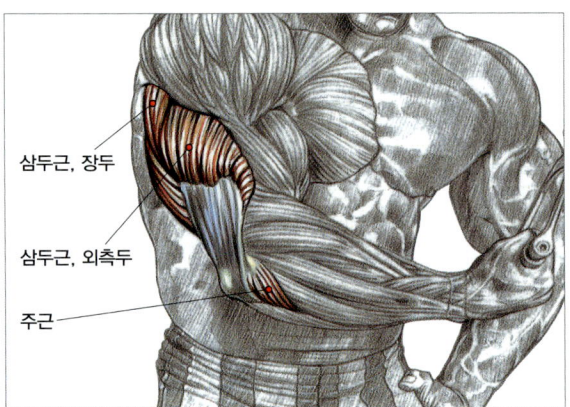

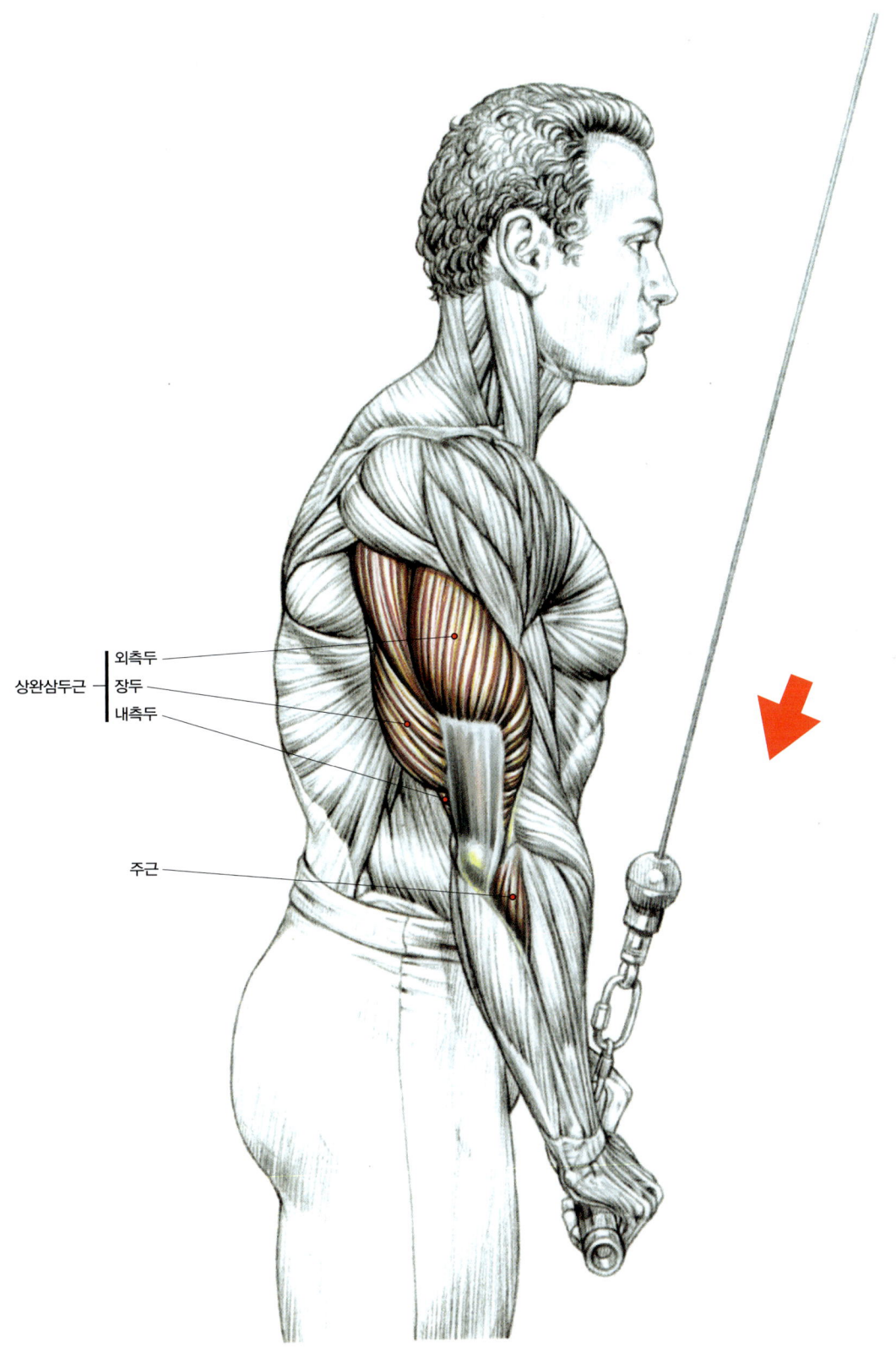

따라서 우리가 흔히 볼 수 있는 지름 2.5센티미터(1인치)의 가는 바는 적합하지 않다. 지름을 크게 하려면 스폰지를 바와 손 사이에 놓고 사용할 수 있을 것이다.

응용 동작

기구를 바라보는 대신 기구 쪽으로 등을 돌리고 동작을 수행할 수도 있다 1 . 마치 바를 이용한 익스텐션 자세처럼, 이두근을 머리 옆에 놓고 몸을 앞으로 숙여보자 2 . 그러면 삼두근이 더 크게 신장할 것이다 3 .

장점 덤벨, 바, 머신을 이용한 동작에 비해 케이블 풀리에서 운동하면 팔꿈치에 외상을 덜 입는다.

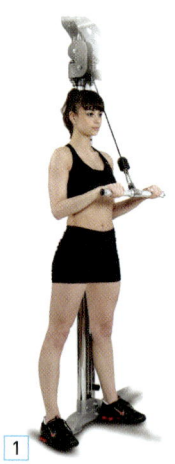

단점 케이블 풀리를 마주보았을 때보다 풀리 쪽으로 등을 돌렸을 때 길이-장력 관계를 더 잘 활용할 수 있다.

위험성 풀리를 뒤에 두고 하는 동작에서는 등이 너무 많이 휘지 않도록 주의하자.

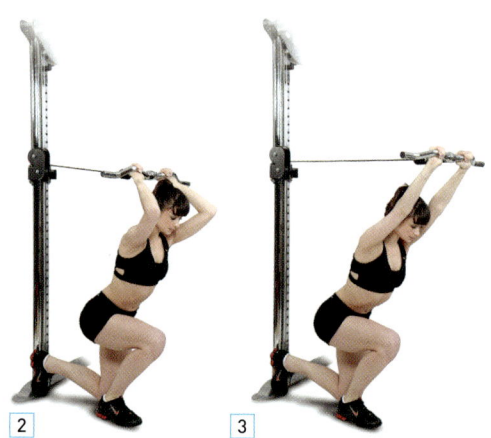

> **NOTE**
> 조절 가능한 풀리 머신은 부드럽게 작동되므로 팔꿈치에 무리를 주지 않고 근육에 외상을 입히지도 않는다. 중량을 직접 들어 올리는 단순 풀리도 중량이나 덤벨보다는 부드럽게 움직인다.

EX 03 삼두근 스트레칭 동작

삼두근 스트레칭

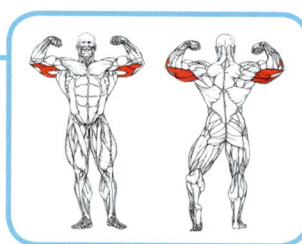

선 채로 오른팔을 올려 이두근을 머리에 붙인다. 왼손을 이용해서 오른팔을 최대한으로 굽혀보자. 오른팔을 벽에 대고 밀 수도 있다. 가장 이상적인 자세는 오른손을 오른쪽 어깨에 닿게 하는 것이다.

응용 동작

이완을 강화하기 위해 파트너의 도움을 받을 수도 있다 4 .

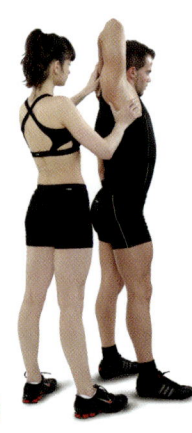

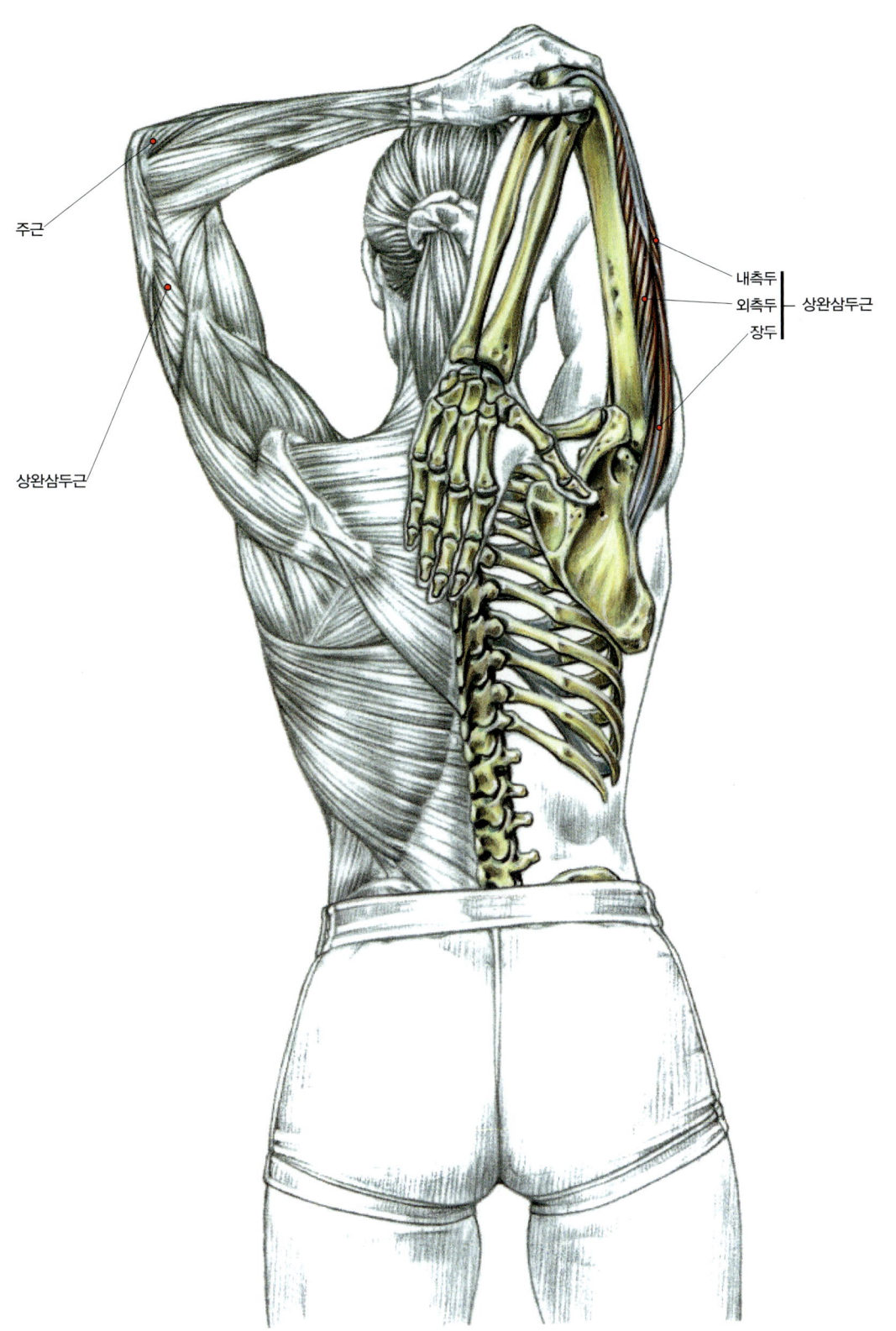

10 우람한 대퇴사두근을 만들자

해부학적 고려 사항

대퇴사두근은 네 개의 근육으로 구성되어 있다:

1. 외측광근은 넓적다리의 바깥쪽에 있다.
2. 내측광근은 안쪽에 있다.
3. 대퇴직근은 중앙에 있다.
4. 중간광근은 다른 세 근육으로 상당 부분 덮여 있다.

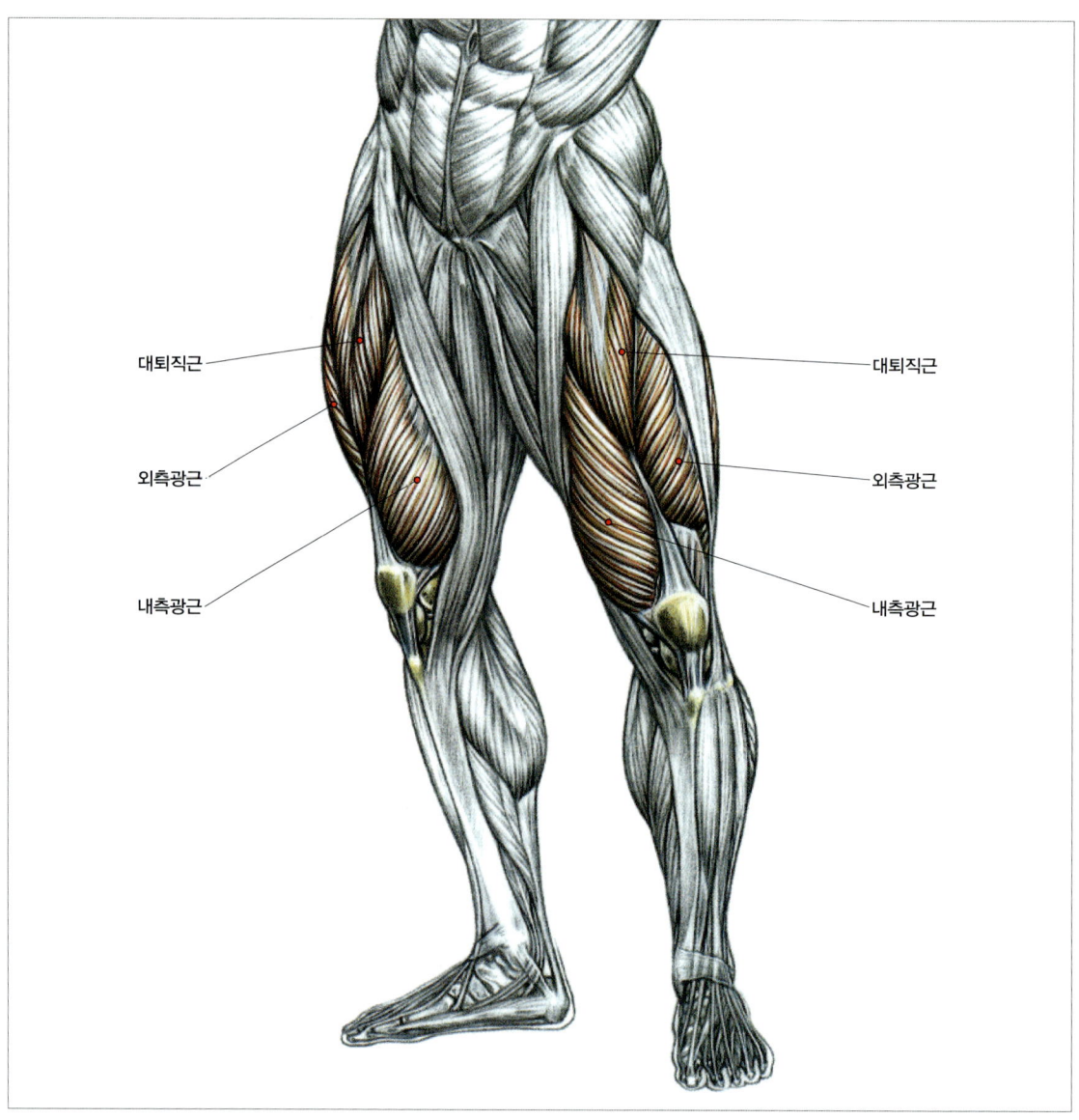

다관절 근육인 대퇴직근을 제외하면, 대퇴사두근의 세 개의 광근은 단관절 근육이다.

상체를 근육질로 만드는 것보다 넓적다리를 굵게 만드는 것이 확실히 더 힘들다. 따라서 넓적다리를 자주 소홀히 한다. 하지만 건장한 상체를 받치기 위해서는 튼튼한 넓적다리가 반드시 필요하다.

체형적 딜레마: 스쿼트는 만능 운동인가?

학설 스쿼트는 지금까지 개발된 동작 중 최고이다. 넓적다리가 부실하다면 스쿼트를 통해 보완해야 하는데, 그렇게 하기 위해서는 스쿼트를 더 많이, 더 무겁게 수행해야 한다.

실제로 스쿼트는 많은 장점을 가지고 있다:
▶ 장비가 거의 필요 없다.
▶ 어느 헬스장에서도 실시할 수 있다.
▶ 단 한 가지 동작으로 넓적다리 전체와 등을 운동할 수 있다.

스쿼트를 몇 세트만 수행해도 몸 근육의 절반을 효과적으로 자극할 수 있다.

현실 하지만 모든 것은 본인의 체형에 달려있다. 스쿼트에 아주 적합한 사람도 있지만, 모든 사람이 다 그런 것은 아니다. 스쿼트를 하는 보디빌더를 크게 두 부류로 나눌 수 있다:

1 스쿼트에 적합한 사람: 이들은 상체를 똑바로 세울 수 있어 대퇴사두근 전체를 동원할 수 있다. 넓적다리를 발달시키는 데 일반적으로 아무 문제가 없다.

2 스쿼트에 부적합한 사람: 이들은 상체를 너무 앞으로 숙여 둔근과 허리 근육만 동원한다. 따라서 허리디스크가 생길 가능성이 아주 높다. 상체를 앞으로 숙이는 것은 잘못된 테크닉을 사용했기 때문일 수도 있다. 하지만 한 가지 인정해야만 하는 사실은, 본인의 의지가 아무리 강하더라도 역학적인 측면에서 선천적으로 스쿼트에 부적합한 사람이 있다는 것이다. 이들은 넓적다리를 동원하기 어렵기 때문에 노력만 하다가 결국에는 등이나 햄스트링에 부상을 입고 만다.

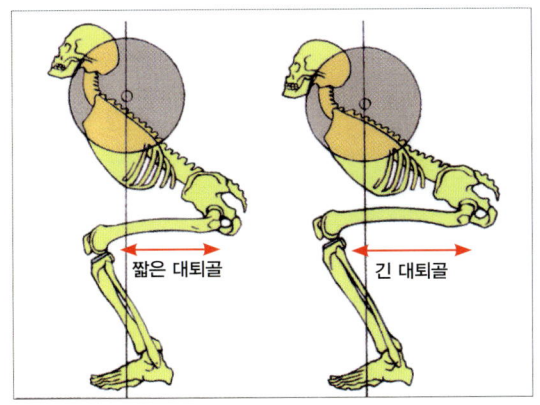

짧은 대퇴골 / 긴 대퇴골

프라이(Fry, 1988)는 스쿼트에 적합한 사람의 전형적인 모습을 제시하였는데, 정확한 스쿼트 자세를 취할 수 있는 능력은 다음과 같이 결정되었다:

▶ 36%는 실험대상의 키에 의해 결정됐다. 키가 작을수록 스쿼트에서 몸을 똑바로 세울 가능성이 커진다. 반면, 키가 클수록 부적합한 부류에 포함될 가능성이 높아진다.

▶ 33%는 넓적다리 대비 상체의 길이에 의해 정해졌다. 상체가 길수록 몸이 더 일직선이 될 것이다.

이 수치가 시사하는 바는, 스쿼트에서 자세는 기본적으로 체형에 의해 결정된다는 것이다. 체형을 바꿀 수 있는 사람은 아무도 없기 때문에 정확한 자세를 잡기 위해서는 가능한 모든 테크닉을 사용해야 한다.

키는 작은데 상체가 길다는 것은, 다리, 특히 대퇴골이 짧다는 말이다. 반대로 키는 큰데 상체가 짧다는 것은 넓적다리가 길다는 뜻이다.

결론
- 대퇴골이 짧을수록 스쿼트에 적합한 사람이 될 확률이 높다.
- 대퇴골이 길수록 대퇴사두근은 단련되지 못하고 요추만 위험해진다.

사람들의 평균 신장은 커지고 있기 때문에 신세대들이 스쿼트를 수행하는 것은 점점 더 어려워질 것이다. 등을 망가뜨리면서 무턱대고 스쿼트에 덤벼들 것이 아니라, 자신의 골격 구조를 잘 분석해서 운동이 효과를 볼 수 있는지 따져보도록 하자.

대퇴사두근을 발달시키는 데 체형은 중요한 역할을 한다

키가 180센티미터인 사람과 160센티미터인 사람이 있다. 이들이 앉아 있을 때는 키 차이가 분명하지 않지만, 섰을 때 비로소 키 차이가 확연히 드러난다. 키에 차이가 나는 이유는 대부분의 경우 상체 길이가 아니라 다리 길이 때문이라는 사실을 보여주고 있는 것이다. 특히 대퇴골의 길이에서 이러한 차이가 나타난다. 대퇴골의 길이는 사람에 따라 아주 다양하며, 넓적다리를 단련하는 기본 동작의 궤적을 결정짓는 중요한 역할을 한다. 따라서 대퇴사두근 동작을 선택할 때는 반드시 이러한 체형의 요소를 감안해야 한다.

다음과 같은 이유로 스쿼트를 반대하는 견해도 많다.
- 아주 기교적인 동작이다.
- 동작이 불안정하다.
- 척추를 압박한다.
- 호흡을 엄청나게 방해한다.
- 혈압이 높아진다.

세트를 마치고 나면 몸은 녹초가 되어 버린다. 머리는 터질 것 같은 느낌을 받지만, 넓적다리가 항상 많이 운동된 것은 아니다. 이렇게 피로감을 느끼는 것을 선호하는 사람도 있지만, 이러한 모든 문제는 스쿼트의 효과를 반감시킨다. 우리의 목표는 운동을 마무리했을 때 기진맥진해지는 것이 아니라, 대퇴사두근을 효과적으로 운동하는 방법을 찾는 것이다.

대퇴사두근 운동을 수행할 때 가동 범위는?

대퇴사두근을 단련하는 복합운동의 가동 범위에 관한 문제가 커다란 논쟁거리가 되고 있다. 다음과 같은 두 견해가 대립하고 있다.

1 '정통파'는 모든 동작을 반드시 최대한의 가동 범위로 수행해야 한다고 주장한다. 즉 동작을 수행할 때마다 넓적다리를 가능한 한 낮게, 밑으로 내려야 한다.

장점
- 동작의 폭이 크므로 근육이 완전하게 운동하고 넓적다리 근육 전체에 영향을 준다.
- 장력을 유지하는 시간이 길어진다.
- 신장이 잘 된다.

단점
- 더 오랫동안 호흡을 멈춰야 하기 때문에 동작으로 인한 체력 소모가 아주 크다.
- 극도의 신장 자세에서는 근육이 약해지므로 사용되는 중량을 줄여야 한다.
- 근력이 세지면, 동작이 정점에 있을 때 중량이 우습게 느껴질 정도로 가벼워진다.
- 따라서 동작의 가동 범위가 클수록 근육이 발휘할 수 있는 힘과 중량이 제공하는 저항 사이에 불일치가 발생한다(257쪽 참조).
- 역학적인 문제가 발생할 위험이 높아진다. 완전한 가동 범위에서 일어나는 신장이 반드시 무릎에 좋다고 볼 수는 없다. 동작을 쉽게 하려고 등을 구부리는 경향이 있다.

2 '현대파'는 가동 범위를 줄여야 한다고 주장한다. '현대'라고 표현한 것은 현재의 프로 보디빌더들에게 아주 널리 나타나는 경향이라는 의미이다. 대부분의 프로 선수들은 넓적다리 동작을 수행할 때 몸을 아주 약간만 내린다. 이들이 이렇게 운동할 수 있는 것은 사용할 수 있는 장비들이 수없이 다양해졌기 때문이다. 대퇴사두근 운동 기구가 전혀 없던 예전에, 풀 스쿼트는 넓적다리를 운동하기 위해 반드시 거쳐야 하는 과정이었다. 시대가 변하면서 우리는 더욱 다양한 동작과 장비의 혜택을 누릴 수 있게 되었다! 중량을 가능한 한 무겁게 하고 20~40센티미터만 내리는 것이 현재 많은 이들이 사용하고 있는 전략이다.

장점
동작을 최대한 가동 범위로 수행해야 한다는 측면에서 볼 때 다음과 같은 이점이 있다:
- 대퇴사두근이 역학적으로 가장 강력한 자세에서 운동된다.
- 넓적다리의 힘과 동작의 저항이 더 잘 일치한다.
- 동작으로 인한 체력 소모가 크지 않다.
- 근육 운동에 집중하기가 훨씬 쉬워진다.
- 동작의 가동 범위가 줄어들면 장력을 유지하는 시간이 감소한다. 지속적 긴장 방식으로 느리게 수행하면, 이러한 시간의 감소를 보완할 수 있다.

단점
- 가능한 한 무겁게 동작을 수행한다는 핑계로 몇 센티미터밖에 움직이지 않고 동작을 끝낼 우려가 있다.
- 신장이 약하게 일어난다.
- 대퇴사두근만 우선시하고, 햄스트링은 소홀히 한다.
- 비정상적으로 무거운 중량 때문에 허리에 극심한 압박이 가해진다.

결론 체형은 본인의 가동 범위를 결정해주는 역할을 한다. 대퇴골이 짧은 사람은 긴 사람보다 쉽게 밑으로 내릴 수 있다.

상체-넓적다리 각도가 갑작스럽게 변하는 것이 느껴질 때까지 내리는 것이 좋다. 예를 들어 스쿼트를 수행할 때 상체가 매우 앞으로 기울어지기 시작하는 순간을 말한다. 이렇게 각도가 변하는 것은 저항이 대퇴사두근이 아니라 다른 근육에 영향을 미친다는 것을 뜻한다.

대퇴사두근을 발달시키기 어려운 네 가지 이유

대퇴사두근은 상체에 비해 덜 발달되어 있다

운동을 할 때 넓적다리를 소홀히 하는 경향이 있다. 상체 근육에 비해 대퇴사두근의 발달이 지체되는 것은 일반적인 현상이다. 넓적다리가 취약한 데에는 두 가지 원인이 있다:

▶ 잘 보이는 상체 근육에 모든 에너지를 집중하고, 넓적다리 운동은 소홀히 한다. 이 경우에는 하지下肢에 대한 운동량을 증가시켜야 한다.

▶ 넓적다리를 열심히 운동했는데도 발달되지 않는다. 이렇게 효과가 없는 것은 본인의 체형에 잘 맞지 않는 동작(대개 스쿼트)을 선택했기 때문일 수도 있다. 스쿼트의 효율성을 개선시키거나, 아니면 스쿼트를 대체할 수 있는 동작을 찾아야 할 것이다.

대퇴사두근이 당근 모양을 하고 있다

대퇴사두근의 상부는 굴곡이 크지만, 밑으로 내려올수록 걱정스러울 정도로 얇아진다. 이러한 문제에는 두 가지 원인이 있다:

▶ 근육은 짧은데(무릎의 아주 위쪽에서 끝나 있다), 옆에 있는 힘줄이 아주 길다. 이 경우에 문제되는 부분을 가리려면 넓적다리 아랫부분을 최대한으로 발달시켜야 한다.

▶ 일반적으로 힘의 분산 이상 때문에 발생하는 문제라고 할 수 있다. 대퇴사두근은 하부보다 상부가 더 발달한다. 게다가 대퇴사두근이 모든 길이에서 균형 있게 성장하는 것은 드문 일이다. 이러한 특징은 단거리 선수의 근육에서도 관찰된다(Kumagai, 2000). 모터 동원이 아래 섬유는 제쳐두고 근육의 상부를 자극하기 때문에 상부가 우선으로 비대해진다. 일례로 몸만들기를 한 지 10주 후에 실험 대상자의 75%에서 대퇴사두근 상부가 하부보다 3배나 더 성장했다(Coleman, 2006). 이를 해결할 수 있는 방법은, 근육을 부분만이 아니라 모든 길이에서 수축하도록 재학습시키는 것이다. 또한 내전근의 근육량이 많으면 대퇴사두근 하부의 발달이 어려워지기도 한다. 이 경우에는 내전근을 운동하지 말아야 한다 (Kumagai, 2000).

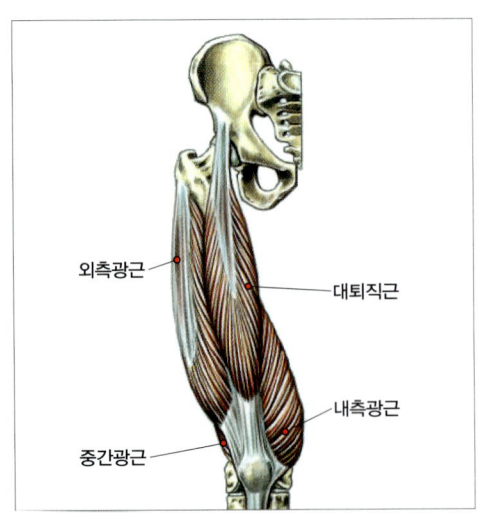

근육간 비대칭

대퇴사두근을 구성하는 여러 근육들이 불균형적으로 발달하는 문제와 넓적다리가 당근 모양을 띠는 문제의 원인은 같다: 즉 모터 동원에 결함이 있기 때문이다. 우리는 이 모터 동원 구조를 재구성할 필요가 있다. 가장 일반적인 비대칭은 내측광근은 발달했는데, 외측광근은 발달하지 않는 것이다. 그 반대의 경우는 드물다.

대퇴직근의 부족

대퇴직근(중앙에 위치한 근육)은 아주 특별한 근육이다. 대퇴사두근 중 유일한 다관절 근육이기 때문이다. 상체를 앞으로 숙이는 동작을 하면 대퇴직근은 너무 유연해져 더 이상 효과적으로 수축할 수 없다. 여러 과학적 분석을 통해 밝혀진 것처럼, 스쿼트, 프레스, 핵 스쿼트에서 대퇴직근이 거의 운동하지 않는 것은 바로 이러한 자세 때문이다(Tesch, 1999). 대퇴직근을 발달시키기 어렵다면, 특정 동작을 통해 이 근육을 자극해야 한다.

취약한 대퇴사두근을 보완하기 위한 전략

스쿼트의 효율성을 개선시켜라

스쿼트 동작의 약점은 대체로 저항이 넓적다리의 힘의 변화와 정확히 일치하지 않기 때문에 생긴다:

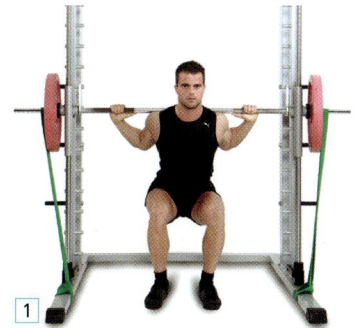

- ▶ 하강 시 동작은 더욱 어려워지지만, 근육의 힘은 가장 약해진다.
- ▶ 상승 시 동작은 쉬워지지만, 근육의 힘은 최대가 된다.

넓적다리의 발달이 더딘 것은, 우리의 힘과 스쿼트가 제공하는 저항의 구조가 서로 일치하지 않기 때문이다. 몹시 피로한 단계와 너무 쉬운 단계가 번갈아 나타나면 동작의 생산성은 감소한다. 다행히 스쿼트의 효율성을 개선시킬 수 있는 방법이 있다: 바에 탄력밴드를 매는 것이다 1. 이 전략은 여러 가지 장점이 있다:

- ▶ 하강함에 따라 중량이 가벼워진다. 그래서 몸을 다시 일으킬 때 머리가 터질 것 같은 느낌을 받지 않을 것이다.
- ▶ 다리를 펼수록 동작은 쉬워지지만, 대신 탄력밴드의 저항이 커짐으로써 이를 보완한다. 일반 스쿼트에 비해 탄력밴드가 저항의 35%를 제공하는 경우, 근육의 동원은 16%만큼 증가한다(Wallace, 2006).
- ▶ 일단 정점에 이른 후 다시 하강하기 시작할 때 탄력밴드에 축적된 모든 탄성 에너지가 갑자기 발산되면서 네거티브 단계가 강조된다.

한 연구에 의하면, 보디빌더들이 7주 동안 주 3회 운동으로 자신의 스쿼트 수행 능력을 향상시키려 시도했다. 스쿼트에서 이들의 최대 근력은 다음과 같은 차이가 있었다:

- ▶ 일반 저항을 사용했을 때 6% 증가했다.
- ▶ 하지만 저항의 20%가 탄력밴드에서 나왔을 때는 16% 증가했다(Anderson, 2008).

이와 동일한 전략을 핵 스쿼트나 레그 프레스에도 적용해 볼 수 있다. 중량과 탄력밴드를 더한 무게를 들어올리는 것에 익숙해지려면 우선 아주 약한 저항을 제공하는 탄력밴드를 가지고 시작해보자. 그다음 탄력밴드의 저항이 최대 40%에 이르도록 점차 올려보자.

스쿼트 대체 동작을 찾아라

스쿼트를 대체할 수 있는 가장 좋은 동작은 핵 스쿼트와 슬라이딩 런지 동작이다(269쪽과 274쪽 참조).

유니래터럴 방식으로 운동하자

바이래터럴에서 유니래터럴 운동으로 넘어가는 과정은 성장을 위한 새로운 단계이다. 주의할 점은 운동 방식을 갑자기 바꿔서는 안 된다는 것이다. 유니래터럴 방식으로는 본인이 낼 수 있는 힘을 최대로 발휘할 수 없기 때문이다. 일단 이러한 학습 단계를 거치고 나면, 유니래터럴 방식이 넓적다리와 같이 취약한 근육을 효과적으로 보완해 줄 것이다.

한숨 돌릴 시간을 갖자

유니래터럴 방식으로 운동할 때 흔히 하는 또 다른 실수는 오른쪽을 운동하고 나서 즉시 왼쪽을 운동하는 것이다. 대퇴사두근 운동을 한 세트 수행하고 나서 즉시 다음 세트를 진행할 수 있다는 것은 힘을 충분히 내지 않고 운동했다는 것을 의미한다. 양쪽을 운동하는 사이에는 휴식을 취해야 한다. 유니래터럴 방식에서는 강도가 세지기 때문에 세트 횟수를 줄이고 휴식시간을 좀 더 길게 가질 수 있다.

지속적인 긴장 방식으로 진행하자

등이나 무릎의 상태가 좋지 않아서 넓적다리 운동을 하지 못하는 경우가 자주 있다. 지속적인 긴장 방식은 사용되는 중량을 상당히 가볍게 할 수 있기 때문에 관절에 이상이 있을 때 적합한 방법이다. 동작이 정점에 이르렀을 때 다리를 완전히 펴지 않으면 근육이 더 이상 쉴 수 없기 때문에 동작이 훨씬 더 어려워진다. 다리를 펴지 말고 세트를 시작해보자. 실패 지점에 도달했을 때 다리를 펴면 휴식을 약간 취할 수 있어 리피티션을 더 많이 반복할 수 있을 것이다.

발달의 균형을 맞추자

당근 모양의 넓적다리나 발달의 비대칭 문제를 해결하려면 발달이 지체된 근육 부위를 보다 명확히 목표로 삼아 운동해야 한다.

운동을 근본적으로 바꾸자

모터 동원에 생기는 모든 문제의 원인은 근육에 잘못된 습관이 들었기 때문이다. 늘 같은 방식으로 열심히 운동하는 것은 불균형을 악화시킬 뿐이다. 운동법이 근본적으로 변해야 근육을 좋은 방향으로 발달시킬 수 있다.

동작을 바꾸자

각 동작은 특정한 모터 동원 구조와 상응한다. 따라서 유독 스쿼트만 선호하는 사람은 초반에 새로운 동작이 불편하게 느껴지더라도 다른 동작을 시도해보자.

가동 범위를 바꾸자

가능하다면 가동 범위를 크게 해보자. 비일상적인 신장은 대퇴사두근 하부를 발달시키는 데 이로울 수 있다. 반면 동작 가동 범위가 이미 큰 경우라면 동작의 폭을 줄이고 좀 더 무겁게 동작을 수행하자.

리피티션 횟수를 조정하자

리피티션의 횟수를 조정하는 것은 분산화의 기본

원칙이라고 할 수 있다: 동일한 근육 안에서도 빠른 섬유와 느린 섬유의 위치는 다르기 때문에 리피티션 횟수를 바꾸면 모터 동원을 역학적으로 변화시킬 수 있다. 따라서 리피티션 횟수를 다음과 같이 조정해보자:
▶ 긴 세트로 운동을 하는 경우에는 더 짧은 세트로,
▶ 짧은 세트로 운동하는 데 익숙하다면 좀 더 긴 세트로 운동을 시도해야 한다.

터치 트레이닝

레그 익스텐션, 핵 스쿼트, 프레스 같은 동작에서는 강화시키고자 하는 근육 부위에 손을 올려놓을 수가 있다. 근육을 만지면 감각이 향상되어 국소적 근육 동원이 촉진된다.

발의 방향을 바꾸면 문제가 해결될까?

발의 방향을 바꾸면, 장력을 발달이 지체된 부위로 이전시킬 수 있을까? 발의 방향을 바꾸는 전략은 다음과 같은 문제점이 있다:
▶ 무릎이 불안정한 상태가 될 위험이 있다.
▶ 무거운 중량으로 운동할 수 없다.

더욱이 발의 방향을 조금 바꾼다고 해서 불균형을 바로잡을 수 있는 것은 아니다. 하지만 양발을 벌리는 폭과 기구에 발을 놓는 높이를 변화시키면 성공할 확률이 더 높아질 것은 의심의 여지가 없다.

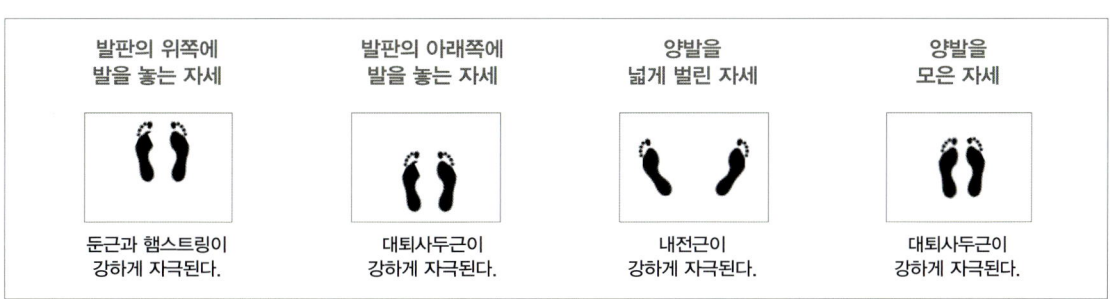

대퇴직근을 목표로 운동하기

대퇴직근이 발달하면:
▶ 대퇴사두근에 굴곡이 생긴다.
▶ 근육량이 늘어난다.
▶ 근육의 선명도가 높아진다.
▶ 근육이 밑으로 길어진 것처럼 보인다.

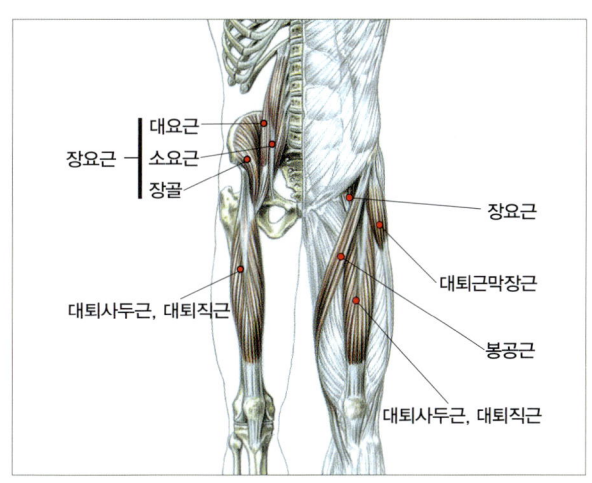

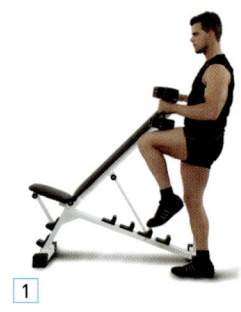

대퇴직근을 수축하는 법을 배우자

복합운동으로 대퇴직근을 충분히 동원하지 못한다면 고립운동으로 근육을 직접 운동시켜보자. 여기에 가장 좋은 동작은 레그 리프트이다 1 (275쪽 참조). 넓적다리를 운동하는 동안 규칙적으로 레그 리프트를 하면서 환기 세트를 여러 번 수행하면 대퇴직근의 신경 시스템을 민감하게 만들 수 있다.

이렇게 몇 개월간 운동하면 대퇴직근이 복합운동에 점점 더 많이 개입하게 되면서 고립운동을 더 이상 수행하지 않아도 된다.

대퇴직근의 동원을 극대화하자

레그 익스텐션에서 대퇴직근의 동원을 극대화하려면 뒤로 누워보자. 좌석에 쿠션이 있다면 뒤로 누울 수 없다. 이 경우에는 다음과 같은 세 가지 보완 방식을 이용해서 트릭을 사용해야 된다.

1 쿠션을 최대한 밀어 상체가 최대한 뒤로 기울어지도록 해보자.
2 무릎을 기구의 회전축과 일직선이 되도록 놓고 넓적다리를 좌석 밖으로 최대한 내밀자.
3 수건을 접어 좌석 위(둔근 하부의 밑)에 올려놓자. 그러면 몸을 더 높이 둘 수 있을 것이다.

　이처럼 세 가지 방식을 이용하는 목적은 다 리를 폈을 때 넓적다리와 상체의 각도가 90도가 아니라 180도를 이루기 위해서이다. 상체를 뒤로 기울여야만 대퇴직근 상부를 신장할 수 있다. 이것은 무릎에서 대퇴직근을 수축하기 위한 필수조건이다.

대퇴직근 동원을 위한 슈퍼세트

대퇴직근을 동원하기 위해 여러 종류의 슈퍼세트 방식을 적용해보자:
1 고립운동: 레그 레이즈 + 한쪽 다리로 레그 익스텐션
2 선피로 방식: (몸을 뒤로 기울이고) 레그 익스텐션 + 시시 스쿼트
3 후피로 방식: 시시 스쿼트 + (몸을 뒤로 기울이고) 레그 익스텐션

동작을 잠시 멈춰보자

대퇴직근의 동원을 강조하고 대퇴사두근의 근육 선명도를 높이기 위해서는 레그 익스텐션이 정점에 있을 때 1~2초간 수축 자세를 유지하는 것이 좋다.

EX ▶ 대퇴사두근을 단련하는 운동

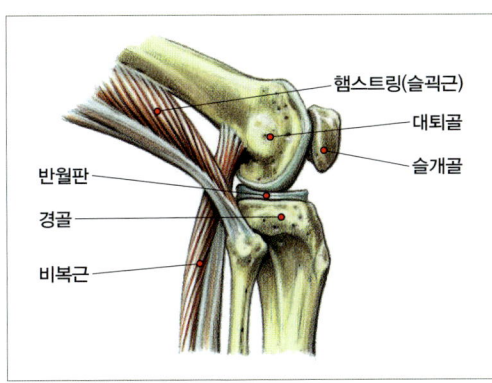

⚠ 주의!

넓적다리를 운동하기 전에 무릎을 보호하는 것이 중요하다. 그러려면 무릎과 연결된 모든 근육을 웜업시켜야 한다. 무릎 준비운동을 하면서 대퇴사두근만 웜업하는 경우가 너무 많은데, 이것은 잘못된 것이다! 슬개골에 문제가 생기지 않으려면 햄스트링, 대퇴사두근, 종아리를 웜업해야 한다. 이와 같은 간단한 조언만 따른다면 무릎의 사소한 통증을 예방할 수 있을 것이다.

EX 01 ▶ 대퇴사두근 복합운동

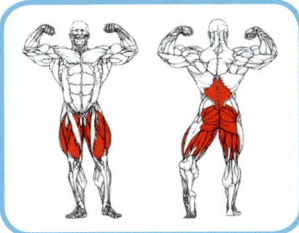

스쿼트 Squat

특징 이 복합운동은 대퇴사두근, 햄스트링, 허리 근육, 종아리 근육, 둔근을 단련시킨다.

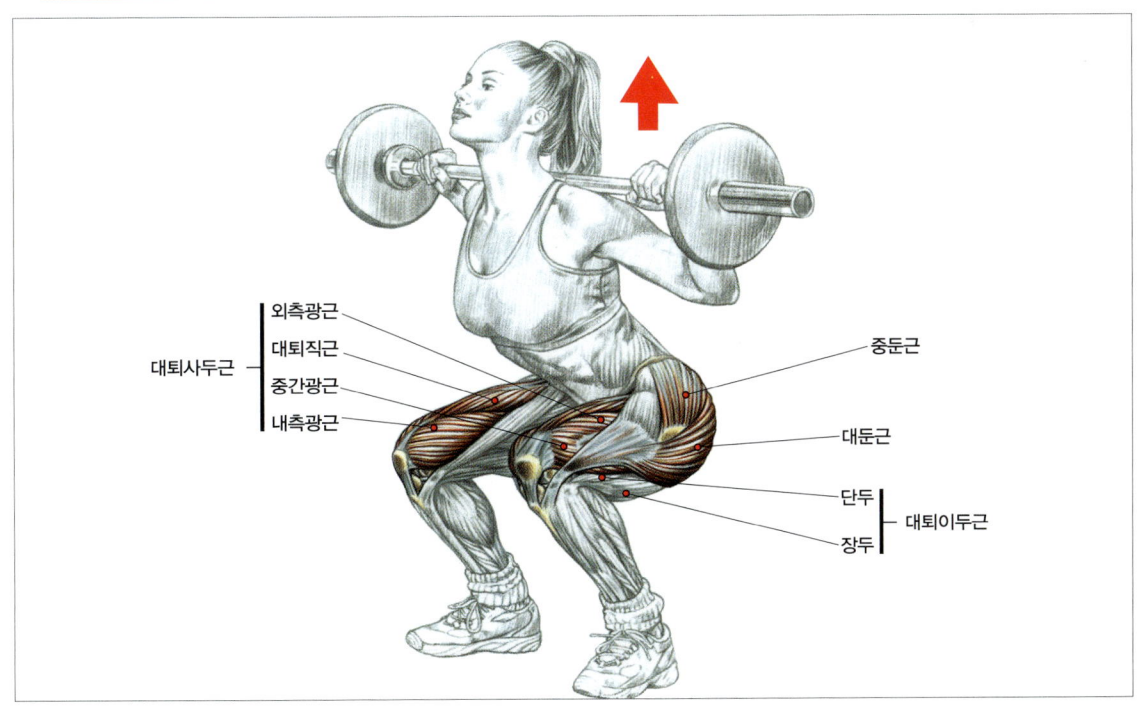

방법 양발을 쇄골 너비 정도로 벌리고 바를 어깨 뒷부분에 둔다(목 위에 두지 않는다). 등은 평평하게 하고 뒤로 아주 약간 휜 상태를 유지해보자. 한두 발 뒤로 물러서면서 랙에서 빠져나온다. 그다음 등을 가능한 한 똑바로 세운 채로 다리를 접어보자. 바닥까지 내리지 말고, 실제로 상체가 앞으로 기울어진다고 느껴질 정도로 내려보자. 몸을 너무 앞으로 숙이면 넓적다리의 운동이 줄어들고 요천추근이 자극된다. 그다음 다리가 거의 펴질 때까지 다리를 밀어보자. 그리고 이 동작을 반복한다.

관찰 포인트 몸을 낮출수록 발뒤꿈치를 바닥에서 점점 떨어뜨려야 등을 똑바로 유지할 수가 있다. 발뒤꿈치가 바닥에서 떨어지면 대퇴사두근 근육에 운동이 집중될 것이다(이 테크닉은 불안정할 수도 있으므로 무거운 중량을 들어야 하는 경우에는 하지 않는 것이 좋다). 반면 발뒤꿈치를 바닥에 붙이면 등을 똑바로 세우기가 더욱 어려워지면서 허리 근육, 둔근, 햄스트링에 힘이 가해질 것이다.

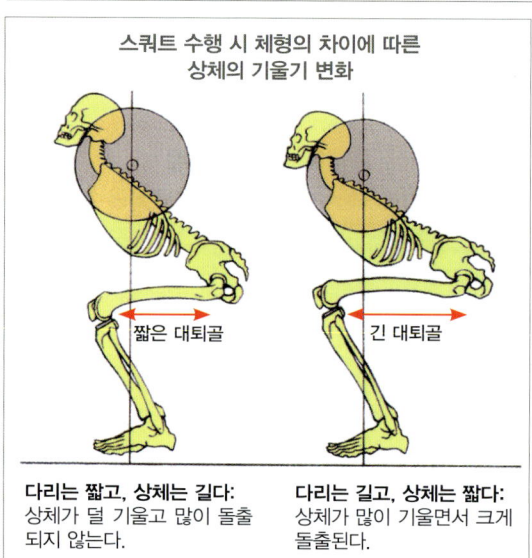

발뒤꿈치 밑에 받침대를 놓으면 무릎이 앞으로 나온다.

스쿼트 수행 시 체형의 차이에 따른 상체의 기울기 변화

짧은 대퇴골 / 긴 대퇴골

다리는 짧고, 상체는 길다: 상체가 덜 기울고 많이 돌출되지 않는다.

다리는 길고, 상체는 짧다: 상체가 많이 기울면서 크게 돌출된다.

⚠ 머리 위치를 주의하라!
자신의 앞 약간 위를 똑바로 쳐다보자. 밑을 바라보면 앞으로 넘어질 수 있다.

응용 동작

스쿼트에는 여러 가지 응용 동작이 있다:

1 하강 높이를 바꿔보자: 몸을 밑으로 내릴수록 스쿼트는 더 어려워진다. 더 많은 근육군이 동원되기 때문이다. 하강 높이를 정할 때는 목표로 하는 근육뿐만 아니라 본인의 신체 구조도 함께 고려해야 한다. 다리가 길수록 아래로 내릴 때 등이 부상당할 위험이 커진다. 이 경우에는 다리 상체의 상반 관계 때문에 몸을 앞으로 많이 숙여야 하고, 허리 부분이 많이 돌출되면서 과도하게 자극된다.

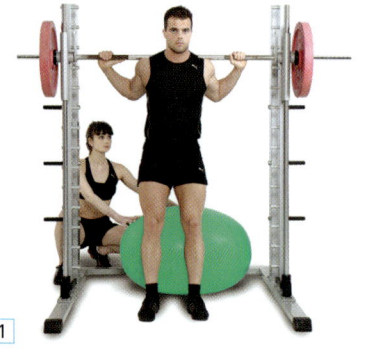

박스 스쿼트 이용하기: 벤치나 스위스 볼을 이용해 하강 높이를 설정해보자 1. 벤치에 닿는 순간 정지하지 않고 즉시 몸을 일으킨다 2. 힘껏 내려앉으면서 동작을 멈추는 것이 아니라, 동작을 제어해서 지지대에 부드럽게 도달해야 한다. 그러지 않으

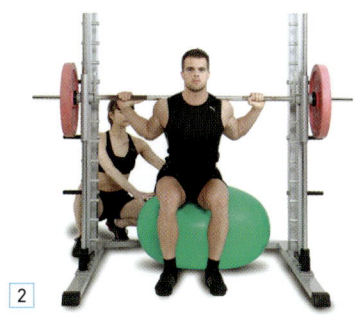

면 척추에 압박이 가해져 위험해진다.

박스 스쿼트를 수행할 때에는 두 가지 테크닉을 사용할 수 있다:
▶ 접촉 시간을 아주 짧게 한다. 둔근이 지지대에 스치자마자 즉시 몸을 일으킨다. 다리를 약간 구부린 채로 상승 동작을 부분적으로 마치면 계속해서 장력을 유지할 수 있다.
▶ 1~2초간 벤치에 앉아 동작을 잠시 멈춘 다음, 연속해서 폭발적인 방식으로 바를 들어 올려 보자.

이 두 응용 동작은 아주 상이한 방식으로 대퇴사두근을 동원한다. 본인에게 가장 적합한 테크닉을 선택해보자.

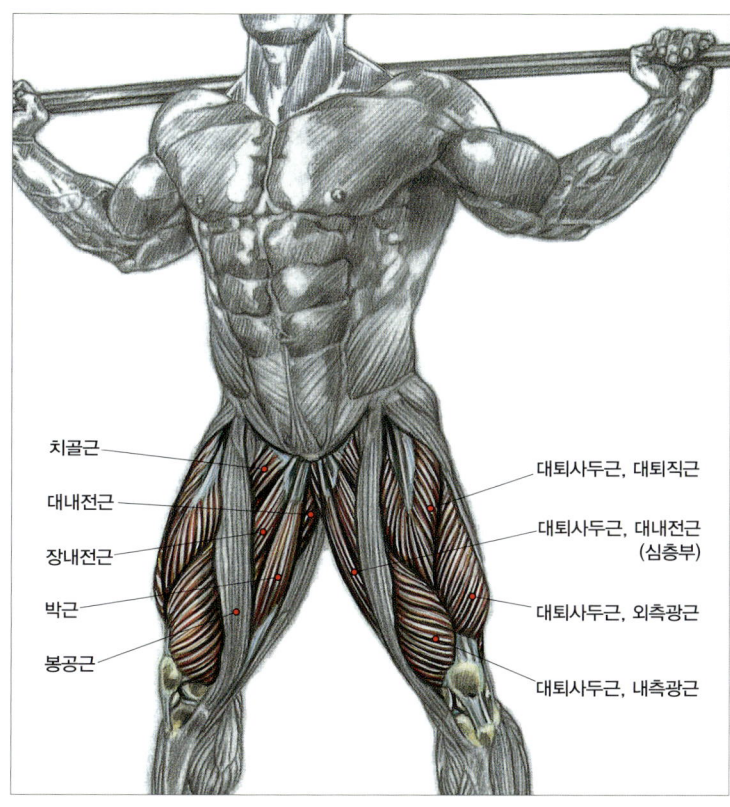

> **NOTE**
> 박스 스쿼트를 전혀 선호하지 않는 사람도 있지만, 지지대를 이용해 하강 폭을 설정해야만 대퇴사두근을 잘 느끼는 사람도 있다. 본인에게 가장 자연스러운 방법을 사용하면 된다. 넓적다리의 운동을 가장 잘 느낄 수 있는 응용 동작을 선택해보자.

2 발의 자세: 발을 놓는 자세를 다양하게 바꿀 수 있다.
▶ 기본 자세는 쇄골 너비와 동일하게 양발을 벌리고 아주 약간 바깥쪽으로 향하게 하는 것이다 3.
▶ 대퇴사두근에 운동을 집중하려면 다리를 벌리는 폭을 좀 더 좁히거나 아주 많이 좁힐 수도 있을 것이다 4. 이 경우에 무릎이 더욱 강하게 동원될 것이다.
▶ 다리를 넓게 벌리면 넓적다리 안쪽, 햄스트링, 둔근이 자극될 것이다 5. 그러면 등을 똑바로 세우기가 더 쉬워진다.

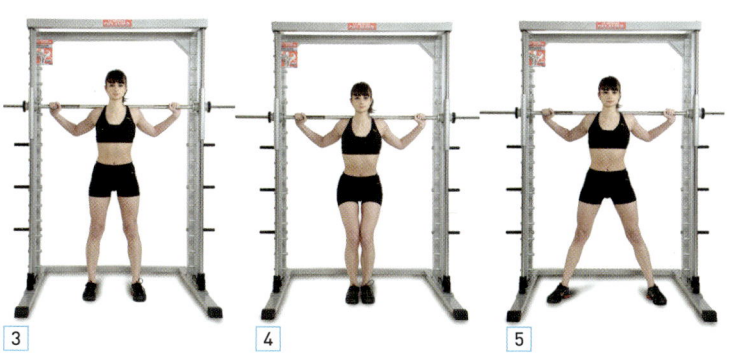

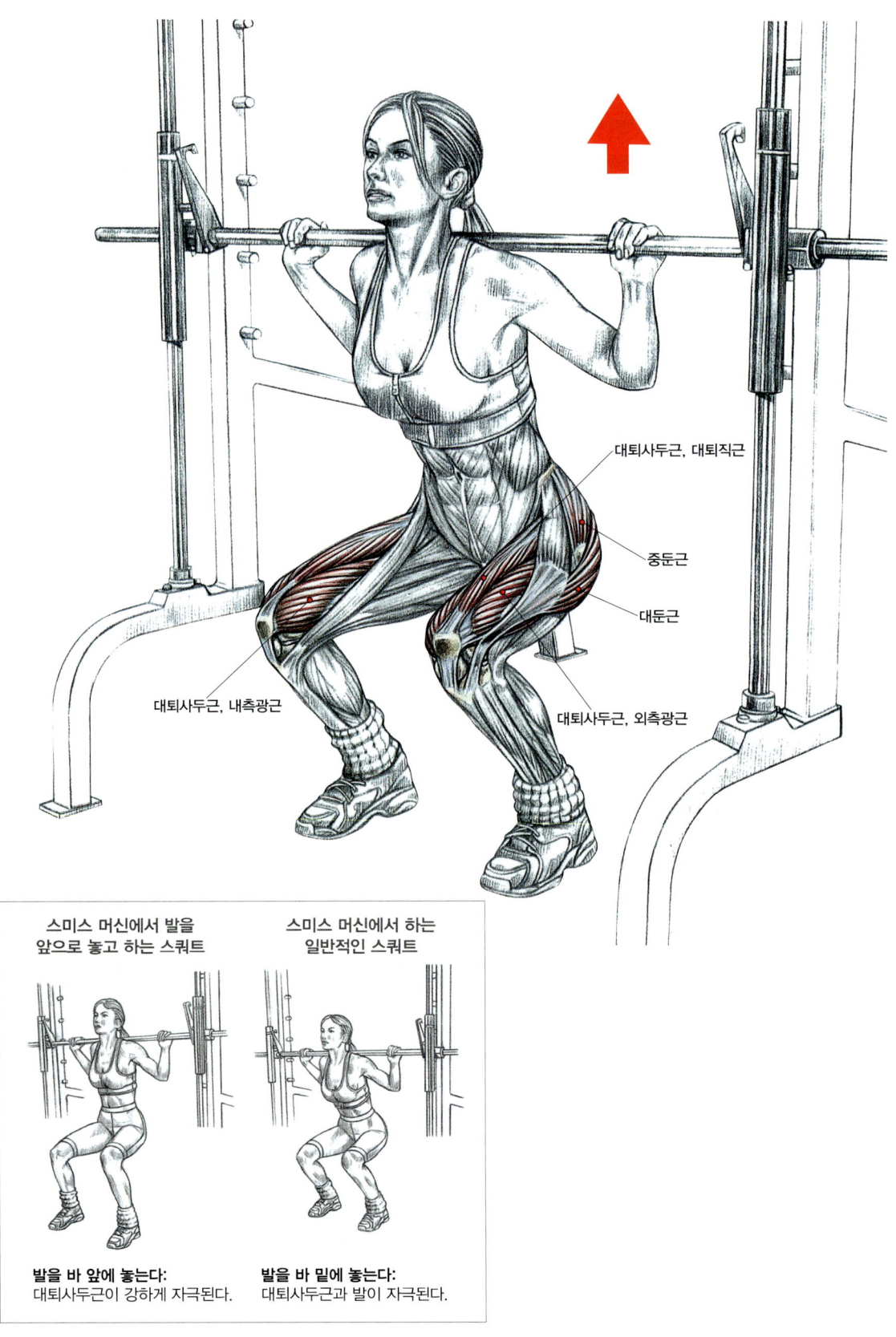

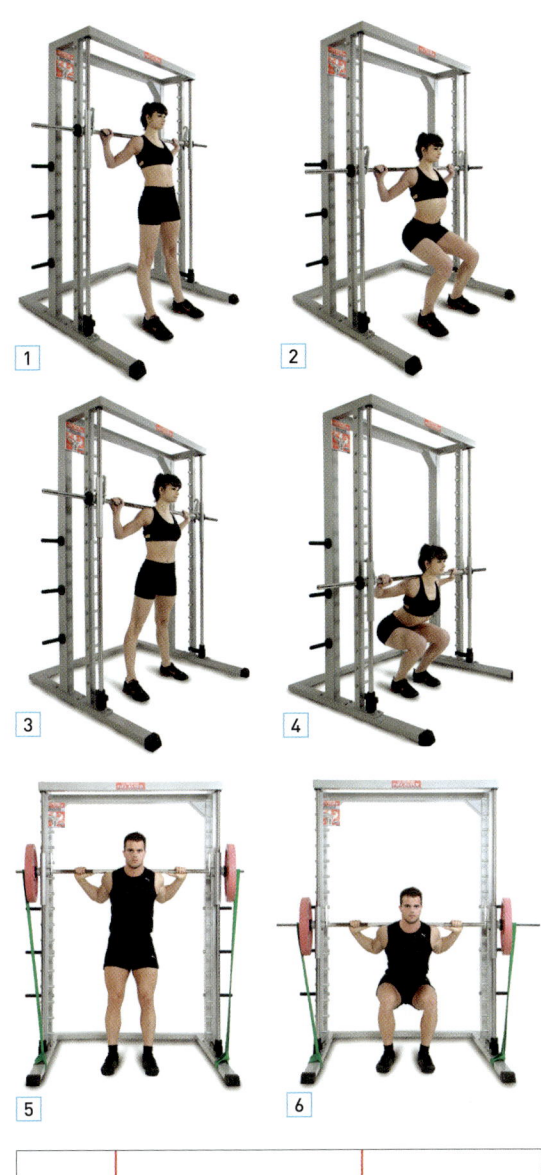

모든 동작이 그렇듯이, 적어도 초반에는 본인에게 가장 자연스러운 방식을 선택해야 한다. 어느 정도 적응되면 분리하고자 하는 근육을 잘 단련할 수 있는 자세를 선택하자.

스미스 머신 이용하기: 스미스 머신에서는 아주 다양한 자세를 취할 수 있다. 발을 아주 앞쪽에 두면 1 척추가 바닥과 수직을 이룰 수 있다 2. 이 독특한 응용자세는 허리를 보호하는 데 가장 이상적이다. 게다가 슬개골이 발끝을 넘어가지 않으므로, 약한 무릎이 자유 바를 이용해서 스쿼트 할 때보다 스미스 머신에서 하는 동작을 더 잘 견뎌낼 수 있을 것이다.

반면 스쿼트 랙으로 일반 스쿼트를 수행하는 것은 좋지 않다 3. 스쿼트에서는 하강함에 따라 상체가 자연스럽게 앞으로 기울어진다 4. 헬스장에서 흔히 볼 수 있는 구식의 일체형 스쿼트 랙에서는 이렇게 기울이는 것이 불가능하다. 몸을 숙이지 못한다고 해서 대신 척추를 구부리는 것은 좋지 않은 방법이다.

3 탄력 저항을 추가해보자: 다리를 많이 펼수록 스쿼트는 더 쉬워진다. 이 문제를 해결하기 위해 바의 안쪽이나 바깥쪽에 탄력밴드를 매보자 5 6. 이렇게 하면 다리를 많이 펼수록 더 큰 저항이 생기기 때문에 넓적다리의 지레 구조에 더 잘 부합된다.

4 프론트 스쿼트: 바를 등 뒤에 두는 대신 전면 삼각근 윗부분에 올려놓을 수도 있다. 일반 스쿼트에 비해 프론트 스쿼트는 몇 가지 장점이 있다:

▶ 정확히 대퇴사두근을 목표로 할 수 있다.
▶ 허리를 똑바로 세우는 데 도움이 된다.
▶ 덜 무겁게 운동할 수 있어 허리가 보호된다.
▶ 동일한 근육이 활성화된다고 할 때, 무릎을 15% 덜 압박한다(Gullett, 2009).

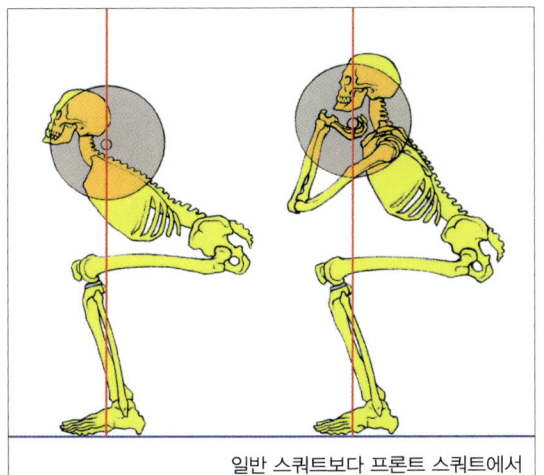

일반 스쿼트보다 프론트 스쿼트에서 상체를 더 곧게 세울 수 있다.

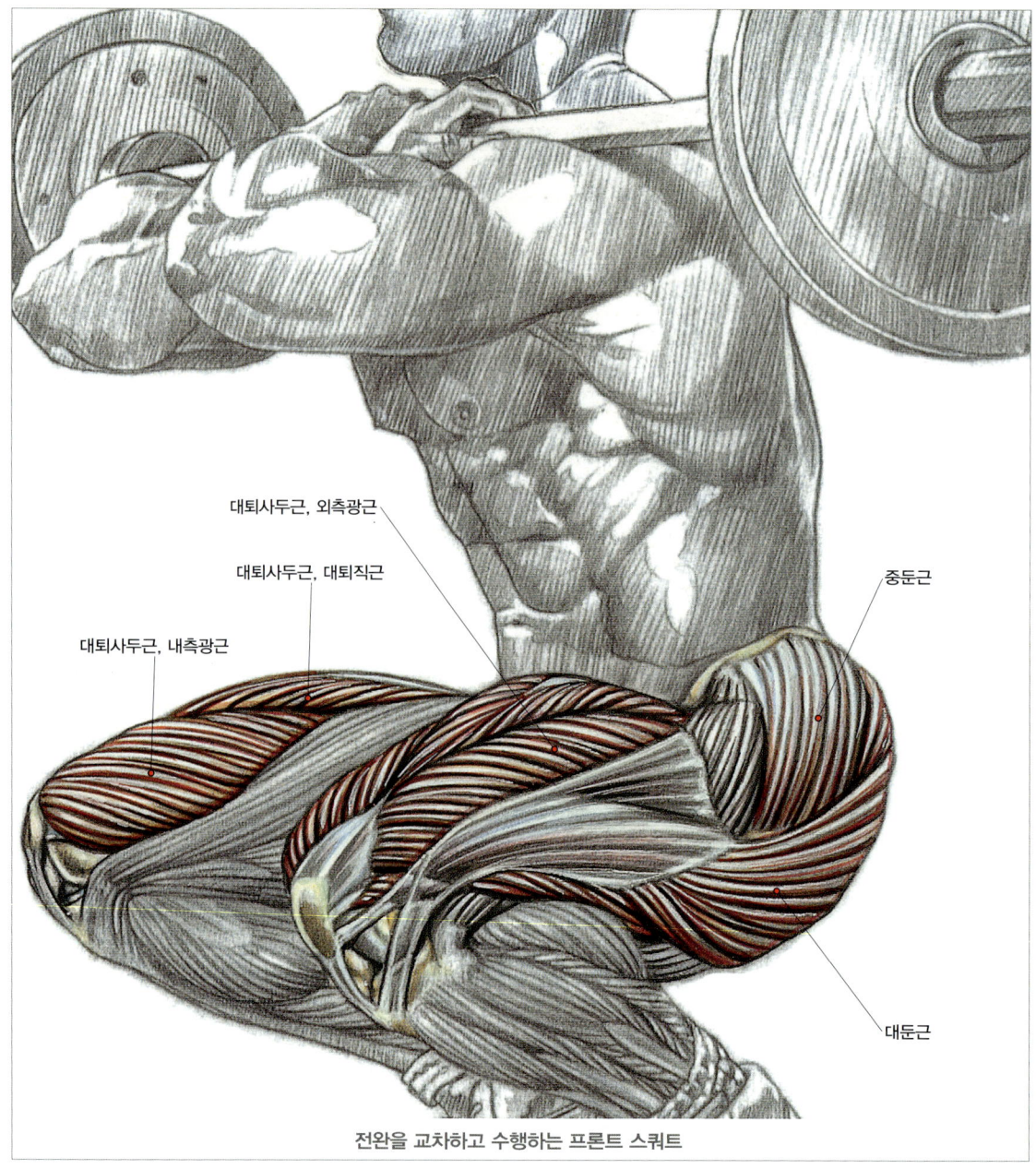

전완을 교차하고 수행하는 프론트 스쿼트

하지만 프론트 스쿼트에는 몇 가지 약점이 있다:

▶ 몸이 항상 앞으로 기울기 때문에 척추가 구부러진다.
▶ 특히 2.2미터 길이의 바를 사용하는 경우, 동작이 아주 위험해진다.
▶ 대체로 호흡을 방해해 운동 수행이 제한된다.
▶ 스쿼트와 마찬가지로, 하강 동작에서 저항이 너무 크고 상승 동작에서는 너무 약해진다.

이러한 모든 어려움을 아주 잘 극복하는 보디빌더가 있다. 대개 상체가 비교적 길고 발목이 유연한 소수의 사람이 이에 해당한다.

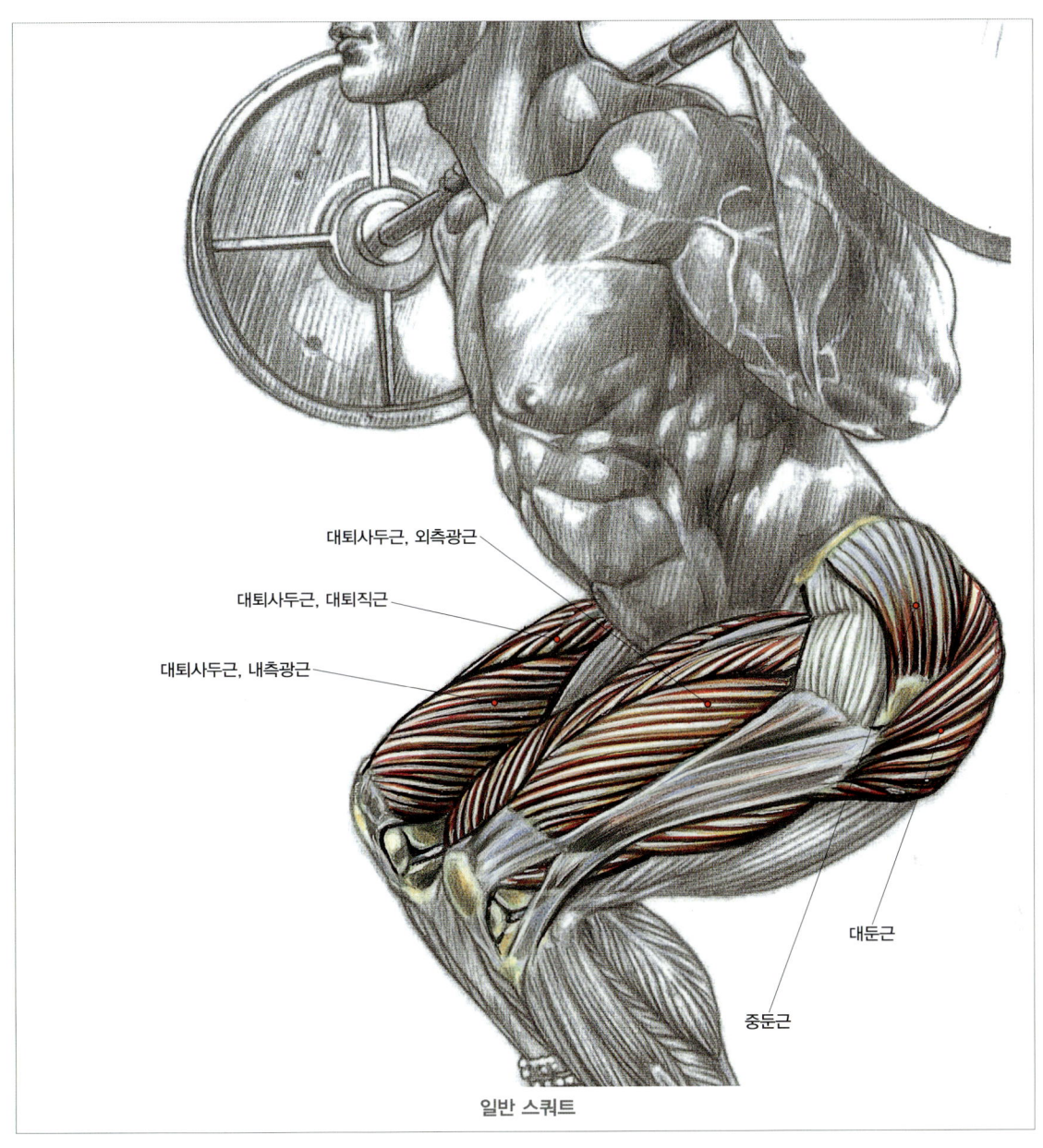

대퇴사두근, 외측광근
대퇴사두근, 대퇴직근
대퇴사두근, 내측광근
대둔근
중둔근

일반 스쿼트

장점 스쿼트는 아주 짧은 시간에 하체 전부를 운동시킨다. 동작의 강도가 세기 때문에 전신의 성장을 위한 신진대사가 일어나고, 동화 촉진 호르몬(테스토스테론과 성장 호르몬)의 분비가 촉진된다.

단점 힘을 많이 소모시키는 동작으로 등, 엉덩이, 무릎과 같은 부위에 위험을 줄 수 있다. 또한 대퇴사두근을 정확히 목표로 운동할 수 없다.

위험성 스쿼트를 수행하면 무릎, 엉덩이, 척추가 아주 많이 자극된다. 몸을 아주 밑으로 내릴 수 있는 사람도 있겠지만, 그렇지 않은 사람도 분명히 존재한다. 자신의 체형을 고려하지 않고 몸을 무리하게 낮춰서는 안 된다. 본인의 관절을 고려하지 않고 무리하게 운동하면 아주 많은 대가를 치를지도 모른다. 허리 근육을 자극하는 운동을 마무리할 때처럼 풀업 바에서 오랫동안 스트레칭을 해보자.

⚠️ **주의!**
무릎 이외에도 복근, 복사근, 척추의 근육을 잘 웜업해야 허리의 지탱력을 극대화할 수 있다.

파워리프터에게 배우자

어깨 위에 무거운 바를 얹고 뒷걸음질치면서 랙에서 빠져나오는 동작은 스쿼트에 내재된 위험성을 증가시킨다. 파워리프터들은 바를 들고 이동할 필요가 없는 싱글리프트 방식을 개발했다. 운동 파트너가 있다면 이 방식을 수행할 수 있을 것이다. 일단 여러분이 랙에서 바를 떼면 파트너가 랙을 앞으로 빼낸다. 처음에는 이런 방식에 익숙하지 않아서 랙이 움직이는 것을 보면 이상하게 느껴질지도 모른다. 랙의 움직임이 어색하다면 일어나는 상황을 보지 않도록 눈을 감는 것이 좋다. 이 전략을 사용하면 뒤로 물러서거나 발을 놓는 위치를 바꿀 필요가 없기 때문에 1~2회 정도 리피티션을 더 수행할 수가 있다는 사실을 금방 깨닫게 될 것이다. 물론 전문적인 파트너가 함께 운동하면서 적당한 랙의 위치를 설정해 주면 좋다. 랙을 너무 조금 빼놓으면 여러분이 하강을 시작할 때 바가 다른 곳에 부딪칠 수 있으니 주의해야 한다. 어디까지 랙을 움직일 것인지 바닥에 작게 표시를 해 둘 수도 있다. 랙은 빠르고 대칭을 이루도록 이동시켜야 한다(다시 제자리에 놓을 때도 마찬가지이다).

탄력밴드를 이용하는 경우, 바를 들고 뒤로 물러서는 것보다 랙을 움직이는 것이 운동하기가 수월할 것이다. 실제로 탄력밴드가 바닥에 매여 있는 상태에서 바를 움직이면 위험할 수가 있다.

> **NOTE**
> 아주 무거운 중량으로 운동하는 경우에는 이 테크닉을 적용해서는 안 된다.

일반 스쿼트 또는 핵 스쿼트?

일반적인 스쿼트를 수행할 때 생기는 여러 가지 문제를 핵 스쿼트를 이용해 해결할 수 있다:

▶ 바를 가지고 앞으로 갔다 뒤로 갔다 할 필요가 없다.
▶ 2.2미터에 달하는 바 때문에 몸이 흔들릴 문제가 전혀 없다.
▶ 등을 기구에 안정시킬 수 있다.
▶ 몸을 앞으로 숙이지 않아도 되므로 척추가 돌출되지 않는다.
▶ 대부분 지지대가 있어, 근력이 저하된 경우에 중량 밑에 깔리지 않는다.
▶ 핵 스쿼트는 안정성이 아주 높기 때문에 스쿼트를 수행할 때보다 자신이 낼 수 있는 힘을 더 많이 끌어낼 수가 있다. 그러므로 망설임 없이 실패할 때까지 운동을 수행할 수 있다. 이것은 일반 스쿼트에서 상상할 수 없는 일이다.
▶ 발의 위치를 아주 폭넓게 바꿀 수 있다.

핵 스쿼트에서는 머신에 의해 움직임이 유도되기 때문에 동작을 자유롭게 수행할 수가 없다. 이러한 머신의 특성을 선호하는 사람이 있는 반면, 그렇지 않은 사람도 있을 것이다. 하지만 이 덕분에, 동작 수행 테크닉을 어떻게 하면 잘 유지할 수 있을지(스쿼트에서 영원한 고민거리이다) 신경 쓰기보다는 근육 운동에 정신을 집중할 수가 있다. 이렇듯 핵 스쿼트는 잘 사용하기만 한다면 스쿼트 대신 수행하기에 아주 좋은 동작이다.

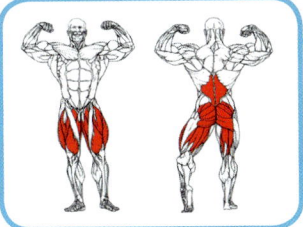

핵 스쿼트 Hack Squat

특징 이 복합운동은 대퇴사두근, 햄스트링, 허리 근육, 둔근, 종아리 근육을 단련시킨다.

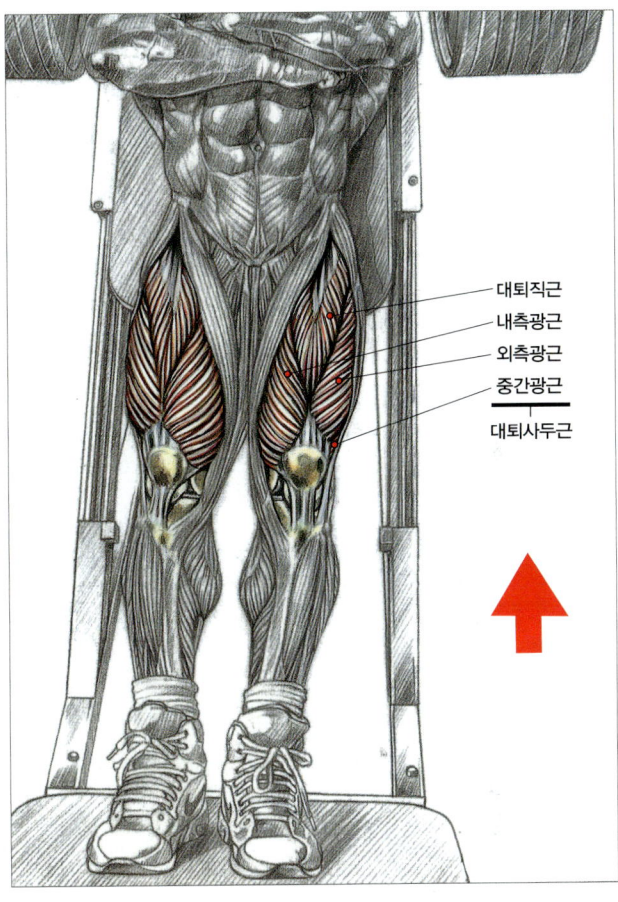

대퇴직근
내측광근
외측광근
중간광근
대퇴사두근

방법 양발을 엉덩이 너비 정도로 벌리고 어깨를 쿠션 밑에 둔다. 넓적다리를 밀어 안전장치를 푼다. 이때 등은 머신의 등받이에 붙이고 평평하게 유지한다. 넓적다리를 내린 다음, 대퇴사두근의 힘으로 다시 들어 올려보자.

관찰 포인트 몸을 낮출수록 척추가 머신의 등받이에서 떨어지는 경향이 있을 것이다. 무릎도 좌우로 흔들릴 위험이 있다. 이 두 가지 문제를 피하려면, 적어도 초반에는 너무 밑으로 내려서는 안 된다. 머신을 아주 잘 제어할 수 있게 된 다음에 동작 가동 범위를 점차 늘려보자.

응용 동작

1 발의 위치를 다양하게 바꿀 수 있다:
▶ 발이 엉덩이 밑에 위치할수록 대퇴사두근이 더 많이 자극된다. 반면 무릎의 상태는 불안정해진다.
▶ 관절의 반월판이 약하다면 발판의 좀 더 위쪽에 발을 올려보자. 대퇴사두근이 덜 신장하면 장력이 햄스트링과 둔근으로 이전된다.

2 일반적으로 평행선(상완골이 발판과 평행이 되는 선)보다 좀 더 밑으로 몸을 내린다. 하지만 본인의 체형에 따라 핵 스쿼트의 하강 범위를 조절해야 된다.

3 탄력 저항을 추가해보자: 다리를 많이 펼수록 동작은 더 쉬워진다. 이 문제를 해결하기 위해 중량에 탄력밴드를 매보자. 이렇게 하면 다리를 많이 펼수록 더 큰 저항이 생기는데, 이것은 넓적다리의 지레 구조에 더 잘 부합하는 것이다.

위험성 일반 스쿼트보다 핵 스쿼트를 수행할 때 엉덩이와 척추가 잘 보호된다. 하지만 아주 잘못된 방식으로 핵 스쿼트를 수행하면 무릎 부상을 유발할 우려가 있다.

레그 프레스 Leg Press

특징 이 복합운동은 대퇴사두근, 둔근, 햄스트링, 종아리 근육을 단련한다.

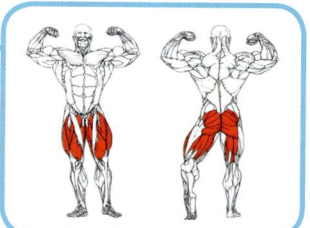

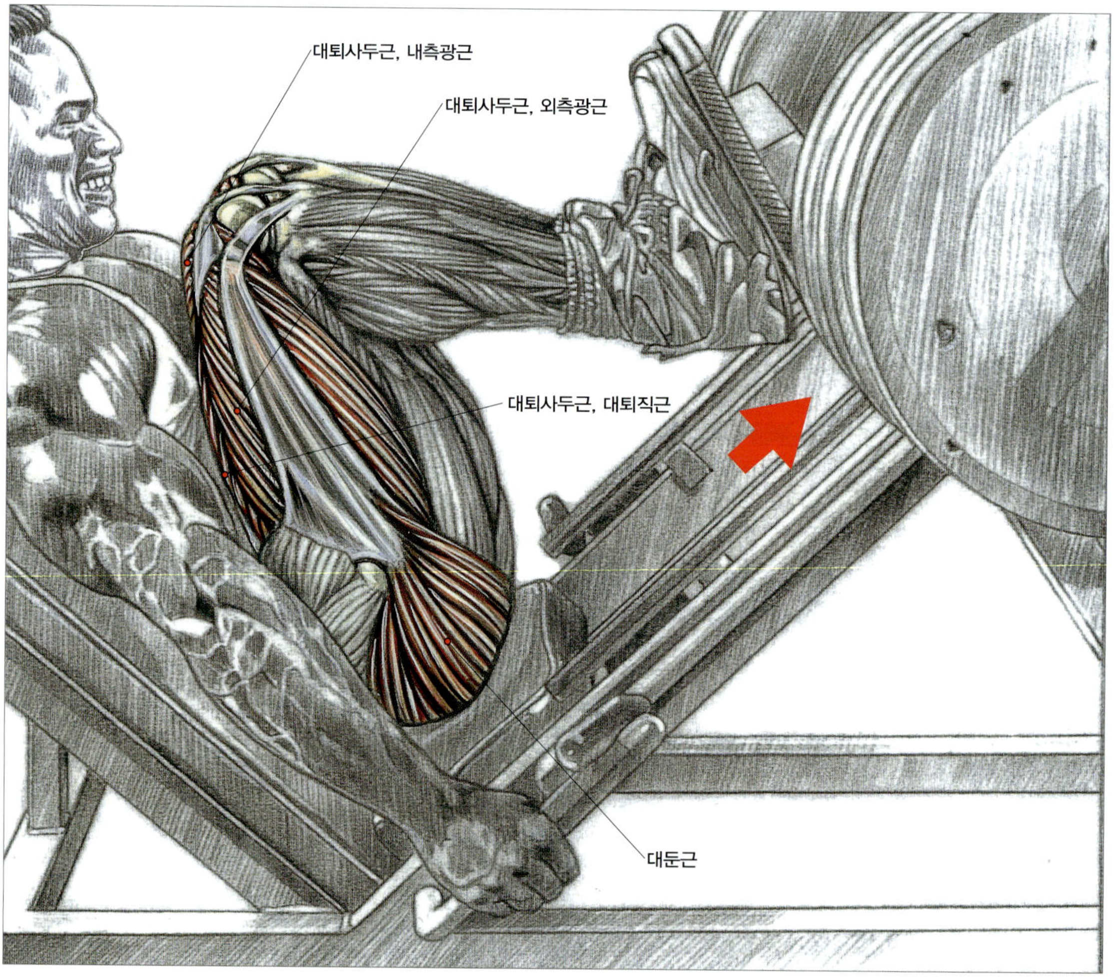

대퇴사두근, 내측광근
대퇴사두근, 외측광근
대퇴사두근, 대퇴직근
대둔근

방법 머신에 하중을 실은 다음, 발을 이동대에 올리고 자세를 잡아보자. 발은 어깨너비 정도로 벌려야 한다. 넓적다리를 밀어 안전장치를 제거한다. 이때 등은 머신의 등받이에 붙이고 평평하게 유지한다. 넓적다리로 속도에 제동을 걸면서 이동대를 내려보자. 허리가 등받이에서 떨어지는 것이 느껴질 때까지 내려보자. 그다음 다리가 거의 펴질 정도로 밀어보자. 피로해질 때까지 동작을 반복한다.

관찰 포인트 레그 프레스의 하강 동작에서 등이 좌석의 등받이에서 떨어지는 경향이 있다. 그러면 힘을 더 얻게 되고 동작 가동 범위도 커지지만, 허리에 부상을 입을 위험이 높아진다. 따라서 등을 휘게 하는 것은 좋지 않다.

응용 동작

1 레그 프레스에는 여러 유형이 있다:
- 수평 프레스: 가장 오래된 유형이다. 이 동작의 문제점은 등 아랫부분이 완전히 떨어진다는 것이다.
- 수직 프레스: 둔근을 아주 많이 자극하므로 대퇴사두근을 목표로 운동하기에 가장 좋은 방법은 아니다.
- 45도 인클라인 프레스: 넓적다리 운동에 가장 적합하다.

2 발의 위치를 바꿔보자:
- 발을 발판의 아랫부분에 둘수록 대퇴사두근이 더 많이 자극된다. 반면 무릎은 불안정한 상태가 된다.
- 발이 발판의 위쪽에 있을수록 무릎은 더 많이 보호된다. 이 자세에서는 대퇴사두근의 참여도가 줄어들어, 나머지 장력이 햄스트링과 둔근으로 이전된다.
- 양발을 아주 좁게 벌리거나 거의 닿게 한다면, 운동이 대퇴사두근에 집중될 것이다.
- 다리를 넓게 벌리면 넓적다리 안쪽, 햄스트링, 둔근이 자극될 것이다.

3 하강 높이를 바꿔보자: 발을 아래로 내릴수록 난이도는 높아진다. 하강 높이를 정할 때는 목표 부위뿐만 아니라 본인의 체형도 고려해야 한다. 이때 좌석의 기울기를 바꿔보는 것도 가동 범위를 조절하는 또 다른 방법이다.
- 좌석을 곧게 세울수록 운동이 둔근에 가해질 우려가 있다.
- 좌석의 기울기가 평평할수록 대퇴사두근이 동원될 확률이 높아진다.

4 탄력 저항을 추가해보자: 동작이 정점에 있을 때 프레스는 너무 쉬워진다. 이 문제를 해결하려면 기구에 탄력밴드를 매보자. 그러면 다리를 펼수록 더 큰 저항이 생긴다. 이러한 저항의 변화는 넓적다리의 지레 구조에 더 잘 부합하는 것이다. 탄력밴드를 추가하면 햄스트링을 느끼기가 더 쉽다. 저항의 3분의 2가 탄성 형태로 제공되면 햄스트링을 특정해서 따로 운동할 필요 없이 단련할 수 있다.

장점 프레스는 아주 짧은 시간에 하체 전부를 자극한다. 스쿼트에 비해 등이 잘 보호되고 기구의 안정성 때문에 안전하게 운동할 수 있다.
단점 등, 엉덩이, 무릎에 위험한 동작이다.

위험성 머신의 등받이가 척추를 보호하는 것처럼 보이지만, 척추에는 여전히 큰 압력이 가해진다. 다리를 내릴 때 허리가 활처럼 휘지 않도록 주의하자.

런지 Lunge

특징 이 복합운동은 넓적다리와 둔근, 햄스트링을 운동시킨다. 여러 가지 면에서 한쪽 다리로만 하는 스쿼트와 유사하다. 반드시 유니래터럴 방식으로 운동해야 한다.

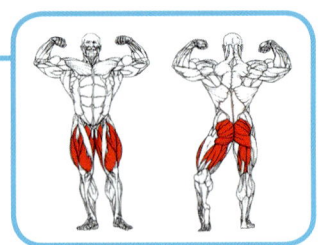

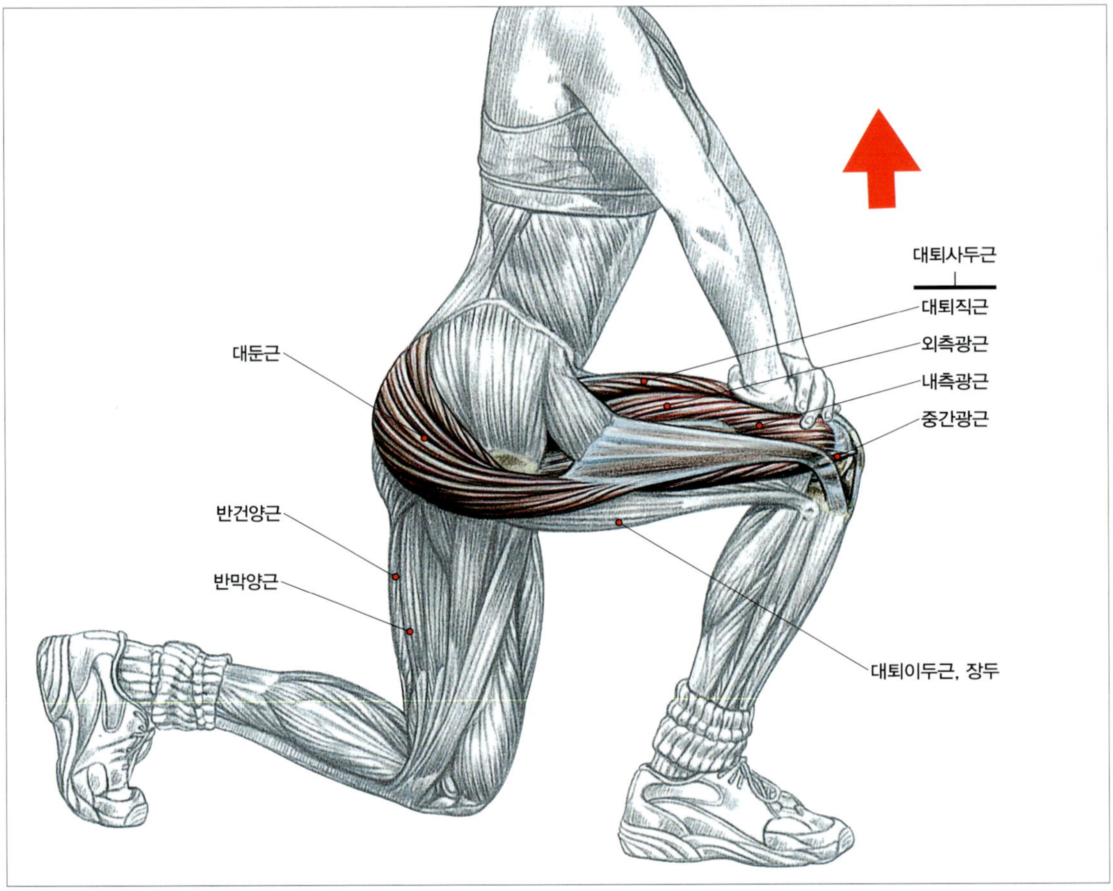

대둔근
반건양근
반막양근

대퇴사두근
대퇴직근
외측광근
내측광근
중간광근

대퇴이두근, 장두

방법 양발을 바짝 붙이고 다리를 편 상태로 선다. 양손은 엉덩이나 넓적다리 위에 올린다. 균형을 잡기 어렵다면 벽이나 기구를 잡는다. 그다음 오른쪽 다리를 한 걸음 앞으로 크게 내밀면서 동작을 시작해보자. 초보자는 왼쪽 다리를 약간 접어도 된다. 훈련된 사람은 왼쪽 다리를 곧게 편 상태로 동작을 수행할 수도 있다. 왼쪽 다리를 곧게 펴면 동작이 더욱 어려워진다.

그다음 오른쪽 다리의 무릎을 약간 굽혀보자. 초보자는 20센티미터 정도만 몸을 내린다. 훈련된 사람은 동작의 폭을 더 크게 할 수도 있을 것이다.

오른쪽 무릎을 충분히 접었으면 넓적다리의 힘으로 발을 밀어 다리를 다시 펴보자. 계속해서 장력을 유지하고자 한다면 무릎을 다시 접으면서 리피티션을 새로 시작해보자. 아니면 양발을 다시 함께 모을 수도 있다(밑에 있는 여러 가지 응용 동작 참조). 그다음 왼쪽 다리로 같은 동작을 수행해보자.

관찰 포인트 저항을 추가하기 위해서는 다음 방법을 이용해보자:
- 덤벨이나 바를 사용한다 1.
- 운동하는 다리의 발을 벤치 위에 올려놓을 수 있다 2. 이렇게 하면 척추에 추가적인 압력을 가하지 않으면서 난이도를 높일 수 있다.

응용 동작

이 운동은 여러 가지 응용 동작이 가능하다:

1 보폭을 크게, 혹은 작게 한걸음 내민다. 처음 발을 앞으로 내밀 때 동작의 가동 범위가 정해질 것이다. 동작 폭을 작게 해서 발을 내밀면 동작을 익히기가 쉽다. 난이도를 높이려면 발을 내미는 폭을 점점 크게 해보자.

2 한 발을 앞으로 내밀 수도 있지만, 뒤로 뺄 수도 있다. 본인에게 적합한 방식을 선택해보자.

3 리피티션을 할 때마다 왼쪽과 오른쪽 다리 운동을 번갈아가며 수행하거나, 한쪽 다리만으로 세트를 완수한 다음, 반대쪽 다리로 넘어갈 수도 있다.

4 발을 바닥에 붙이고 부분 동작을 실시하거나 몸을 완전히 일으켜 세울 수도 있다.

5 마치 런지를 하면서 행진하듯이, 리피티션을 반복할 때마다 앞으로 나아간다. 반면 제자리에서 왕복 운동을 하면 많은 공간이 필요하지 않다.

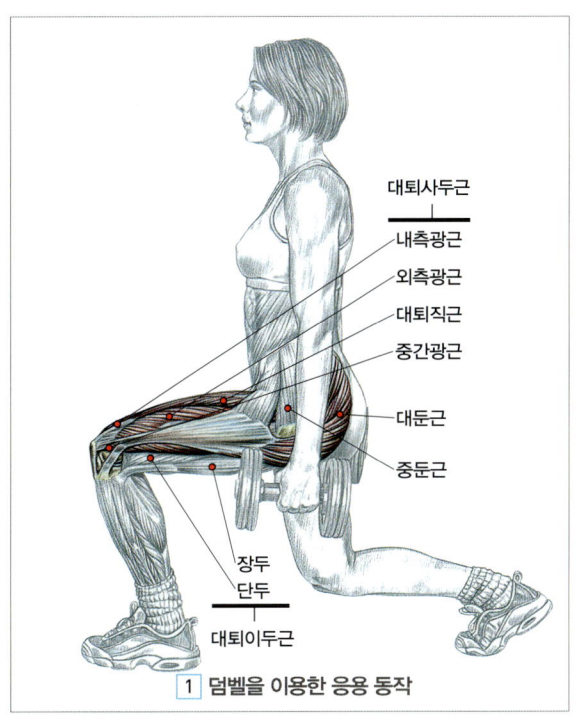

1 덤벨을 이용한 응용 동작

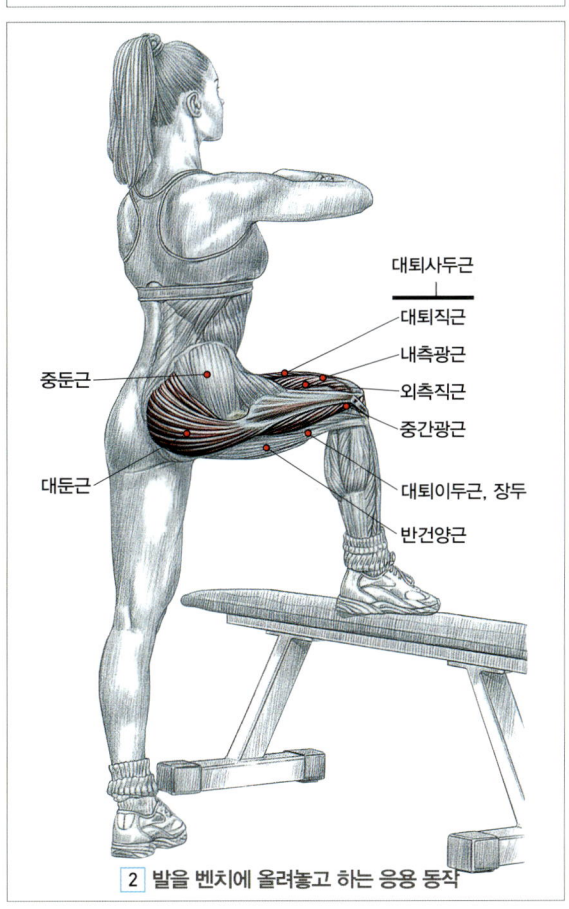

2 발을 벤치에 올려놓고 하는 응용 동작

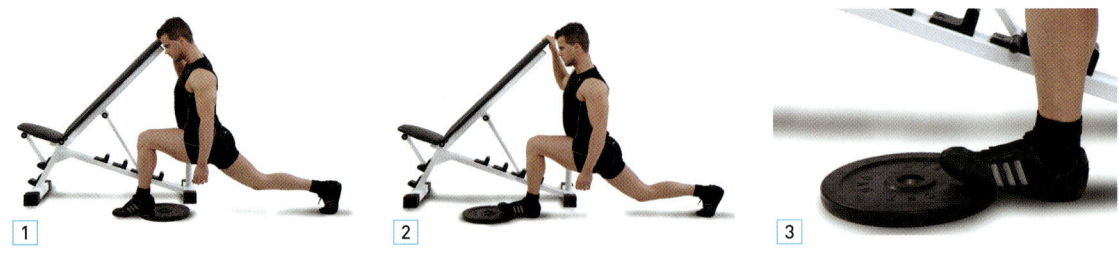

6 발 자세를 세 가지로 바꿔 볼 수 있다:

▶ 발바닥을 바닥에 붙인다: 대퇴사두근과 햄스트링이 비교적 균등하게 운동을 나누어서 수행한다.

▶ 발뒤꿈치를 받침대 위에 놓는다 1 : 대퇴사두근이 더욱 단련된다. 햄스트링이 너무 유연해져 운동에 개입하지 못하기 때문이다.

▶ 발볼을 받침대 위에 놓는다 2 3 : 햄스트링이 더욱 단련된다. 햄스트링이 신장되면 대퇴사두근 대신, 햄스트링이 쉽게 동원되기 때문이다.

슬라이딩 런지

쉬고 있는 다리의 발을 바닥에 고정시키는 대신에, 글라이딩 디스크를 이용하면 앞에서 4 뒤로 5 미끄러지듯 움직일 수 있다. 이렇게 발을 뒤쪽으로 왔다 갔다 하는 응용 동작에서는 무릎과 엉덩이의 움직임이 훨씬 부드럽다. 런지와 같은 일반적인 동작을 선호하지 않는 사람들에게 적합한 응용 동작이다. 일단 이 동작에 익숙해졌으면 덤벨을 이용해 저항을 높여보자.

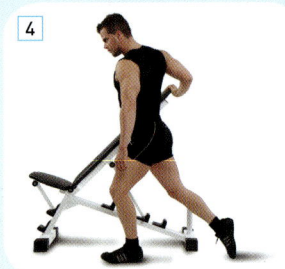
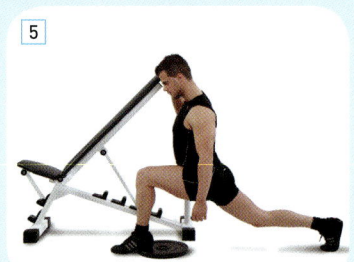

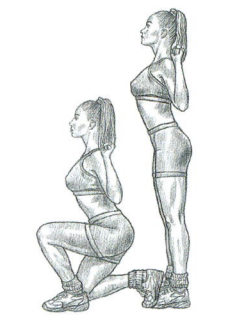

작은 폭으로 동작 수행

대퇴사두근이 주로 운동된다.

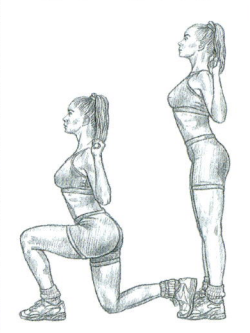

큰 폭으로 동작 수행

대둔근이 주로 운동된다.

NOTE
동작의 폭이 클수록 둔근과 햄스트링이 더 많이 동원된다. 상체를 앞으로 숙일 때도 마찬가지이다. 동작 가동 범위를 작게 하면 대퇴사두근이 더 많이 단련된다.

장점 런지 동작은 척추를 압박하지 않으면서 넓적다리 전체를 운동시킨다. 이 동작은 하지下肢의 모든 근육을 신장시키는 데 탁월한 효과가 있다.

단점 요근을 신장할 때 등 아랫부분이 활처럼 휘는 경향이 있다. 이때 휘지 않도록 주의해야 한다.

위험성 런지를 할 때 무릎과 엉덩이는 강하게 운동하지만, 등은 동원되지 않는다. 무릎을 앞으로 내밀면 슬개골이 더 많이 자극된다. 슬라이딩 런지는 움직임이 훨씬 자연스럽기 때문에 관절의 외상 우려가 적다.

> **TIP**
> 분리시켜 운동하고자 하는 근육 부위 위에 놓고 있는 손을 올려놓자. 근육의 수축을 더 잘 느낄 수 있을 것이다.

레그 리프트 Leg Lift

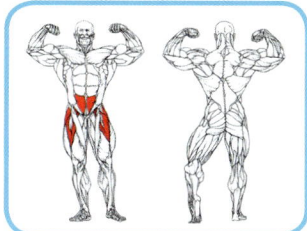

특징 이 복합운동의 목표는 대퇴직근, 복근, 요근, 장골근을 단련하는 것이다. 반드시 유니래터럴 방식으로 운동해야 한다. 머신이나 가벼운 중량을 이용해서 레그 리프트를 수행할 수 있다.

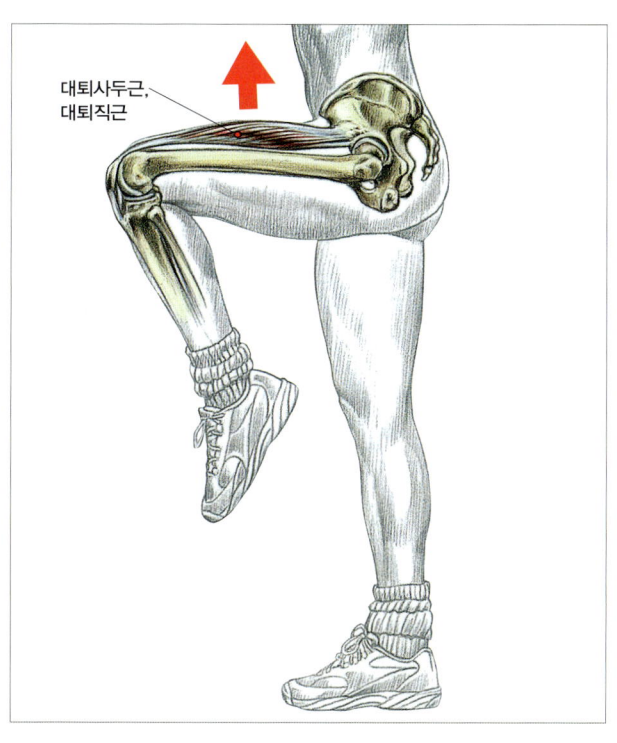

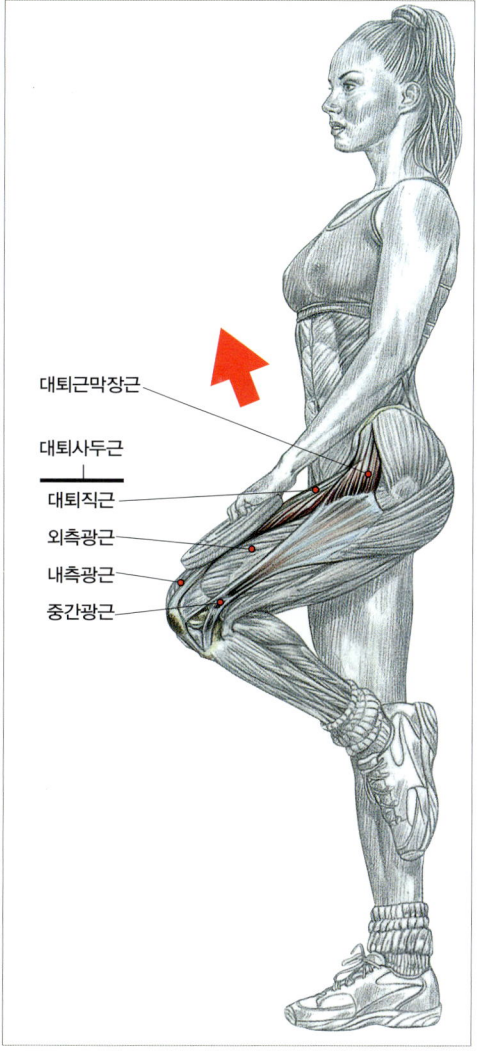

머신 이용하기

중량을 조절한 다음, 머신에 자리를 잡아보자. 대퇴사두근 하부를 쿠션 아래에 둔다. 무릎을 접으면서 다리가 바닥과 수평이 되는 선을 넘을 때까지 들어보자. 1초간 수축 자세를 유지한 다음, 넓적다리를 다시 내리면서 뒤로 가능한 한 멀리 가져간다. 이때 등을 휘게 하지 않는다. 오른쪽 다리를 운동하고 나면 왼쪽 다리로 넘어가보자.

중량 이용하기

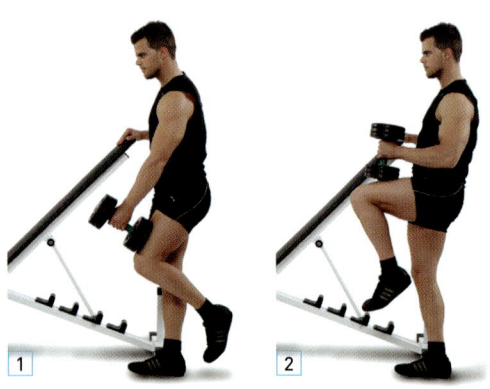

서서 무게 원판이나 덤벨을 왼쪽 넓적다리의 무릎 약간 위쪽에 올려보자 1. 이 중량을 왼손으로 안정시키고, 오른손으로는 몸의 균형을 잡는다. 머신에 등을 기대고서 동작을 수행할 수도 있다. 무릎을 접으면서 바닥과 수평이 될 때까지 다리를 들어 올려보자 2. 1초간 수축 자세를 유지한 다음, 넓적다리를 바닥과 직각이 될 때까지 내린다. 왼쪽 다리를 운동하고 나면 오른쪽 다리로 넘어가보자. 프리웨이트에 비해 머신은, 특히 신장 단계에서 동작의 가동 범위가 아주 크다는 장점이 있다.

관찰 포인트 각 리피티션 사이에 발을 바닥에 내려놓지 말고 계속해서 장력을 유지해보자. 실패했을 때에만 발을 바닥에 내려놓고 1초간 숨을 가다듬은 다음, 추가로 리피티션을 몇 회 더 반복해보자.

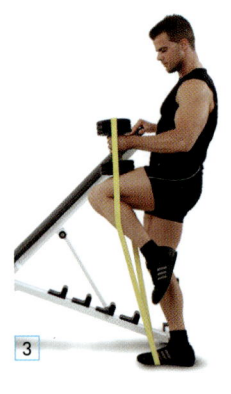

응용 동작

1 하강 시에 한 손으로 넓적다리를 누르면 동작의 네거티브 단계를 강조할 수가 있다. 넓적다리가 피로해지면 강조된 네거티브 동작을 멈추고 추가로 리피티션을 몇 회 더 해보자. 실패 지점에 이르면 기구에서 나오거나 중량을 내려놓고 동작을 계속한다.

2 중량을 사용하는 대신 무릎 위에 탄력밴드를 걸고 운동을 수행할 수 있다. 탄력밴드의 반대쪽 끝은 바닥에 놓인 발밑에 고정해보자.

3 탄력밴드와 중량을 함께 이용하면 두 형태의 저항으로부터 시너지 효과를 얻을 수가 있다 3.

장점 대퇴사두근을 단련하는 복합운동을 수행할 때 대퇴직근을 동원하기 어려워하는 보디빌더들이 많다. 이때 레그 리프트를 수행하면 이 부위의 근육을 분리시켜 운동할 수 있다.

단점 근육의 사이즈는 크지 않지만, 유니래터럴 방식으로 운동해야 되기 때문에 많은 시간이 소요된다.

위험성 요근을 운동하면 척추가 당겨진다. 허리를 활처럼 휘게 하지 말고 등을 똑바로 세워보자. 등 부위에서 삐걱거리는 소리가 들린다면, 넓적다리를 높이 올리지 말고 동작을 천천히 수행해보자. 계속해서 삐걱거린다면 이 동작을 해서는 안 된다.

> **NOTE**
> 넓적다리를 운동하기 전에 무릎을 웜업하는 것이 어려운 경우, 레그 리프트 세트를 몇 회 수행하면 도움이 될 것이다. 더욱이 무릎 때문에 대퇴사두근을 잘 운동할 수 없을 때 이 동작을 수행하면 무릎을 혹사시키지 않고 이 근육 부위를 자극할 수 있다.

> **TIP**
> 대퇴직근 중간 부분에 손가락을 갖다 대면 근육의 수축을 더욱 잘 느낄 수 있다.

EX 02 대퇴사두근 고립운동

시시 스쿼트 Sissy Squat

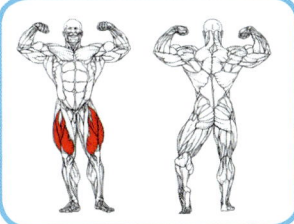

특징 이 고립운동의 목표는 대퇴사두근, 특히 대퇴직근을 단련하는 것이다. 시시 스쿼트는 일반 스쿼트와는 아주 다른 동작이다. 중량 없이 운동할 수 있기 때문에 등과 엉덩이를 보호할 수 있다.

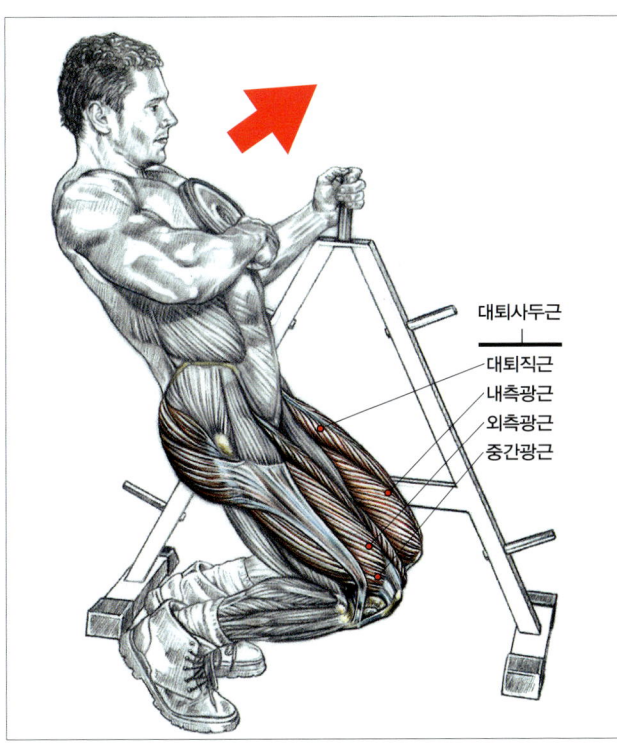

방법 몸의 균형을 잡으려면 기구로 몸을 지탱한다. 양발은 쇄골 너비 정도로 벌린다. 무릎을 접어 앞으로 내밀면서 몸을 뒤로 기울여보자. 몸을 낮출수록 발뒤꿈치를 바닥에서 점점 떨어뜨려야 한다. 등을 뒤로 휘게 하지 말고 곧게 편 상태를 유지해보자. 우선 이렇게 몇 센티미터 내린 다음, 다시 몸을 세운다. 대퇴사두근에 장력을 계속 유지하려면 동작이 정점에 있을 때 다리를 완전히 펴지 말아야 한다. 리피티션을 반복할 때마다 점점 더 많이 내려보자.

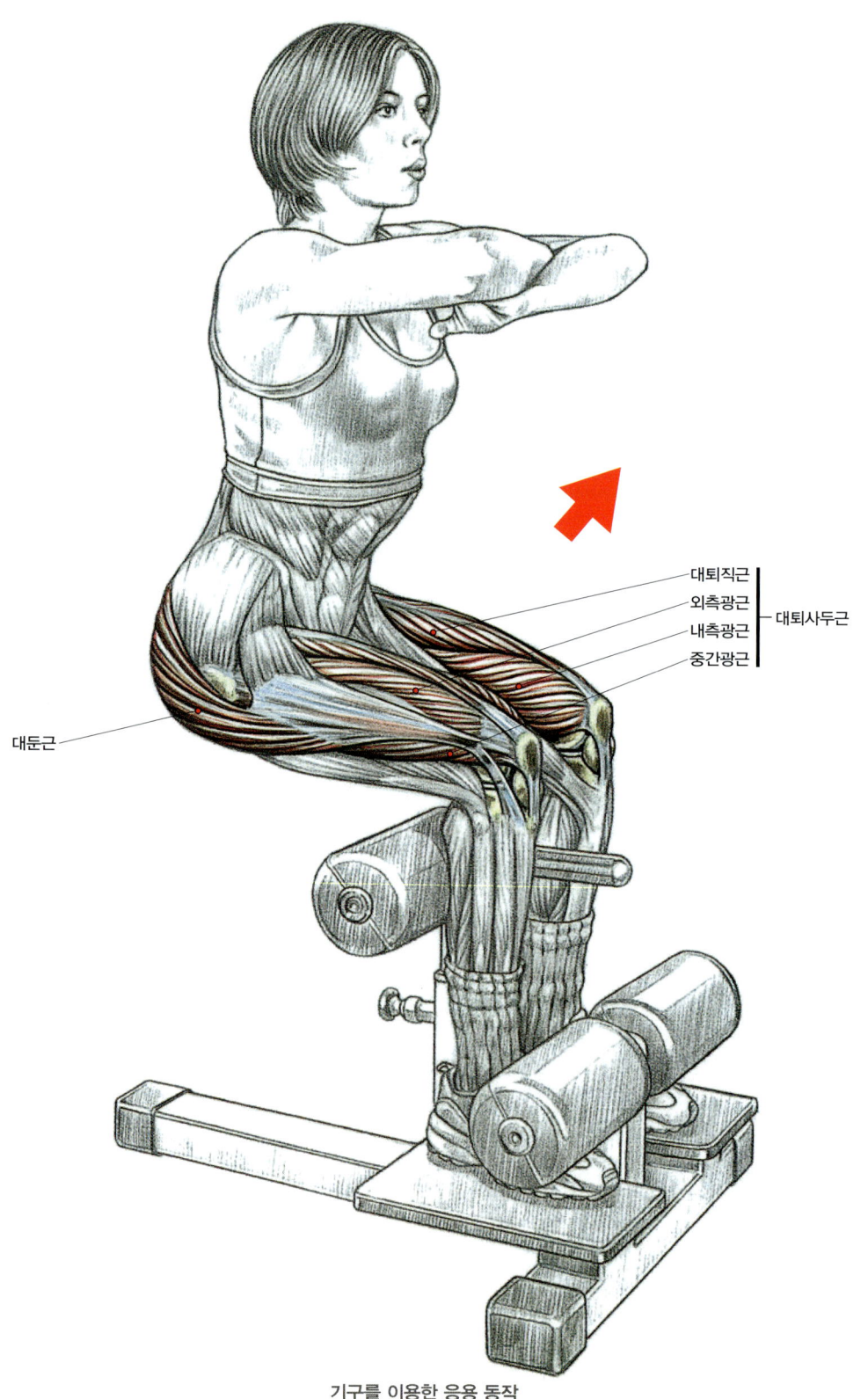

기구를 이용한 응용 동작

관찰 포인트 발뒤꿈치 밑에 받침대를 놓으면 동작을 더 쉽게 수행할 수가 있다. 받침대가 높을수록 동작은 더 쉬워진다. 그러므로 초보자는 받침대를 놓고 동작을 수행하는 것이 좋다. 시시 스쿼트에 익숙해졌으면, 받침대를 빼고 수행해보자.

응용 동작
▶ 저항을 추가하려면 무게 원판을 한 손으로 잡고 가슴 위에 받쳐놓자.
▶ 시시 스쿼트를 수행할 때 몸이 뒤로 기울지 않도록 발을 고정하는 작은 장비가 있다. 이 장비를 사용하면 허리는 잘 보호되지만, 등이 바닥과 수직이 되므로 대퇴직근이 충분히 자극되지 않는다.

장점 시시 스쿼트는 대퇴사두근 중 소홀하기 쉬운 부분인 대퇴직근을 강하게 자극한다.
단점 이 동작을 시작하기 전에 무릎을 잘 웜업해야 한다. 넓적다리를 단련하는 훈련을 시작할 때 이 동작을 맨 처음 시행하는 것은 좋지 않다.
위험성 무릎을 너무 당기지 않으려면 몸을 과도하게 내려서는 안 된다. 또한 등이 휘지 않도록 주의하자.

NOTE
이 동작은 무거운 중량으로 폭발력 있게 수행하기보다는, 지속적인 장력을 유지하면서 천천히 수행해야 한다.

레그 익스텐션 Leg Extension

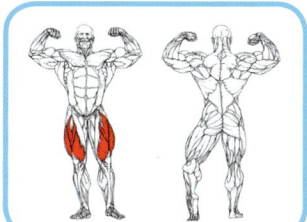

특징 이 동작은 대퇴사두근을 완벽하게 분리시킨다. 유니래터럴 방식으로 운동할 수 있다.

방법 중량을 올린 다음 머신에 자리를 잡아보자. 쿠션 밑에 발을 놓고, 대퇴사두근의 힘으로 다리를 펴보자. 1~3초간 수축 자세를 유지한 후, 다리를 내린다.

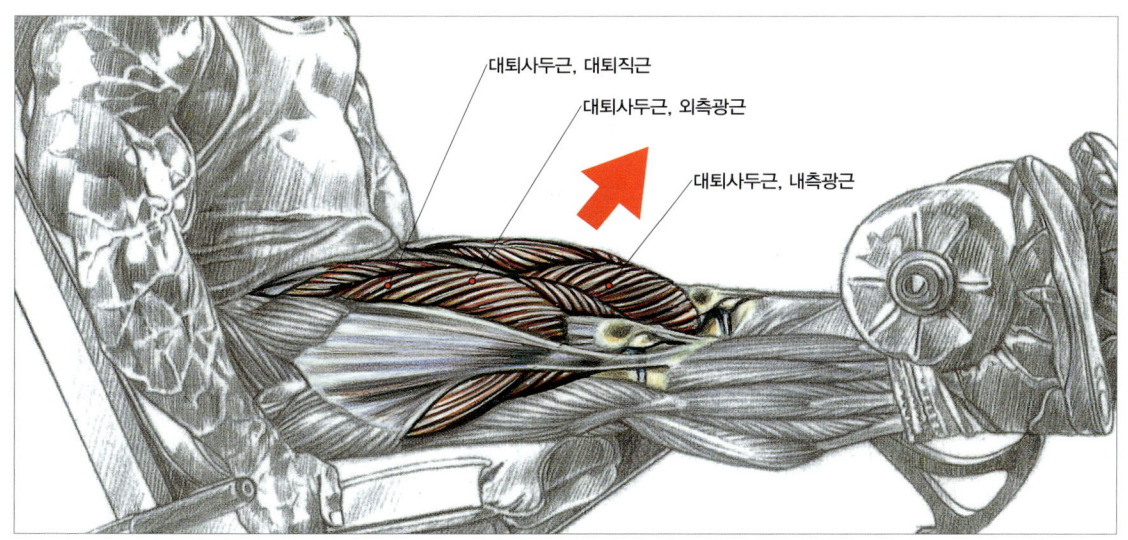

대퇴사두근, 대퇴직근
대퇴사두근, 외측광근
대퇴사두근, 내측광근

관찰 포인트 무릎을 갑자기 움직이지 말고, 계속해서 장력을 유지하면서 천천히 수행해야 하는 동작이다.

응용 동작

상체가 뒤로 젖혀질수록 대퇴직근이 동원될 확률이 높아진다. 반면 몸을 앞으로 숙이면 근육이 동원되기 어려울 것이다.

장점 척추는 운동에 동원되지 않는다.

단점 자연스러운 동작이라기보다는 아주 인위적인 동작이라고 할 수 있다. 대퇴사두근은 햄스트링의 도움을 받아 함께 운동하도록 되어 있기 때문에 무릎 부분에 가해지는 장력이 균형을 이룬다. 하지만 햄스트링이 능동적으로 지지해주지 못하면, 무릎에만 장력이 가해져 무릎에 좋지 않을 수도 있다.

위험성 무릎의 자세가 불안정해진다. 중량을 너무 무겁게 하거나 폭발적인 방식으로 동작을 수행해서는 안 된다.

> **TIP**
> 대퇴사두근에 손을 올려놓으면 수축을 더 잘 느낄 수 있다.

> **NOTE**
> 레그 익스텐션은 웜업 동작이나 운동의 마무리 동작으로 수행할 수 있다. 하지만 우람한 넓적다리를 만들기 위해서는 이 동작만 믿어서는 안 된다. 대신에 대퇴사두근의 선명도를 높이는 데는 이보다 더 좋은 동작이 없다.

EX 03 대퇴사두근 스트레칭 동작

대퇴사두근 스트레칭

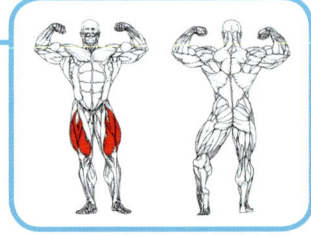

서서 1 또는 배를 대고 엎드려서 오른손으로 오른발 끝을 잡아보자. 몇 초간 스트레칭 자세를 유지한 다음, 반대쪽 다리로 넘어간다. 등이 과도하게 휘지 않도록 주의할 것.

유연하지 않은 사람들은 낮은 스쿼트 자세를 취하고 넓적다리 근육을 신장해보자 2.

반대로 몸이 아주 유연한 사람들은 바닥에 무릎을 꿇고 팔뚝을 몸 뒤로 놓으면 대퇴사두근의 신장을 강조할 수 있다 3.

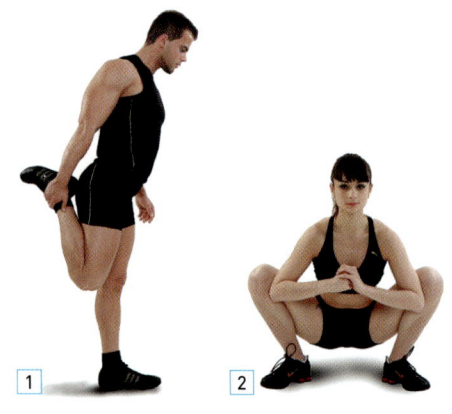
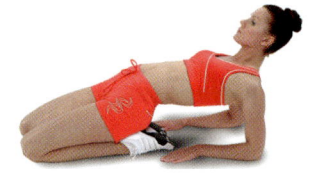

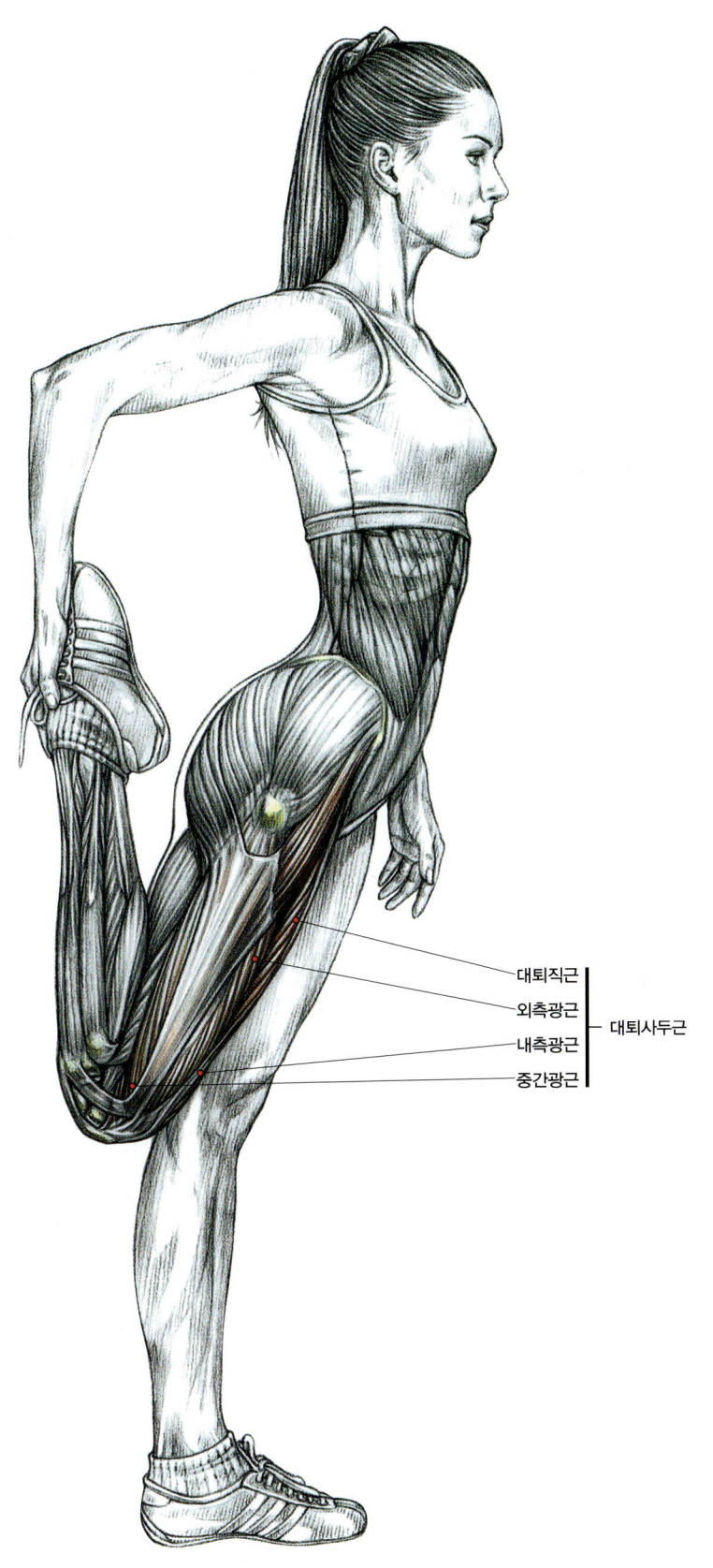

11 햄스트링을 빠르게 끌어올리자

해부학적 고려 사항

햄스트링은 세 개의 근육으로 구성되어 있다:
1. 대퇴이두근은 넓적다리의 바깥쪽에 있다.
2. 반건양근은 넓적다리의 안쪽에 있다.

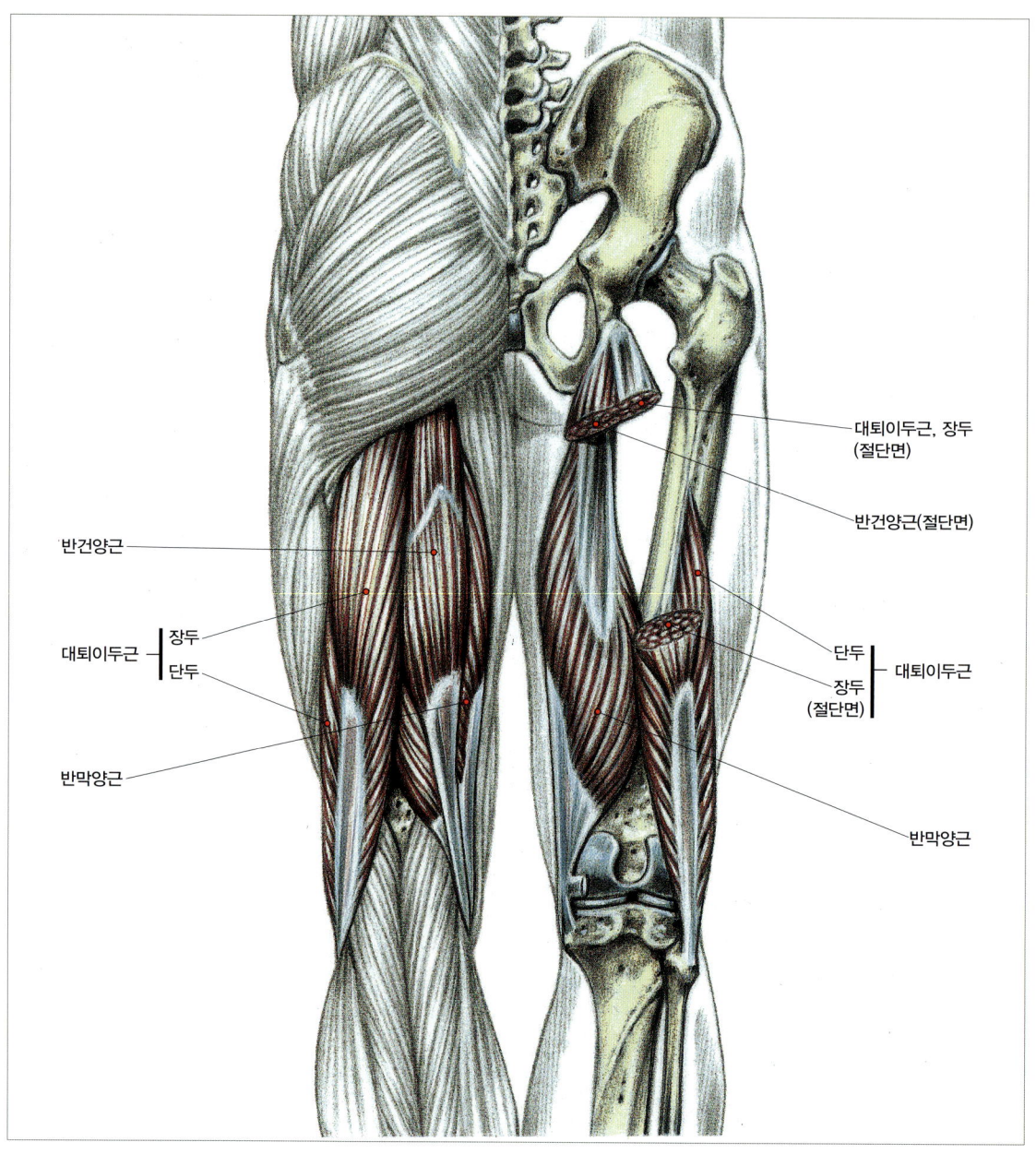

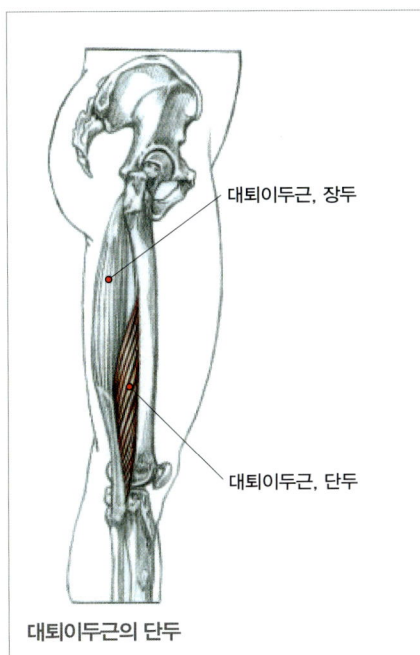

대퇴이두근의 단두

모든 굴근 중에서 대퇴이두근의 단두만이 단관절 근육이다. 이 부분은 다리만 구부리는 역할을 한다.

❸ 반막양근은 대부분 반건양근으로 덮여있다.

두 개의 '반' 근육(반건양근과 반막양근)은 대퇴이두근과 거의 같은 크기로 대칭을 이루는 것이 가장 이상적이다.

대퇴이두근의 작은 부분을 제외하면, 넓적다리 뒷부분은 다관절 근육으로 구성되어 있다. 대퇴이두근의 단두는 단관절 근육이라는 이유로 소홀히 하는 경향이 있다.

햄스트링을 발달시키기 어려운 두 가지 이유

대퇴사두근 –햄스트링의 불균형

햄스트링은 잘 보이지 않기 때문에 아주 소홀하기 쉬운 근육이다. 햄스트링의 발달 부족은 아주 흔히 일어나는 현상이며, 이렇게 발달이 지체되는 데는 두 가지 원인이 있다:

▶ 햄스트링 운동을 소홀히 한다. 대퇴사두근은 10세트씩 규칙적으로 운동하면서, 햄스트링은 가끔씩 몇 세트만 수행한다면, 대퇴사두근-햄스트링의 불균형이 반드시 초래될 것이다. 게다가 이미 지쳐있는 상태에서 대퇴사두근 다음에 넓적다리 뒷부분을 운동하는 경우를 자주 볼 수 있다. 이러한 잘못된 습관을 고치기 위해서는 햄스트링도 대퇴사두근만큼 우람해질 수 있는 근육군이라는 사실을 인식해야 한다. 따라서 대퇴사두근과 동일한 운동량을 적용해서 단련할 필요가 있다.

▶ 햄스트링의 운동을 느끼기 어렵다. 햄스트링을 수축하는 것은 팔의 이두근을 수축하는 것과 같다(하지만 햄스트링보다는 이두근을 더욱 명확히 느낄 수 있다). 이렇게 근육의 감각을 잘 느끼지 못하는 이유는 대개 햄스트링을 최적의 길이로 운동하지 않았기 때문이다.

짧은 햄스트링, 긴 햄스트링

햄스트링이 아주 긴(즉 무릎 뒷부분에서는 아주 밑으로 내려가 있고, 둔근에서는 아주 높이 올라가 있는) 사람들은 다른 이들에 비해 넓적다리 뒷부분을 더 쉽게 발달시킬 수 있다. 햄스트링이 짧으면, 다음과 같은 두 가지 현상이 나타날 수 있다:

▶ 근육이 무릎에 한참 못 미쳐 멈춰있다(단거리 선수의 근육). 이 경우에 햄스트링을 발달시키는 것은 더욱 어려워지겠지만, 대신 햄스트링에 아주 둥근 곡선을 만들 수가 있을 것이다.

▶ 둔근이 아래로 많이 내려가 있어서 햄스트링이 넓적다리 아주 위로 올라갈 수 없다.

이 경우에는 햄스트링을 대신 해서 둔근이 운동을 수행하는 경향이 있다. 주의하지 않으면 둔근은 아주 큰데 햄스트링은 취약해질 우려가 있다.

최적의 길이를 찾아서

햄스트링은 운동하는 데 없어서는 안 되는 근육이다. 그렇기 때문에 햄스트링은 힘과 저항력을 동시에 갖추고 있다. 햄스트링이 다관절 근육인 이유는 바로 이 두 가지 필요를 충족하기 위해서이다. 우리가 걷거나 달리거나 뛰어오를 때 햄스트링은 한쪽 끝에서 신장되고 다른 쪽 끝에서는 수축한다. 이렇게 근육이 수축함에도 불구하고 햄스트링의 길이는 거의 변하지 않는다. 햄스트링이 최적의 길이-장력 관계에 근접하면 효율성을 얻어 운동을 빠르고 지속적으로 수행할 수 있다.

실전에 적용하기: 햄스트링 같은 다관절 근육은 최적의 길이로 운동해야 한다. 하지만 현실에서는 그렇지 않다. 잘못된 학설을 따라 적합하지 않은 길이로 운동하다가 이 근육을 발달시키는 데 어려움을 겪는 보디빌더들이 많다.

햄스트링을 구성하는 세 근육 간 발달의 불균형

햄스트링을 구성하는 세 부분이 동일하게 발달되지 않는 경우를 매우 자주 볼 수 있다. 이두근이 먼저 발달한 사람이 있는가 하면, 반건양근과 반막양근만 발달한 사람도 있다. 멋진 햄스트링을 만들려면 부위별로 불균형하게 발달시킬 필요가 있다. 하지만 특히 햄스트링의 발달이 지체되어 있는 경우, 근육을 최대한 비대하게 만들려면 가장 취약한 부분을 몇 센티미터라도 늘리도록 해야 한다.

이러한 불균형에는 두 가지 원인이 있다:
- 골격 구조가 햄스트링 안쪽이나 바깥쪽을 우선으로 사용하도록 되어 있다.
- 모터 동원 구조의 결함 때문에 특정 근육이 다른 근육보다 우선으로 동원된다. 아쉽게도 균형을 다시 잡는 것은 아주 어렵다. 그 이유는 햄스트링이 운동하는 것을 눈으로 볼 수가 없고, 잘못된 습관은 고치기가 어렵기 때문이다.

체형적 딜레마: 어떻게 하면 햄스트링의 수축을 극대화할 수 있을까?

학설 햄스트링을 단련하는 레그 컬을 수행할 때 반드시 기구에 바짝 붙어야 한다고 규정하고 있다. 레그 컬을 수행할 때에도 다음의 가이드라인을 따라야 한다.
- 레그 컬을 누워서 수행할 때 등이 휘어서는 안 된다.
- 레그 컬을 서서 수행할 때 똑바로 서야 한다.
- 레그 컬을 앉아서 수행할 때 좌석 깊숙이 자리를 잡아야 한다.

현실 레그 컬에서 수축할 때 발을 엉덩이 방향으로 가져올수록 상체가 자연스럽게 앞으로 나간다.
- **라잉 레그 컬:** 이러한 경향이 나타나는 것은 수축함에 따라 엉덩이가 점차 들리기 때문이다. 엉덩이를 많이 들수록 햄스트링의 힘이 세지고 근육을 잘 느낄 수 있다. 왜 그럴까? 근육이 최적의 길이를 찾으려 하기 때문이다. 엉덩이가 들리면 엉덩이 윗부분은 신장하고 무릎 부분에서는 수축한다. 따라서 엎드려서 하는 레그 컬에서 엉덩이가 들리는 것은 자연스러운 현상이다. 하지만 대부분의 기구에서는 벤치 때문에 엉덩이를 들 수 없으므로 대신 허리가 과도하게

휘어진다. 허리가 이렇게 휘면 척추뼈가 짓눌려 동작이 위험해질 수 있다. 아치형으로 엎드려서 하는 기구는 최적의 길이라는 현실을 제대로 반영하지 못한다. 라잉 레그 컬에서 최적에 못 미치는 길이로 햄스트링을 운동하면 근육이 부자연스럽게도 약한 상태가 된다. 햄스트링이 발달할 기미를 보이지 않는데도, 이 동작을 기본으로 삼아 운동하는 것은 좋지 않다.

▶ **스탠딩 레그 컬**: 수축함에 따라 몸이 앞으로 숙여진다. 그러나 대개는 안전장치 때문에 앞으로 숙이지 못한다. 이렇게 햄스트링이 최적에 못 미치는 길이로 수축하면 큰 힘을 낼 수가 없다. 다행인 점은, 서서 한 번에 한쪽 다리로 햄스트링을 운동하는 기구는 점점 사라지는 대신, 서지 않고 엎드린 자세로 운동할 수 있는 기구가 시중에 나오고 있다는 것이다. 상체가 훨씬 더 앞으로 기울면 엉덩이 부분에서 햄스트링이 신장되기 때문에 근육의 감각을 잘 느낄 수 있다.

▶ **시티드 레그 컬**: 이 동작에서 근육의 운동을 느끼지 못하는 사람이 많다. 그 이유는 동작을 수행하는 내내 좌석 깊숙이 앉아 있기 때문이다. 이러면 최적의 길이에서 멀어지기 때문에 햄스트링은 약해진다. 동작의 마무리가 불완전한데, 등이 휘면 척추가 불필요하게 돌출된다. 힘이 부족해지고 등이 꼬인다는 것은 좌석 깊숙이 앉은 자세가 생리적으로 잘 맞지 않다는 사실을 증명한다.

시티드 레그 컬에서 더 큰 힘을 내려면 발을 좌석 밑으로 가져옴에 따라 몸을 점점 더 앞으로 숙여야 한다 1 2 3 . 이렇게 몸을 숙이면 햄스트링의 상부는 이완되고 하부는 수축한다. 햄스트링이 최적의 길이에 놓이면 다음과 같은 효과가 있다:

▶ 동작을 더 잘 느낄 수 있다.

▶ 더 큰 힘을 낼 수 있다.

▶ 등을 혹사시키지 않아도 된다.

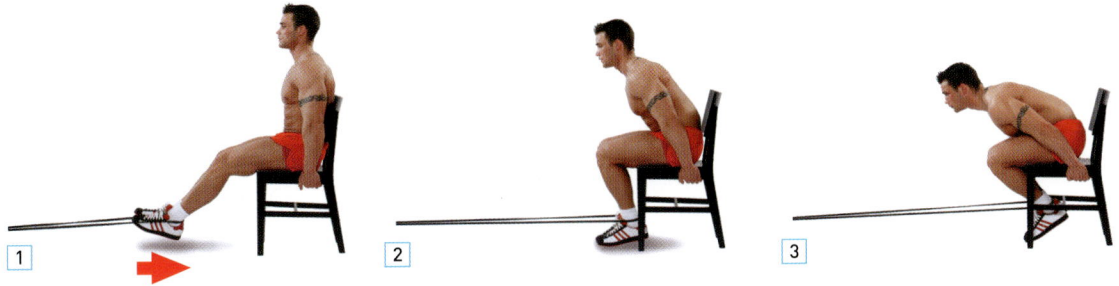

상체를 앞으로 숙인 상태에서 다리를 들어 올려서는 안 된다.
이렇게 하면 햄스트링이 너무 강하게 신장될 위험이 있다.

햄스트링 강화 전략

근육량을 늘리기 위한 전략

운동량을 조절하자

햄스트링의 발달이 지체되는 원인이 운동량의 부족 때문이라면 대퇴사두근을 우선으로 단련하는 세트를 추가해보자.

햄스트링을 특정해서 운동해야 할까?

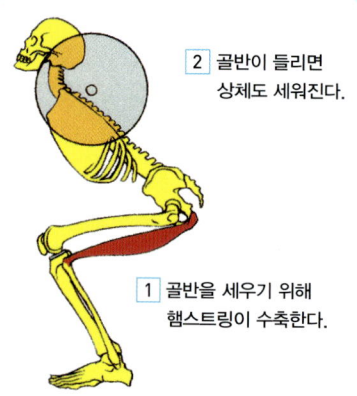

2 골반이 들리면 상체도 세워진다.

1 골반을 세우기 위해 햄스트링이 수축한다.

스쿼트를 수행할 때 골반을 세우기 위해 햄스트링이 수축하면 상체가 앞으로 과도하게 기울지 않게 된다.

이론적으로 보았을 때, 대퇴사두근을 단련하는 기본 동작들(스쿼트, 런지, 레그 프레스 등)을 수행하기만 하면 햄스트링이 강하게 동원되어 이 근육을 발달시킬 수가 있다. 하지만 이렇게 햄스트링을 동원하는 것을 상상하기도 쉽지 않은데, 이 근육을 느끼는 것은 더더욱 어려운 것이 사실이다. 대퇴사두근 동작으로 햄스트링을 제대로 동원하는 법을 배웠다면, 햄스트링을 단련하기 위해 특별한 운동을 따로 수행할 필요는 없을 것이다. 하지만 정반대의 문제가 생길 수도 있다. 햄스트링을 너무 많이 동원한 나머지 대퇴사두근을 목표로 운동하기가 어려워지는 경우이다.

이렇게 상황이 급변하는 것은 자연스러운 현상이다. 왜냐하면 햄스트링은 대퇴사두근보다 훨씬 더 강력하기 때문이다. 햄스트링이 대퇴사두근보다 우위에 있는 것은, 다관절 근육이라는 속성 때문이다. 대퇴사두근의 근육량이 많더라도 지렛대가 잘못되어 있으면 강력한 힘을 낼 수가 없다.

이러한 장점 때문에 몇몇 스쿼트 챔피언은 힘을 얻기 위해 대퇴사두근보다 햄스트링 운동을 중요시한다. 스쿼트에서 대퇴사두근만큼 햄스트링의 역할도 중요하다는 사실이 알려지면서, 최근 몇 년간 스쿼트의 신기록이 쏟아지고 있다.

결론 일반적으로 대퇴사두근을 단련하기 위해 수행하던 복합운동을 넓적다리 단련 동작으로 규정하는 것이 더 정확할 것이다. 이론적으로 보았을 때 햄스트링을 특정해서 운동할 필요는 없지만, 현실에서는 분리시켜 운동하는 것이 거의 필수적이라 하겠다.

대퇴사두근과 함께 햄스트링을 운동해야 할까?

햄스트링에 얼마만큼의 중요도를 부여할지는 다음 기준에 달려있다:

▶ 대퇴사두근에 비해 햄스트링이 얼마나 발달해 있는가? 옆에서 보았을 때 넓적다리 뒷부분의 근육량은 대퇴사두근 근육량의 3분의 2에 해당되어야 한다.
▶ 운동의 목표는 무엇인가? 넓적다리는 소홀하기 쉬운 근육이다. 넓적다리 근육 중에 햄스트링은 종아리와 함께 항상 우선순위 뒤로 밀려나 있다. 이런 정신 상태로는 햄스트링을 많이 운동해봤자 아무 소용이 없다. 균형 잡힌 몸매를 원한다면 햄스트링에 초점을 맞추어 운동해야만 한다.

햄스트링의 발달이 지체되어 있는 정도에 따라서 다음과 같은 네 가지 전략이 가능하다.

1 대퇴사두근 다음에 햄스트링을 운동하자.
  장점 햄스트링 운동이 대퇴사두근 운동에 어떠한 부정적인 간섭도 하지 않는다.
  단점 결국 육체적으로나 정신적으로 너무 피로해져 햄스트링을 제대로 운동하지 못한다.

2 두 번의 대퇴사두근 동작 사이에 햄스트링 동작을 끼워 넣자.
- **장점** 한 근육군이 다른 근육군에 영향력을 행사하지 않는다.
- **단점** 넓적다리 운동 시간이 길어져 지칠 우려가 있다.

3 대퇴사두근을 운동하기 바로 전에 햄스트링을 운동하자.
- **장점** 발달이 지체된 것을 보완하기 위해 햄스트링에 우선순위를 부여한다.
- **단점** 대퇴사두근 동작에서 많은 힘을 낼 수가 있어, 넓적다리를 단련하는 복합운동에서 햄스트링의 역할이 중요하다는 사실을 다시 한 번 확인할 수 있을 것이다. 스쿼트에서 몸을 과도하게 숙이면 햄스트링이 다칠 위험도 있다.

4 대퇴사두근 이외에 햄스트링과 종아리를 운동하는 데 하루를 완전히 할애한다.
- **장점** 햄스트링을 일정 수준으로 끌어올리는 데 가장 이상적인 방법이다.
- **단점** 한 세션 전부를 햄스트링 운동에 할애하면, 다른 근육군 운동의 빈도가 줄어들 것이다.

환기를 통해 운동 빈도를 높이자

발달이 지체된 원인이 잘못된 모터 동원이나 수축 감각의 부재 때문이라면, 햄스트링을 환기시키는 세션을 짧게 여러 번 수행해야 한다.

유니래터럴 방식으로 운동하자

고립운동을 특히 유니래터럴 방식으로 수행했을 때 햄스트링을 잘 느낄 수 있다. 햄스트링을 동원하는 법을 제대로 배우게 되면, 결국에는 넓적다리를 단련하는 복합운동 이외에 따로 햄스트링을 운동할 필요가 없다. 또한 한쪽 다리의 햄스트링이 약한 경우에 양쪽의 균형을 맞춰줄 수 있다.

운동에 탄력 저항을 추가하자

스쿼트나 프레스를 수행할 때 햄스트링이 개입해야 한다. 이 동작들의 경우, 마무리 동작에서 햄스트링이 강력하게 수축해야 하지만, 마무리 단계로 갈수록 저항이 점점 더 약해진다는 문제가 있다. 햄스트링을 강제로 개입할 수 있게 만드는 한 가지 방법은 중량에 두꺼운 탄력밴드를 추가하는 것이다. 이렇게 하면 다리를 펼수록 저항이 줄어들지 않고 더욱 증가한다. 이렇게 동작의 난이도가 높아지면 햄스트링이 강하게 개입하는 것을 느낄 수 있을 것이다.

슈퍼세트의 장점을 활용하자

햄스트링을 단련하기 위한 두 가지 슈퍼세트 전략이 있다:
- ▶ **선피로 방식**: 고립운동 다음에 복합운동(예를 들어 데드리프트)을 수행한다. 이렇게 운동하면 데드리프트에서 햄스트링을 더 잘 느낄 수 있다. 더욱이 햄스트링을 사전에 피로하게 만들면 데드리프트를 좀 더 가볍게 수행해야 하기 때문에 척추를 보호할 수 있다.

▶ **후피로 방식**: 복합운동(예를 들어 데드리프트) 다음에 고립운동을 수행한다. 이렇게 동작을 결합하면, 데드리프트에서 최대한의 중량을 사용할 수가 있다. 그다음 고립운동을 수행함으로써 몸을 더욱 피로하게 만들 수 있을 것이다.

강조된 네거티브의 효과를 이용하자

햄스트링은 네거티브 방식으로 운동하기 좋은 근육이다. 파트너가 동작의 신장 단계에서 중량을 밀어주면 네거티브 장력을 강조할 수 있다. 네거티브에 과도한 하중이 실렸을 때 햄스트링을 느끼기가 훨씬 더 쉬워진다. 햄스트링에 우선 강력한 번즈와 근육통이 생기고 나면, 근육은 빠르게 성장할 것이다.

파트너가 없다면 중량을 혼자서 누를 수 있는 머신을 이용할 수 있다. 유니래터럴 방식으로 운동하면서 쉬고 있는 손을 이용해 네거티브를 강조해보자.

하지만 마지막 신장을 너무 강조하지 않도록 주의해야 한다. 이렇게 취약한 자세에서는 햄스트링에 쉽게 열상을 입을 수 있기 때문이다!

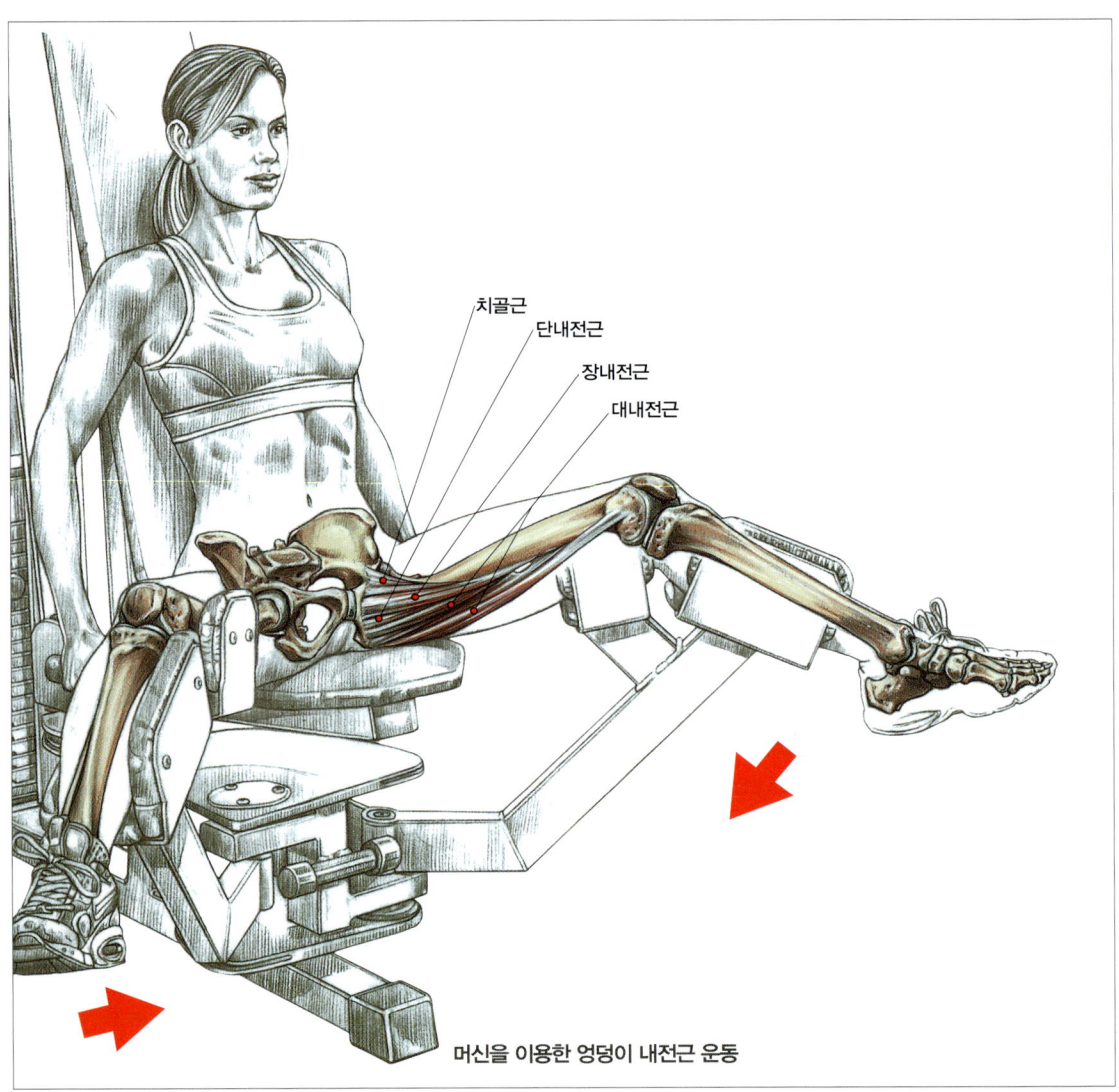

머신을 이용한 엉덩이 내전근 운동

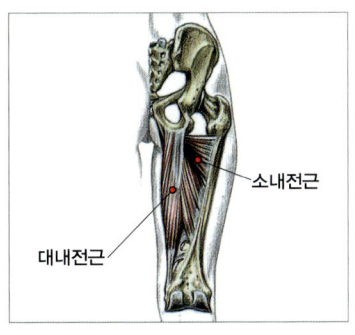

소내전근
대내전근

필요하다면 치팅을 하자
내전근을 운동하는 것을 잊어서는 안 된다. 다리를 쥐어짜듯이 모으면 햄스트링이 바깥으로 밀리면서 햄스트링이 더 커진 것처럼 보일 것이다.

하지만 단거리 선수 같은(상부가 하부에 비해 아주 발달한) 넓적다리를 가진 보디빌더들은 내전근을 운동할 때 주의를 기울여야 한다. 어떤 경우에는 넓적다리의 당근 모양이 더욱 두드러져 보일 수가 있다.

햄스트링을 신장시키자
햄스트링은 부상을 입기 매우 쉽다. 넓적다리를 운동하기 전에 부드러운 스트레칭 동작으로 햄스트링을 잘 웜업해보자. 스트레칭을 하면 가동 범위가 커지고 동화의 역학적 형질도입도 이루어진다(52쪽 참조). 다리를 거의 편 채로 수행하는 데드리프트처럼 햄스트링을 강하게 신장하는 동작들을 포함시켜보자. 여기에서 목적은 초반부터 아주 무겁게 운동하는 것이 아니라, 신장을 통해 성장을 촉진하는 것이다. 어떠한 근육도 열상을 입지 않으려면 점차적으로 스트레칭을 수행해야 한다.

근육의 균형 회복을 위한 전략
알맞은 동작을 찾자
햄스트링의 어떤 부위가 다른 부위보다 우위에 있다면, 모터 동원 구조를 변형시켜야 한다. 햄스트링을 동원하는 길이를 바꾸려면 다양한 동작을 시도해보자. 햄스트링의 발달에 균형을 맞추려면 발달이 지체된 부위를 정확히 목표로 하는 길이를 찾아야 한다.

운동의 길이를 다양화하자
공략 길이에 따라 햄스트링 동작을 세 부류로 나눌 수 있다.
1. 최적의 길이를 유지해주는 동작: 시티드 레그 컬, 슬라이딩 런지
2. 끝까지 신장하는 동작: 스티프 레그 데드리프트, 굿모닝
3. 짧아진 상태로 운동하는 동작: 스탠딩 레그 컬이나 스트레이트 벤치에서 수행하는 라잉 레그 컬

위 세 가지 부류의 동작은 근육을 공략하는 데 가장 효과적인 길이에서부터 덜 효과적인 길이 순으로 배열한 것이다. 그렇다고 해서 두 번째와 세 번째 길이를 소홀히 해도 된다는 뜻은 아니다. 각 길이의 효율성이 운동 구조에 제대로 반영되어야 한다. 대부분의 운동은 최적의 길이로 실시해야 한다. 나머지 운동은 다른 두 개의 길이로 나누어 수행하되, 두 번째 길이를 세 번째보다 우선시해보자.

공략 각도를 바꾸자
공략 각도에 따라 햄스트링 동작을 크게 네 부류로 구분할 수 있다:
1. 발을 엉덩이에 근접시키는 동작: 라잉 또는 스탠딩 레그 컬
2. 상체를 세우는 동작: 여러 종류의 데드리프트와 굿 모닝

3 하부는 이완시키면서 상부를 수축하는 운동을 모방하는 동작: 슬라이딩 런지
4 반대로, 하부는 수축하면서 상부를 신장시키는 동작: (몸을 앞으로 숙이고 앉아서 하는) 시티드 레그 컬

이 네 가지 공략 각도는 완전히 다른 것이다. 햄스트링을 구성하는 여러 부위를 단련하려면 각각의 아주 독특한 특성을 이용해야 한다. 이러한 다양성을 활용하기 위한 두 가지 전략이 있다:

▶ 햄스트링 운동 빈도를 높일 필요가 있다면 한 세션에 첫 번째 기능을 우선시하고, 그다음 세션에서 두 번째 기능, 그다음 세 번째 기능 순으로 우선순위를 부여한다. 이러한 접근법을 사용하면 회복이 불완전한 상태에서도 햄스트링을 보다 빠르게 다시 운동할 수 있다.

▶ 운동 빈도를 높일 필요가 없다면, 매번 세션을 수행할 때 슈퍼세트 방식으로 서로 다른 각도를 결합해 운동해 볼 수 있다.

발의 방향을 바꾸자

햄스트링의 동원 방식에 변화를 주기 위해서는 여러 종류의 컬을 수행할 때 발끝의 방향을 바꿔보자:

▶ 발을 바깥쪽으로 돌려놓으면 대퇴이두근(외전근)이 단련된다.
▶ 발을 안쪽으로 돌려놓으면 반건양근과 반막양근(내전근)이 단련된다.

이렇게 힘의 방향을 바꾸는 전략은 가볍게 운동할 때 적용할 수 있다. 무거운 중량으로 운동하면 원래 상태로 되돌아가서 발의 방향은 주로 운동하는 햄스트링 부분으로 향할 것이다. 햄스트링 안쪽이나 바깥쪽 중 어느 한쪽을 주로 운동하려면, 발을 어느 방향으로 둘지 정하는 것이 중요하다.

EX 햄스트링을 단련하는 운동

> **TIP**
> 대퇴사두근을 단련하는 모든 복합운동들(스쿼트, 런지, 레그 프레스 등)이 햄스트링을 자극하는 정도는 모두 다르다. 데드리프트와 등 운동(161쪽 참고)에서 분석한 허리 단련 동작에서도 마찬가지이다. 여기에서 이전에 설명한 동작들을 재차 설명하지는 않을 것이다. 햄스트링이 웜업되어 있지 않으면, 이 동작들을 수행할 때 뜻하지 않은 사소한 통증이 빈번히 발생할 수도 있다. 그러므로 동작을 수행하기 전에 항상 햄스트링을 웜업해야 한다는 사실을 명심하자.

EX 01 햄스트링 복합운동

스티프 레그 데드리프트 Stiff-Leg Deadlift

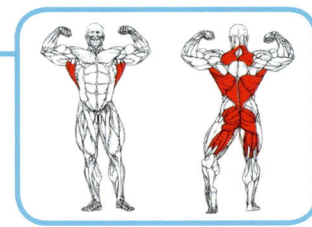

특징 이 복합운동은 햄스트링, 둔근, 허리, 등 근육을 단련시킨다.

방법 양발을 붙이고 몸을 숙여 바닥에 놓인 바를 가져온다(손은 오버 그립으로) 1. 등은 평평하게 한 상태로 뒤로 아주 약간 휘게 하고 다리는 반쯤 편 상태를 유지한다. 엉덩이를 힘껏 조이면서 햄스트링의 힘으로 몸을 일으켜 세워보자 2 3. 일단 섰으면 몸을 다시 앞으로 숙이면서 처음 자세로 돌아온다.

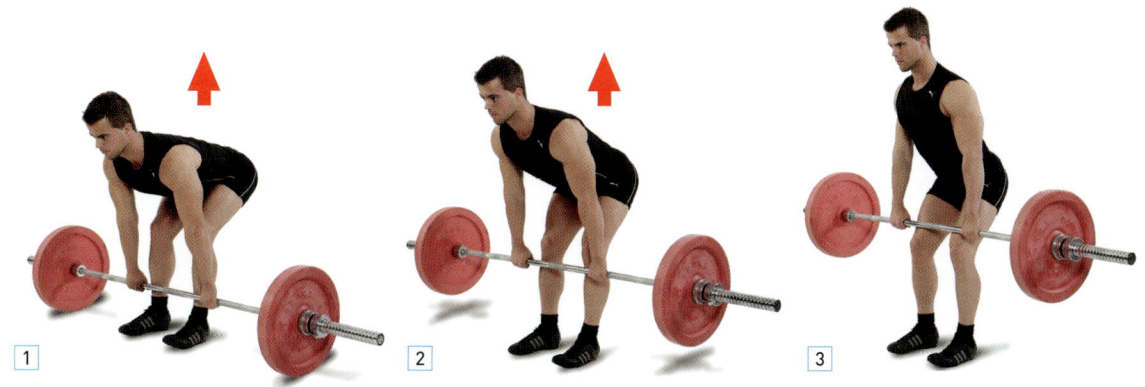

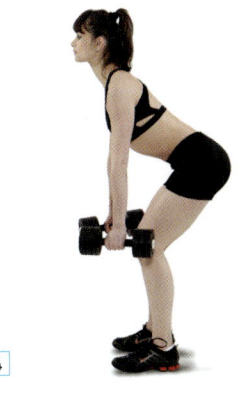

관찰 포인트 가장 이상적인 방법은 상체가 바닥과 직각이 되도록 완전히 들지 않는 것이다. 완전히 들지 않으면 햄스트링에 계속해서 장력을 유지할 수 있을 것이다. 실패 지점에 도달했을 때만 몸을 완전히 들고 근육을 몇 초간 쉬게 한 다음, 추가로 리피티션을 몇 회 더 해보자.

응용 동작
바 대신에 덤벨 두 개를 이용해 이 동작을 수행하면 그립과 동작이 보다 자연스러워질 것이다 4. 바는 무겁게 운동하는 데 유용한 반면, 덤벨은 가벼운 세트에 아주 적합하다.

장점 이 동작은 햄스트링을 아주 강력하게 신장하기 때문에 강한 근육통이 생길 수 있다.

단점 허리 근육이 피로해지면, 등이 자연스럽게 약간 뒤로 휜 자세를 유지하기가 점점 더 어려워진다. 따라서 동작이 위험해질 수가 있다. 등을 구부리면 가동 범위가 커지고 더 큰 힘을 낼 수 있기 때문에 척추를 구부리고 싶은 유혹이 생길 것이다. 하지만 부상을 입지 않으려면 동작 가동 범위를 줄이더라도 등을 똑바로 펴야 한다.

위험성 동작을 아무리 완벽하게 수행한다고 하더라도 데드리프트는 추간판을 짓누르고 강하게 압박한다.

> **NOTE**
> 데드리프트는 쉬운 동작처럼 보이지만, 사실은 아주 어렵고 위험한 동작이다. 균형을 유지하는 것은 물론이고 제대로 된 테크닉을 수행하는 것도 어렵다.

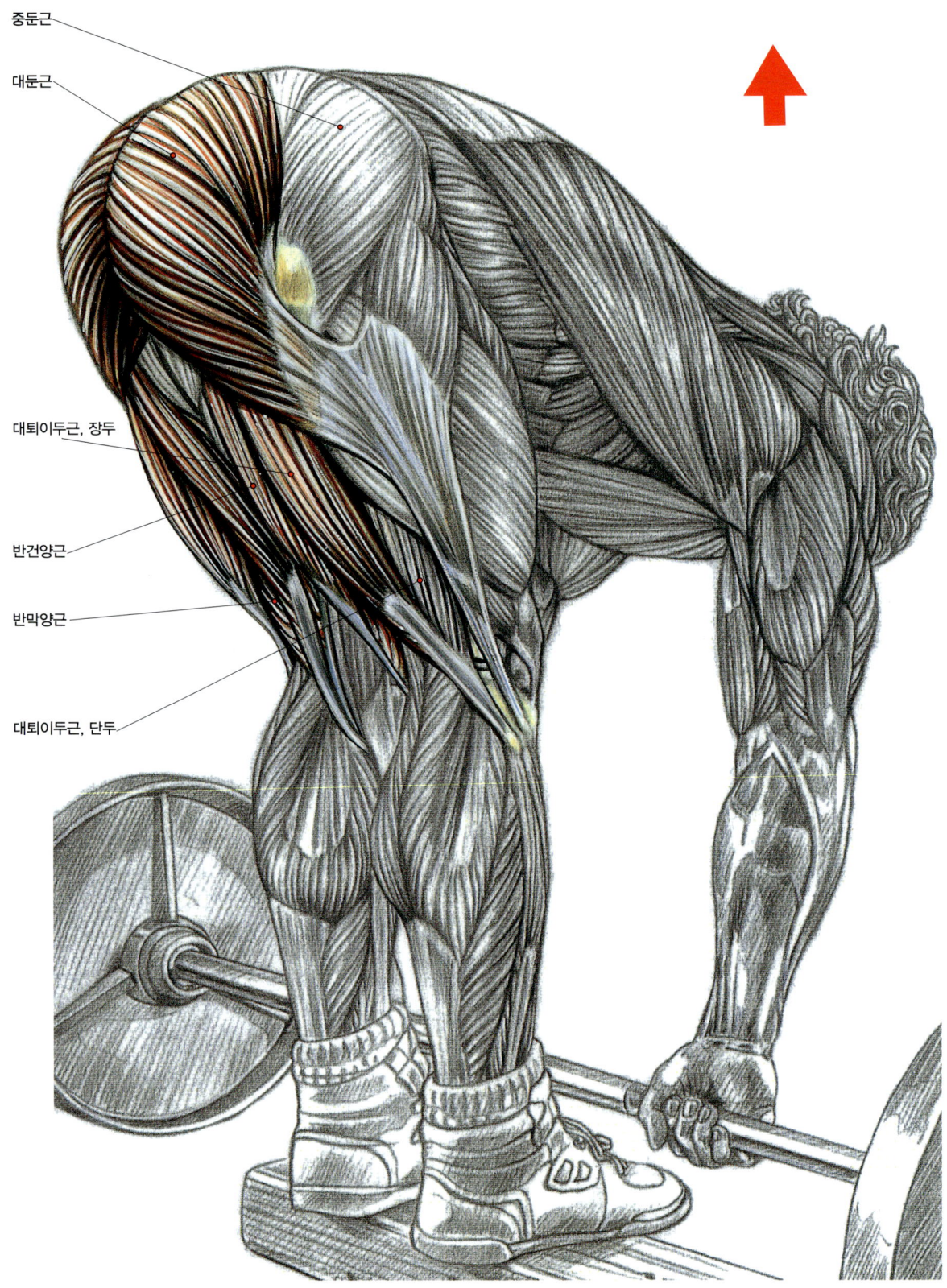

EX 02 햄스트링 고립운동

시티드 레그 컬 Seated Leg Curl

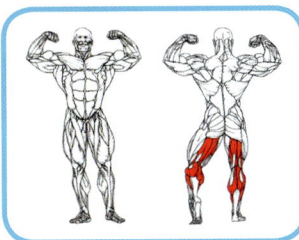

특징 이 고립운동의 목표는 햄스트링을 단련하는 것이다. 햄스트링의 발달이 지체된 것을 보완하고자 한다면 유니래터럴 방식으로 운동할 수 있을 것이다.

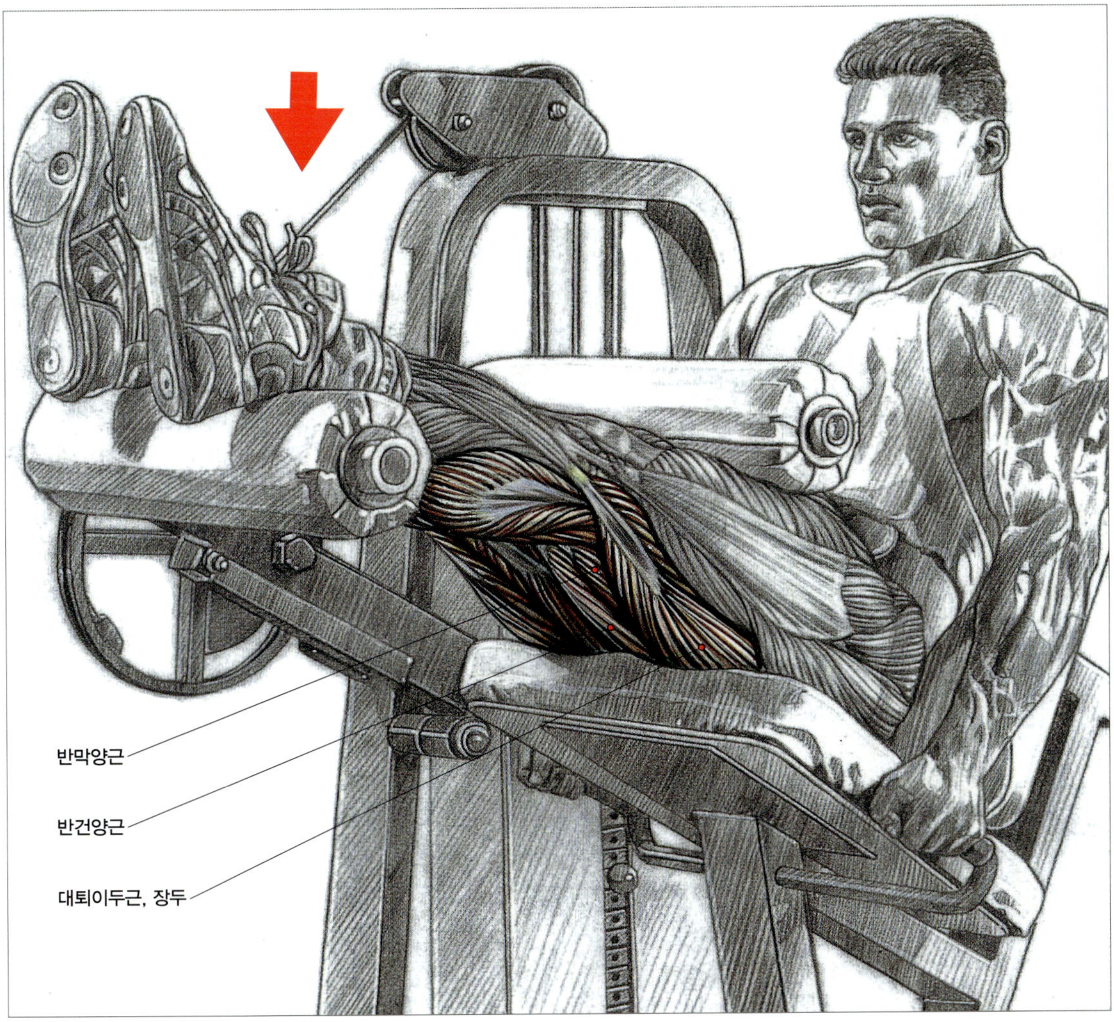

반막양근

반건양근

대퇴이두근, 장두

방법 중량을 선택한 다음 머신에 앉는다. 넓적다리는 쿠션 사이에 놓는다. 다리를 완전히 펴지 말고 햄스트링을 신장해보자. 넓적다리를 반쯤 편 자세에서 햄스트링의 힘으로 발을 최대한 본인 쪽으로 가져온다. 이 같은 수축 자세를 2~3초간 유지한 다음, 다리를 다시 편다.

관찰 포인트 이 동작의 비밀은 상체의 기울기에 있다. 다리를 (거의) 뻗으면 등은 바닥(좌석의 바닥이 아니라)과 수직을 이룬다. 발을 엉덩이 쪽으로 가져올수록 몸은 더 앞으로 기울어질 것이다. 다리가 뒤쪽으로 90도 움직이는 동안 상체는 45도로 기울어진다.

다리를 다시 펼 때 동작은 반대로 수행된다. 이렇게 하면 더 큰 힘이 생기고 햄스트링의 운동을 더 잘 느끼게 될 것이다. 실제로 상체가 이렇게 기울면 햄스트링은 엉덩이 부분에서 신장되고 무릎 부분에서 수축한다. 즉, 햄스트링이 최적의 방식으로 운동하는 것이다(284~285쪽 참조).

장점 시티드 레그 컬은 기술적으로 고립운동에 해당하지만, 상체를 숙이는 동작을 제대로 수행하면 복합운동이 될 수도 있다. 이렇게 하면 햄스트링의 길이-장력 관계를 최적으로 활용할 수가 있다.

단점 상체를 숙이지 않으면 햄스트링을 수축할 때 등이 휘어진다. 등이 이렇게 휘면 척추가 불필요하게 돌출될 것이다.

위험성 상체를 앞으로 숙인 상태로 다리를 들어서는 안 된다. 햄스트링이 과도하게 신장될 위험이 있다.

응용 동작 레그 컬의 기본 자세는 다리를 모으는 것이지만, 햄스트링의 동원 방식을 바꾸려면 다리를 아주 많이 벌릴 수도 있다.

> **NOTE**
> 양손을 깔고 앉으면 햄스트링의 수축을 더 잘 느낄 수 있을 것이다.

라잉 레그 컬 Lying Leg Curl

특징 이 고립운동은 햄스트링을 동원한다. 유니래터럴 방식으로 운동할 수 있다.

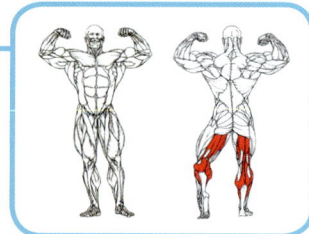

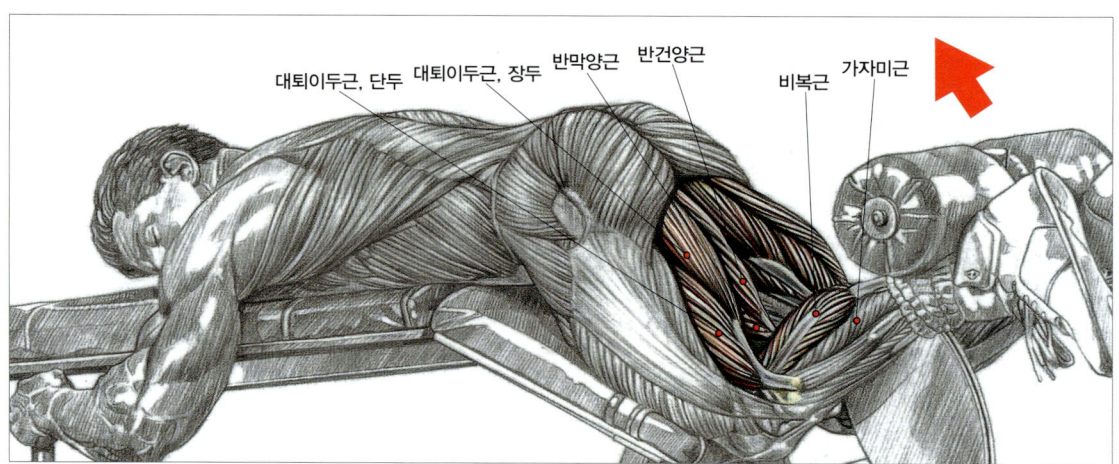

대퇴이두근, 단두 / 대퇴이두근, 장두 / 반막양근 / 반건양근 / 비복근 / 가자미근

방법 중량을 선택한 다음 머신 위에 엎드린다. 발목은 쿠션 사이에 놓는다. 햄스트링의 힘으로 발을 엉덩이 쪽으로 가져온다. 1초간 수축 자세를 유지한 다음, 신장 자세로 발을 다시 내려놓는다.

관찰 포인트 쿠션이 발목을 과도하게 감아, 신장 자세에서 빠져나가려 한다거나 수축 자세에서 너무 일찍 넓적다리를 친다면 레버 조정이 잘못된 것이다. 많은 기구가 잘못 고안되어 있어 제대로 조정하기는 거의 불가능하다.

응용 동작
유니래터럴 방식에서 쉬고 있는 손을 햄스트링 위에 올려놓으면 수축을 더 잘 느낄 수 있다. 쉬고 있는 손으로 중량을 밀면 동작의 네거티브 단계를 강조할 수도 있다.

장점 이 동작은 햄스트링을 분리시켜 운동할 수가 있다. 비교적 수행하기 쉬운 동작이다.
단점 레그 컬은 햄스트링이 다관절 근육이라는 이점을 전혀 활용하지 못한다. 이렇게 생리적으로 적합하지 않은 측면 때문에, 동작을 수행하면서 수축할 때 자연스럽게 등이 휘고 엉덩이가 들리는 경향이 나타난다. 이렇게 인위적인 동작을 수행할 때 햄스트링의 다관절적 특성이 나타나게 된다. 이러한 해부학적인 대립으로 말미암아 등의 하부는 불안정한 상태가 된다.
위험성 등이 휘면 힘이 생기지만, 요추가 짓눌릴 위험이 있다.

> **NOTE**
> 발끝의 방향은 햄스트링을 수축하는 데 중요한 역할을 한다. 발끝을 무릎을 향해 구부리면 종아리의 힘이 햄스트링의 힘에 추가되기 때문에 힘이 더 생긴다. 하지만 햄스트링을 제대로 분리해서 운동할 수는 없.
> 반면에 발끝을 가능한 한 위로 쭉 편 상태를 유지하면 힘은 덜 생기지만, 햄스트링을 더 잘 분리시켜 운동할 수가 있다. 한 가지 가능한 전략은, 발끝을 가능한 한 위로 쭉 펴고 동작을 시행하다가 실패 지점에 이르면 발끝을 무릎 쪽으로 구부리는 것이다. 이렇게 자세를 바꾸면 종아리 근육이 동원되어 힘이 다시 생기기 때문에 추가로 리피티션을 몇 회 더 할 수 있다.

스탠딩 레그 컬 Standing Leg Curl

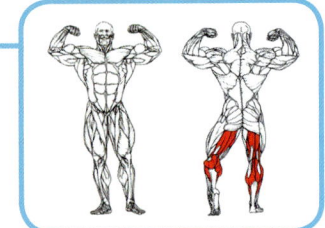

특징 이 고립운동은 햄스트링을 단련시킨다. 반드시 유니래터럴 방식으로 운동해야 한다.

방법 중량을 선택한 다음 기구에 자리를 잡는다. 발목은 쿠션 밑에 둔다. 햄스트링의 힘으로 발을 최대한 엉덩이 쪽으로 가져오자. 이 같은 수축 자세를 1~2초간 유지한 다음, 다리를 다시 편다.

응용 동작

이 동작을 실시하는 두 가지 방식이 있다:

1 이중 수축 방식: 발을 엉덩이 쪽으로 가져오면서 등을 뒤로 약간 휘게 한다. 이러면 햄스트링은 양쪽 끝에서 줄어든다. 길이-장력 관계를 제대로 활용하지 못하므로 근육은 약해지지만, 수축은 강하게 일어

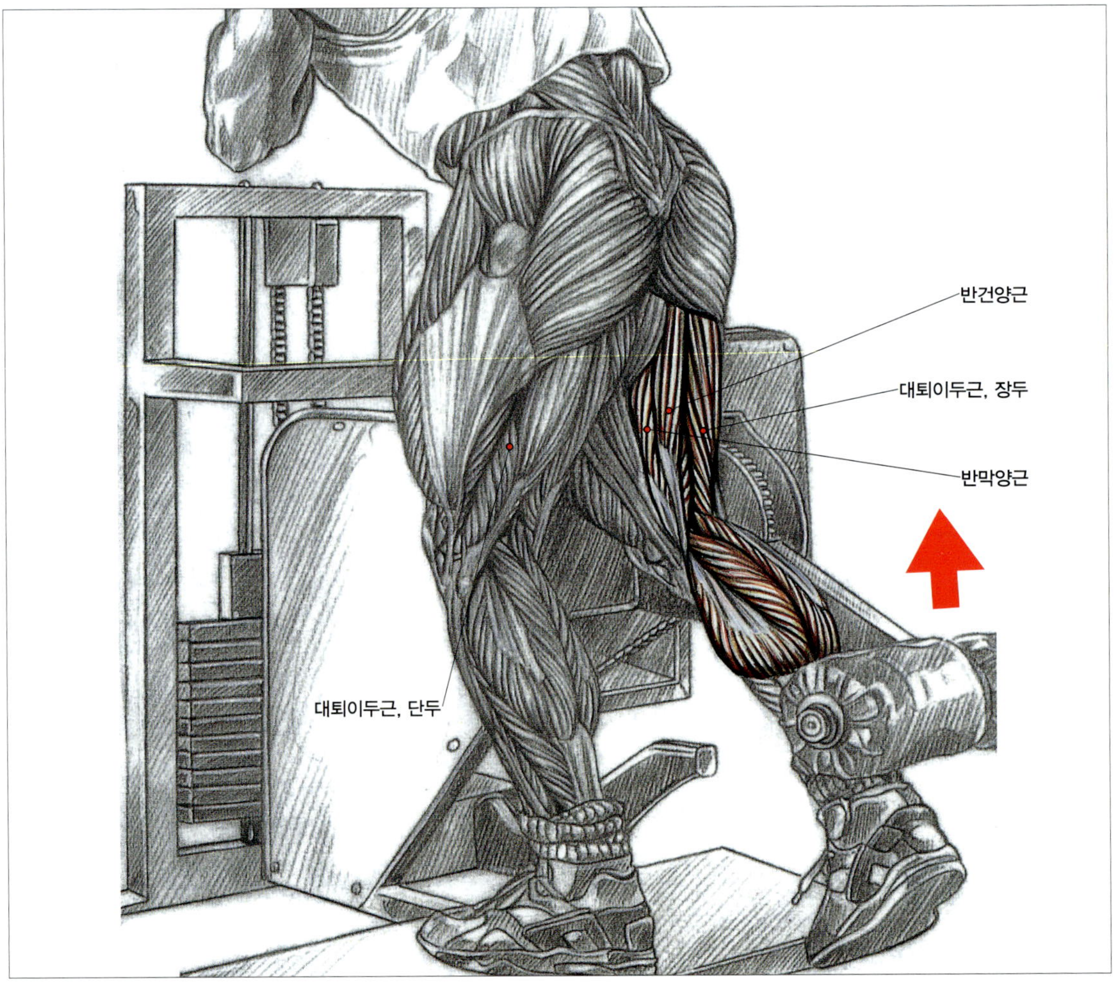

날 것이다(경련이 일어나 동작 수행에 장애가 될 수도 있다).

❷ 수축-신장 방식: 발을 엉덩이 쪽으로 가져오면서 상체를 점점 숙인다. 이러면 햄스트링은 아랫부분에서 수축하고 윗부분에서 신장한다. 수축 감각이 첫 번째 응용 동작과는 아주 다르게 나타난다. 길이-장력 관계를 제대로 활용하므로 근육이 더욱 강해진다.

세트의 3분의 1은 이중 수축 방식으로, 3분의 2는 수축-신장 방식으로 실시할 수 있을 것이다.

장점 서서하는 레그 컬은 동작이 쉽기 때문에 많이 피로해지지 않는다.

단점 근육량을 늘리는 동작이라기보다는 햄스트링을 잘 느끼게 해주는 모터 학습 동작이라고 할 수 있다.

위험성 중량을 과격하게 흔들지만 않으면 이 동작은 그다지 위험하지 않다.

> **NOTE**
> 한 손을 이용해서 수축하고 있는 햄스트링을 만지면 근육의 운동을 더 잘 느낄 수 있다.

관찰 포인트 서서 하는 것보다 기구에서 점점 네 발 자세를 취하면서 운동을 하면 햄스트링을 가장 적합하게 운동할 수 있다.

EX 03 햄스트링 스트레칭 동작

햄스트링 스트레칭

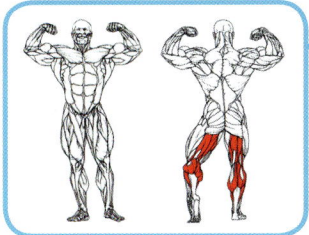

발뒤꿈치를 받침대(기구나 벤치) 위에 올려놓고 1 다리를 쭉 뻗어보자. 발이 높이 있을수록 신장이 크게 일어난다. 신장된 넓적다리의 무릎 약간 위에 양손을 올려놓는다. 그다음 상체를 천천히 앞으로 숙여보자. 햄스트링이 잘 신장되었을 때 바닥에 서 있는 다리를 약간 굽히면 스트레칭을 더욱 강조할 수 있다.

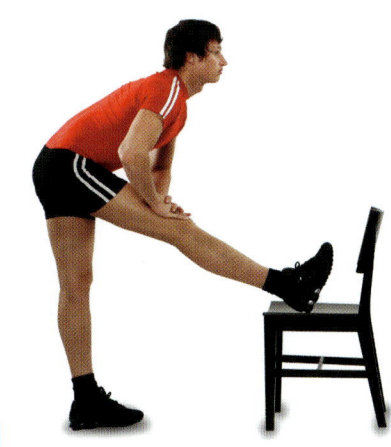

1

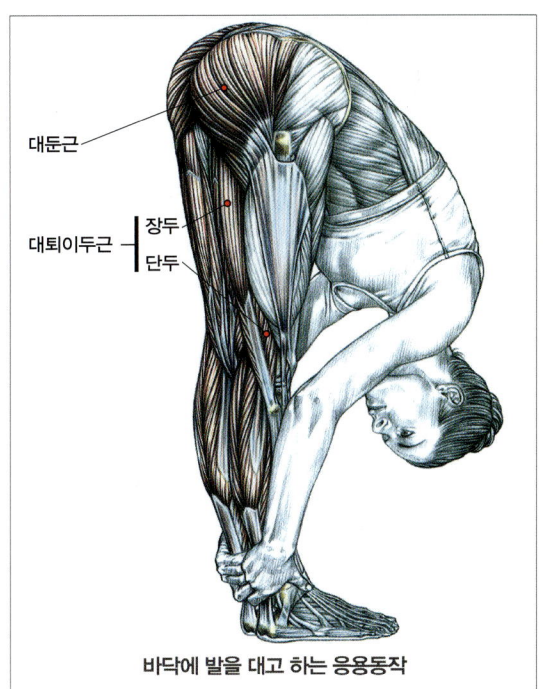

대둔근
대퇴이두근 ─ 장두 / 단두

바닥에 발을 대고 하는 응용동작

12 균형 잡힌 종아리를 만들자

해부학적 고려 사항

하퇴삼두근(또는 종아리)은 세 개의 머리(부분)로 구성되어 있다:

1. 비복근 외측두는 다리의 바깥쪽에 있다.
2. 비복근 내측두는 다리의 안쪽에 있다.
3. 가자미근의 윗부분은 비복근으로 거의 덮여있다.

비복근의 두 머리는 종아리 근육의 대부분을 차지한다. 가자미근의 근육량은 그보다 확실히 적다.

사이즈 외에도 비복근과 가자미근은 아주 큰 차이가 있다. 그것은 비복근만이 다관절 근육이라는 사실이다. 이러한 특성은 종아리를 단련하는 동작에 아주 큰 영향을 미친다:

▶ 가자미근은 단관절 근육이라는 속성 때문에 다리를 펴거나 접는 모든 동작에 관여한다.

▶ 비복근은 다리를 어느 정도 폈을 때에만 개입한다. 이 때문에 다리를 90도로 접고 앉아서 하는 동작에서는 비복근은 개입하지 못하고, 유독 가자미근만 분리되어 운동을 수행한다.

종아리를 발달시키기 어려운 두 가지 이유

전반적인 근육량의 부족

여러 취약 부위 중에서도 종아리는 가장 문제가 많은 근육이다. 햄스트링과 힘줄의 아랫부분에 있는 두 개의 작은 공같이 생긴 부분이 아주 멀리 떨어져 있으면 종아리를 일정 수준으로 끌어올리기가 어렵다.

실용적 관측: 종아리, 극단적인 상황이 공존하는 근육

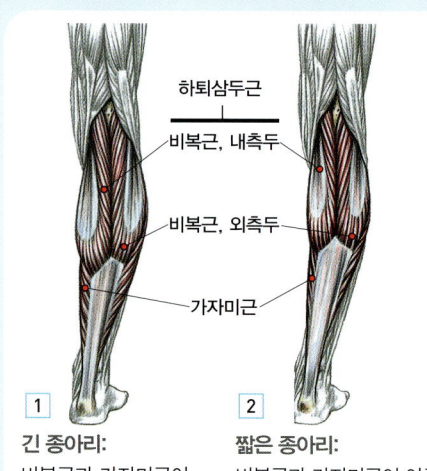

1. 긴 종아리: 비복근과 가자미근이 밑으로 내려가 있다.
2. 짧은 종아리: 비복근과 가자미근이 아주 높이 있고 힘줄이 길다.

하퇴삼두근은 모순점이 많은 근육이다:

▶ 몸만들기를 하지 않는데도 엄청나게 종아리가 발달한 사람이 있다.

▶ 종아리가 너무 작아 아무리 노력해도 커지지 않을 것 같은 사람도 있다.

종아리는 팔뚝과 함께 이러한 극단적인 상황이 공존하는 유일한 근육이라고 할 수 있다. 종아리의 발달이 쉬운가, 어려운가는 종아리 근육의 길이와 밀접한 연관이 있다:

▶ 종아리가 길수록(즉 힘줄이 짧을수록) 발달시키기가 쉽다.

▶ 종아리가 짧을수록 비대하게 만들기는 어렵다.

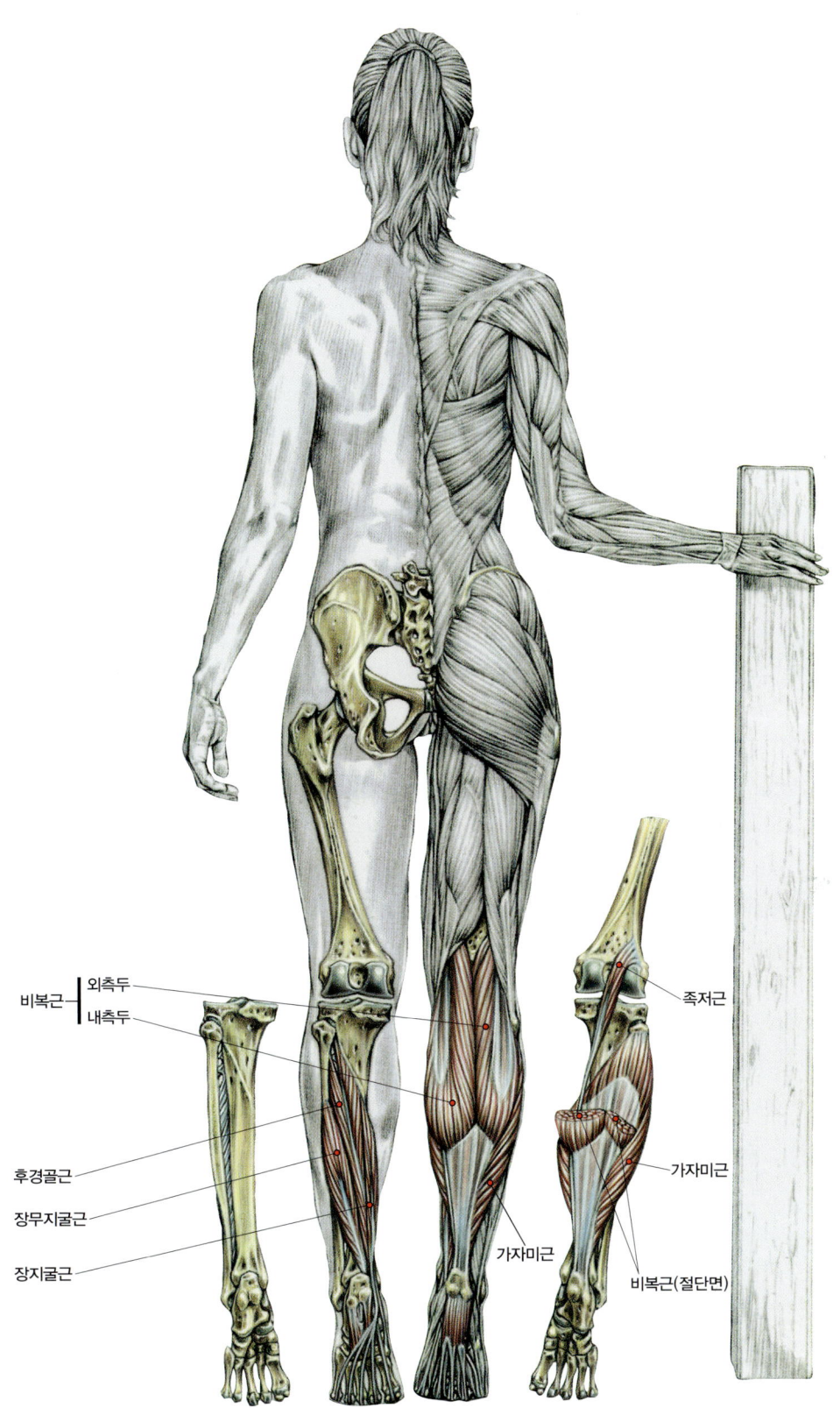

완벽하게 보완한다는 것은 현실적으로 어렵지만, 상황을 개선시킬 가능성은 언제나 존재한다.

> **TIP**
> 몸을 만들 때는 종아리가 긴 것이 유리하지만, 빨리 달리는 데는 종아리가 짧은 것이 유리하다. 훌륭한 단거리 선수들은 종아리의 힘줄이 아주 길다(넓적다리도 마찬가지이다).

바깥쪽과 안쪽 간 발달의 불균형

또 다른 문제는 비복근의 내측두와 외측두 사이의 발달이 불균형하다는 것이다. 따라서 발달이 가장 지체된 부위를 수축할 수 있는 방법을 찾아야 한다.

종아리를 발달시키는 강화 전략

이러한 두 가지 문제점을 해결하고 종아리를 빠르게 발달시킬 수 있는 10가지 강화 테크닉이 있다:

최적의 길이를 찾자

비복근과 같은 다관절 근육은 길이–장력 관계를 활용해서 최적의 길이로 운동할 수가 있다(58쪽 참조). 종아리가 굵은 보디빌더는 종아리 동작을 수행할 때 본능적으로 무릎을 약간 접는 반응을 한다. 특히 신장 단계에서 다리를 약간 구부리면 다음과 같은 효과가 있다:

▶ 힘이 세진다.
▶ 동작의 가동 범위가 커진다.
▶ 신장 능력이 개선된다.

최적의 길이를 찾는 것은 비교적 간단한데, 종아리의 수축을 완벽하게 느끼면서 가장 무거운 중량을 밀 수 있는 길이를 찾으면 된다. 하지만 다리를 약간 접는다고 해서 동작이 스쿼트와 비슷해져야 한다는 의미는 아니다. 중량을 들기 위해 넓적다리의 힘을 이용해서는 안 된다(첫 번째 리피티션을 실시할 때는 제외).

유니래터럴 방식으로 목표 부위를 정하자

모든 취약 부위가 그렇듯이 문제를 해결하려면 유니래터럴 방식을 거쳐야 한다. 이미 설명한 것처럼, 종아리의 특정 부분을 목표로 운동하려면 발의 방향을 바꿔야 한다. 양발을 벌리는 폭을 바꾸는 것도 또 다른 대안이 될 수 있다. 하지만 종아리의 특정 부위를 목표로 하는 데 가장 적합한 테크닉은 유니래터럴 방식이다. 한 번에 한쪽 종아리만 운동하면 발달이 지체된 부위에 집중하기가 훨씬 쉬워진다.

리피티션의 폭을 넓히자

무거운 세트와 가벼운 세트를 번갈아 가며 중량을 최대한으로 다양하게 이용해야 한다(망설이지 말고 리피티션을 100회까지 올려보자). 동일 세션 안에서 무거운 세트와 가벼운 세트를 함께 수행하는 것도 가능하지만, 각 세션을 한 가지 유형의 중량으로만 실시하는 것이 더 좋다.

사실 무거운 세션에서 아직 완전히 회복되지 않은 근육을 가볍게 다시 운동하는 것은 가능하지만, 그

반대는 불가능하다. 무거운 세트와 가벼운 세트를 교대로 수행하면, 가벼운 환기 세트를 여러 번 실시할 수 있어 종아리의 운동 빈도가 높아진다.

세트를 길게 수행하자

종아리는 강력한 근육이라기보다는 지구력이 있는 근육이라고 할 수 있다. 따라서 종아리 운동은 긴 세트(세트당 리피티션 20~25회)로 수행하는 것이 좋다. 무겁게 또는 가볍게 운동할 때 드롭 세트 방식을 사용해 보자.

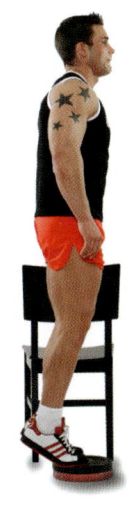

운동 빈도를 높이자

종아리를 단련하는 특별 프로그램은 집에서도 수행할 수 있다는 장점이 있다. 나무토막 한 개나 무게 원판 두 개를 포개놓기만 하면 된다 1. 이 높이 위에 한 번에 한 발씩 올리면서 선 채로 종아리를 운동해보자. 저항을 추가하려면 덤벨을 손에 쥐고 동작을 수행한다. 가자미근을 운동하려면 발을 나무토막 위에 올린 채로 쭈그려 앉아보자. 양손으로 몸을 잘 지탱하면서 종아리 운동 기구에 앉아서 하듯이 운동해보자.

유연성을 기르자

종아리를 운동하는 날뿐만 아니라 운동하지 않는 날에도 종아리를 자주 신장시켜보자. 스트레칭을 하면 동작의 가동 범위가 커지는 것은 물론, 종아리 운동을 두 번 수행하는 사이에 근육을 빠르게 회복할 수 있다.

가동 범위를 바꾸자

발목이 유연할수록 종아리의 운동 가동 범위가 넓어진다. 더 무거운 중량으로 운동하기 위해 최대한의 동작 가동 범위를 사용하는 것은 적절치 않다. 하지만 운동할 때 분위기를 새롭게 하고 무거운 운동에서 소홀히 했던 근육 부위를 자극하려면, 몇몇 세션은 최대한의 가동 범위로 실시하는 것이 좋다.

레스트 또는 휴지 테크닉

종아리 동작은 하퇴삼두근에 지속적인 장력을 준다는 특성이 있다. 다리를 폈을 때 근육이 쉴 수 있는 스쿼트 동작과는 반대된다.

세트를 수행하는 도중에 종아리를 회복하려면, 근육의 번즈를 참을 수 없을 때 동작을 멈추고 10~15초간 휴식을 취할 수 있다. 일단 젖산이 배출되면 세트를 다시 시작해서 추가로 리피티션을 몇 회 더 해보자.

피드백을 이용하자

수축하는 종아리를 보거나 만지면 근육을 제대로 느끼는 데 도움이 된다. 하지만 종아리를 단련하기 위해 가장 많이 수행하는 동작인 스탠딩 카프 익스텐션에서는 종아리를 보거나 만질 수 없다. 레그 프레스 머신 위에서 덩키 카프 레이즈를 수행하면 세트를 진행하는 동안 종아리를 만지거나 근육이 운동하는 것을 볼 수가 있다. 이처럼 운동하는 근육을 보거나 만지는 것은, 종아리의 수축을 느끼기 어려운 사람들에게 아주 중요한 피드백이라고 할 수 있다.

불수의적 수축으로 세트를 마무리하자

종아리를 운동할 때 불수의적 수축 현상을 쉽게 활용할 수 있다. '불수의적 수축'이란 자신의 의지에 관계없이 수축이 일어나는 상태를 말한다. 발끝을 낮은 높이 위에 놓고 아주 약간 뛰어오르면 근육이 갑자기 신장되면서 반응 수축이 일어난다. 세트 마지막에 의도적인 힘으로 운동할 수 없을 때 이렇게 조금 뛰어오르면, 비의도적인 힘이 동원되어 추가로 리피티션을 여러 번 반복할 수가 있다.

발끝을 바닥에 놓고 뛰어오를 수도 있다. 이 두 방법의 목적은 작게 뛰어오르기를 최대한 많이 수행함으로써 종아리의 장력과 번즈를 가능한 한 오랫동안 유지하는 것이다.

체형적 딜레마: 종아리를 제대로 단련하려면 다리를 펴야 할까?

학설 종아리를 단련할 때에는 다리를 완전히 펴야 한다. 비복근은 양관절 근육이기 때문에 이론적으로는 일리가 있어 보인다: 무릎을 접으면 비복근은 너무 유연해져 동원되지 못하고 가자미근의 동원이 촉진된다. 하지만 이렇게 힘이 재분배되는 것은 우리가 원하는 바와 완전히 대치된다.

현실 비복근의 힘이 가장 세지려면 왜 다리를 완전히 펴야 하는지 잘 이해가 되지 않을 것이다. 다리를 편 채로 걷거나 달리는 사람은 아무도 없지 않은가!

비복근을 제쳐두고 가자미근만 동원하려면 다리를 잘 접어야 한다. 무릎을 조금만 접어서는 비복근의 개입을 막을 수가 없다. 또한 종아리 동작을 무겁게 수행할 때 다리를 완전히 펴면 다음과 같은 부작용이 있다:

▶ 비복근이 최대한의 힘을 발휘할 수 없다.
▶ 동작 중에 몸이 앞뒤로 흔들리기 시작해 허리의 부상을 유발할 위험이 있다.

종아리 동작을 수행할 때 다리를 똑바로 펴라고 조언하는 것은, 낙하산을 타고 내려와 착지할 때 바지가 구겨지지 않으려면 다리를 펴야 한다고 하는 것과 같다.

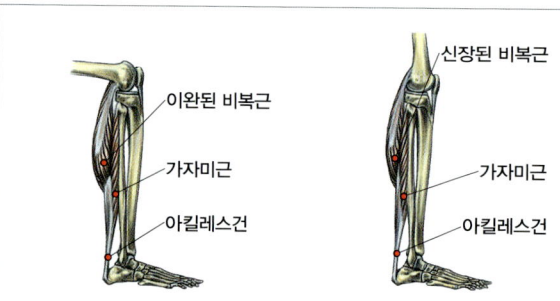

무릎이 구부러져 있을 때 비복근은 이완된다. 이 자세에서 비복근은 발을 신전하는 데 아주 약하게 관여하고, 가자미근이 운동의 대부분을 수행한다.

다리를 똑바로 폈을 때 비복근은 신장된다. 이 자세에서 비복근은 발을 신전하는 데 능동적으로 관여해 가자미근의 작용을 보완한다.

EX 종아리를 단련하는 운동

⚠ 주의!
다음에 설명할 세 가지 동작을 간혹 복합운동으로 분류하는 경우가 있다. 그러나 발목 관절만 동원되기 때문에 복합운동이라고 할 수 없다.

EX 01 종아리 고립운동

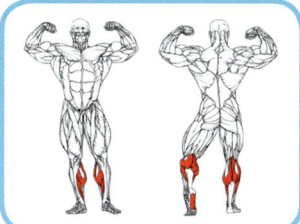

덩키 카프 레이즈 Donkey Calf Raise

특징 이 고립운동의 목표는 종아리 전체, 특히 비복근을 단련하는 것이다. 종아리를 단련하는 데 가장 좋은 동작이라고 할 수 있다. 다양한 기구를 이용해서 동작을 실시할 수 있다:

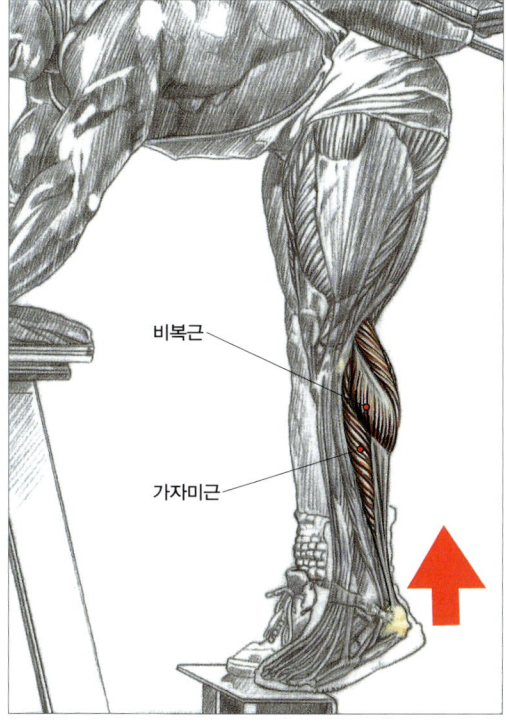

비복근
가자미근

1 덩키 카프 레이즈 머신: 몸을 앞으로 90도나 135도 정도 숙이고 기구에 선다. 저항이 골반에 직접 가해진다.
2 수평 레그 프레스 머신: 앉아서 덩키 카프 동작을 수행한다.
3 45도로 기울어진 레그 프레스 머신: 반쯤 누워서 덩키 카프 동작을 수행한다.
4 수직 레그 프레스 머신: 상체를 눕히고 덩키 카프 동작을 수행한다.

방법 중량을 선택하고서 머신에 자리를 잡는다. 발끝은 가장자리에 놓는다. 종아리를 최대한으로 신장시킨 다음, 발끝으로 중량을 가능한 한 높이 밀어보자. 1초간 수축 자세를 유지한 다음, 신장 자세로 다시 내려놓는다.

관찰 포인트 특히 종아리를 신장할 때 다리를 완전히 펴지 않도록 하자.

응용 동작
기구가 없다면 파트너를 본인의 등 아랫부분에 앉혀보자. 이 동작의 명칭인 덩키 카프 레이즈는 이러한 자세에서 따온 것이다.

장점 덩키 카프 레이즈는 종아리가 이상적인 길이–장력 관계에 놓이기 때문에 종아리를 단련하는 데 가장 효과적인 동작이다. 또한 척추에 거의 압력이 가해지지 않는다.

단점 일반적인 덩키 카프 레이즈 머신을 항상 이용할 수 있는 것은 아니다. 그 대신 레그 프레스로 이 동작을 재현할 수 있다.

위험성 척추가 아니라 엉덩이와 최대한 가까운 위치에 저항을 놓고 동작을 수행하면 등이 불필요하게 압박되지 않는다.

> **NOTE**
> 수평 레그 프레스 머신에서 덩키 카프 레이즈를 수행하는 것이 가장 좋다. 다리가 수평이 되면 혈액이 훨씬 자유롭게 순환한다. 일반 머신에서는 다리가 수직 자세가 되기 때문에 정맥이 복귀하기가 어려워진다. 더욱이 긴 세트에서는 젖산이 잘 배출되지 못해 근육이 마비될 수도 있다. 즉 피로감이 인위적으로 고조되므로 힘을 지속적으로 낼 수 없다. 45도로 기울어진 레그 프레스 머신에서는 다리가 공중에 있기 때문에 혈액이 빨리 빠져나간다. 하지만 긴 세트에서는 혈액이 점차 넓적다리 쪽으로 배출되므로 결국 종아리에 마비가 온다.

스탠딩 카프 익스텐션 Standing Calf Extention

특징 이 고립운동의 목표는 종아리 전체와 특히 비복근을 단련하는 것이다.

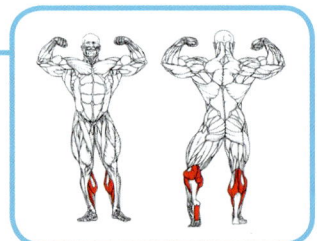

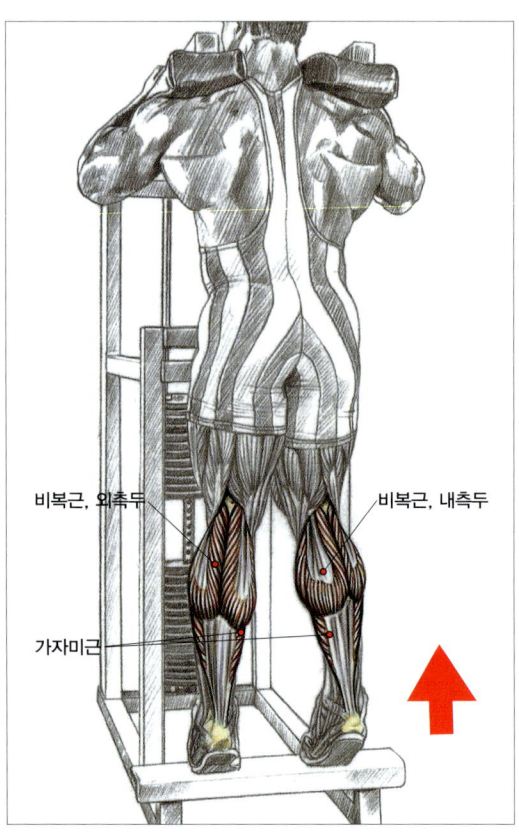

비복근, 외측두
비복근, 내측두
가자미근

방법 중량을 선택하고서 머신에 자리를 잡는다. 발 끝은 가장자리에 놓는다. 종아리를 최대한으로 신장시킨 다음, 발끝으로 중량을 가능한 한 높이 밀어보자. 1초간 수축 자세를 유지한 다음, 신장 자세로 다시 내려놓는다.

관찰 포인트 허리 부분이 휘면서 몸이 앞뒤로 흔들려서는 절대 안 된다. 이렇게 위험하게 왔다 갔다 하게 되는 원인은 다음과 같다:

▶ 특히 신장 자세에서 다리를 너무 쭉 폈다.
▶ 바닥을 바라보았다.
▶ 머리를 위아래로 계속 움직였다.

머리는 똑바로 세우고 아주 약간 위를 바라보는 것이 좋다.

응용 동작 발을 바깥쪽이나 안쪽으로 틀 수도 있지만, 다리의 축을 따라 발을 똑바로 놓는 것이 좋다. 이렇게 하면 근육의 운동을 강조하기 위해 무거운 중량을 사용할 때 무릎 부분이 불필요하게 뒤틀리는 것을 피할 수 있다. 반대로 발을 안쪽이나 바깥쪽을 향해 틀면 종아리의 힘이 줄어들어 동작의 효과가 떨어진다. 발을 똑바로 놓았을 때 종아리는 더욱 강해질 것이다. 꼭 응용 동작을 수행하고자 한다면 양발을 벌리는 폭(좁거나 넓게)을 바꾸거나 유니래터럴 방식을 사용해보자.

장점 이 동작은 종아리 전체를 직접적으로 운동할 수가 있다.

단점 덩키 카프 레이즈에 비해, 스탠딩 카프 익스텐션 동작은 다음과 같은 단점이 있다:

▶ 종아리를 잘 신장하지 못한다.

▶ 길이 – 장력 관계를 활용한다는 점에서 종아리가 최적의 자세를 취하지는 못한다.

▶ 허리를 불필요하게 짓누른다.

다리가 수직 자세가 되기 때문에 정맥의 복귀가 어려워진다. 긴 세트에서는 젖산이 종아리에 정체되는 경향이 있어 근육에 마비가 온다.

위험성 중량을 추가할수록 척추가 더 많이 압박된다.

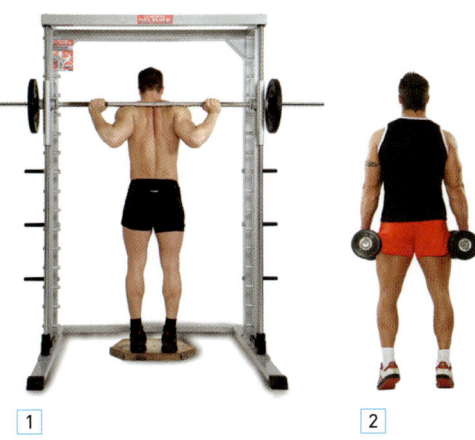

NOTE
적절한 종아리 운동 기구가 없다면 스미스 머신을 이용하거나, 어깨 위에 바를 얹거나 1, 양손에 덤벨을 쥐고 2 동작을 실시할 수도 있다.

(머신을 이용한) 시티드 카프 레이즈 Seated Calf Raise

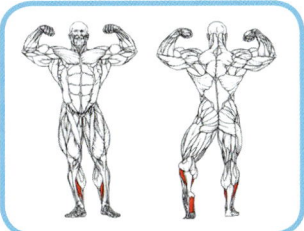

특징 이 고립운동의 목표는 특히 가자미근을 단련하는 것이다.

방법 중량을 놓고서 머신에 자리를 잡는다. 발끝은 가장자리에 놓고 무릎을 머신의 쿠션 밑에 고정한다. 종아리를 최대한으로 신장시킨 다음, 발끝으로 중량을 가능한 한 높이 밀어보자. 1초간 수축 자세를 유지한 다음, 다시 내려놓는다.

관찰 포인트 발끝으로 가능한 한 높이 들어 올리려면, 동작을 마무리할 때 발을 기울여 모든 저항이 엄지발가락에서 새끼발가락으로 이전되도록 해보자. 각 세트 도중에 근육의 운동을 잘 느끼려면 망설이지 말고 종아리를 보거나 만져보자.

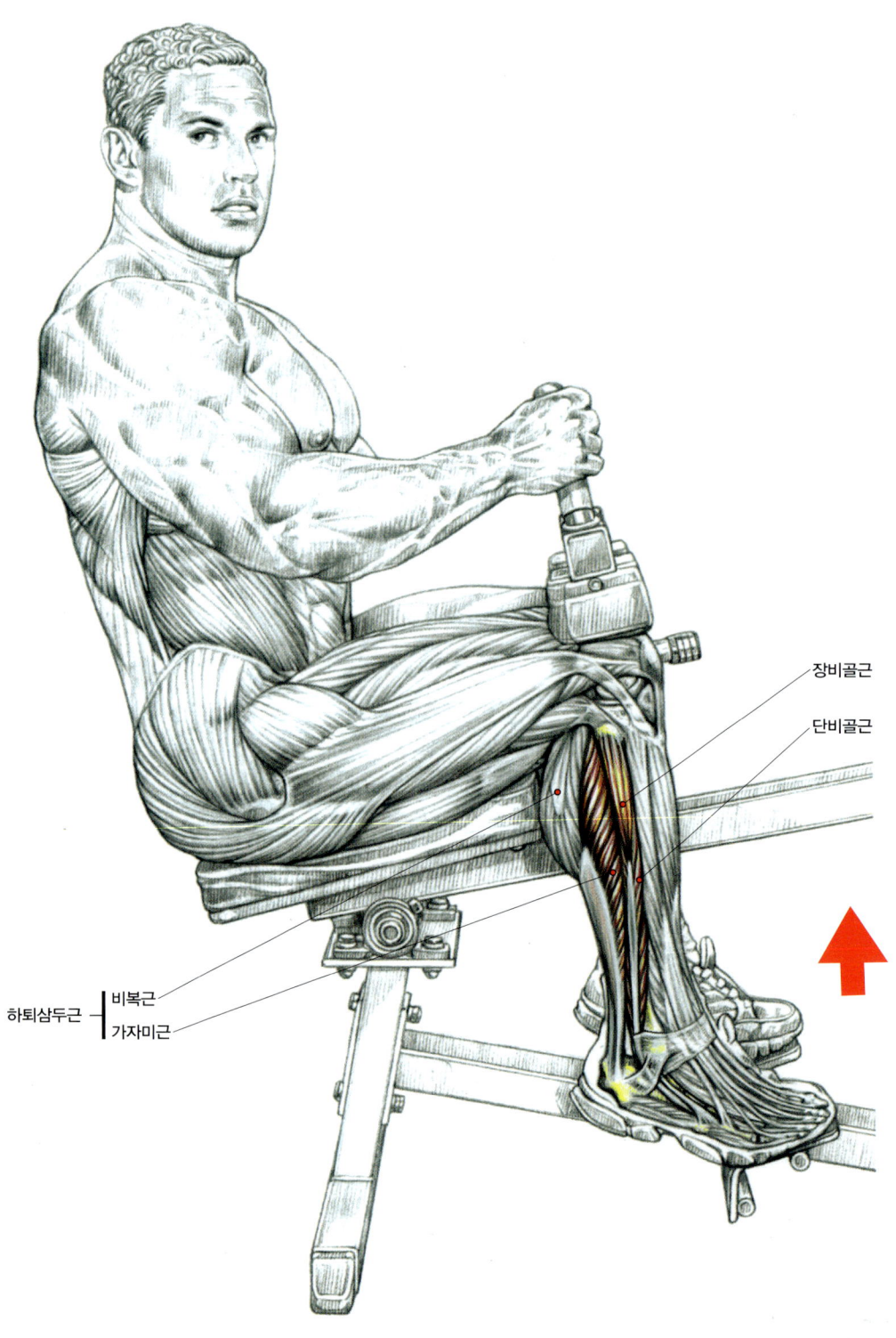

응용 동작] 동작을 바꾸려면 발의 방향보다는 양발을 벌리는 폭을 다양하게 해야 한다.

장점] 이 동작은 큰 근육군을 운동시키는 것은 아니기 때문에 비교적 수행하기가 쉽다. 허리 부분에는 장력이 조금도 생기지 않는다.

단점] 매우 인기 있는 동작이지만, 종아리는 거의 자극하지 않고 가자미근만 동원한다. 다리가 많이 접혀있기 때문에 비복근이 개입하기가 대단히 힘들다.

위험성] 무릎의 통증을 예방하려면 무릎 위에 직접 저항을 놓아서는 안 된다. 넓적다리 위에서 쿠션을 최소 5cm 뒤로 빼보자. 단, 쿠션을 너무 뒤로 빼면 동작이 너무 쉬워질지도 모른다.

> **NOTE**
> 슈퍼세트 방식으로 운동하려면, 기구에 앉아서 동작을 시행하다가 실패했을 때 일어서서 아무것도 들지 않은 상태로 익스텐션을 연속으로 수행해보자.

EX 02 종아리 스트레칭 동작

종아리 스트레칭

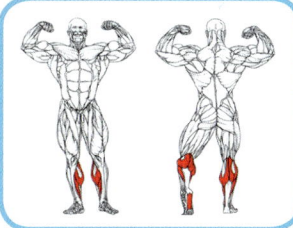

종아리는 여러 각도에서 신장할 수가 있다. 다리를 쭉 펴면 기본적으로 비복근이 신장된다. 다리를 접을수록 가자미근이 신장된다. 서서 발끝 (또는 양발 끝)을 받침대(종아리 운동 기구, 계단, 중량 등) 위에 올려놓는다. 받침대의 높이가 높을수록 신장이 더 잘 된다. 이 자세를 12초간 유지해 보자. 종아리 스트레칭 동작은 한 번에 한쪽 다리로 하거나 양쪽 다리로 실시할 수가 있다. 한 번에 한쪽 다리로 스트레칭을 하면 신장 폭이 아주 커진다 1 . 그 이유는 다음과 같다:

▶ 유니래터럴 방식으로 스트레칭을 수행할 때는 항상 몸이 더 유연해진다.
▶ 몸무게가 두 다리로 분산되는 것보다 한쪽 다리에만 실리면 신장이 더 잘 이루어진다.

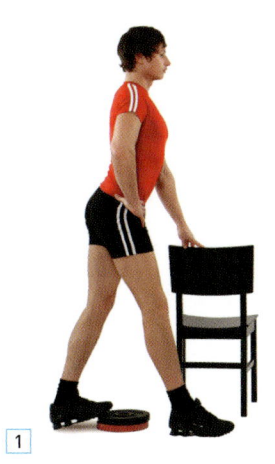

하퇴삼두근을 매일 같이 스트레칭하면 발달이 지체된 종아리를 보완하는 데 아주 효과적이다. 종아리는 대퇴골에 붙어있기 때문에 대퇴사두근이나 햄스트링을 운동하기 전에 종아리를 먼저 스트레칭해야 무릎 관절을 전체적으로 웜업할 수가 있다. 스쿼트와 같이 넓적다리를 단련하는 동작을 수행할 때 등을 가능한 한 똑바로 세우기 위해서는 발목 부위를 유연하게 만드는 것이 중요하다.

13 복근을 조각하자

해부학적 고려 사항

복부는 네 개의 근육으로 구성되어 있다:
1. 복직근: 일반적으로 '복근'이라고 부른다.
2. 외복사근: 복직근 양쪽에 위치한다.
3. 내복사근: 외복사근 밑에 위치한다.
4. 복횡근: 복사근 밑에 위치한다.

다른 근육들은 근육량을 늘리는 것이 목표이지만, 복근은 날씬하게 유지되어야 하는 근육이다. 이 부위에서는 근육을 키우는 것보다 우선 근육의 선명도를 유지하는 것이 중요하다.

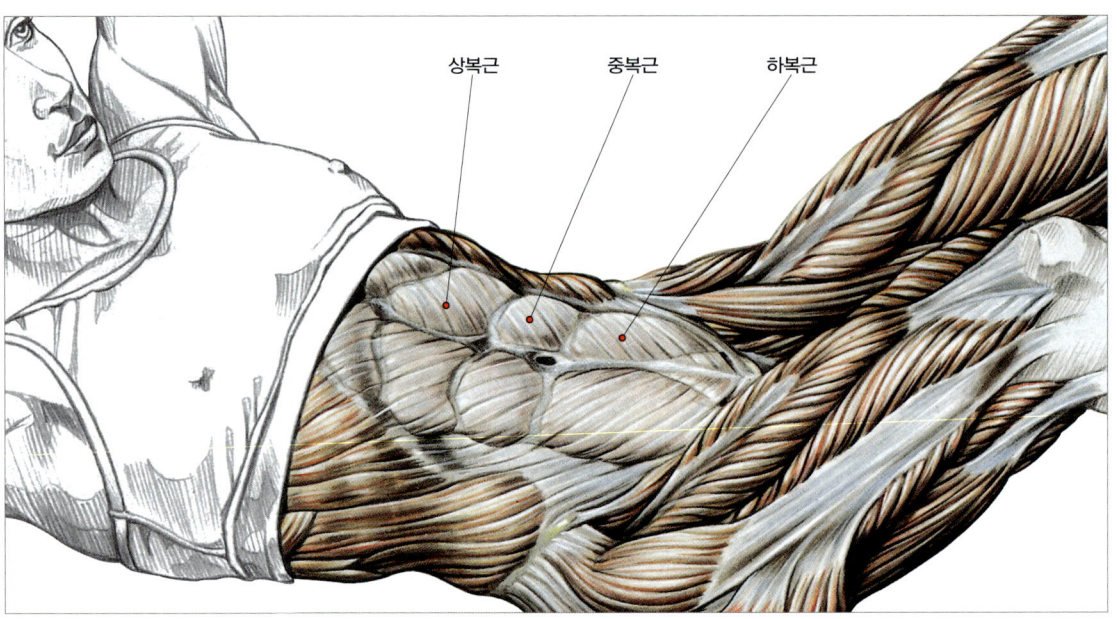

상복근 중복근 하복근

복근의 역할

미적인 측면 이외에도 복근은 운동 시 척추를 안정시키는 역할을 한다. 복근이 강력할수록 복합운동에서 더 큰 힘을 낼 수가 있다. 그 이유는 다음과 같다:

▶ 복부가 아주 단단하면, 스쿼트를 수행할 때 넓적다리의 힘이 바^{bar}로 훨씬 효과적으로 이전된다. 복부에 탄력이 없으면 하지의 힘이 어깨에 실린 중량으로 결코 이전되지 않는다.

▶ 무거운 중량으로 동작을 수행하는 경우, 호흡을 멈추려 할 때 복근이 강력하면 더욱 큰 힘을 낼 수 있다.

결론 대퇴사두근, 햄스트링, 종아리, 어깨와 같은 근육을 최대한 비대하게 만들려면 반드시 복부가 잘 발달되어 있어야 한다.

복부를 발달시키기 어려운 네 가지 이유

복부의 발달을 어렵게 만드는 네 가지 주요 원인이 있다:
1. 식스팩이 충분히 발달되어 있지 않다.
2. 하복부가 상복부보다 발달이 지체되어 있다.
3. 얇은 지방막으로도 복근이 보이지 않는다.
4. 배가 너무 나와 복부의 근 장력이 부족하다.

체형적 딜레마: 상복부와 하복부를 분리시켜 운동할 수 있을까?

학설 상복부와 하복부를 분리해서 운동하는 것은 불가능하다. 복직근은 상부와 하부가 따로 수축하는 것이 아니라, 모든 길이에서 전체적으로 수축한다. 따라서 상복부에서 하복부를 분리해 단련하고자 하는 것은 시간 낭비이다.

현실 많은 운동선수들의 경우, 복부의 상부가 하부보다 더 발달되어 있다는 사실을 부정할 수 없다. 복직근이 양끝에서 균형 있게 단련이 된다면 이러한 부조화가 생기지는 않을 것이다. 하지만 복직근의 수축이 분산되어 있다는 사실이 최근 의학 연구를 통해 밝혀졌다. 이렇게 복직근이 구획되어 있는 것은 상복부와 하복부의 신경 분포가 서로 독립적이기 때문이다. 상체를 들어 올리는 동작은 특히 상복부를 자극한다(그렇다고 상복부만을 자극하는 것은 아니다). 반면 골반을 들어 올리는 동작의 목표는 하복부를 좀 더 단련시키는 것이다. 복직근 상부보다 하부를 강화시키는 것이 더 어렵기 때문에 하복부에 특별한 관심을 기울일 필요가 있다.

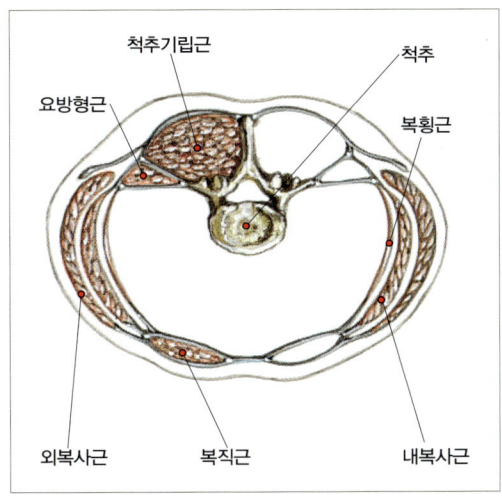

결론 복근은 양쪽 끝에서 운동하는 근육이다. 복직근 운동은 우선 하복부를 단련시키는 것을 목표로 하는 것이 좋다. 하복부가 발달되면 다음과 같은 장점이 있다:
▶ 척추를 보호할 수 있다.
▶ 복부팽만을 예방할 수 있다.
▶ 지방의 축적을 막을 수 있다.

하복부를 발달시키기 어려운 이유는 무엇일까?

위아래가 전체적으로 완벽하게 발달한 복직근을 찾기는 어렵다. 일반적으로 하복부의 발달이 더딘 이유는 다음과 같다:
1. 근육을 동원하기가 무척 힘들다. 하복부의 활동은 미약하기 때문에 복근 운동을 하는 데 강하게 개입하지 못한다. 동원된 신경은 상복부에 더 많이 작용한다. 그러므로 상복부의 힘으로 레그 리프트를 수행

하는 것이 가능해진다. 반면 하복부는 동작을 처음 시작할 때에만 관여할 뿐이다.

❷ 힘이 부족하다. 하복부는 근육량이 많지 않기 때문에 넓적다리의 무게를 들어 올리려 할 때 힘이 부족하게 된다. 중량과 근력 사이의 불일치를 일시적으로 완화하기 위해서 뇌는 강력한 엉덩이 굴근의 동원을 명령한다. 즉 요근과 장골근이 하복부의 역할을 대체하게 된다.

❸ 하복부를 완벽하게 분리해서 운동하는 것은 어렵다. 특히 중량과 강도를 높일 때 하복부를 분리하기는 더욱 어려워진다. 이 때문에 레그 리프트는 테크닉적인 측면에서 볼 때 크런치보다 제어하기가 훨씬 복잡하다.

❹ 하복부는 거의 자극되지 않기 때문에 피로감에 대한 저항성이 크지 않고 상당한 운동량도 견디지 못한다.

❺ 하복부를 단련하기 위해 우리가 수행하는 동작 중에는 적합하지 않은 동작이 많다. 복직근 하부의 역할은 누웠을 때 바닥에서 엉덩이를 들어 올리는 것이다. 넓적다리를 들어 올리거나 양발을 번갈아가며 뒤로 차는 플루터 킥을 하는 데 관여하는 것은 더욱 아니다.

체형적 딜레마: 복근 운동을 하면 근육의 선명도를 높일 수 있을까?

학설 다이어트를 하지 않으면 복근 운동도 아무 소용이 없다. 복직근을 가리고 있는 지방을 제거하려면 음식물 섭취를 제한해야 한다.

현실 이러한 학설은 몸을 많이 움직이지 않고 집에만 틀어박혀 지내는 사람에게 해당되는 것이다. 지방이 15%를 넘으면 식스팩 근육이 절대로 보이지 않는다. 이런 사람들은 복근 운동을 하더라도 아무런 변화를 볼 수 없다!

하지만 열심히 운동하는 사람들에게는 해당되지 않는다. 체내 지방 비율이 10% 안팎인 경우에 복근 운동을 규칙적으로 하면 큰 차이를 볼 수 있다. 그 이유는 다음과 같다:

❶ 복근 운동을 아예 하지 않는다면 복근이 발달할 가능성이 전혀 없다. 근육이 없는 복근은 비교적 밋밋해서 지방이 약간만 쌓여도 덮어버릴 수가 있다.

❷ 반대로 지방의 비율이 높더라도 복근이 비대해져 굴곡이 잘 잡혀 있으면 복근이 드러나 보일 가능성이 크다.

❸ 의학 연구에 따르면, 근육은 수축할 때 지방으로부터 에너지의 일부를 끄집어낸다고 한다(Stallknecht, 2007).

❹ 지방이 우선 축적되는 곳은 활동하지 않는 근육이다. 복근 운동을 규칙적으로 하면 복부에 있는 지방의 축적 용량이 감소한다.

결론 규칙적인 복근 운동은 두 가지 이점이 있다. 첫째, 지방을 부분적으로 제거하고, 둘째, 복직근을 비대하게 만든다. 이로써 복근도 또렷하게 보일 수 있다.

날씬한 허리와 복근

일반적으로 복부에는 지방이 아주 많이 덮여 있지는 않다. 비만이 아닌 사람의 경우에도 복직근은 몇 밀리미터나 몇 센티미터의 지방만 있으면 가려져 버린다. 이 두께가 10센티미터에 이르는 경우는 아주 드물다. 배가 나오는 이유는 이러한 피하 지방 때문이 아니라, 소위 내장 지방이라고 불리는 내부의 지방이 복부를 안에서 밖으로 밀어내기 때문이다.

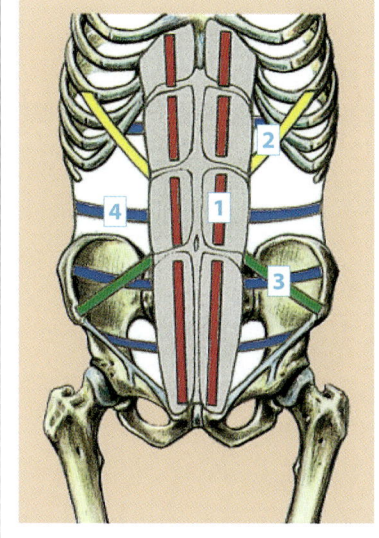

복근의 작용 방향과 내장의 지지 체계를 보여주는 해부도

1 복직근
2 외복사근
3 내복사근
4 복횡근

네발짐승의 복부 근육은 마치 그물 침대가 걸려 있는 것처럼 내장을 수동적으로 떠받치고 있다. 이 근육은 운동하는 데 상대적으로 제한된 역할만을 수행한다.
양발로 보행하는 인간의 복부 근육은 굉장히 발달되어 있어 수직 방향으로 골반과 상체를 단단히 연결하고, 걷거나 될 때 상체가 과도하게 움직이는 것을 막아준다. 인간의 복근은 아주 강력한 지지 근육으로서, 내장을 능동적인 방식으로 지탱해주는 역할을 한다.

복직근은 허리를 날씬하게 만들까?

복직근은 허리가 날씬한지 여부를 결정하는 근육일까? 우리의 허리는 다리를 접고 바닥에 누웠을 때 가장 날씬해진다. 이 자세에서 등 아랫부분을 들지 말고 상체를 들어 올리면서 복근을 수축해보자. 복근이 단단해지면서 중력으로 납작해진 배가 다시 나올 것이다.

결론 복직근은 내장을 지탱해주거나 날씬한 허리를 만들어주는 근육이 아니다.

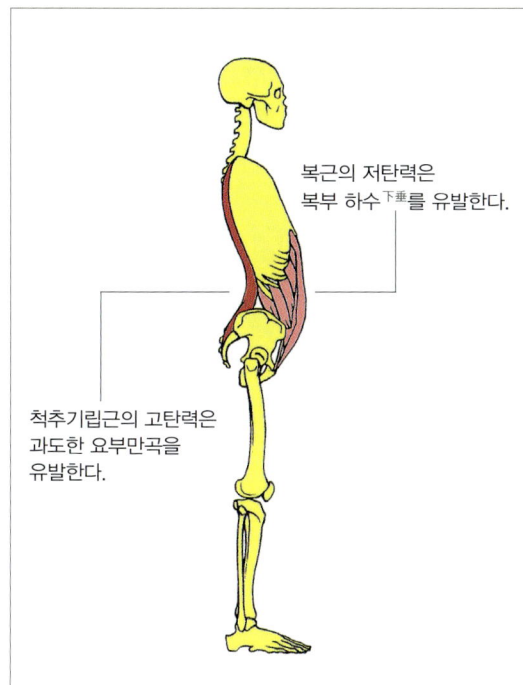

복근의 저탄력은 복부 하수下垂를 유발한다.

척추기립근의 고탄력은 과도한 요부만곡을 유발한다.

날씬한 허리를 만들어주는 근육들

식스팩보다는 잘 알려져 있지 않지만, 복부를 최대한 날씬하게 만드는 역할을 하는 근육이 있다:
▶ 횡근은 허리를 감싸고 있는 코르셋 같은 역할을 한다.
▶ 크고 작은 복사근은 복부를 날씬하게 만드는 데 도움을 준다.

등이 휘지 않도록 주의하라

등이 활처럼 휠수록 배가 더 나오게 된다(복부 하수). 등이 과도하게 휘지 않도록 하려면:
▶ 엉덩이 굴근(요근과 장골근)을 유연하게 만들어야 한다.
▶ 엉덩이 굴근의 유연성을 높이려면 이 근육을 신장하는 데 주의를 기울여야 한다.

취약한 복근을 보완하기 위한 전략

이론적으로 보면 복근을 특정해서 운동할 필요는 없다. 스쿼트, 풀오버, 몇몇 삼두근 단련 동작 등은 간접적으로 복근을 자극한다. 운동하기에는 수월할지 모르지만, 이렇게 간접적으로 동원하는 것만으로는 복근을 단련하는 데 충분하지 않다. 즉 복근을 분리시켜 운동할 필요가 있다. 다른 근육 운동과는 달리 복근 운동은 다음 두 가지를 목표로 해야 한다:

▶ 복근에 굴곡을 만든다.
▶ 지방 조직이 부분적으로 축적되지 않도록 한다. 영양 섭취와 운동량을 조절하고 운동 빈도를 높여야만 이 두 번째 목표를 달성할 수가 있다.

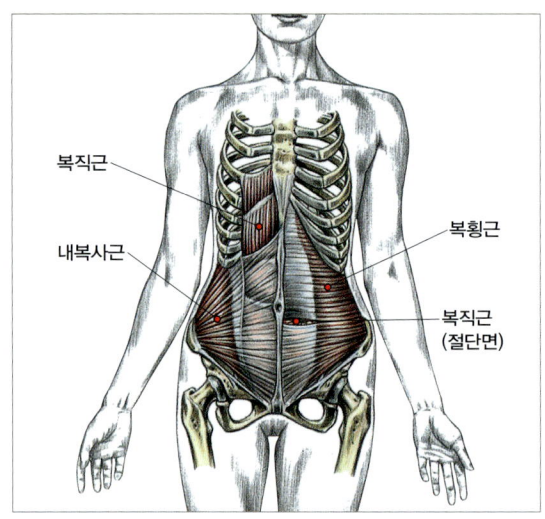
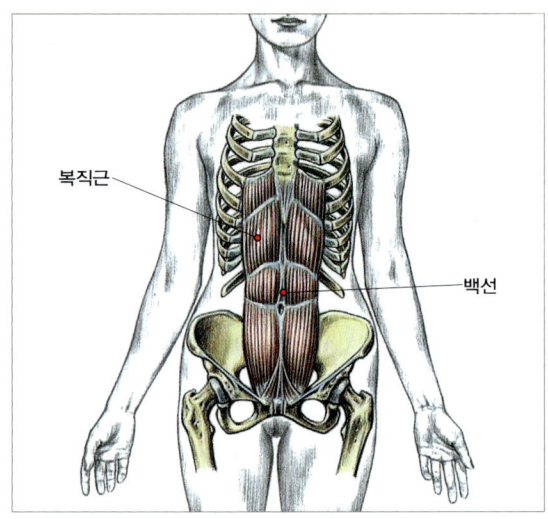

복부의 전체적인 발달을 위한 세 가지 공략 각도

복부는 세 가지 다른 각도에서 운동해야 한다:

1. 하복부
2. 상복부
3. 상체의 회전에 관여하는 근육들

한 번 운동하는 데 세 부위를 전부 공략할 필요는 없다. 대신 어느 하나라도 소홀히 해서는 안 된다.

각 부위의 상대적 중요도

이 세 부위가 모두 동일하게 중요한 것은 아니다. 가장 중요한 부위는 하복부이다. 그 이유는 공략하기 가장 어려운 부위이기 때문이다. 겉보기에도 멋진 복근을 추구한다면 운동을 다음과 같은 방식으로 구분하는 것이 합리적일 것이다.

▶ 하복부 운동에 40%
▶ 상복부에 30%
▶ 회전 동작에 30%

예를 들어, 한 주에 5세트씩 2주간 복근 운동을 수행한다면:
▶ 하복부 단련 동작 4세트
▶ 상복부 단련 동작 3세트
▶ 회전 동작 3세트

이렇게 운동을 분배하는 것이 가장 기본이 된다. 하지만 각 부위의 상대적인 중요도는 개인의 필요에 따라 조절될 수 있다. 예를 들어 허리의 군살을 빼야 하는 경우라면 회전 동작 연습이 가장 중요할 것이다.

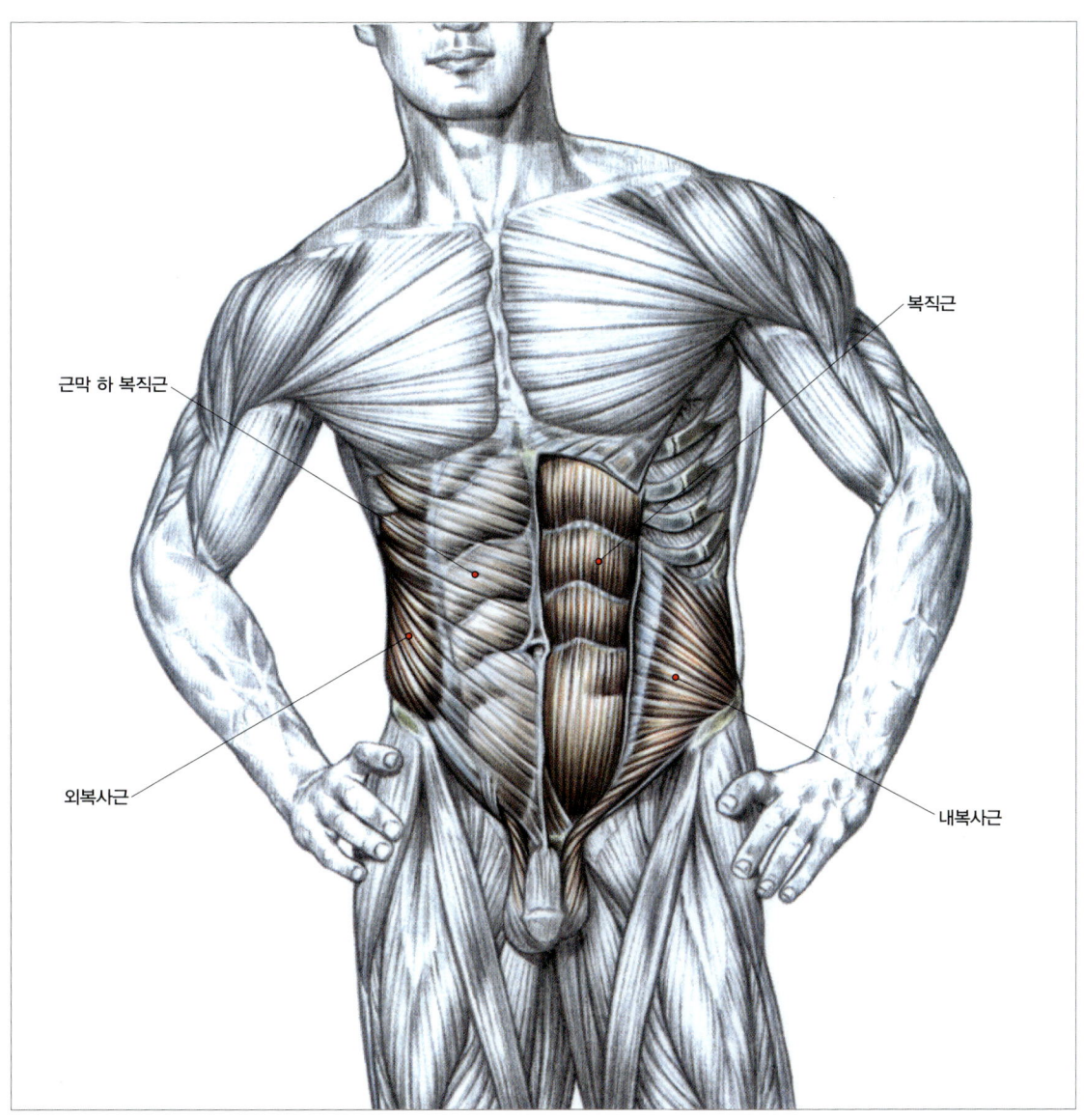

언제 복근 운동을 해야 할까?

운동을 시작할 때 웜업으로 복근 운동을 시행한다. 교대로, 운동을 마무리할 때 복근 운동을 하면서 척추 이완 동작을 병행한다. 복근 운동은 장비가 거의 필요하지 않기 때문에 집에서 아침저녁으로 실시할 수 있다.

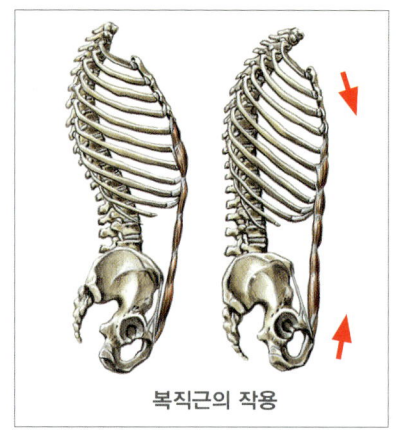

복직근의 작용

몇 세트를 수행해야 할까?

복근 단련을 위한 최소 수행 횟수는 4세트×리피티션 25회로, 운동하는 데 채 5분도 걸리지 않는다. 특히 근육의 선명도를 유지하려 한다면 항상 더 많이 운동할 수도 있다.

일주일에 몇 번 운동해야 할까?

일주일에 적어도 두 번은 복근 운동을 해야 한다. 매일같이 운동하거나 하루에 몇 번씩 운동하는 것을 선호하는 사람도 있을 것이다. 자주 복근 운동을 하는 경우라면 세션마다 특정 공략 부위를 전문적으로 운동해야 한다. 예를 들어 첫째 날 하복부를 집중적으로 운동했으면, 둘째 날은 회전 동작, 셋째 날은 상복부를 운동해야 한다. 이렇게 번갈아가며 운동을 수행하면 운동과다의 위험 없이 복부를 자주 운동할 수 있다. 운동을 어떻게 배분하든, 얼마나 자주 수행하든 상관없지만, 크런치로 상복부만 운동하고 다른 두 부위는 빼먹는 식으로 해서는 안 된다.

복근 운동 시 호흡하는 방법

복근 운동 세트에서 호흡하는 법은 아주 특별하다. 특히 무겁게 운동을 시도할 때는 자연스럽게 호흡을 멈추는 경향이 나타난다. 각 리피티션을 시작할 때 호흡을 멈추면 힘이 더 생기지만, 복근의 장력을 요근에 이전시키기도 한다. 실제로 숨을 멈추면 복부 내 압력이 증가하면서 복근은 경직된다. 그러면 몸이 부드럽게 구부러지는 대신, 요근의 힘으로 몸이 둘로 접히는 경향이 나타난다.

복근을 단련시키는 가장 이상적인 방법은 복직근의 힘으로 몸을 점차 구부리면서 아주 약하게 숨을 내쉬는 것이다. 폐를 비우면 복부 내 압력이 감소해 척추를 최대한으로 둥글게 만들 수 있다. 네거티브 단계에서는 천천히 숨을 들이쉰다.

실제로 강도 높은 복근 동작은 숨 쉬는 것을 방해해 결국 호흡을 불완전하게 만든다. 수축할 때 공기를 빼내고 네거티브 단계에서 공기를 다시 채우는 방식을 시도해보자.

⚠ 잘못된 복근 운동을 주의하자!

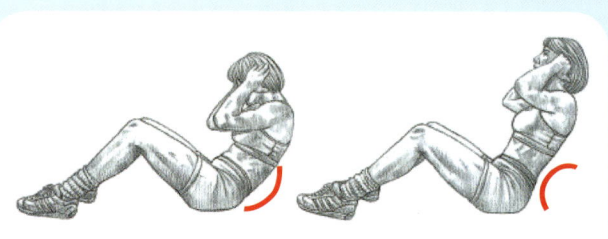

좋은 자세,
등을 둥글게 만든다

나쁜 자세,
등을 활처럼 휘게 한다

안타깝게도 잘못된 복근 운동이 너무 많다. 복근 운동을 잘못하면 효과도 없을뿐더러 척추에 위험을 초래할 수도 있다.

운동이 잘되었는지 잘못되었는지 구분하는 간단한 방법이 있다:

▶ 복직근이 수축할 때 등 아랫부분이 활처럼 휘는 경우가 있다.

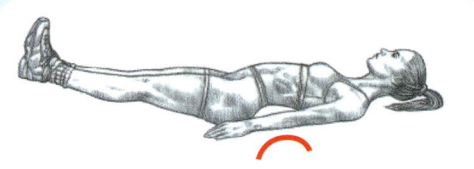

나쁜 자세, 등을 활처럼 휘게 한다

바닥이나 인클라인 벤치에서 레그 동작을 수행할 때 등이 활처럼 휘어서는 안 된다. 대부분의 복근 동작에서도 마찬가지이다.

▶ 이처럼 요추를 활처럼 휘게 하는 모든 동작은 복근 운동에 효과적이지 않다.

척추를 휘게 하는 데는 요근, 장골근, 대퇴직근이 사용된다. 허리가 바닥에서 떨어지면 복근 대신 이 근육들이 작용하게 된다. 예를 들어 다리를 공중에 가능한 한 오랫동안 들어 올리는 동작이나 모든 종류의 가위 동작은 허리를 혹사시킨다.

그렇다면 이 동작들을 수행할 때 복근이 고통스러운 이유는 무엇일까? 등을 휘게 하는 것은 허리에 위험을 주기 때문에 복근이 개입을 해서 척추를 다시 세우려고 시도한다. 복근이 등척 방식으로 수축하면, 혈액 순환이 국소적으로 막히기 때문에 복근이 마비된다. 즉 많은 양의 젖산이 피를 통해 빠져나가지 못하고 복근에 과도하게 축적되는 것이다. 이렇게 인위적인 마비 증상으로 말미암아 부분적인 번즈가 유발된다. 이것은 머리에 비닐 봉지를 쓰고 달리는 것과 비슷해서 오래 견딜 수가 없다.

숨을 참고 달리는 것은 위험할 뿐만 아니라 운동 수행에도 역효과를 가져온다. 복근의 경우 등척성 수축은 근육을 강화하거나 지방을 빼는 데 효과가 거의 없다.
복근을 잘 수축시키려면 다음 방법을 이용해보자:

▶ 머리를 아랫배 쪽으로 근접시킨다.
▶ 골반을 머리 쪽으로 근접시킨다.
▶ 머리를 골반 쪽으로, 골반을 머리 쪽으로 동시에 근접시킨다.

복직근 수축에 가장 좋은 운동은 크런치이다.

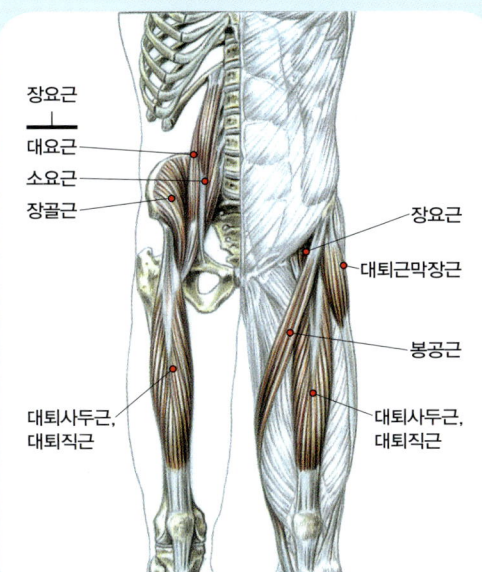

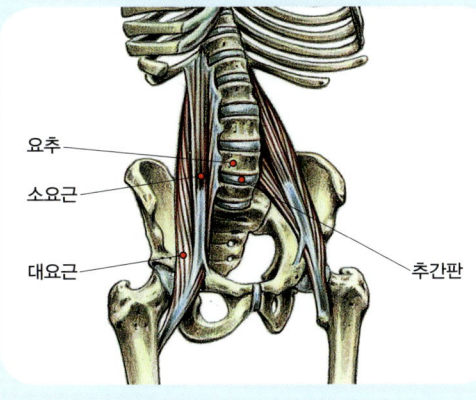

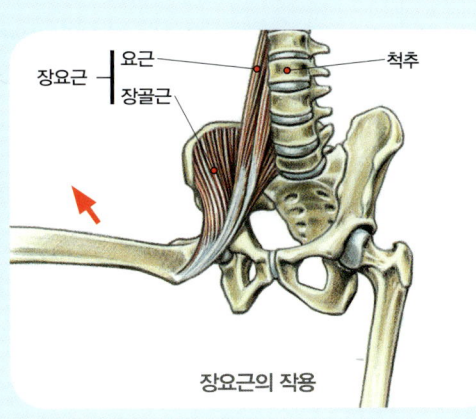

장요근의 작용

⚠ 머리 위치를 주의하자!

머리의 위치는, 자세를 취했을 때 근육의 수축 강도를 조절해 줌으로써 우리의 균형 감각에 영향을 끼친다.
머리를 뒤로 젖히면:

▶ 허리 근육이 반사적으로 약간 수축하고,
▶ 복근은 이완되는 경향이 있다.

머리를 앞으로 숙이면:

▶ 복근은 수축하고,
▶ 허리는 이완된다.

　복근 동작을 수행할 때, 가장 흔히 하는 실수는 천장을 바라보는 것이다. 머리가 허공에 있으면 그에 따른 반응 수축으로 몸을 제대로 둥글게 할 수 없고, 허리 근육의 수축으로 척추가 경직된다. 복근 운동을 할 때는 머리를 앞으로 숙인 자세를 유지해야 한다. 가장 좋은 방법은 눈으로 항상 복근을 보는 것이다. 이렇게 하면 허리가 이완되면서 척추에 크게 유연성이 생겨 몸을 쉽게 구부릴 수 있다. 복근의 수축이 방해받지 않으면 동작의 가동 범위도 좋아진다.

EX 복근을 단련하는 운동

EX 01 복직근을 단련하는 동작

크런치 Crunch

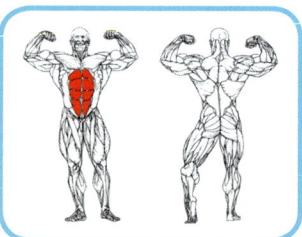

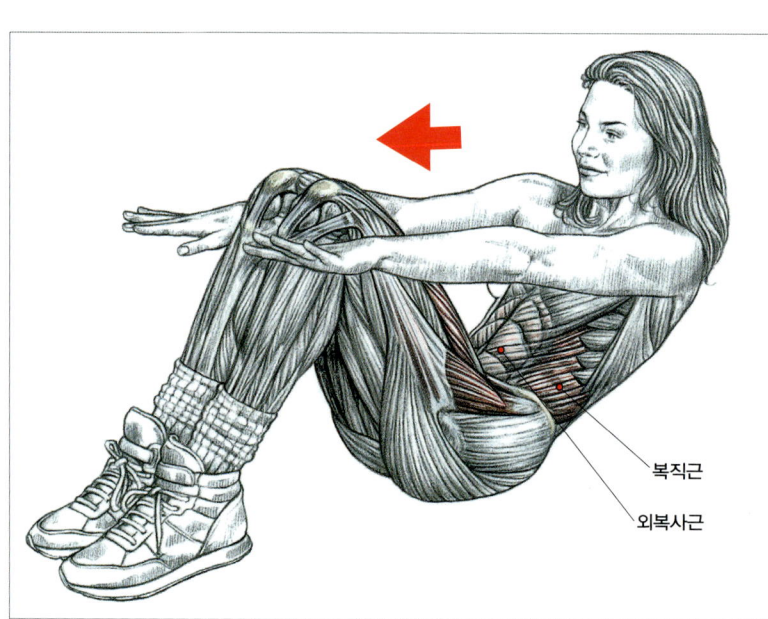

복직근
외복사근

특징 이 고립운동의 목표는 복부 전체, 그중에서 복직근 상부를 주로 단련하는 것이다. 측면 회전 같은 동작에서는 유니래터럴 방식으로 운동하는 것이 가능하다.

방법 다리를 접거나 발을 벤치 위에 올려놓고 바닥에 누워보자. 이때 양손은 교차해서 어깨 위에 두거나 (왼손은 오른쪽 어깨 위에, 오른손은 왼쪽 어깨 위에), 팔을 본인 앞으로 뻗거나, 양손을 깍지 끼고 목덜미 뒤에 놓는다. 상체를 급하지 않게 천천히 들어 올리면서 어깨를 바닥에서 뗀다. 몸을 둥글게 구부려야 하며, 허리 윗부분이 바닥에서 떨어지기 시작할 때 동작을 멈춘다. 이 자세로 2초간 잠시 정지하고 복근을 강하게 수축해보자. 처음 자세로 천천히 돌아왔다가 다시 동작을 시작한다. 동작은 항상 천천히 수행한다. 복근을 수축할 때 숨을 내쉬고, 상체를 바닥에 내려놓으며 숨을 들이쉰다.

일반 응용 동작

1 복직근과 함께 복사근을 좀 더 운동하려면 상체를 직선으로 들어 올리는 대신에, 측면으로 회전시킬 수도 있다 1. 왼쪽을 운동하려면 오른손을 머리 뒤에 둔다. 왼팔을 바닥에 십자형으로 뻗으면 축 역할을 해주기 때문에 측면 회전을 쉽게 할 수 있다. 복근의 힘을 이용해서 천천히 오른쪽 팔꿈치를 왼쪽 넓적다리로 가져오자. 팔꿈치가 넓적다리에 닿게 하는 것이 목표는 아니다. 일반적으로 동작은 중간에서 멈춘다. 수축 자세를 2초간 유지한 다음, 상체를 내려놓는다. 계속해서 장력을 유지하려면 머리를 바닥에 내려놓지 말아야 한다. 오른쪽이 다 끝나면 왼쪽으로 넘어가자.

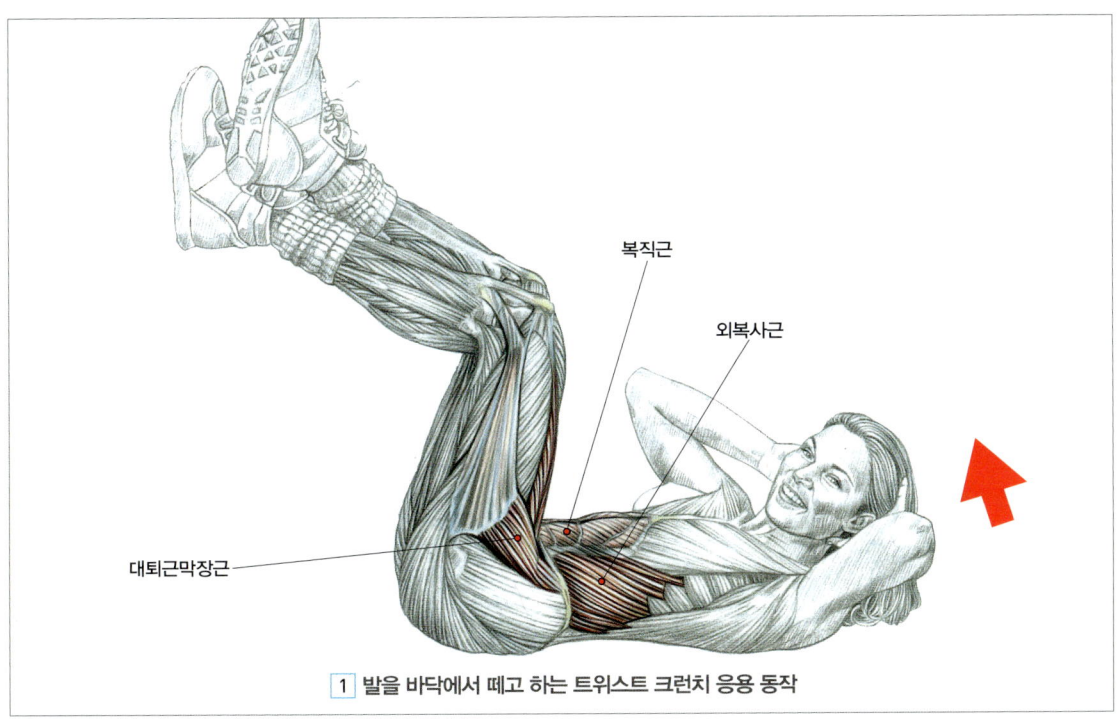

1 발을 바닥에서 떼고 하는 트위스트 크런치 응용 동작

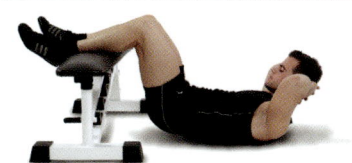

2 발을 벤치 위에 놓고, 엉덩이를 바닥에서 떼고 하는 응용 동작

2 발을 벤치 위에 놓고 2, 복직근 하부(햄스트링을 사용하면 안 된다)의 힘으로 엉덩이를 들고, 동시에 어깨를 바닥에 떼어보자. 근육이 양쪽 끝에서 수축하면서 머리와 골반이 서로 근접하기 때문에 복근 전체가 운동한다.

317

관찰 포인트 다른 모든 근육과 마찬가지로, 복직근을 비대하게 만들려면 점점 더 무겁게 운동해야 한다. 크런치의 문제점은 저항이 크지 않다는 점이다. 난이도를 조절하는 몇 가지 전략을 소개한다:

1 동작을 엄격하게 수행한다. 도약을 가하거나 어깨와 팔을 급격하게 움직여 동작을 수행하지 않도록 조심해야 한다. 복직근의 힘으로만 천천히, 그리고 정확하게 동작을 수행해야 한다.

2 손의 위치는 연습의 난이도에 영향을 준다. 쉬운 동작에서 어려운 동작 순으로 나열해 보면:

▶ 몸을 따라 팔을 길게 편다 1.

▶ 손을 가슴에 둔다.

▶ 손을 어깨 위에 둔다 2.

▶ 손을 머리 뒤에 둔다 3.

▶ 뒤로 팔을 편다.

드롭 세트 방식으로 세트를 수행하는 방법은, 처음에 뒤로 팔을 펴고 크런치를 시행하다가 실패 지점에 도달하면 머리 뒤로 손을 가져다 놓는 식으로 차례대로 진행하는 것이다. 그러면 추가로 리피티션을 몇 회 더 할 수가 있다.

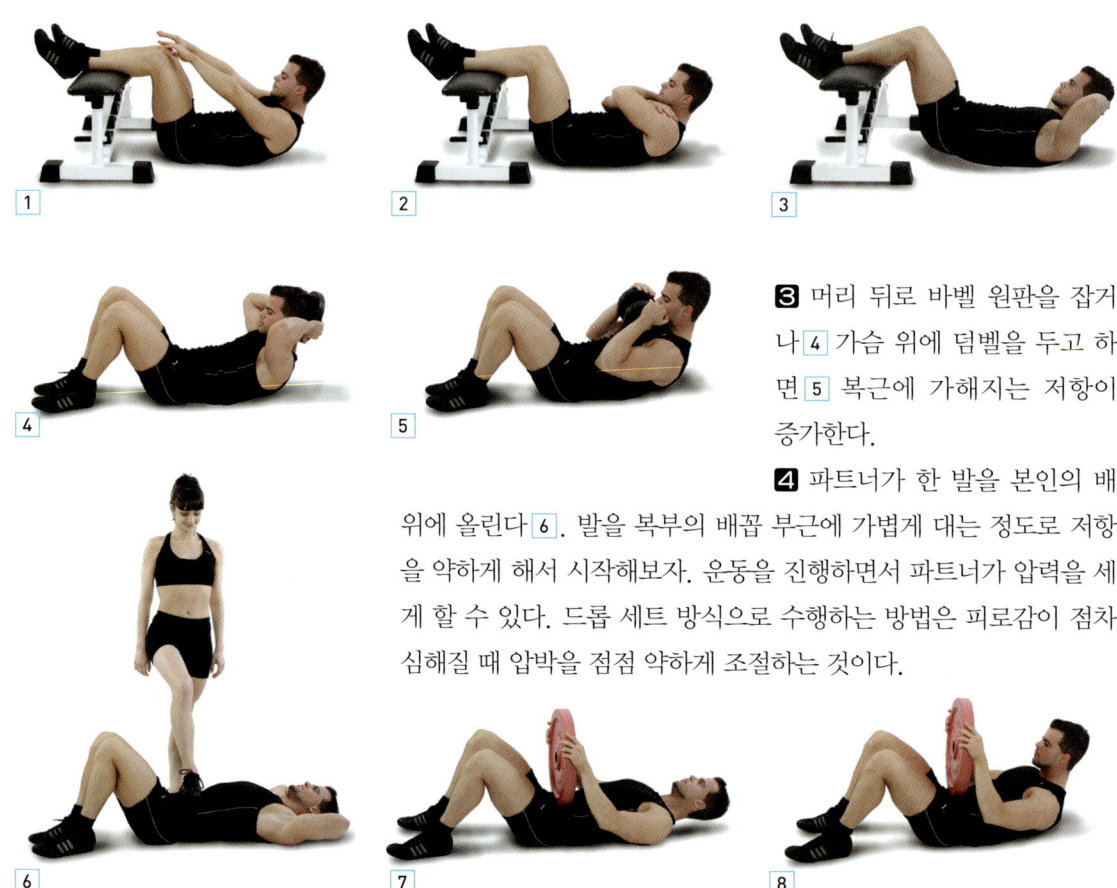

3 머리 뒤로 바벨 원판을 잡거나 4 가슴 위에 덤벨을 두고 하면 5 복근에 가해지는 저항이 증가한다.

4 파트너가 한 발을 본인의 배 위에 올린다 6. 발을 복부의 배꼽 부근에 가볍게 대는 정도로 저항을 약하게 해서 시작해보자. 운동을 진행하면서 파트너가 압력을 세게 할 수 있다. 드롭 세트 방식으로 수행하는 방법은 피로감이 점차 심해질 때 압박을 점점 약하게 조절하는 것이다.

5 파트너가 없다면 20kg짜리 원판 한 개(혹은 여러 개)를 세워서 배꼽 부근에 놓아보자 7. 아프다면 수건을 접어 원판 밑을 받친다. 신장 자세에서 중량이 배를 충분히 압박하도록 한다. 수축 자세에서 원판이

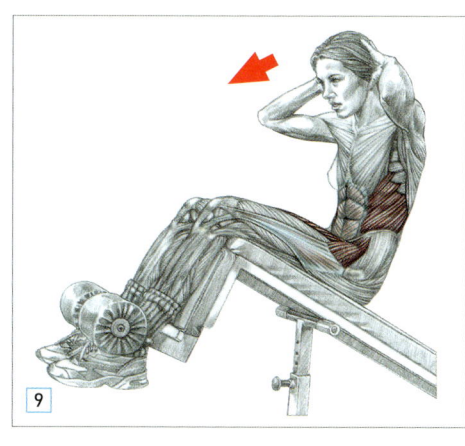

미세하게나마 가능한 한 높이 들리도록 해보자 8 . 실패하면 중량을 내려놓고 아무것도 없는 상태로 동작을 진행한다.

6 바닥에서 연습하는 대신, 약간 경사가 있는 복근 운동 보드를 사용할 수도 있다 9 .

7 그래비티 부츠Gravity Boots를 이용해서 다리를 매달고 머리를 아래로 향하게 한 상태로 운동을 하면 가장 높은 기울기를 얻을 수 있다 10 (64쪽 참조). 이 동작은 운동 마지막에 척추를 이완시키고 복직근 중앙부를 목표로 운동할 수 있다는 장점이 있다. 하지만 거꾸로 매달린 자세에 익숙하지 않은데 이 자세로 너무 오래 있으면, 어지럽거나 심장에 문제가 생길 수도 있다. 고혈압이 있다면 이 동작을 수행해서는 안 된다.

8 저항을 조절하는 또 다른 방법은 크런치의 가동 범위를 증가시키는 것이다. 이를 위해서:

▶ 스위스 볼 11 12 , 보수볼, 벤치 보드 13 14 위에 누워보자. 상체의 대부분이 허공에서 기울어진다. 이렇게 신장되면 가동범위가 커질 뿐만 아니라 근육 수축도 더욱 강하게 일어난다.

▶ 침대에 누워보자. 상체를 들어 올릴수록 매트가 밑으로 꺼지게 되는데, 이렇게 되면 척추를 둥글게 구부리는 효과가 배가되면서 복직근의 수축 강도도 증가한다.

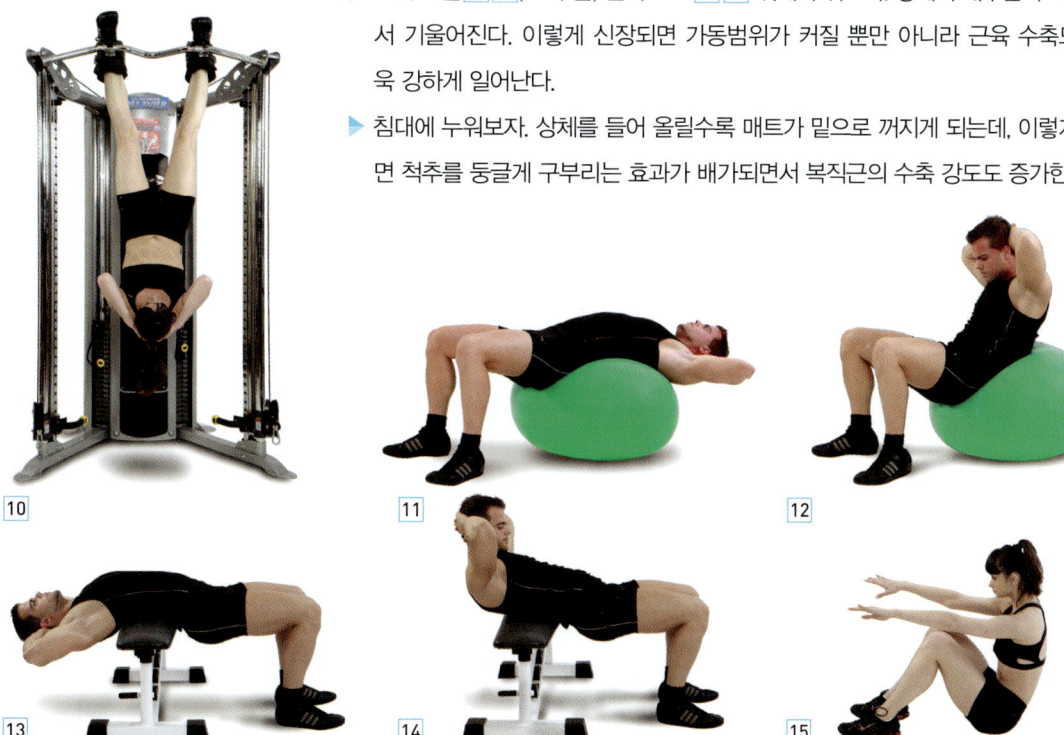

장점 크런치는 척추에 무리를 주지 않고 복근을 효과적으로 단련시킬 수 있는 간단한 동작이다.

단점 크런치 동작의 가동 범위는 몇 십 센티미터 정도로 아주 작다. 가동 범위를 크게 하고 싶은 나머지 윗몸 전체를 바닥에서 완전히 떨어지게 하면 크런치가 아니라 싯업(윗몸 일으키기)이 되어 버린다 15 . 이 경우, 복근 단련에 미치는 영향이 미미해지고 척추 전체가 위험에 빠질 우려가 있다. 싯업은 인기 있는 동작이지만, 여기에서 수행해서는 안 된다.

위험성 상체를 쉽게 들어 올리기 위해 머리 뒤의 손이나 가슴을 갑자기 당기면 목과 허리의 디스크를 유발할 수 있으니 조심할 것!

발을 고정해야 할까?

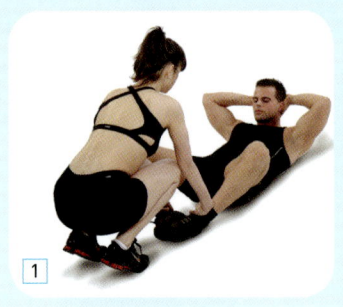

크런치 같은 복근 동작에서는 파트너가 발을 붙잡아주거나 기구에 고정시켜 놓으면 더 무거운 중량으로 운동을 수행할 수 있다. 더 큰 힘이 생기는 이유는 요근, 장골근, 대퇴직근 같은 근육이 개입해 복근의 운동을 보조해주기 때문이다.

발을 고정했는데도 등의 아랫부분에 불편함이 없고 복근을 더 잘 수축할(그래서 느낄) 수 있다면 이 방법으로 연습을 수행하도록 하자. 하지만 대부분의 경우에 발을 고정하면 다리의 힘을 사용하기 때문에 복직근의 운동이 줄어든다. 이것은 좋은 전략이라고 할 수 없다.

약간의 트릭을 사용할 수도 있다. 발은 고정하되 다리를 90도로 접은 채로 양 무릎을 될 수 있는 한 크게 벌려 발 옆면이 바닥에 닿도록 해보자. 그러면 엉덩이 굴근의 동원을 최소화할 수 있다 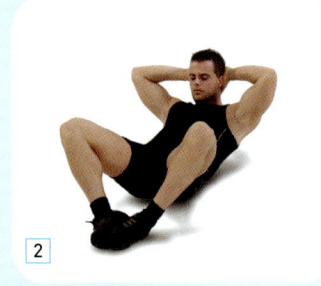.

가장 좋은 방법은 물론 발을 자유롭게 둔 상태로 크런치를 시작하는 것이다. 실패 지점에 도달했을 때 발을 고정하면 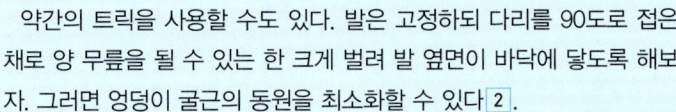 복근을 최대한으로 수축하면서 세트를 계속 진행할 수 있다.

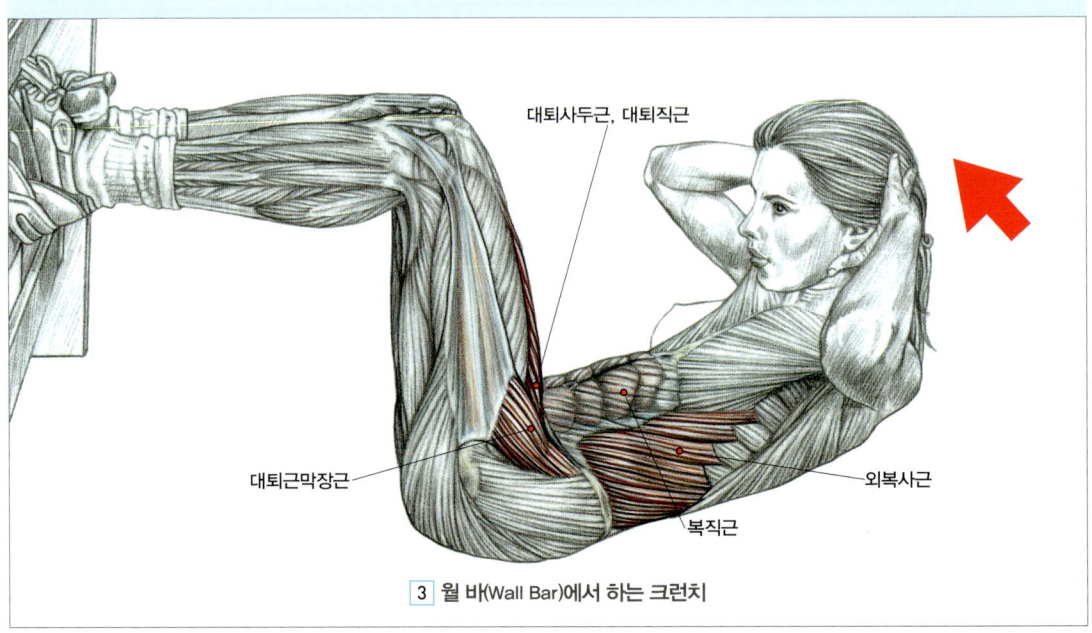

[3] 월 바(Wall Bar)에서 하는 크런치

복근 운동 기구에 관한 조언

잘못 고안된 운동 기구들 때문에, 복근과 이두근은 가장 피해를 입기 쉬운 근육이다. 부적합한 복근 운동 기구를 사용하면 상체를 넓적다리 쪽으로 곧바로 움직이게 해 몸이 둘로 접히게 만들 수도 있다. 반면 좋은 기구는 척추를 둥글게 만들어 어깨가 무릎이 아니라 하복부를 향해 움직이도록 도와준다.

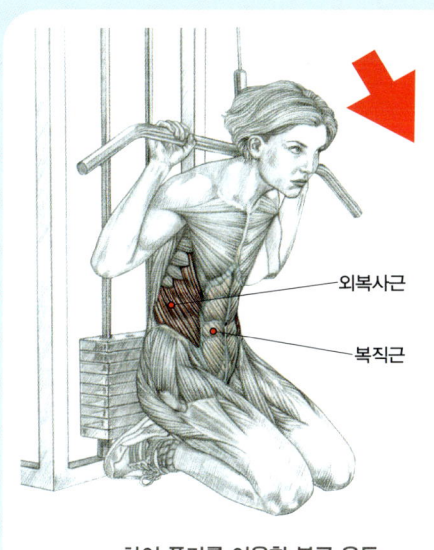

하이 풀리를 이용한 복근 운동

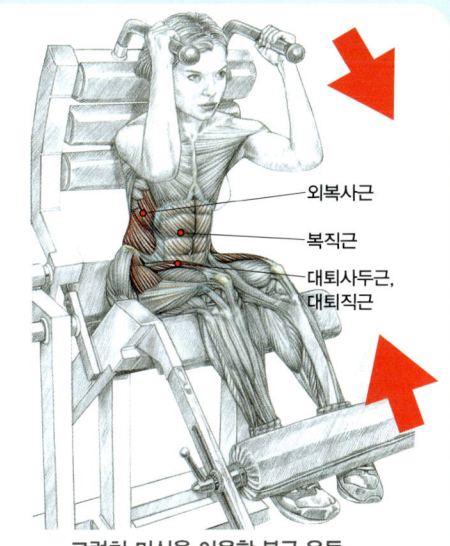

크런치 머신을 이용한 복근 운동

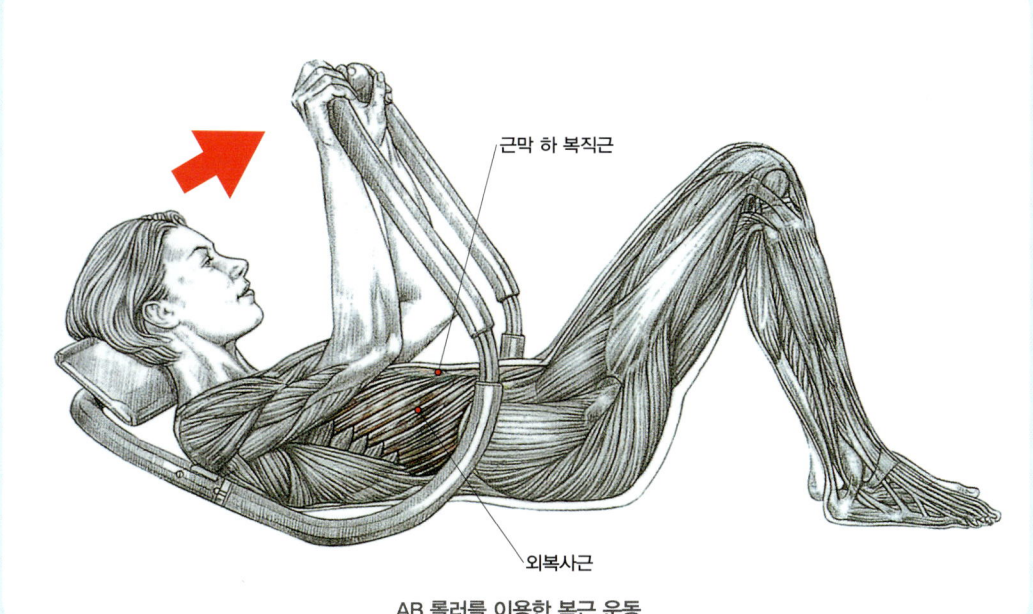

AB 롤러를 이용한 복근 운동

라잉 레그 레이즈 (리버스 크런치) Reverse Crunch

특징 이 고립운동의 목표는 복부 전체, 그중에서도 복직근 하부를 주로 단련하는 것이다. 유니래터럴 방식으로 운동할 수 있지만, 척추에 무리를 주기 때문에 좋은 방법은 아니다.

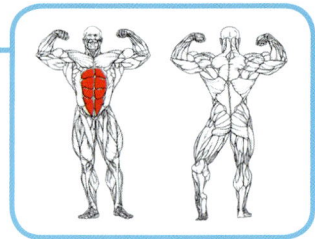

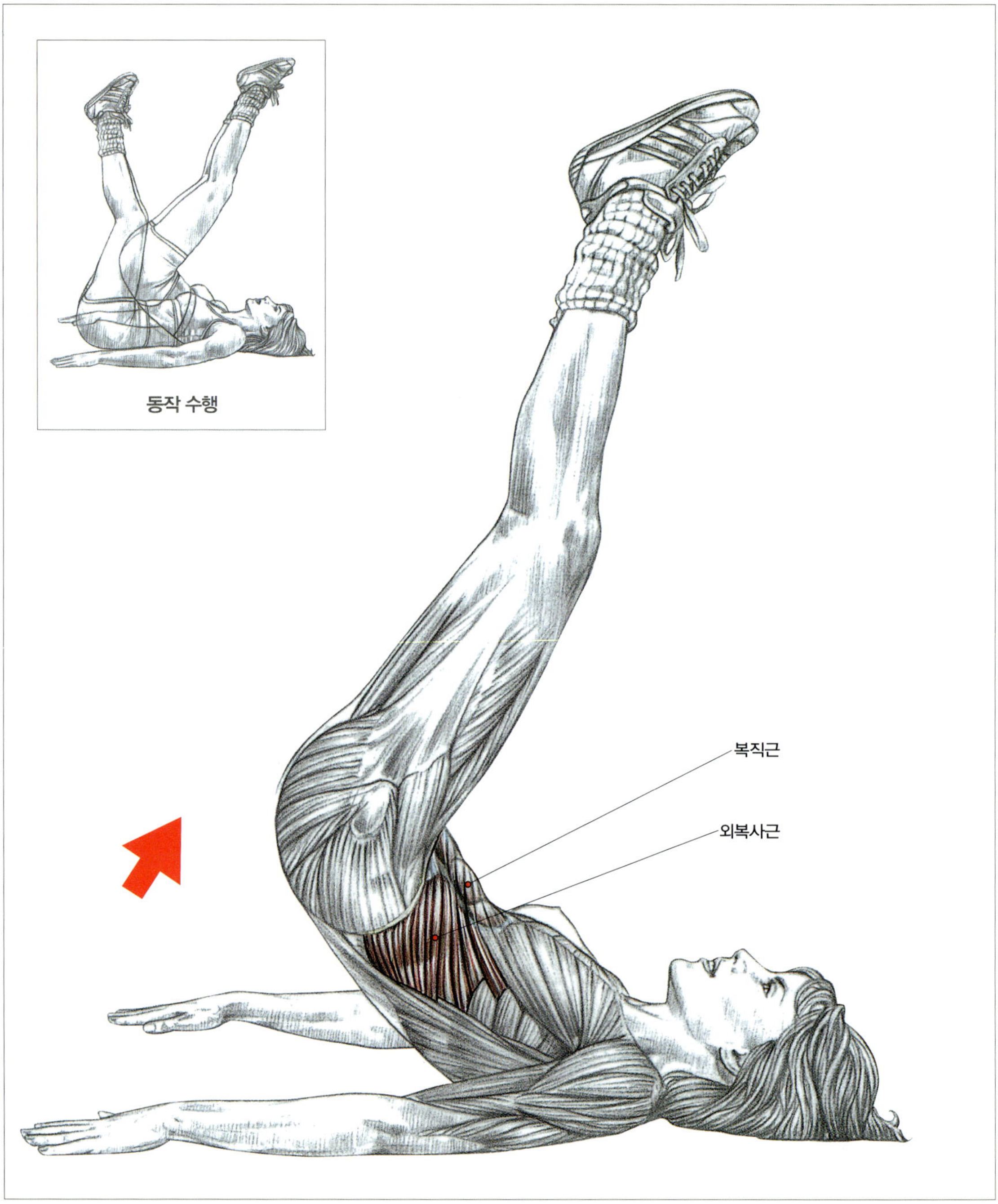

동작 수행

복직근

외복사근

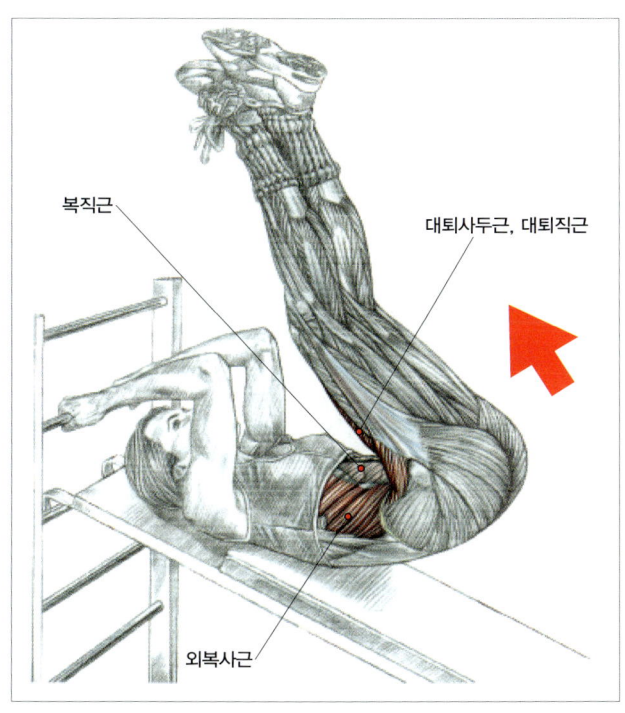

방법 바닥에 누워, 팔은 몸을 따라 길게 펴고 다리는 90도로 접는다. 몸을 구부리면서 엉덩이를 들어 올린 다음, 등 아랫부분을 들어 올린다. 크런치와는 순서가 반대이다(이 때문에 리버스 크런치라고 한다). 천천히 등을 구부리다가 등 윗부분이 바닥에서 떨어지기 시작하면 동작을 멈춘다.

하복부를 가슴에 붙이도록 힘써 보자. 가슴에 붙이는 것이 진짜 목표가 아니라, 붙이겠다는 가상의 목표를 정하고 집중하면 동작이 좋은 궤적을 그리게 된다. 최고조에 이르렀을 때 2초간 잠시 정지한 후 복직근을 강하게 수축해 보자. 그다음 천천히 처음 자세로 내려놓는다. 엉덩이가 바닥에 닿기 전에 동작을 멈추고 계속해서 장력을 유지해 보자. 목을 움직이지 말고 머리는 항상 바른 자세를 취한다.

관찰 포인트

이 동작의 목표는 다리를 드는 것이 아니라 엉덩이를 들어 올리는 데 있다. 엉덩이를 들어 올리면 간접적으로 넓적다리도 들린다(넓적다리는 항상 같은 위치에 둔다).

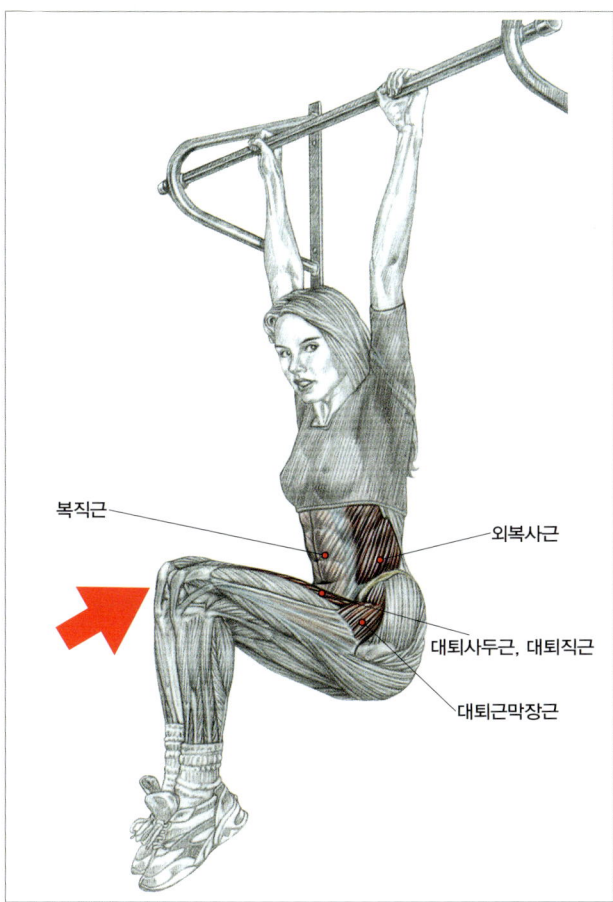

응용 동작

1 운동을 수행하는 동안 다리를 천장을 향해 쭉 펴면 동작을 수행하기 쉬워진다. 종아리가 넓적다리 뒷부분에 닿도록 다리를 접으면 운동이 더욱 어려워진다. 동작을 연속으로 수행하는 방법은, 처음에는 다리를 접고 동작을 시행하다가 실패하면 다리를 펴고 리피티션을 더 많이 해보는 것이다.

2 동작을 더욱 난이도 있게 수행하려면 바에 매달려서 할 수도 있다.

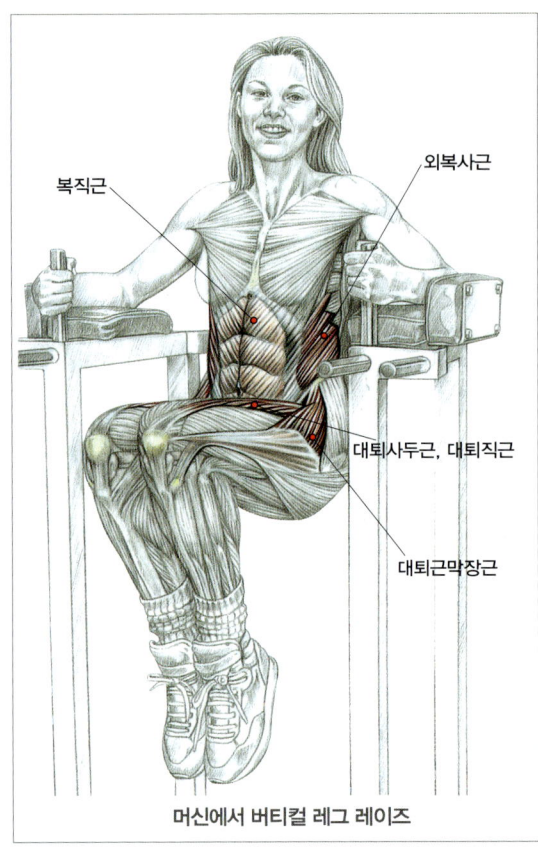

머신에서 버티컬 레그 레이즈

손을 오버 그립으로(엄지손가락이 서로 마주 보도록) 놓고 바에 매달려보자. 양손은 어깨너비만큼 벌린다. 다리를 상체와 90도가 되도록 들어 올리고 넓적다리는 바닥과 수평이 되게 한다. 다리를 쭉 편 상태로 하거나(동작이 확실히 더 어려워진다)

종아리를 넓적다리 밑에 놓고(동작이 좀 더 쉬워진다) 동작을 수행할 수도 있다. 하복부의 힘으로 골반을 위로 움직여 무릎을 어깨 방향으로 가져오자. 몸을 최대한 둥글게 해서 골반을 가능한 한 높게 올린다. 1초간 수축 자세를 유지한 후 골반을 내려놓는다. 바닥과 수평각도 아래로 다리를 내려놓지 않도록 주의할 것.

처음 이 동작을 연습하는 데 가장 어려운 점은 몸이 너무 흔들리지 않도록 하는 것이다. 연습을 통해 자연스럽게 몸을 안정시키는 법을 배울 수 있을 것이다. 척추 부위에 이상한 감각이 느껴진다면 한 번에 한쪽 다리로만 바에서 운동을 시도해 볼 수도 있다.

이행 동작 바에 매달려 레그 레이즈를 수행하기 전에 벤치에 앉아 연습하면서 먼저 힘을 기르는 것이 좋다. 목표는 항상 똑같다: 엉덩이를 머리에 가장 가깝게 가져왔다가 조금 내린 다음, 다시 들어 올리는 것이다. 다리를 펴는 정도와 상체의 기울기를 바꾸면서(상체가 바닥과 수평이 될수록 동작은 쉬워진다) 저항을 조절할 수 있다. 앉은 자세에서는 등 아랫부분에 가해지는 하중 때문에 척추를 둥글게 구부리기가 어려워진다. 따라서 엉덩이가 아니라 꼬리뼈 윗부분이 닿도록 앉아야 한다.

장점 하복부는 그 부분만 분리해서 운동하기 가장 어려운 부위에 속한다. 리버스 크런치는 이 부위를 동원하는 법을 배우는 데 꼭 필요한 연습이다.

단점 하복부를 분리하는 데 가장 큰 문제는 이 부위에 힘이 부족하다는 것이다. 다리를 들어 올리는 동작은 많은 보디빌더에게 아주 큰 저항을 제공한다. 결과적으로 하복부의 힘이 아닌, 동원 가능한 다른 부위의 근력을 모두 끌어오게 된다. 따라서 이 동작을 제대로 수행하기가 어려워진다. 허리에 경련이 일어나는 느낌이 드는 것은 동작을 잘못 수행했기 때문이다. 동작을 학습하는 데는 많은 시간이 필요하다.

위험성 등 아랫부분이 뒤로 휘면 잘못된 근육이 사용되어 허리 디스크를 유발할 위험이 있다.

EX 02 복사근을 단련하는 동작

복사근을 발달시켜야 할까?

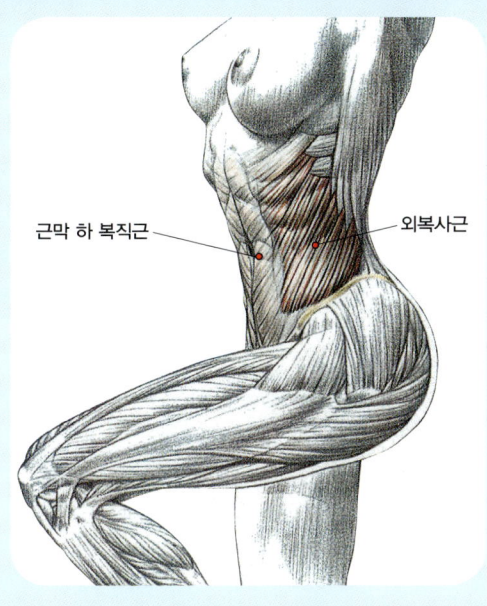

근막 하 복직근 외복사근

강한 트레이닝을 할 때 사람들은 혹시라도 복사근이 너무 비대해져 허리가 너무 두꺼워지지는 않을까 걱정한다. 하지만 안심해도 된다. 그 정도로 발달시키는 것은 굉장히 어렵기 때문이다. 반면 복사근 단련을 너무 소홀히 하면 소위 '러브 핸들'이라 부르는 군살이 생길 수도 있다. 다른 근육들은 비대해지도록 노력을 기울여야 하지만, 복사근은 근육의 양보다는 근육의 질을 추구하는 것이 좋다. 이를 위해 최대한의 중량으로 운동하는 대신, 긴 세트로 좀 더 가볍게 운동하면서 수축 자세를 몇 초간 유지해보자.

미적인 측면 이외에도, 복사근은 복근을 강직시켜 척추에 가해지는 압력을 덜어준다. 따라서 복사근은 무겁게 운동할 때 생기는 폐해를 예방해주는 보호 근육이라고 할 수 있다.

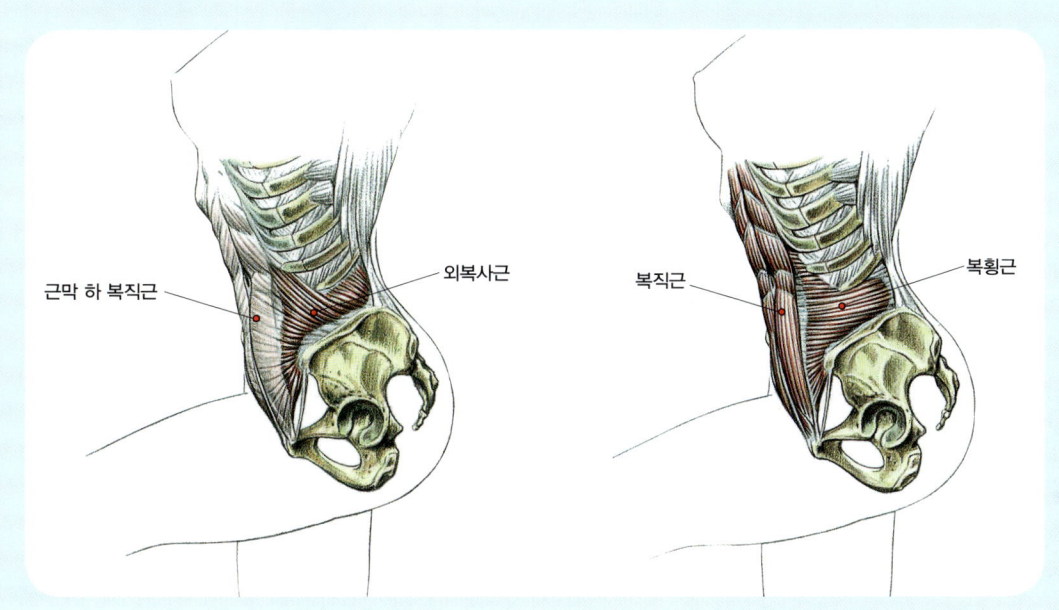

근막 하 복직근 외복사근 복직근 복횡근

325

사이드 크런치 Side Crunch

특징 이 고립운동의 목표는 복사근을 단련하는 것이다. 반드시 유니래터럴 방식으로 운동해야 한다.

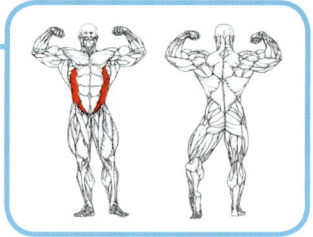

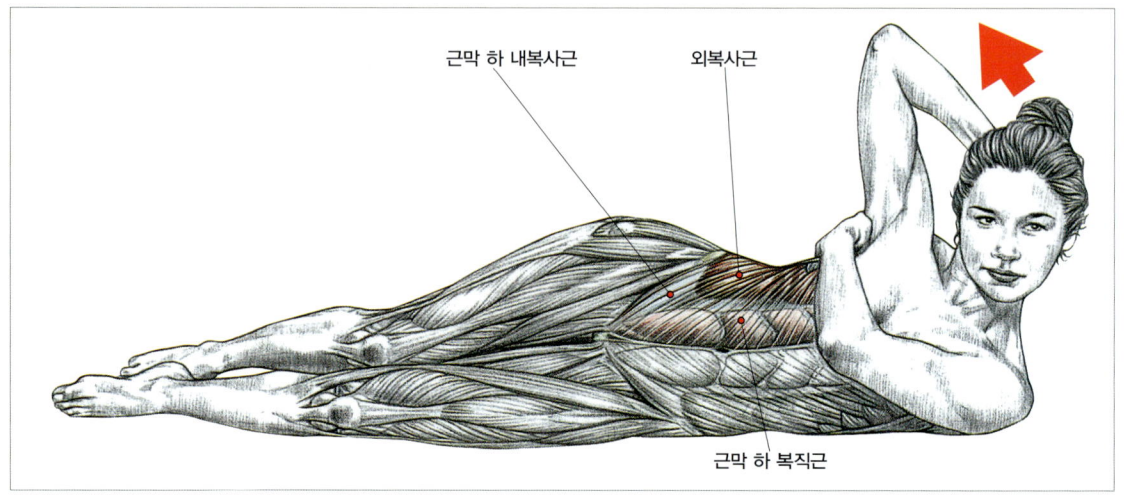

근막 하 내복사근   외복사근

근막 하 복직근

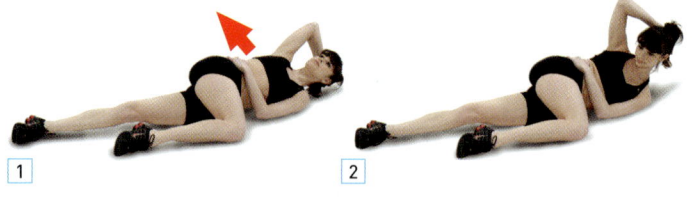

1   2

방법 왼쪽 옆구리를 바닥에 대고 옆으로 눕는다. 오른손은 머리 뒤에 두고 머리를 받친다. 오른쪽 다리는 90도로 접고 왼쪽 다리는 약간 구부린 상태로 유지한다 1. 오른발을 왼쪽 무릎에 가볍게 갖다 대면 동작을 안정적으로 할 수 있다. 복사근의 힘으로 오른쪽 팔꿈치를 오른쪽 엉덩이 쪽으로 가져오자. 왼쪽 어깨를 바닥으로부터 몇 센티미터 정도만 뗀다 2. 1~2초간 수축 자세를 유지한 다음, 상체를 내리면서 왼쪽 어깨를 바닥에 다시 내려놓는다. 머리를 바닥에 내려놓지 않으면 복사근에 계속해서 장력을 줄 수 있다. 오른쪽 세트가 다 끝나면 왼쪽으로 넘어가자.

관찰 포인트 동작의 궤적이 완벽하게 직선을 이루지 않는다. 복사근을 수축할 때 상체를 뒤쪽에서 앞쪽으로 아주 가볍게 회전시켜야 한다.

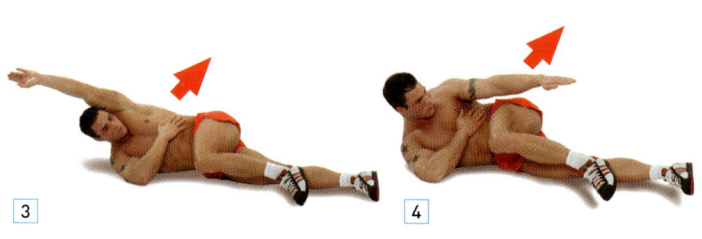

3   4

응용 동작 바닥에 닿지 않는 손이 어느 위치에 있느냐에 따라 동작의 저항 강도가 달라진다. 손을 머리 뒤에 두고 하는 자세는 중간 정도의 저항이 생긴다. 팔을 몸의 연장선이 되도록 머리 방향으로 뻗으면 복사근에 가해지는 저항이 증가한다 3. 몸의 축을 따라서 넓적다리 방향으로 팔을 뻗으면 저항이 줄어든다 4.

이상적인 연습 방법은 다음과 같다: 팔을 머리 방향으로 뻗고 동작을 시행하다가 실패하면 손을 머리 뒤에 두고 추가로 리피티션을 몇 회 더 반복해보자. 또다시 실패 지점에 도달했을 때 팔을 다리 쪽으로 뻗으면 동작을 계속 진행할 수 있다. 놀고 있는 손으로 넓적다리 뒷부분 위쪽을 잡고 강제 리피티션을 수행할 수도 있다. 팔을 이용해 상체를 당기면 복사근의 운동을 덜어줄 수 있다. 이와 같은 전략은 세트 맨 마지막에 사용해야 한다. 복사근을 지치게 만들어 수행하는 세트 횟수를 줄이기 위해서이다.

장점 이 동작은 복사근 발달에 완전히 초점을 맞추고 있다. 정확한 자세를 잡는다면 근육의 자극을 바로 느낄 수 있다.

단점 무거운 중량을 가지고 복사근을 무리하게 단련시켜서는 안 된다. 중량을 가볍게 해서 세트를 길게 수행하면, 근육의 선명도가 증가하고 근육에 축적된 지방도 제거할 수 있다.

위험성 리피티션을 더 많이 수행하기 위해 머리를 갑자기 움직이면 경추에 위험을 초래할 수도 있다.

> **NOTE**
> 복사근 단련 동작으로 복근 운동 세션을 시작하는 것보다는 세션을 마무리하는 것이 좋다. 즉, 복사근보다는 복직근 단련을 우선시해야 한다.

> **TIP**
> 운동하고 있는 복사근에 손을 얹으면 복사근의 수축을 더 잘 느낄 수 있을 것이다 1 2 3 4.

행잉 레그 레이즈 Hanging Leg Raise

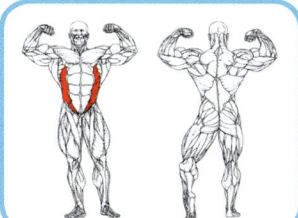

특징 이 고립운동은 복사근과 요방형근을 단련시킨다. 반드시 유니래터럴 방식으로 운동해야 한다.

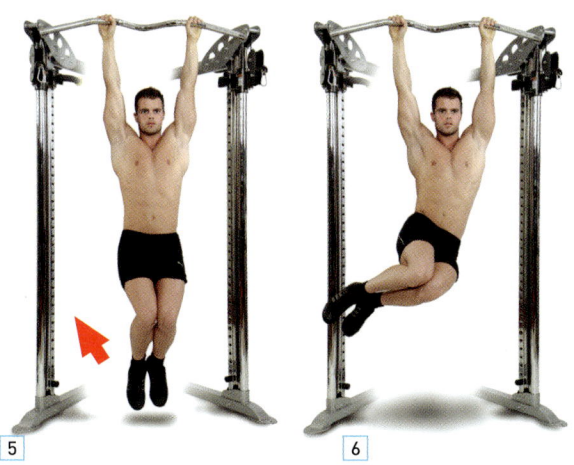

방법 손을 오버 그립 자세로(엄지손가락이 서로 마주보도록) 놓고 풀업 바에 매달린다. 양손은 어깨너비만큼 벌린다. 다리를 상체와 90도가 되도록 들어 올리고 넓적다리는 바닥과 수평이 되게 한다 5. 복사근의 힘으로 엉덩이를 오른쪽으로 기울인다. 몸을 앞쪽으로 가볍게 회전시키면서 골반을 최대한 들어보자 6. 1초간 수축 자세를 유지한 후 골반을 다시 내려놓는다.

오른쪽 세트를 끝낸 후에 왼쪽으로 다음 세트를 진행하는 것이 좋다. 오른쪽으로 리피티션 1회를 수행하고 왼쪽으로 그다음 리피티션을 수

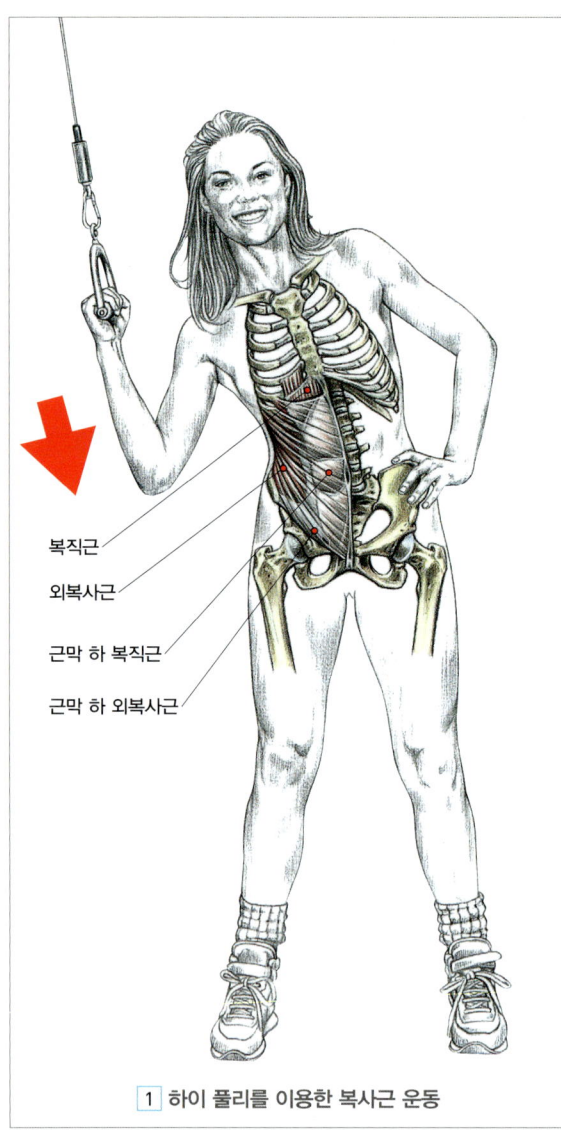

- 복직근
- 외복사근
- 근막 하 복직근
- 근막 하 외복사근

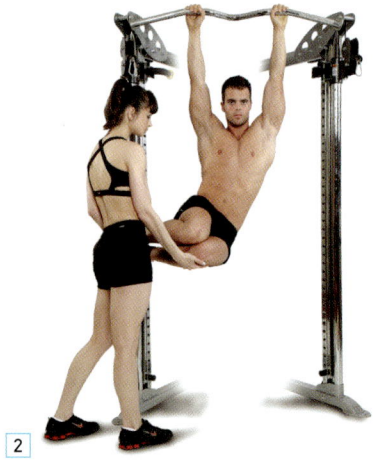

1 하이 풀리를 이용한 복사근 운동

행하는 것도 가능하지만, 이렇게 하면 반동을 이용하게 되어 근육의 운동이 감소할 우려가 있다.

응용 동작

다리를 쭉 편 상태로 하거나(동작이 더 어려워진다) 종아리를 넓적다리 밑에 놓고(동작이 좀 더 쉬워진다) 동작을 수행할 수도 있다. 동작이 너무 쉽다면 양발 사이에 작은 덤벨을 끼우고 수행해보자.

바람직한 슈퍼세트는 행잉 레그 레이즈로 시작되어야 한다. 실패 지점에 도달했을 때 바닥에서 누워서 사이드 크런치를 계속해보자. 본인의 힘이 부족하다면 하이 풀리를 사용할 수 있다 1. 하이 풀리는 적당한 저항을 제공함으로써 동작을 수행하는 데 필요한 힘을 얻게 해준다.

장점 행잉 레그 레이즈는 운동 마지막에 척추를 이완시키는 데 가장 좋은 동작이다. 또한 허리를 보호하는 데 필수적인 근육인 요방형근을 강화시키는 몇 안 되는 동작이기도 하다.

단점 리피티션을 몇 회 더 추가 반복하는 데 충분한 힘을 내지 못하는 사람이 있다. 이 경우, 파트너가 본인의 다리를 가볍게 받쳐주면 복사근에 가해지는 저항을 줄일 수 있다 2.
파트너가 없는 경우, 한쪽 다리를 접고 반대쪽 다리는 몸의 축을 따라 펴면 넓적다리 무게의 일부를 줄일 수 있다.

위험성 허리 디스크를 방지하려면 몸을 흔들거나 엉덩이를 급하게 들어서는 안 된다.

> **NOTE**
> 무거운 운동을 마무리 할 때에는 허리를 이완시키는 동작을 수행하는 습관을 들이자.

⚠ 위험한 동작을 주의하라!

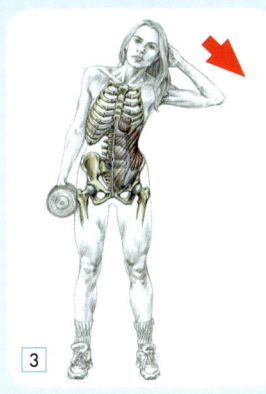

복사근을 단련하는 데 가장 역효과가 나는 방식은 덤벨 한두 개를 들고 좌우로 흔드는 동작이다. 시계추처럼 왔다 갔다 하는 동작은 복사근의 힘을 사용하는 것이 아니라 척추에 쓸데없는 압박만 가할 뿐이므로 근육을 운동시키지 못한다. 하지만 바에 매달린 채로 같은 동작을 수행하면 척추는 이완된다.

더 좋은 운동 방법은 덤벨 한 개만 잡고 덤벨과 반대쪽으로 상체를 기울이는 것이다 3.

케이블 트위스트 Cable Twist

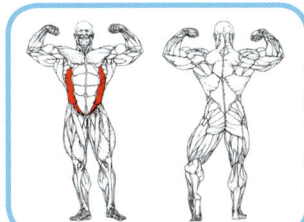

특징 이 고립운동은 복사근을 단련시킨다. 허리 군살을 공략하기에 더 없이 좋은 동작으로, 근육에 유용한 저항을 주기 위해서는 유니래터럴 방식의 연습이 필수적이다.

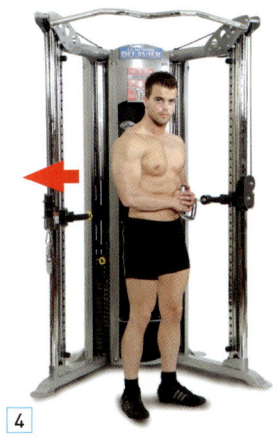

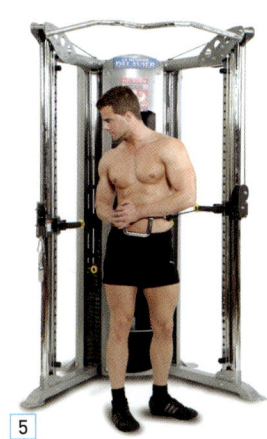

방법 풀리를 중간 높이로 조절한다. 기구를 본인의 왼쪽에 두고 선다. 왼쪽에 있는 손잡이를 오른손으로 잡아보자 4. 옆으로 한 걸음 옮기면서 몸을 기구에서 떨어지게 한다. 몸이 안정될 수 있도록 다리를 벌리고 선다. 그다음 왼쪽에서 오른쪽으로 회전을 시작해보자. 단, 상체를 45도 이상 돌리지 않는다 5. 오른쪽이 끝나면 왼쪽으로 동작을 수행해보자.

관찰 포인트 측면의 저항이 없으면 이러한 동작은 아무런 효과도 없다. 예를 들어 어깨 위에 막대를 올려놓고 격렬하게 좌우로 회전하는 운동은 아무 효과 없이 척추만 닳게 할 뿐 복근 단련에 도움이 되지 않는다. 어깨 위에 중량을 실은 바를 놓으면 추간판이 더욱 닳는다.

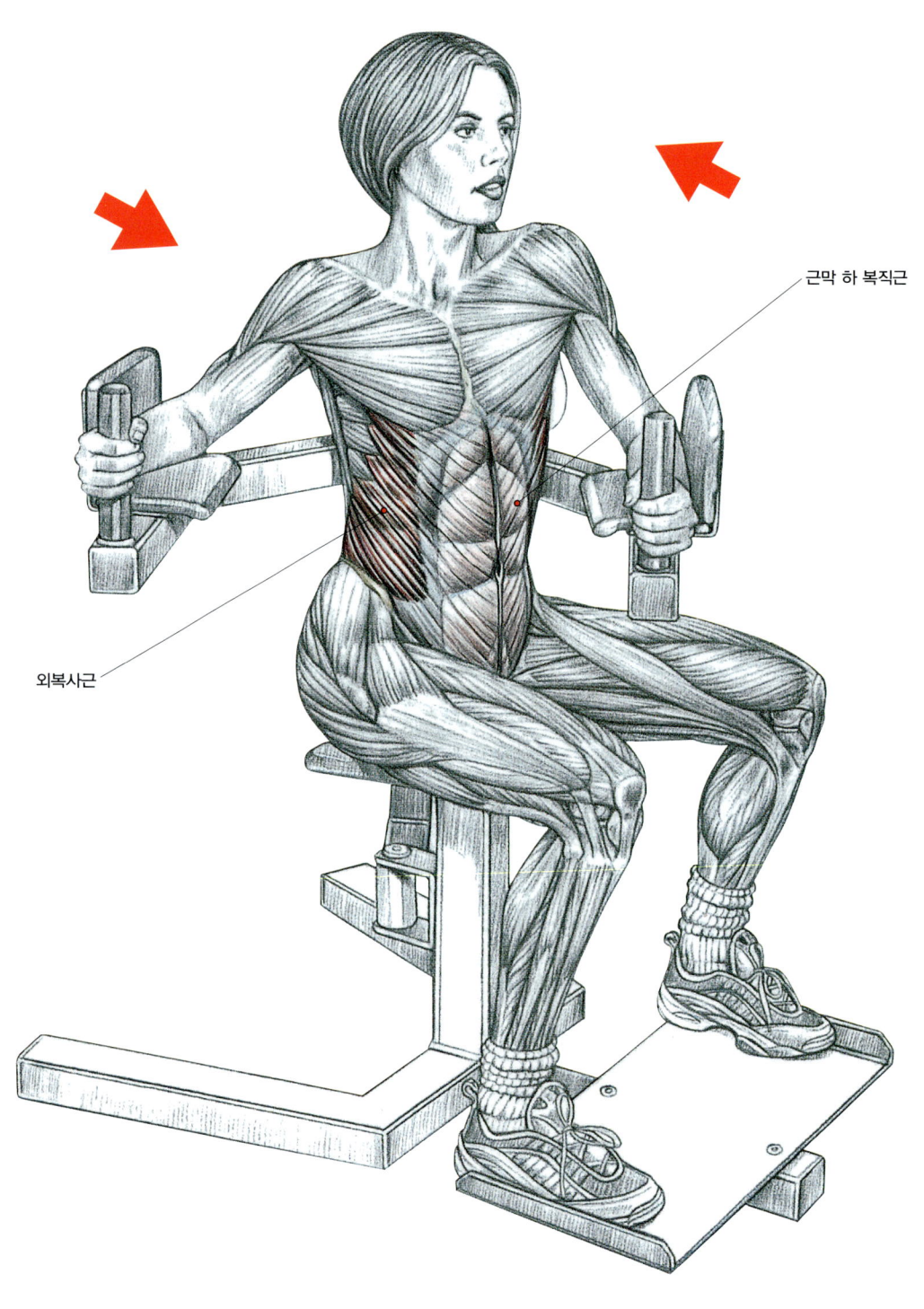

1 머신을 이용한 로터리 토르소

> **응용 동작**

1 흔하지는 않지만, 로터리 토르소 머신이 시중에 나와 있다 1. 기구를 사용할 때는 회전이 부드럽게 시작되는지 살펴봐야 한다. 기구의 작동이 매끄럽지 않으면 기구가 갑자기 돌아가면서 척추가 급격하게 움직일 위험이 있다.

2 상체를 비트는 대신에 다리를 접거나 2 3 6 펴고 4 5 (가장 어려운 방법) 트위스트 동작을 실시할 수도 있다.

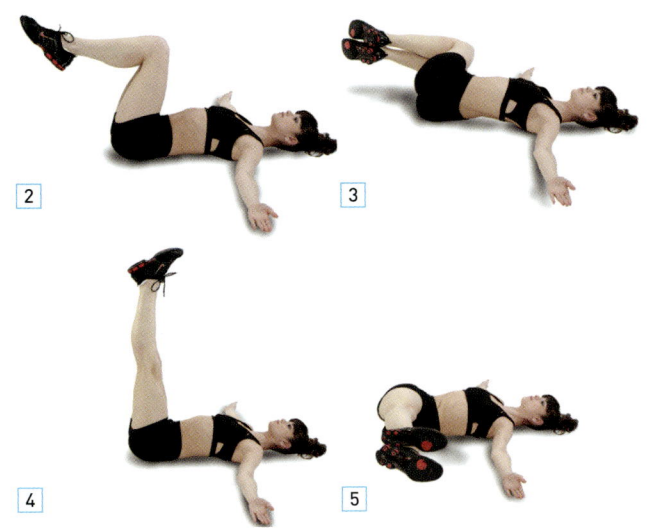

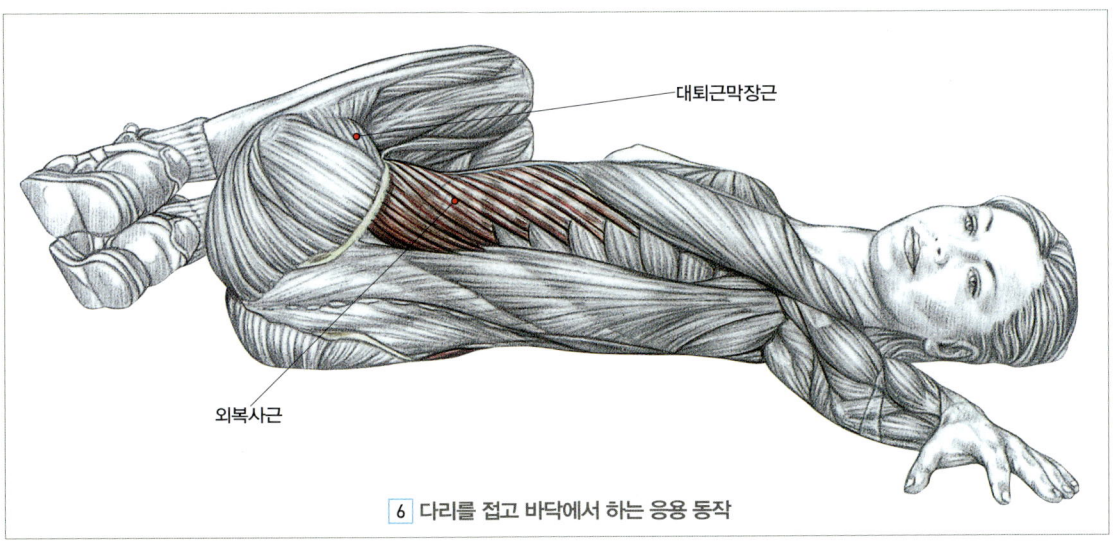

6 다리를 접고 바닥에서 하는 응용 동작

장점 이 동작은 허리의 군살 빼기를 목표로 하는 몇 안 되는 운동 중의 하나이다. 허리 군살은 쉽게 빠지지 않는다. 다이어트를 병행한 특수 트레이닝만이 목표에 이를 수 있는 지름길이다.

단점 등에 문제가 있다면 이러한 트위스트 동작을 해서는 안 된다.

위험성 너무 빠르거나 과도하게 몸을 돌리지 말아야 한다. 가동 범위를 크게 하고 동작을 급격하게 하는 것보다는, 가동 범위는 작게 하고 아주 천천히 수축이 잘 될 수 있도록 연습해야 한다.

> **NOTE**
> 긴 세트로(리피티션 20회) 천천히 수행해야 하는 동작이다. 허리 군살을 빼려면 매일 2~4세트를 수행해야 한다.

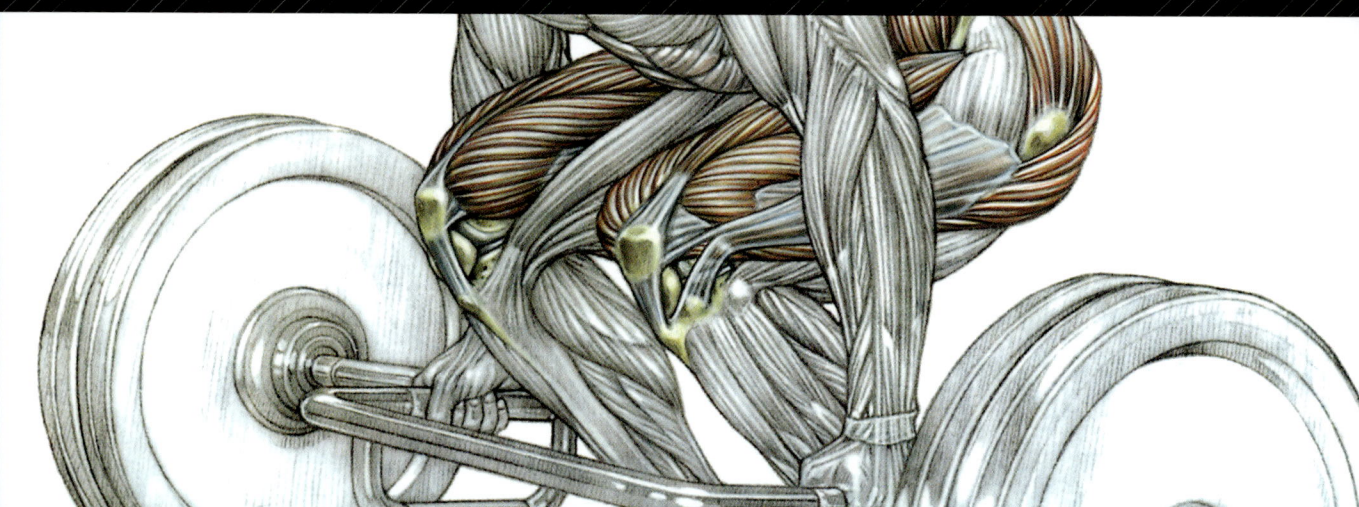

WORKOUT
PROGRAMS

PART 03
운동 프로그램

01 초보자를 위한 주 2일 운동
02 초보자를 위한 주 3일 운동
03 상급자를 위한 주 4일 운동
04 상급자를 위한 주 5일 운동
05 취약한 근육을 보완하는 프로그램

주 2일 운동

01 빠르게 근육을 붙게 만드는
초보자를 위한 프로그램

Day 1

어깨

1 벤트오버 레터럴 레이즈 (드롭 세트 방식으로)
　4~5세트 × 리피티션 15~8회

가슴

2 벤치 프레스
　4~5세트 × 리피티션 12~6회

등

3 바 또는 머신에서 풀업
　4~5세트 × 리피티션 8~5회

삼두근

4 케이블 푸시다운
　4세트 × 리피티션 12~8회

이두근

5 컬
　3~5세트 × 리피티션 12~8회

대퇴사두근

6 스쿼트
　4~5세트 × 리피티션 12~8회

복근

7 크런치
　5세트 × 리피티션 25~20회

Day 2, Day 3

휴식

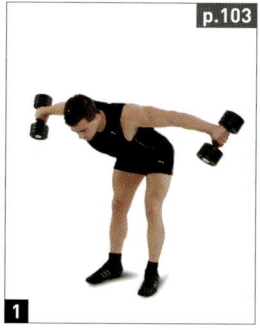
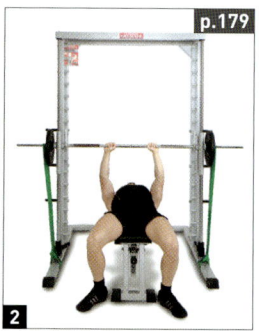
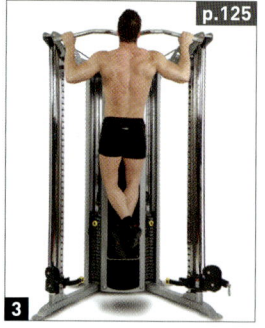
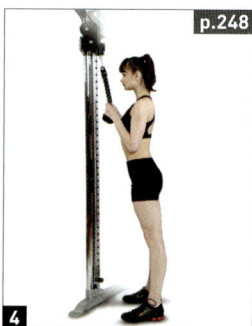
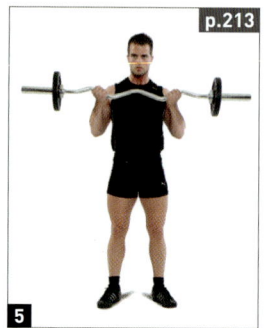
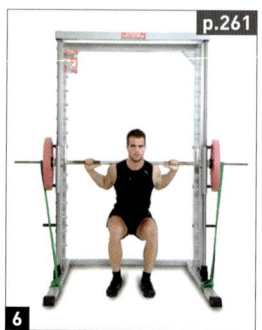
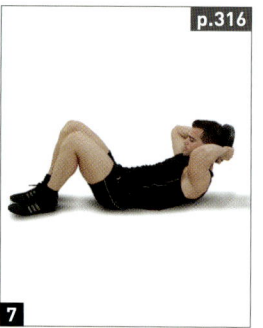

Day 4

가슴

8 인클라인 벤치 프레스
  4~5세트 × 리피티션 10~6회

등

9 로우
  4~5세트 × 리피티션 12~8회

삼두근

10 딥스
  3~4세트 × 리피티션 15~10회

이두근

11 해머 컬
  3~4세트 × 리피티션 15~10회

대퇴사두근

12 핵 스쿼트
  4~5세트 × 리피티션 12~8회

햄스트링

13 스티프 레그 데드리프트
  4~5세트 × 리피티션 15~10회

종아리

14 스탠딩 카프 익스텐션
  3세트 × 리피티션 20~15회

Day 5, Day 6, Day 7

휴식

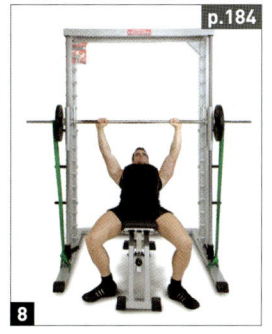
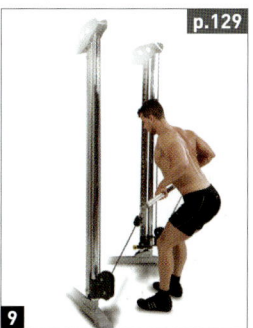
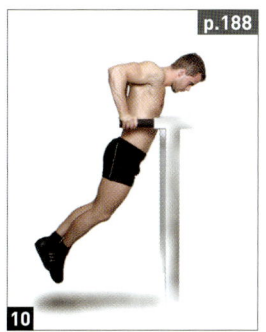
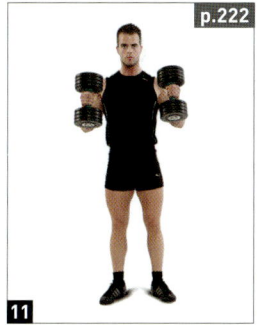
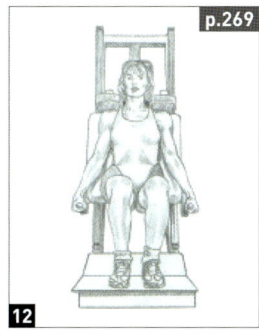
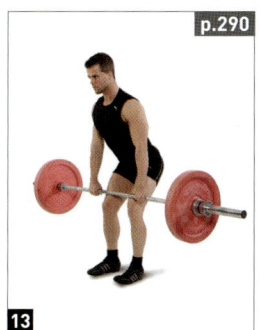
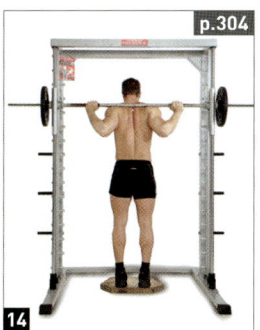

주 3일 운동

02 빠르게 근육을 붙게 만드는 초보자를 위한 프로그램

Day 1

`어깨`

1 벤트오버 래터럴 레이즈 (드롭 세트 방식으로)
4~6세트 × 리피티션 12~8회

`가슴`

2 벤치 프레스
4~5세트 × 리피티션 10~6회

`이두근`

3 인클라인 컬
3~5세트 × 리피티션 15~10회

`삼두근`

4 라잉 트라이셉스 익스텐션
4~5세트 × 리피티션 15~8회

`복근`

5 라잉 레그 레이즈 (리버스 크런치)
5세트 × 리피티션 20회

Day 2

`휴식`

Day 3

`등`

6 풀업
3~4세트 × 리피티션 12~6회

`대퇴사두근`

7 스쿼트
4세트 × 리피티션 15~8회

8 레그 프레스
3~4세트 × 리피티션 10~8회

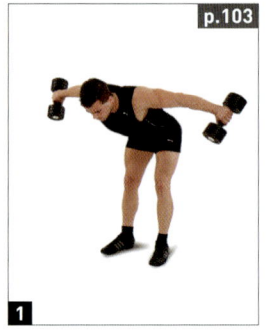
p.103

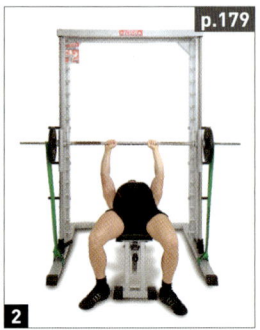
p.179

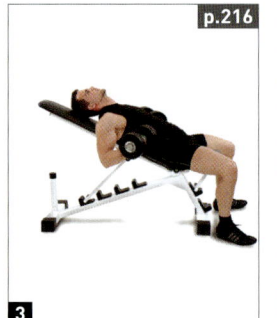
p.216

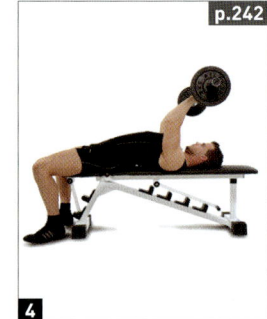
p.242

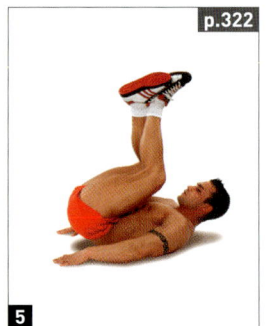
p.322

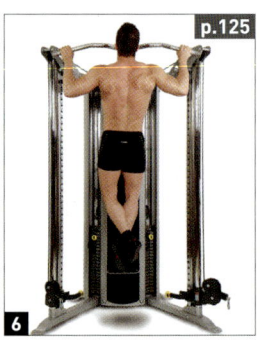
p.125

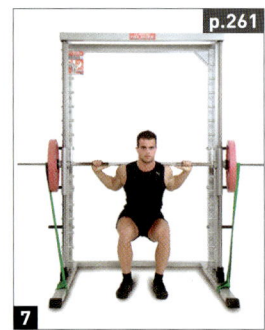
p.261

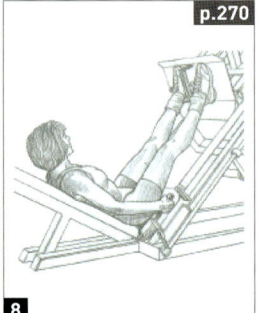
p.270

햄스트링
9 스티프 레그 데드리프트
4~5세트 × 리피티션 10~6회

종아리
10 덩키 카프 레이즈
4~5세트 × 리피티션 30~20회

Day 5
휴식

Day 6
이두근
11 클로즈 그립 풀업
4~5세트 × 리피티션 10~8회

삼두근
12 딥스
3~5세트 × 리피티션 12~8회

어깨
13 벤트오버 래터럴 레이즈 (드롭 세트 방식으로)
4~5세트 × 리피티션 12~8회

가슴
14 케이블 크로스오버 플라이
3~4세트 × 리피티션 15~12회

복근
15 트위스트 크런치
3~4세트 × 리피티션 20회

Day 7
휴식

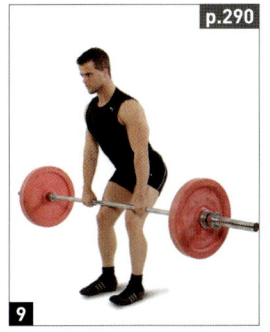
p.290

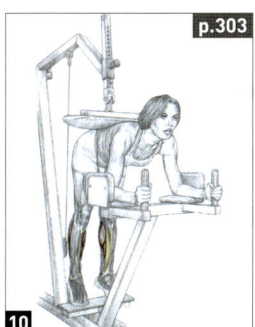
p.303

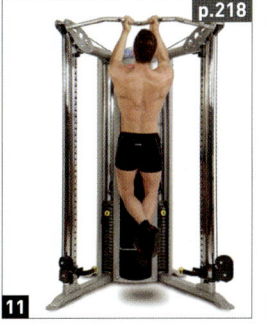
p.218

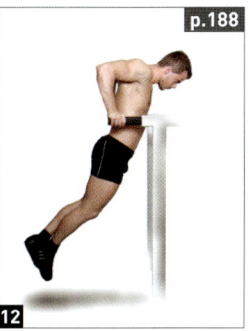
p.188

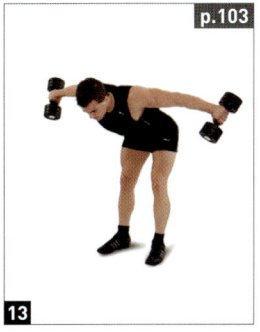
p.103

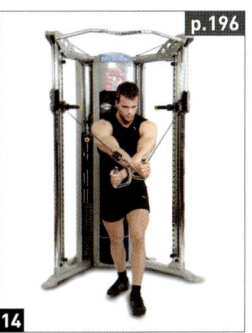
p.196

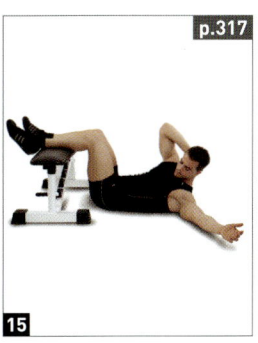
p.317

주 4일 운동

03 상급자를 위한 프로그램

Day 1

가슴

1. 벤치 프레스
   4~5세트 × 리피티션 10~8회
2. 케이블 크로스오버 플라이
   3~4세트 × 리피티션 20~12회

어깨

3. 벤트오버 래터럴 레이즈
   4~5세트 × 리피티션 12~8회

등

4. 풀업
   4~5세트 × 리피티션 10~6회
5. 로우
   3~4세트 × 리피티션 12~8회

삼두근

6. 라잉 트라이셉스 익스텐션
   4~5세트 × 리피티션 12~8회

이두근

7. 인클라인 컬
   3~4세트 × 리피티션 12~8회

삼두근

8. 케이블 푸시다운
   3~4세트 × 리피티션 15~8회

이두근

9. 해머 컬
   3~4세트 × 리피티션 12~10회

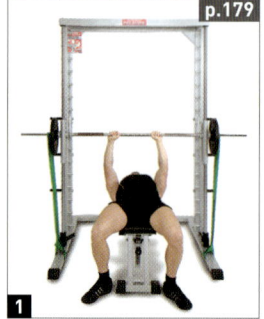 p.179
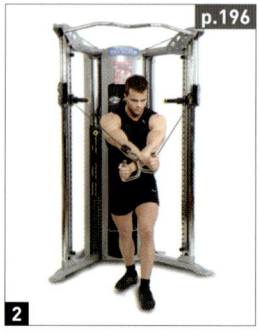 p.196
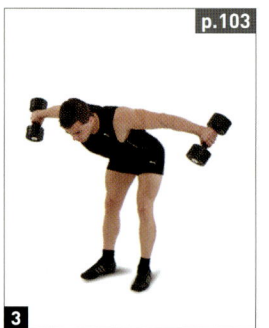 p.103
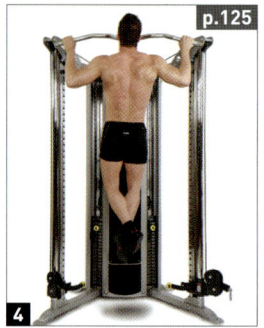 p.125
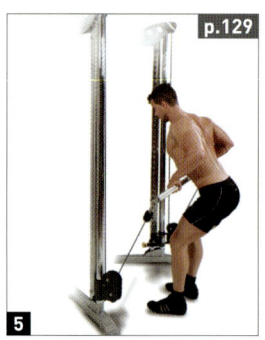 p.129
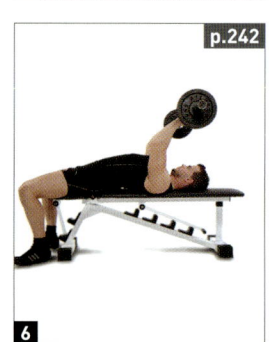 p.242
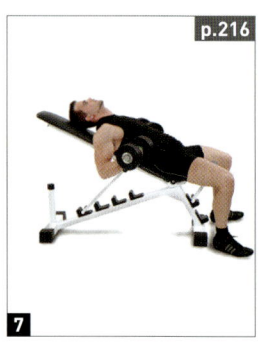 p.216
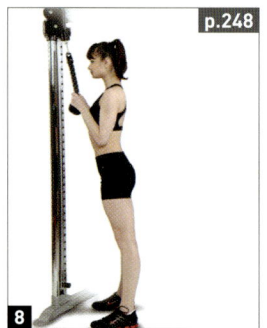 p.248
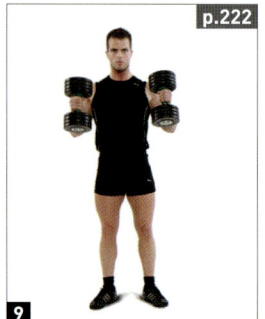 p.222

Day 2

대퇴사두근
10 스쿼트
4~5세트 × 리피티션 12~8회

햄스트링
11 스티프 레그 데드리프트
4~5세트 × 리피티션 15~10회

대퇴사두근
12 레그 프레스
3~5세트 × 리피티션 15~8회

햄스트링
13 시티드 레그 컬
4~5세트 × 리피티션 12~8회

대퇴사두근
14 레그 익스텐션
3~4세트 × 리피티션 20~12회

종아리
15 스탠딩 카프 익스텐션
4~5세트 × 리피티션 20~15회

복근
16 행잉 레그 레이즈
4~5세트 × 리피티션 12~10회

17 크런치
3~5세트 × 리피티션 30~20회

Day 3

휴식

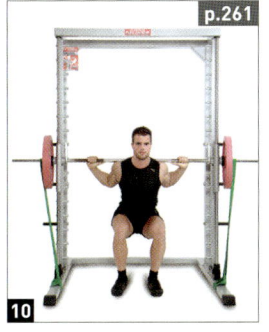
p.261

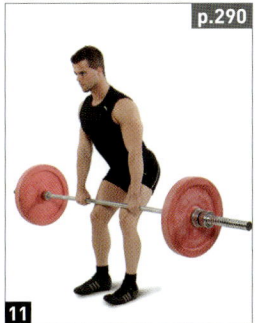
p.290

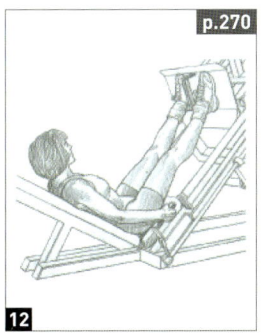
p.270

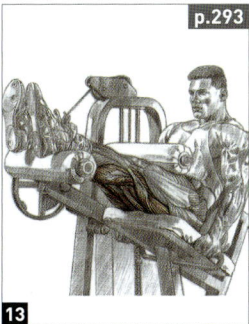
p.293

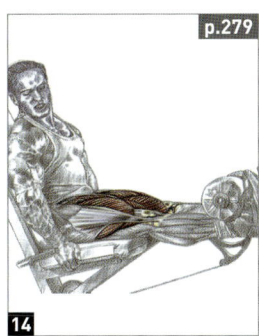
p.279

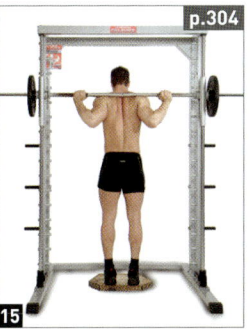
p.304

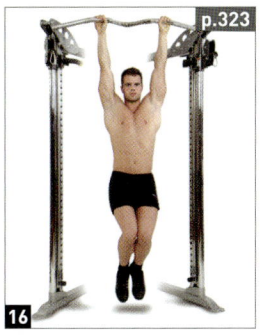
p.323

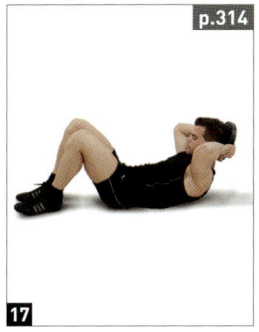
p.314

Day 4

어깨

18 래터럴 레이즈
4~5세트 × 리피티션 12~8회

19 벤트오버 래터럴 레이즈
4~5세트 × 리피티션 15~12회

등

20 로우
3~4세트 × 리피티션 12~8회

21 풀업
4~5세트 × 리피티션 10~6회

가슴

22 인클라인 벤치 프레스
5세트 × 리피티션 10~8회

23 딥스
3~4세트 × 리피티션 15~12회

이두근

24 컬
3~4세트 × 리피티션 12~10회

삼두근

25 케이블 푸시다운
4세트 × 리피티션 15~8회

이두근

26 인클라인 컬
3~4세트 × 리피티션 12~8회

Day 5

휴식

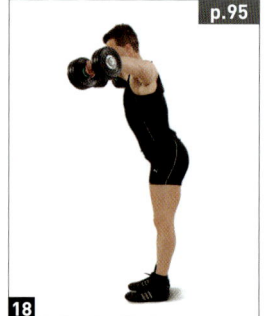
p.95
18

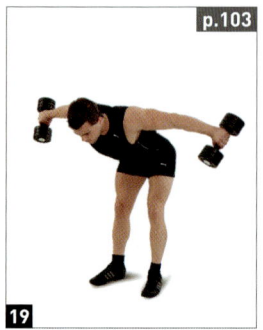
p.103
19

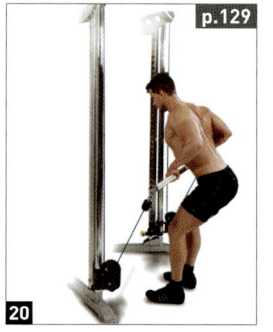
p.129
20

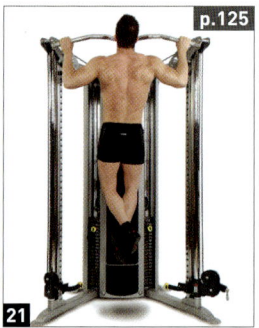
p.125
21

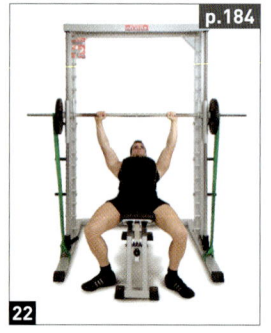
p.184
22

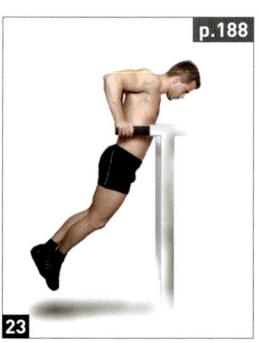
p.188
23

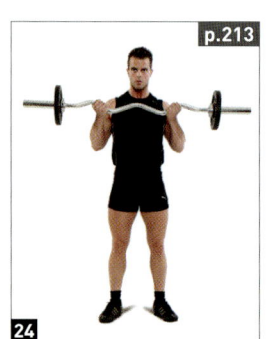
p.213
24

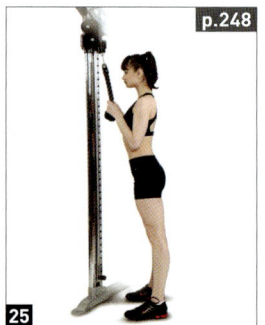
p.248
25

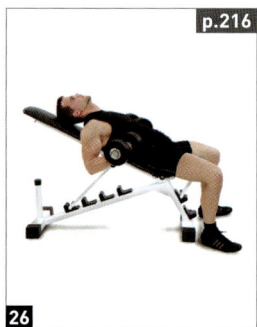
p.216
26

Day 6

햄스트링
27 데드리프트
3~5세트 × 리피티션 12~6회

대퇴사두근
28 핵 스쿼트
4~5세트 × 리피티션 12~8회

햄스트링
29 라잉 레그 컬
4~5세트 × 리피티션 15~12회

대퇴사두근
30 레그 프레스
3~5세트 × 리피티션 15~8회

종아리
31 덩키 카프 레이즈
4~5세트 × 리피티션 20~15회

복근
32 트위스트 크런치
3~4세트 × 리피티션 25~20회

33 케이블 트위스트
2~4세트 × 리피티션 25~20회

Day 7

휴식

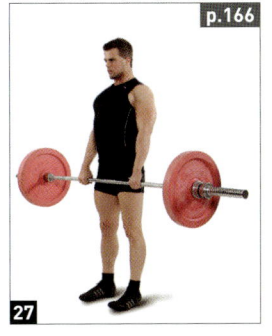
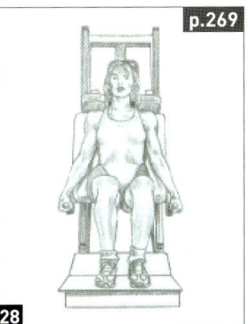
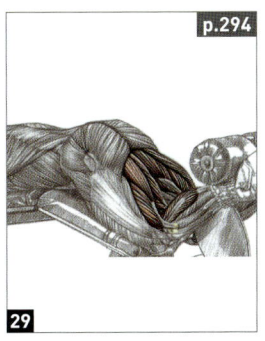
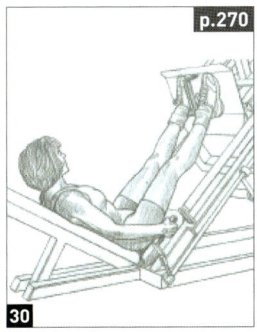
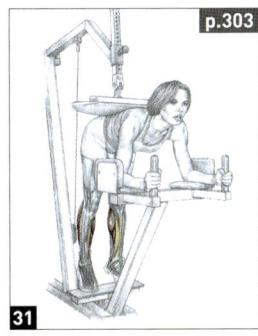
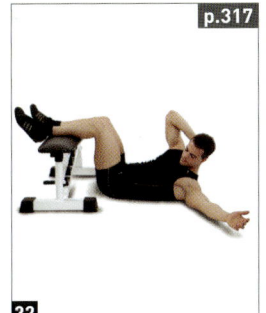
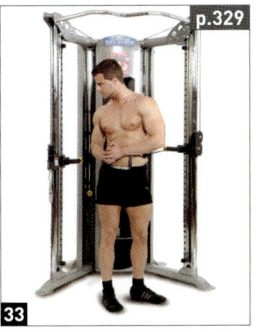

주 5일 운동

04 상급자를 위한 프로그램

Day 1

가슴

1 벤치 프레스
4세트 × 리피티션 12~6회

2 딥스
3~4세트 × 리피티션 12~6회

3 케이블 크로스오버 플라이
3세트 × 리피티션 20~15회

등

4 풀업
5세트 × 리피티션 12~6회

5 로우
3세트 × 리피티션 12~8회

팔뚝

6 리버스 컬
3~4세트 × 리피티션 20~12회

복근

7 트위스트 크런치
4~5세트 × 리피티션 25~20회

Day 2

대퇴사두근

8 핵 스쿼트
4세트 × 리피티션 12~8회

9 레그 프레스
3세트 × 리피티션 15~10회

10 레그 익스텐션
2세트 × 리피티션 12회

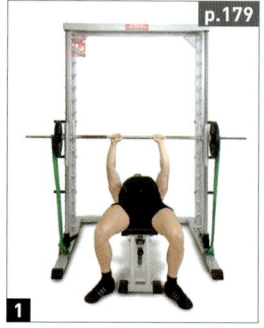
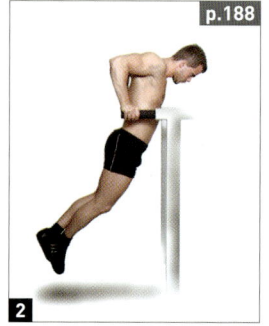
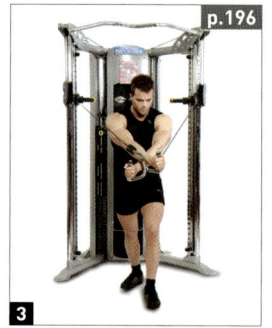
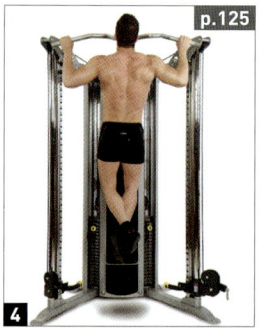
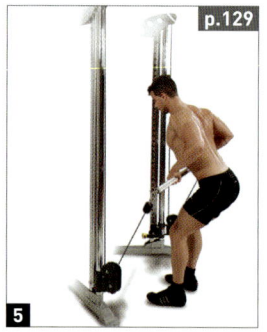
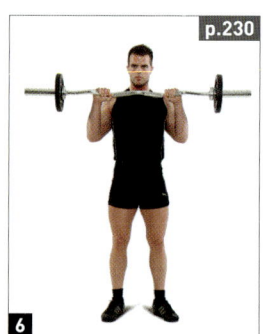
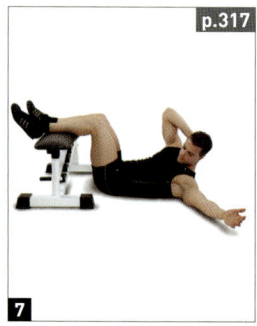
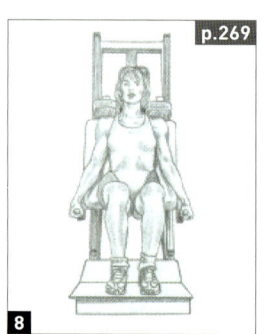
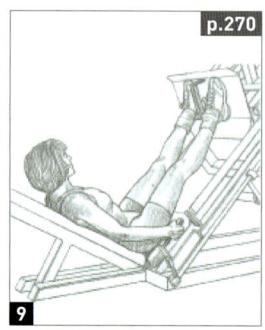
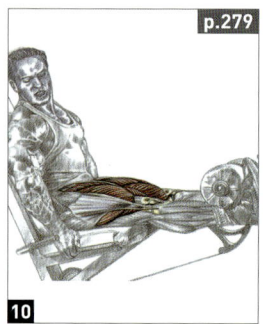

햄스트링

11 시티드 레그 컬
3세트 × 리피티션 12~8회

12 라잉 레그 컬
3세트 × 리피티션 15~10회

종아리

13 덩키 카프 레이즈
3세트 × 리피티션 20~12회

Day 3

어깨

14 비하인드 넥 프레스
4~5세트 × 리피티션 12~8회

15 래터럴 레이즈
4~5세트 × 리피티션 12~10회

16 벤트오버 래터럴 레이즈
4세트 × 리피티션 15~12회

이두근

17 컬
4세트 × 리피티션 12~6회

18 인클라인 컬
4세트 × 리피티션 12~8회

삼두근

19 내로우 그립 벤치 프레스
4세트 × 리피티션 10~6회

20 라잉 트라이셉스 익스텐션
4세트 × 리피티션 12~8회

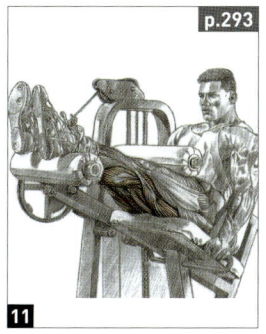
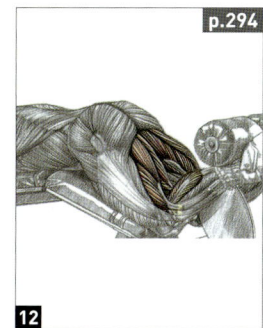
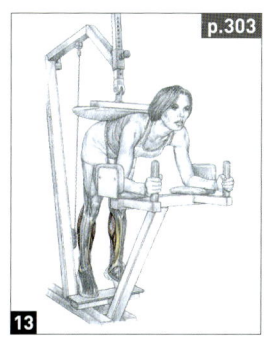
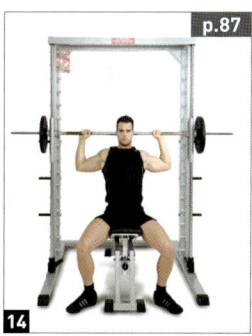
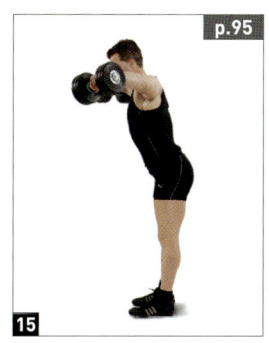
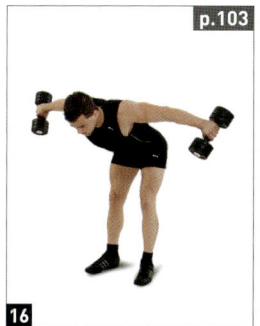
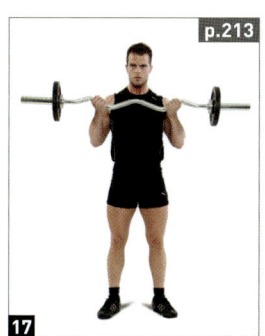
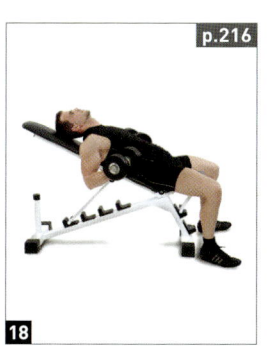
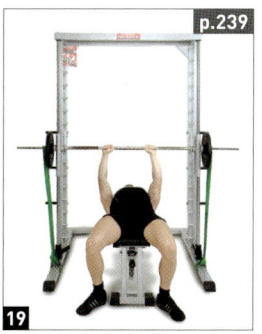
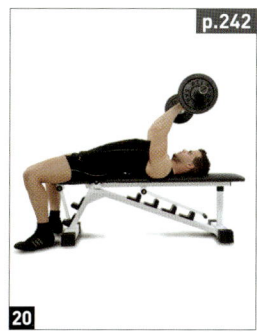

Day 4

[휴식]

Day 5

[등]

21 데드리프트
4~6세트 × 리피티션 12~6회

22 로우
4~5세트 × 리피티션 10~8회

23 풀업
5~6세트 × 리피티션 8~6회

[가슴]

24 인클라인 벤치 프레스
4~6세트 × 리피티션 12~6회

25 덤벨 체스트 플라이
3~4세트 × 리피티션 12~10회

26 딥스
3~4세트 × 리피티션 12~6회

[복근]

27 크런치
5~6세트 × 리피티션 20~10회

28 케이블 트위스트
2~4세트 × 리피티션 25~20회

Day 6

[어깨]

29 래터럴 레이즈
4~5세트 × 리피티션 12~10회

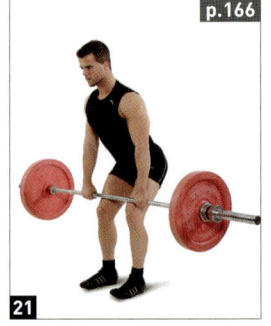
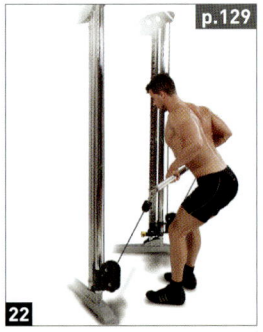
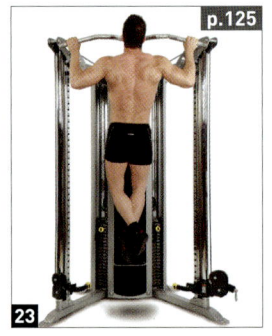
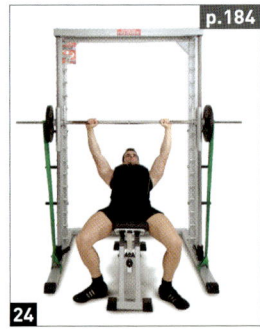
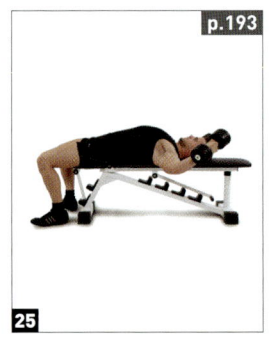
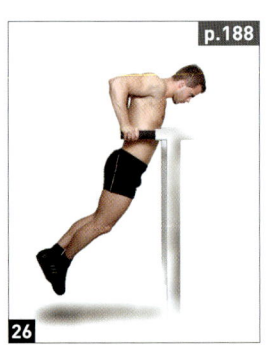
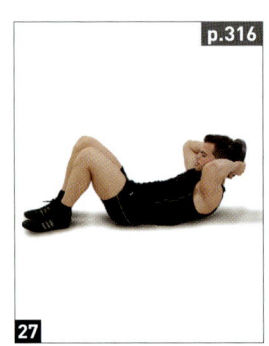
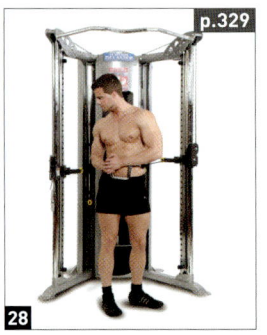
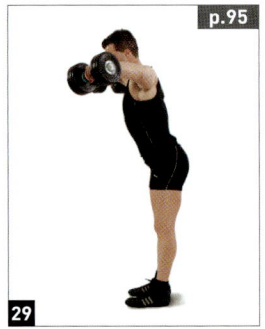

30 벤트오버 래터럴 레이즈
4~5세트 × 리피티션 12~8회

`이두근`

31 컬
3세트 × 리피티션 12~8회

32 인클라인 컬
2세트 × 리피티션 15~12회

33 해머 컬
2세트 × 리피티션 20~15회

`삼두근`

34 케이블 푸시다운
4세트 × 리피티션 15~10회

35 라잉 트라이셉스 익스텐션
4세트 × 리피티션 12~8회

36 리버스 딥스
3~4세트 × 리피티션 20~15회

`복근`

37 행잉 레그 레이즈
5~6세트 × 리피티션 20~10회

Day 7

`휴식`

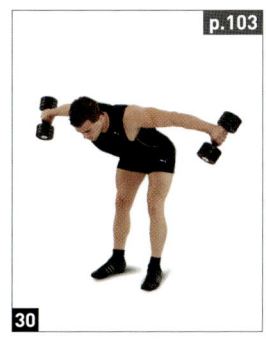
p.103
30

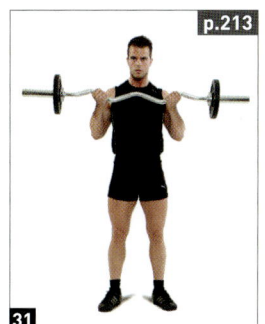
p.213
31

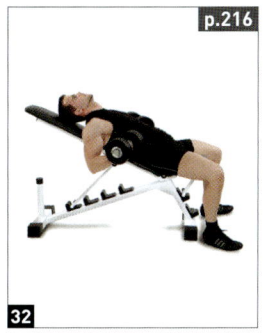
p.216
32

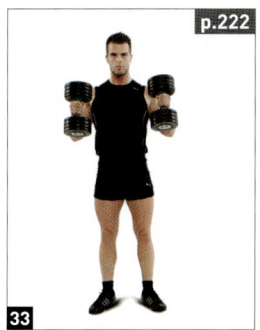
p.222
33

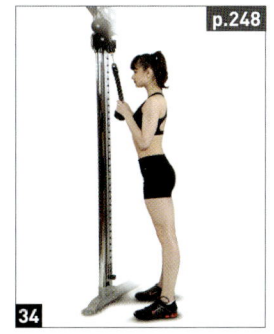
p.248
34

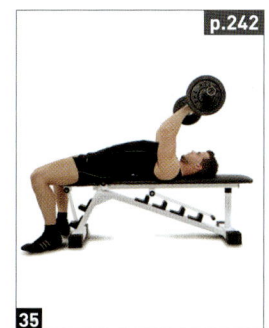
p.242
35

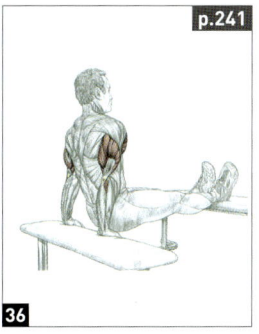
p.241
36

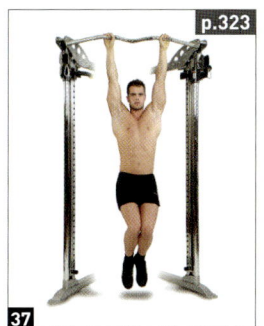
p.323
37

주 5일 운동

05 취약한 근육을 보완하는 프로그램

본인의 취약 부위에 해당하는 근육을 보완하는 프로그램을 수행해보자. 프로그램은 4~8사이클로 1~2달이 소요된다. 그런 다음 최소 한 달 동안 일반적인 훈련을 실시한 후에 원래 취약한 부분을 중심으로 다시 운동해보자.

> **NOTE**
> 웜업으로 복근 단련 운동을 3~4세트 × 리피티션 20~25회를 수행하자.

팔 근육을 강화하는 프로그램

Day 1

이두근, 무겁게, 가벼운 삼두근 동작과 함께 슈퍼세트 방식으로

1 바를 이용한 컬
3~5세트 × 리피티션 10~8회

2 케이블 푸시다운
1세트 × 리피티션 25~20회
이두근 세트 사이에 약간 휴식을 취하고, 케이블 푸시다운 1세트를 수행한다.

3 풀리를 이용한 컬
(슈퍼슬로우 방식으로 10초간 중량을 들어 올린다)
2~4세트 × 리피티션 4회

4 해머 컬
1~2세트 × 리피티션 25~20회

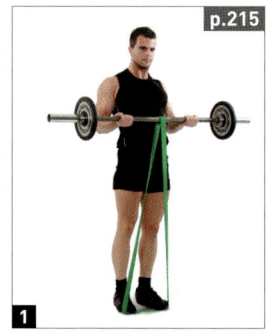
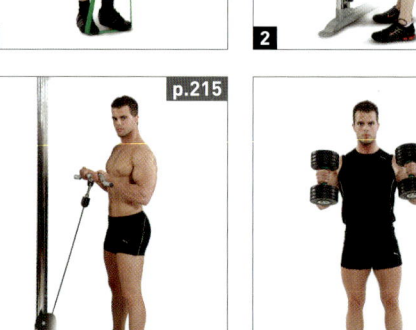

Day 2

대퇴사두근

5 레그 프레스
4~5세트 × 리피티션 12~6회

햄스트링

6 시티드 레그 컬
3~4세트 × 리피티션 15~10회

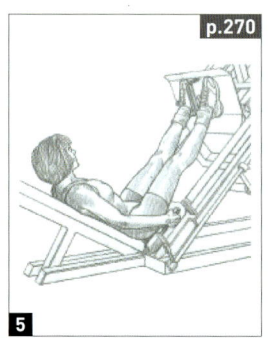
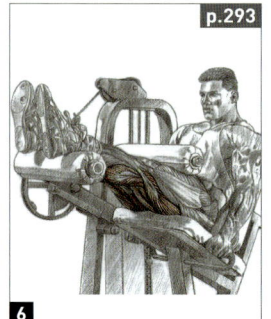

가슴

7 케이블 크로스오버 플라이
4~6세트 × 리피티션 15~12회

등

8 하이 풀리를 이용한 풀오버
4~6세트 × 리피티션 12~10회

어깨

9 래터럴 레이즈
세트 3회~5회 × 리피티션 15~10회

Day 3

삼두근, 무겁게

10 내로우 그립 벤치 프레스
(탄력밴드 또는 파트너와 함께 네거티브를 강조해서)
3~5세트 × 리피티션 8~4회

11 케이블 컬
1~2세트 × 리피티션 25~20회
삼두근 세트 사이에 약간 휴식을 취하고, 케이블을 이용한 이두근 컬 1세트를 수행해보자.

12 라잉 트라이셉스 익스텐션 (슈퍼슬로우 방식으로)
2~4세트 × 리피티션 4회

가벼운 이두근 단련 동작과 함께 슈퍼세트 방식으로

13 케이블 푸시다운
1~2세트 × 리피티션 25~20회

14 라잉 케이블 컬
1~2세트 × 리피티션 25~20회

Day 4

휴식

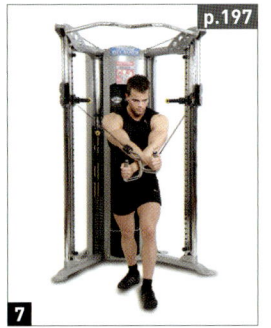 p.197

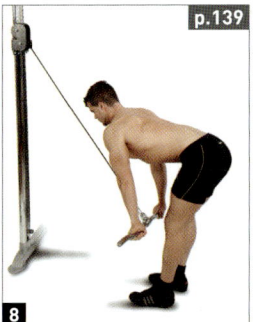 p.139

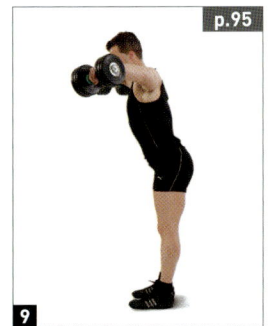 p.95

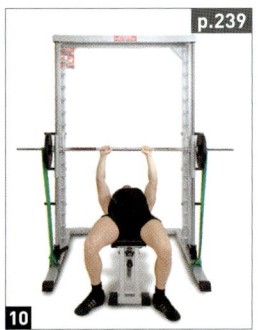 p.239

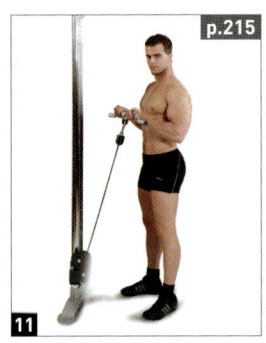 p.215

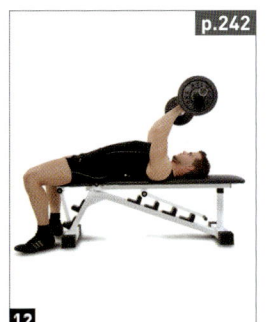 p.242

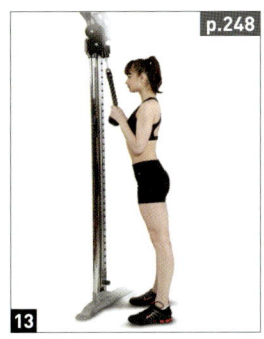 p.248

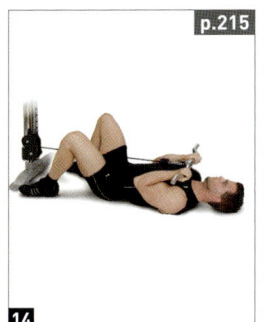 p.215

Day 5

이두근, 가볍게

15 케이블 컬 (아주 엄격한 동작 수행)
5～6세트 × 리피티션 20～15회

삼두근 단련 동작과 함께 슈퍼세트 방식으로

16 케이블 푸시다운
5～6세트 × 리피티션 20～15회

Day 6

등

17 데드리프트
4～6세트 × 리피티션 12～8회

가슴

18 인클라인 체스트 플라이
4～6세트 × 리피티션 12～10회

어깨

19 벤트오버 래터럴 레이즈
5～7세트 × 리피티션 12～8회

대퇴사두근

20 핵 스쿼트
4～5세트 × 리피티션 10～6회

종아리

21 덩키 카프 레이즈
4～6세트 × 리피티션 20～12회

Day 7

휴식

그다음 첫째 날 운동으로 사이클을 다시 시작해보자.

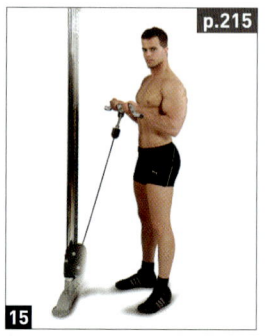
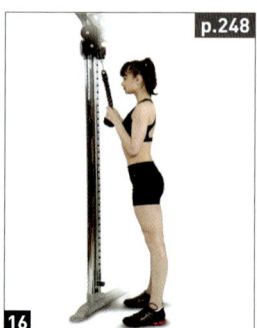
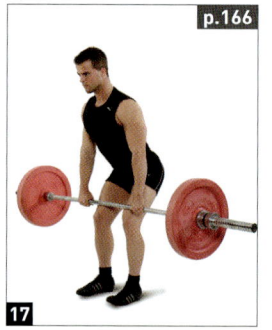
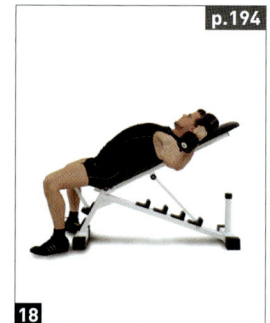
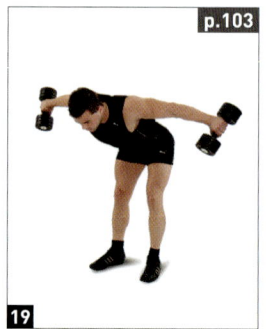
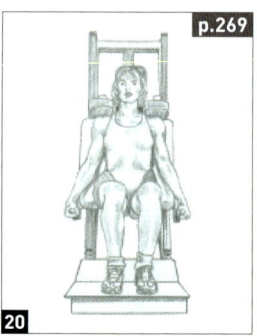
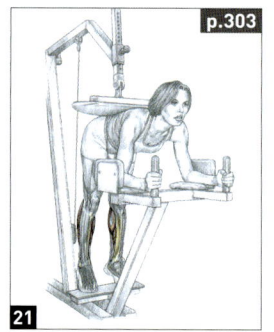

가슴 근육을 강화하는 프로그램

Day 1

가슴, 가볍게

1. **벤치 프레스**
   (탄력밴드 또는 파트너와 함께 네거티브를 강조해서)
   4~6세트 × 리피티션 10~8회

2. **딥스**
   (슈퍼슬로우 방식으로, 10초 동안 중량을 들어 올린다)
   2~4세트 × 리피티션 4회

3. **덤벨 체스트 플라이**
   1~2세트 × 리피티션 25~20회

Day 2

대퇴사두근

4. **레그 프레스**
   4~5세트 × 리피티션 12~6회

햄스트링

5. **시티드 레그 컬**
   3~4세트 × 리피티션 15~10회

등

6. **풀업**
   4~6세트 × 리피티션 12~8회

어깨

7. **래터럴 레이즈**
   3~5세트 × 리피티션 15~10회

이두근

8. **케이블 컬**
   4~6세트 × 리피티션 12~8회

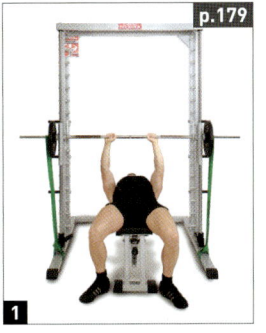
p.179

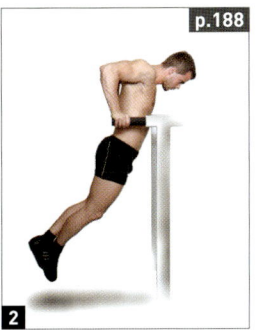
p.188

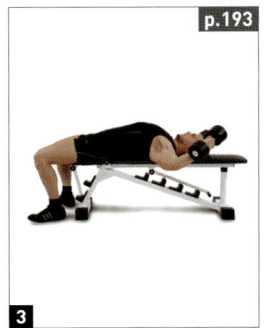
p.193

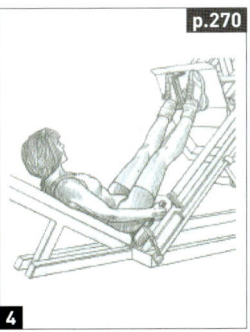
p.270

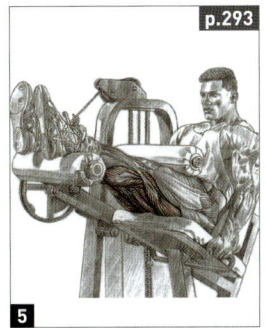
p.293

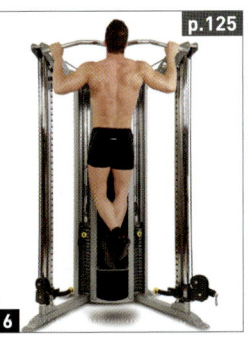
p.125

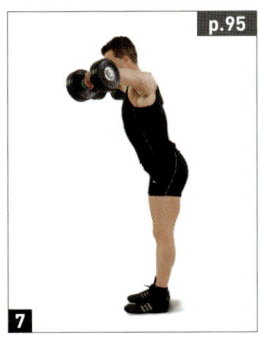
p.95

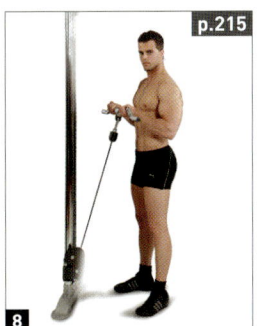
p.215

Day 3

가슴, 중간 무게로

9 인클라인 벤치 프레스
  4~6세트 × 리피티션 15~10회

10 인클라인 체스트 플라이
  (슈퍼슬로우 리피티션 방식으로 10초 동안 들어올린다)
  2~4세트 × 리피티션 4회

11 케이블 크로스오버 플라이
  1~2세트 × 리피티션 25~20회

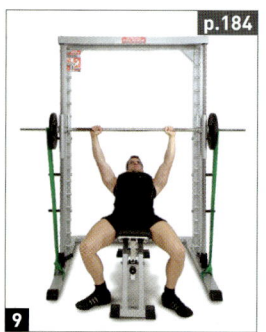
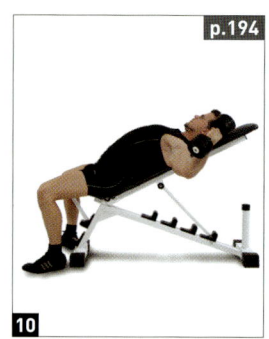

Day 4

휴식

Day 5

가슴, 가볍게

12 케이블 크로스오버 플라이 (아주 엄격한 동작 수행)
  6~8세트 × 리피티션 20~15회

이두근 단련 동작과 함께 슈퍼세트 방식으로

13 컬
  4~6세트 × 리피티션 12~8회

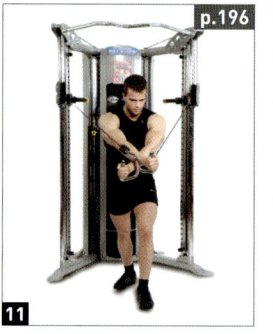
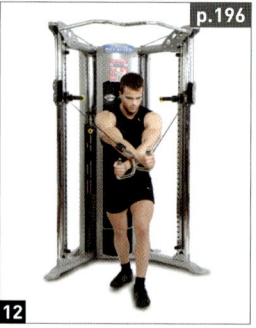

Day 6

등

14 데드리프트
  5~7세트 × 리피티션 12~8회

어깨

15 래터럴 레이즈
  4~6세트 × 리피티션 12~8회

16 벤트오버 래터럴 레이즈
  3~4세트 × 리피티션 15~12회

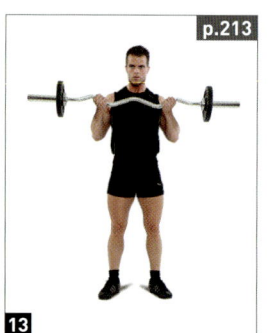
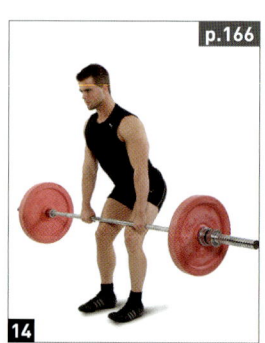
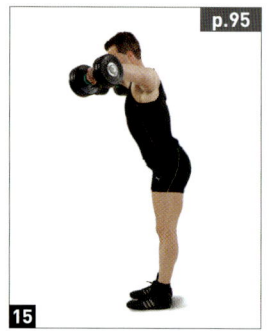
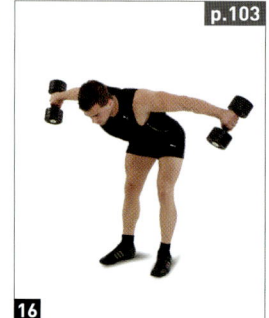

대퇴사두근

17 핵 스쿼트
세트 4~6회 × 리피티션 10~6회

종아리

18 덩키 카프 레이즈
세트 4~6회 × 리피티션 20~12회

Day 7

휴식

그다음 첫째 날 운동으로 사이클을 다시 시작해보자.

등 근육을 강화하는 프로그램

Day 1

등, 무겁게

1 풀업, 바를 머리 앞으로
(탄력밴드 또는 파트너와 함께, 네거티브를 강조해서)
세트 4~6회 × 리피티션 10~8회

2 데드리프트
세트 4~5회 × 리피티션 12~8회

3 하이 풀리를 이용한 풀오버
세트 1~2회 × 리피티션 25~20회

Day 2

대퇴사두근

4 레그 프레스
5~6세트 × 리피티션 12~6회

어깨

5 래터럴 레이즈
3~5세트 × 리피티션 15~10회

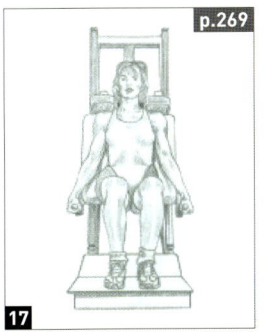
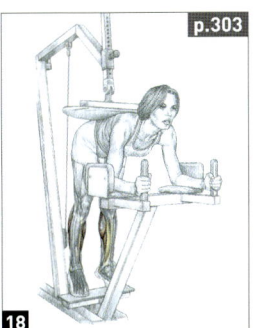
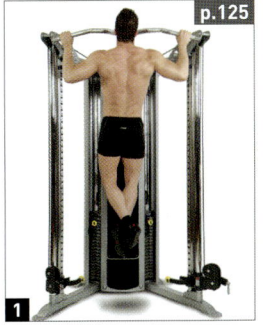
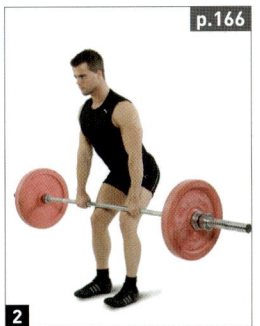
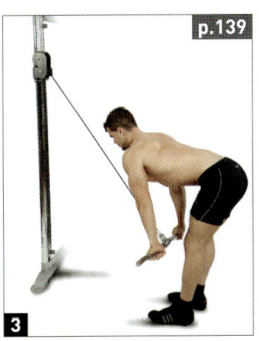
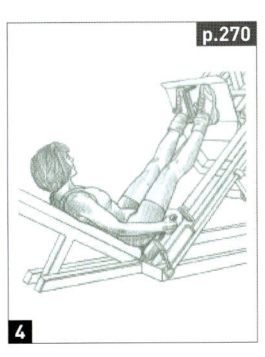
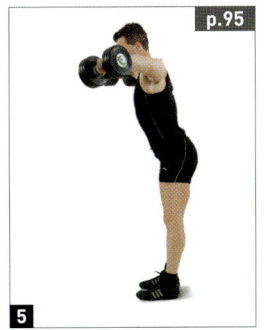

가슴

6 딥스
4~6세트 × 리피티션 12~8회

삼두근

7 케이블 푸시다운
3~4세트 × 리피티션 15~12회

Day 3

등, 적당한 중량으로

8 로우
4~6세트 × 리피티션 12~10회

9 벤트오버 래터럴 레이즈
3~4세트 × 리피티션 15~12회

10 하이 풀리를 이용한 풀오버 (10초 동안 중량을 당긴다)
2~4세트 × 리피티션 4회

승모근

11 쉬러그
2~3세트 × 리피티션 15~10회

Day 4

휴식

Day 5

등, 무겁게

12 데드리프트 (아주 엄격한 동작 수행)
4~6세트 × 리피티션 20~15회

13 하이 풀리를 이용한 비하인드 넥 풀 다운
4~6세트 × 리피티션 15~10회

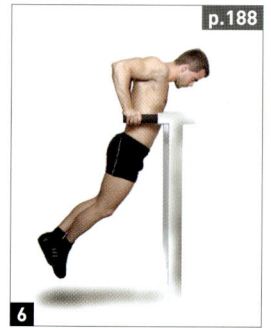
p.188

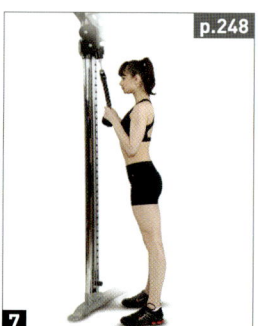
p.248

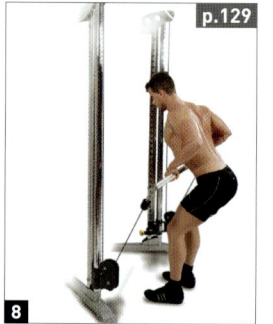
p.129

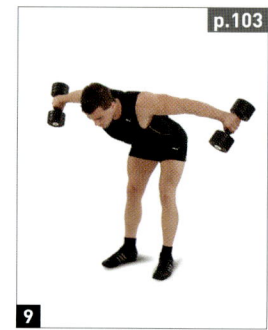
p.103

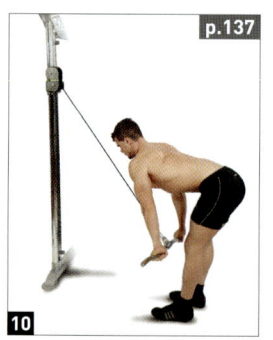
p.137

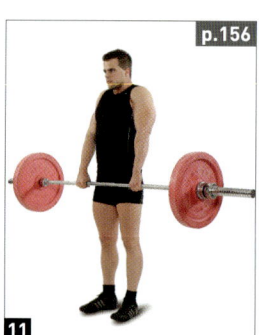
p.156

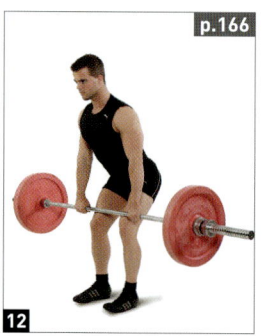
p.166

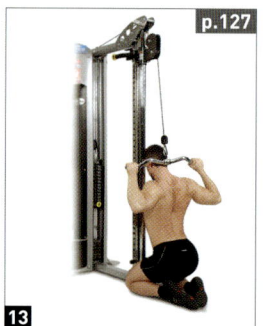
p.127

극하근
14 풀리 숄더 로테이션
3~5세트 × 리피티션 20~12회

삼두근
15 내로우 그립 벤치 프레스
4~6세트 × 리피티션 12~8회

Day 6

어깨
16 래터럴 레이즈
4~6세트 × 리피티션 12~8회

대퇴사두근
17 핵 스쿼트
4~6세트 × 리피티션 10~6회

햄스트링
18 시티드 레그 컬
4~5세트 × 리피티션 15~10회

종아리
19 덩키 카프 레이즈
4~5세트 × 리피티션 20~12회

Day 7

휴식

그다음 첫째 날 운동으로 사이클을 다시 시작해보자.

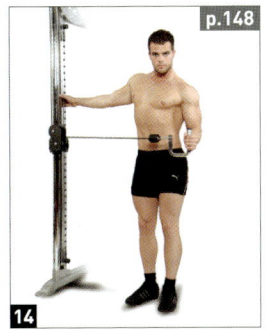
p.148

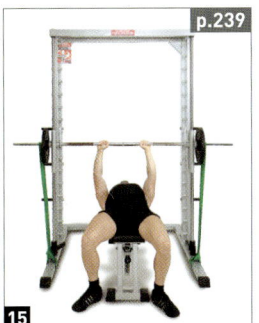
p.239

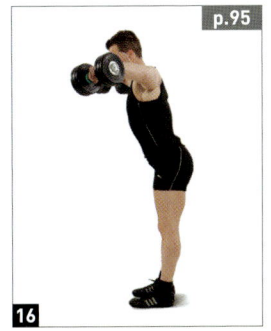
p.95

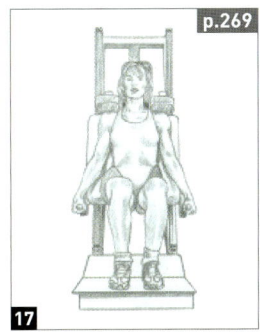
p.269

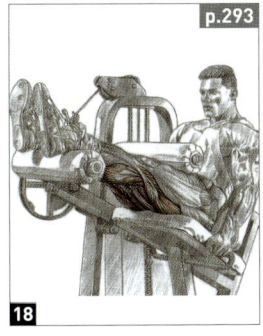
p.293

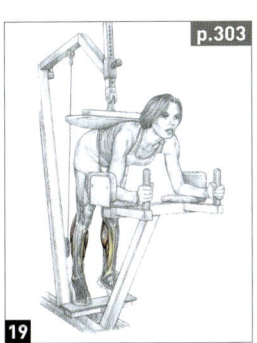
p.303

어깨 근육을 강화하는 프로그램

Day 1

가슴, 무겁게

1. 비하인드 넥 프레스
   4~6세트 × 리피티션 12~8회
2. 래터럴 레이즈
   3~5세트 × 리피티션 10~6회
3. 벤트오버 래터럴 레이즈
   3~4세트 × 리피티션 12~8회

Day 2

대퇴사두근

4. 레그 프레스
   5~6세트 × 리피티션 12~6회

등

5. 데드리프트
   4~5세트 × 리피티션 12~8회
6. 로우
   4~6세트 × 리피티션 15~10회

이두근

7. 컬
   4~6세트 × 리피티션 12~8회

종아리

8. 덩키 카프 레이즈
   4~5세트 × 리피티션 20~12회

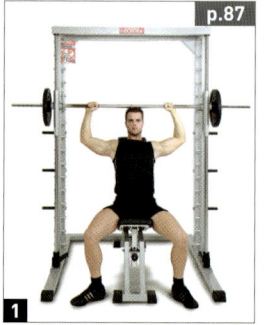
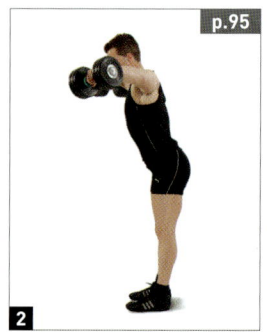
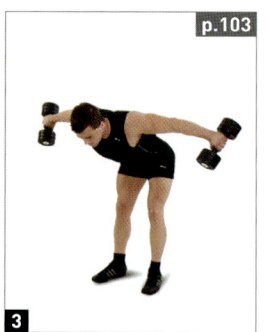
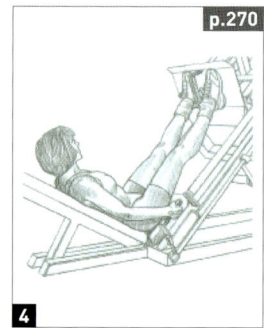
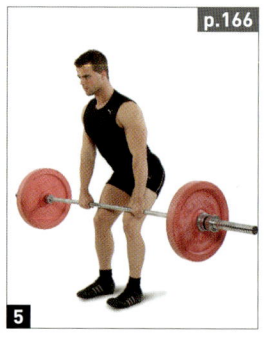
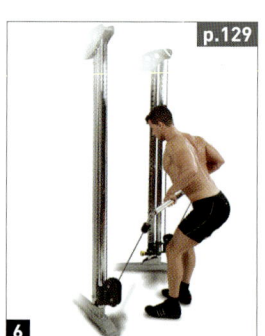
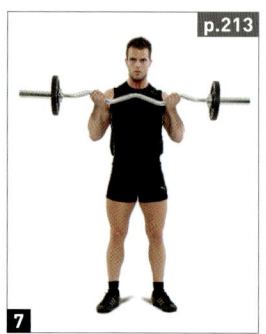
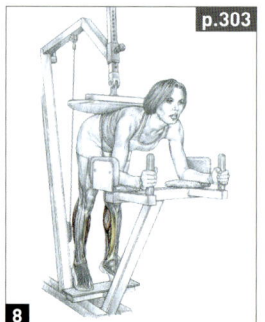

Day 3

어깨, 적당한 중량으로

9 래터럴 레이즈
3~5세트 × 리피티션 15~10회

10 업라이트 로우
3~5세트 × 리피티션 15~12회

11 벤트오버 래터럴 레이즈
3~4세트 × 리피티션 15~12회

승모근

12 쉬러그
2~3세트 × 리피티션 15~10회

Day 4

휴식

Day 5

극하근

13 풀리 숄더 로테이션
3~5세트 × 리피티션 20~12회

어깨, 가볍게

14 풀리를 이용한 래터럴 레이즈
3~5세트 × 리피티션 20~15회

15 풀리를 이용한 업라이트 로우
3~5세트 × 리피티션 15~12회

16 풀리를 이용한 벤트오버 래터럴 레이즈
3~4세트 × 리피티션 20~12회

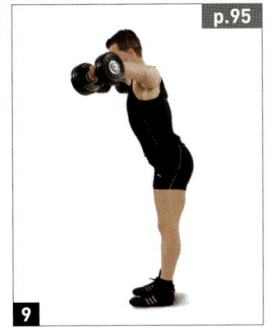 p.95
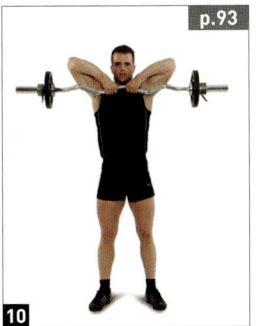 p.93
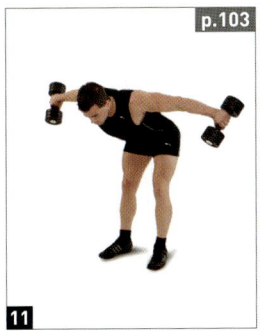 p.103
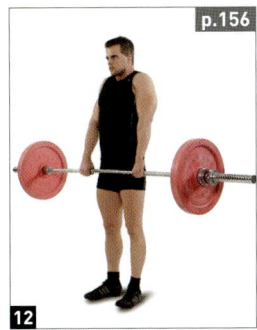 p.156
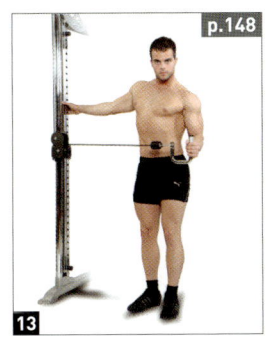 p.148
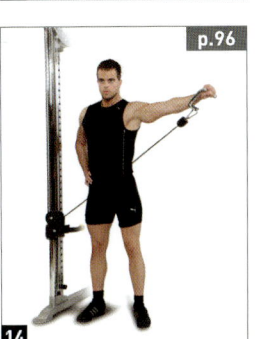 p.96
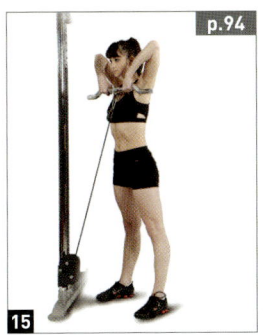 p.94
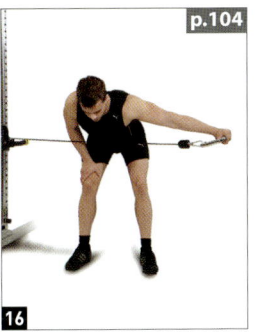 p.104

Day 6

등

17 풀업
4~6세트 × 리피티션 12~8회

가슴

18 미디엄 그립 벤치 프레스
4~6세트 × 리피티션 12~8회

대퇴사두근

19 핵 스쿼트
4~6세트 × 리피티션 10~6회

햄스트링

20 시티드 레그 컬
4~5세트 × 리피티션 15~10회

Day 7

휴식

그다음 첫째 날 운동으로 사이클을 다시 시작해보자.

넓적다리 근육을 강화하는 프로그램

Day 1

대퇴사두근, 무겁게

1 핵 스쿼트
(탄력밴드 또는 파트너와 함께 네거티브를 강조해서)
4~6세트 × 리피티션 10~6회

2 레그 프레스
5~6세트 × 리피티션 12~6회

3 레그 익스텐션 (10초 동안 중량을 들어올린다)
2~4세트 × 리피티션 4회

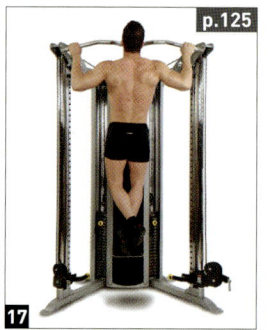
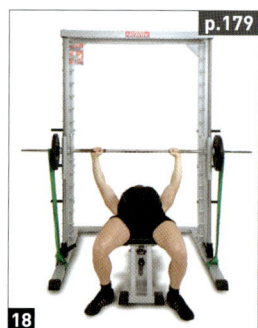
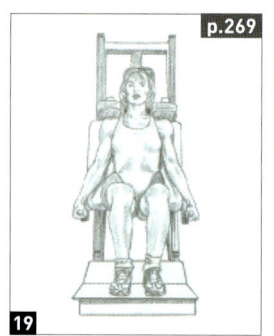
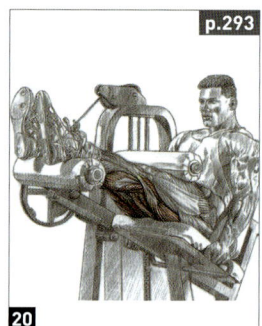
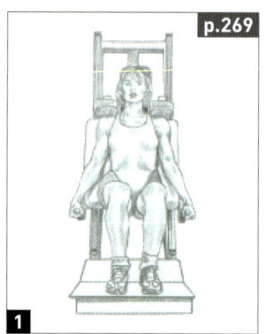
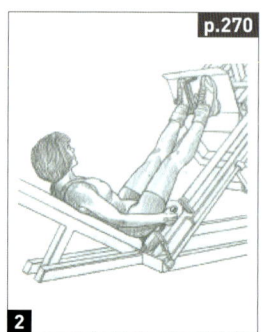
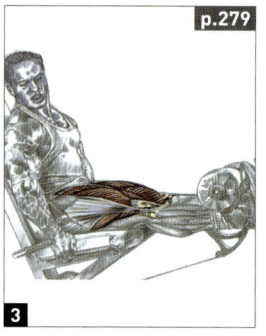

종아리

4 덩키 카프 레이즈
4~5세트 × 리피티션 15~8회

Day 2

가슴

5 벤치 프레스
4~6세트 × 리피티션 12~8회

어깨

6 래터럴 레이즈
3~5세트 × 리피티션 10~6회

7 벤트오버 래터럴 레이즈
3~4세트 × 리피티션 12~8회

이두근

8 컬
4~6세트 × 리피티션 12~8회

삼두근

9 딥스
3~5세트 × 리피티션 15~10회

Day 3

햄스트링 무겁게

10 스티프 레그 데드리프트
6~8세트 × 리피티션 12~6회

11 시티드 레그 컬
4~5세트 × 리피티션 15~8회

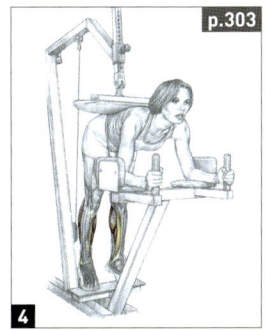
p.303

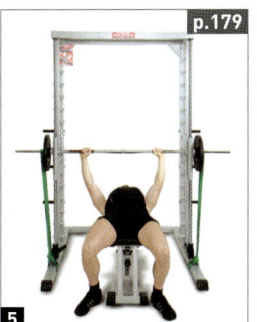
p.179

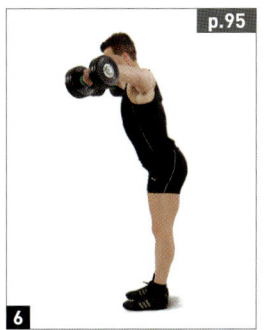
p.95

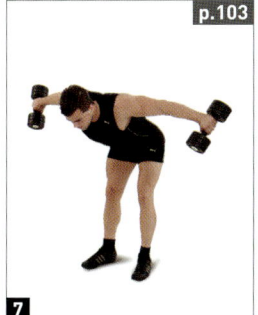
p.103

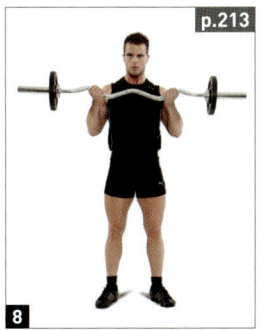
p.213

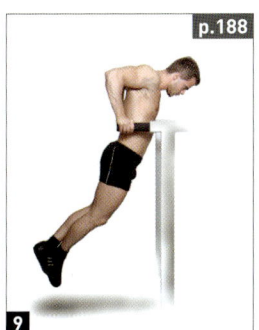
p.188

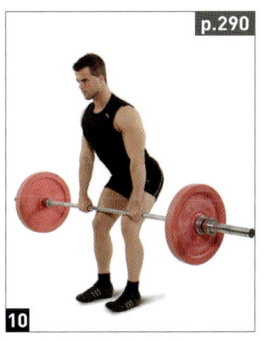
p.290

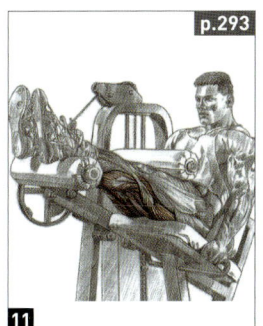
p.293

Day 4
[휴식]

Day 5
[대퇴사두근, 가볍게]
- **12** 슬라이딩 런지
  4~6세트 × 리피티션 15~12회
- **13** 레그 익스텐션
  3~5세트 × 리피티션 15~12회

[햄스트링, 가볍게]
- **14** 라잉 레그 컬
  4~5세트 × 리피티션 15~10회

[종아리]
- **15** 덩키 카프 레이즈
  4~5세트 × 리피티션 20~12회

Day 6
[어깨]
- **16** 비하인드 넥 프레스
  4~6세트 × 리피티션 12~8회
- **17** 래터럴 레이즈
  3~5세트 × 리피티션 15~10회

[등]
- **18** 풀업
  4~6세트 × 리피티션 12~8회

[극하근]
- **19** 풀리 숄더 로테이션
  3~5세트 × 리피티션 20~12회

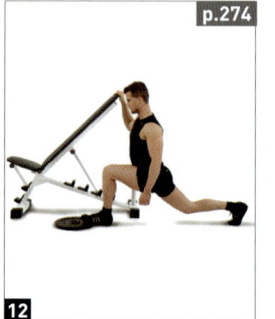 p.274
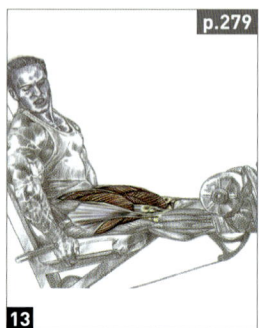 p.279
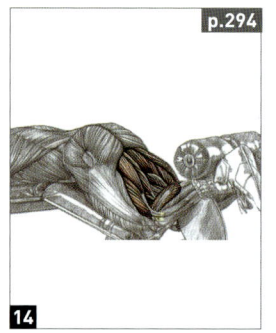 p.294
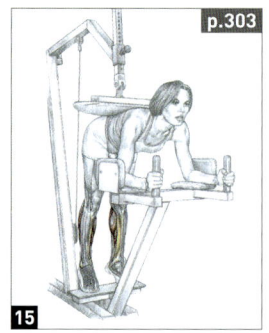 p.303
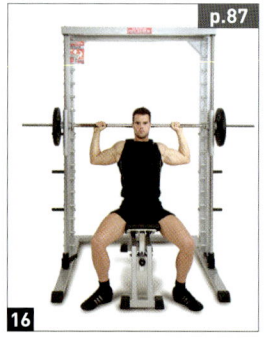 p.87
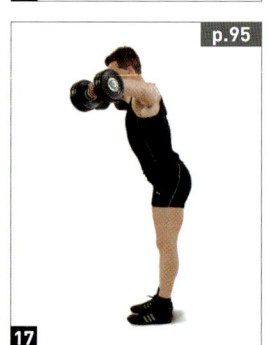 p.95
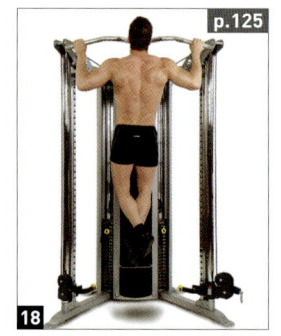 p.125
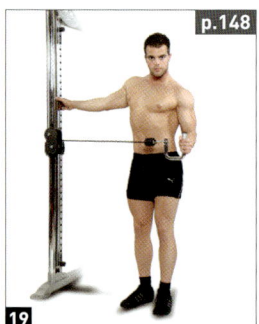 p.148

가슴

20 케이블 크로스오버 플라이
4~6세트 × 리피티션 15~12회

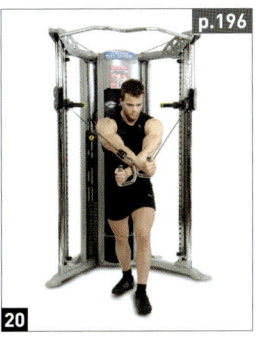

Day 7

휴식

그다음 첫째 날 운동으로 사이클을 다시 시작해보자.

근육운동가이드
프로페셔널

1판 12쇄 | 2025년 4월 28일
지 은 이 | 프레데릭 데라비에 · 마이클 건딜
감　　수 | 정구중
옮 긴 이 | 장덕순
발 행 인 | 김인태
발 행 처 | 삼호미디어
등　　록 | 1993년 10월 12일 제21-494호
주　　소 | 서울특별시 서초구 강남대로 545-21 거림빌딩 4층
　　　　　 www.samhomedia.com
전　　화 | (02)544-9456
팩　　스 | (02)512-3593

ISBN 978-89-7849-518-9 13510

Copyright 2015 by SAMHO MEDIA PUBLISHING CO.

출판사의 허락 없이 무단 복제와 무단 전재를 금합니다.
잘못된 책은 구입처에서 교환해 드립니다.

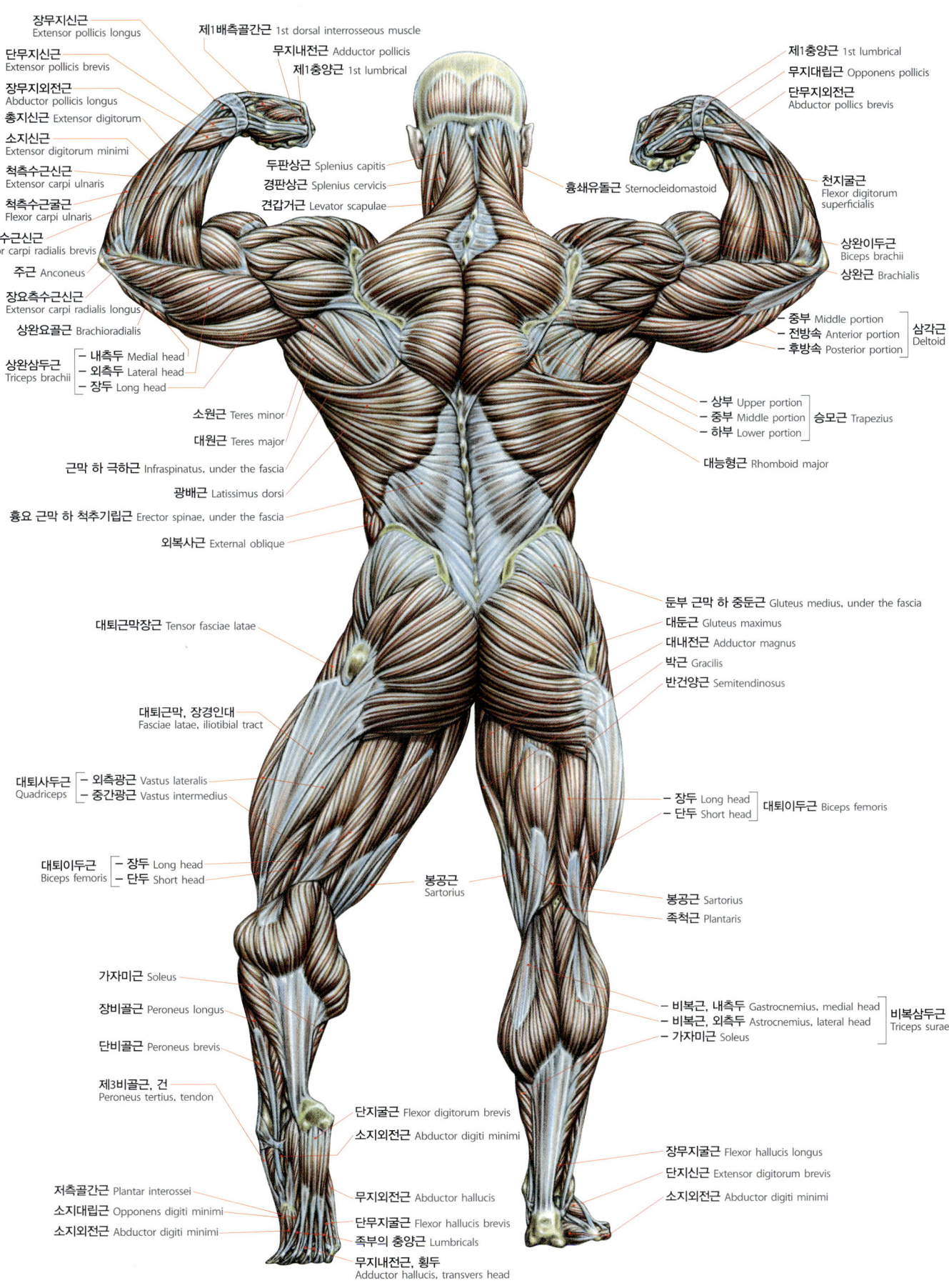